S. Hofmann-v. Kap-herr (Hrsg.)

Operationsindikationen bei Frakturen im Kindesalter

Operationsindikationen bei Frakturen im Kindesalter

Herausgegeben von
S. Hofmann-v. Kap-herr
unter Mitarbeit von A. Schärli

171 Abbildungen, 198 Tabellen

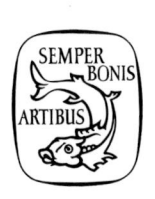

Gustav Fischer Verlag · Stuttgart · New York · 1987

Anschrift des Herausgebers

Professor Dr. S. Hofmann-v. Kap-herr
Kinderchirurgie, Klinkum der Johannes Gutenberg-Universität
Langenbeckstr. 1, D-6500 Mainz

CIP-Kurztitelaufnahme der Deutschen Bibliothek

Operationsindikationen bei Frakturen im Kindesalter / hrsg. von S. Hofmann-v. Kap-herr. Unter Mitarb. von A. Schärli. – Stuttgart ; New York : Fischer, 1987.
 ISBN 3-437-11074-8
NE: Hofmann-von Kap-herr, Siegfried [Hrsg.]; Schärli, Alois F. [Mitverf.]

© Gustav Fischer Verlag · Stuttgart · New York · 1987
Wollgrasweg 49, 7000 Stuttgart 72 (Hohenheim)
Das Werk einschließlich aller seiner Teile ist urheberrechtlich geschützt. Jede Verwertung außerhalb der engen Grenzen des Urheberrechtsgesetzes ist ohne Zustimmung des Verlages unzulässig und strafbar. Das gilt insbesondere für Vervielfältigungen, Übersetzungen, Mikroverfilmungen und die Einspeicherung und Verarbeitung in elektronischen Systemen.
Satz: JW Filmsatz, Passau
Druck und Einband: Graphischer Betrieb Fr. Pustet, Regensburg
Printed in Germany
ISBN 3-437-11074-8

Vorwort

Wie der erfolgreiche Band «Anorektale Fehlbildungen» 1984 soll auch diese Publikation dem Aufbau nach einer Monographie ähneln, aber ganz bewußt, trotz gezielter Gliederung nicht den in sich geschlossenen Eindruck eines Lehrbuches bieten. Die Frage nach der Operationsindikation bei Frakturen im Kindesalter wird noch außerordentlich unterschiedlich beantwortet. Nicht nur die Einschränkung der üblicherweise konservativen Behandlung kindlicher Frakturen, sondern auch die ganz unterschiedliche Einstellung zur Wahl eines bestimmten Operationsverfahrens macht diesen Band interessant und spiegelt die ganze Palette indikatorischer Möglichkeiten bei Frakturen im Kindesalter wider. Gerade die selten zwingende Notwendigkeit, Frakturen bei Kindern operativ zu behandeln, birgt eine gewisse Unsicherheit in sich und führt gelegentlich zu falschem Verhalten. So ist es die Aufgabe dieses Bandes, Indikationen für operatives Vorgehen schärfer zu artikulieren und für die Zukunft Wegweiser zu sein, um zu häufiges Operieren aber auch zu starke Zurückhaltung zu vermeiden.

Eine vergleichbar konzentrierte Übersicht in Buchform gibt es bisher nicht. Selbstverständlich sind auch hier keine Patentrezepte und ganz bewußt auch keine apodiktischen Forderungen niedergelegt, sondern vielmehr das, was heute wirklich getan wird und welche Erfahrungen und Ergebnisse damit gesammelt wurden. So soll dieser Band eine Hilfe sein, in Bezug auf die Operationsindikation bei Kindern weiträumiger zu denken, aber auch zu erkennen, daß nicht nur konservative, sondern auch operative Möglichkeiten vielfältig sein können. Die hier vorliegenden Publikationen sind also nicht nur für Lernende und Anfänger gedacht, sondern weit mehr noch für den kritisch denkenden Erfahrenen, der sich mit diesem Krankengut beschäftigt. Die Publikationen basieren auf Vorträgen, die auf der V. Wissenschaftlichen Sitzung der Kinderchirurgischen Universitätsklinik Mainz vom 18.–22. Juni 1986 gehalten wurden. Zusammenfassende Informationen sind gelegentlich an den Anfang der Kapitel gestellt, um möglichst kurz und übersichtlich auch Ideen aus den Diskussionen miteinzubeziehen.

Die ungewöhnlich schnelle Publikation ist der Disziplin der Verfasser und der wertvollen Mitarbeit von A. Schärli, Luzern zu verdanken. Ein ganz besonderer Dank gilt dem Gustav Fischer Verlag, Stuttgart, der durch Herrn Dr. v. Lucius in vorbildlicher Zusammenarbeit mit uns für die schnelle Drucklegung und die vorzügliche Wiedergabe der Abbildungen sorgte. Auch diesmal möchte ich ganz besonders meinen Assistenten und Doktoranden und den Damen im Sekretariat der Kinderchirurgischen Universitätsklinik Mainz danken, die durch persönlichen Einsatz still im Hintergrund zum Gelingen beitrugen. Schließlich möchte ich meinen ganz persönlichen Dank auch den Firmen aus der Medizinischen Industrie im weitesten Sinne zum Ausdruck bringen, die die Herausgabe des Buches finanzieren halfen.

Mainz, im August 1986   Siegfried Hofmann v. Kap-herr

Inhalt

Zum Geleit

Pharisäertum in der operativen Frakturbehandlung
F. Meissner, Leipzig 1

I. Indikationen zur operativen Versorgung von Schädelfrakturen 5

Indikationen zur operativen Versorgung von Kalottenfrakturen
M. Schwarz, Mainz 6

Zur Hebung kindlicher Impressionsfrakturen mit Vakuum
W. H. Heiss, R. Gonzales, W. Rauh, Trier 11

Indikationen zur operativen Versorgung der Schädelbasis
D. Voth, Mainz 13

Diagnostik und Operationsindikationen von Gesichtsschädelverletzungen
H. v. Domarus, Mainz 17

Frakturen der Gesichtsknochen
J. Wnukiewicz, K. Wronecki, A. Szmida, Breslau (Wroclaw) 23

II. Indikationen zur operativen Behandlung von Frakturen an der oberen Extremität

Überblick 27

Indikation zur operativen Versorgung am proximalen Oberarm
Renate Wildburger, D. Hausbrandt, W. E. Linhart, Graz 29

Die Aitken II-Fraktur am proximalen Oberarm – eine seltene Fraktur mit Operationsindikation
H.-J. Egbers, W. Zenker, Kiel 32

Die Operationsindikation am Oberarmschaft
W. Hasse, Berlin 34

Indikationen zur operativen Versorgung der supra- und percondylären Humerusfrakturen
H.-J. Pompino, Siegen 37

Indikationen zur konservativen und operativen Behandlung bei supracondylären Humerusfrakturen
Ch. Voigt, H.-G. Breyer, R. Rahmanzadeh, Berlin 46

Die Indikation zur operativen Behandlung der supra- und percondylären Oberarmbrüche
J. M. Rueger, H. R. Siebert, R. Inglis, A. Pannike, Frankfurt a. M. 49

Die Behandlung supracondylärer Humerusfrakturen mit der Vertikalextension nach Baumann
H. P. Koerfgen, W. Link, R. Wölfel, T. Reck, F. Hennig, Erlangen 54

Operationsindikationen bei Condylus und Epicondylus medialis-Frakturen
W. Tischer, U. Runge, Greifswald 56

Die zwingende Indikation zur Operation bei Epicondylus ulnaris humeri Frakturen
H. G. Dietz, A. Hoffecker, A. M. Holschneider, München und Köln 61

Die Operationsindikation bei der Versorgung der Kondylus radialis Fraktur
I. Joppich, Heidelberg 64

Operationsindikation bei Verletzungen des Radiusköpfchens, der proximalen Ulna und bei Monteggiafrakturen
J. Engert, Bochum/Herne 69

Die Fraktur des proximalen Radiusschaftes
H. Vinz, Burg bei Magdeburg 75

Die Problematik der Frakturen des proximalen Radius
P. Stankovic, W. Ohnesorge, H. Burchhardt, H. Schlemminger, Göttingen 79

Die operative Behandlung der Monteggiafraktur
F. Meissner, Leipzig 82

Die Monteggiafrakturen
A. Müller, H.-G. Breyer, M. Faensen, Berlin 85

Operationsindikationen bei Unterarmschaftfrakturen
R. Morger, St. Gallen 89

Operationsindikation und Technik bei Unterarmschaftfrakturen
M. Leixnering, N. Schwarz, Wien 93

Unterarmschaftbrüche
R. Brutscher, A. Rüter, M. Bolkenius, Augsburg 96

Operationsindikation bei distalen Unterarmfrakturen
R. Daum, Heidelberg 99

Die Galeazzi-Fraktur – eine seltene Frakturform
A. Müller, H.-G. Breyer, M. Faensen, Berlin 106

Operationsindikationen bei Handskelettfrakturen
G. Brandesky, Klagenfurt 109

Indikationen zur operativen Behandlung der Epiphysenläsion am Finger
J. R. Rether, P. Mailänder, M. Wannske, Hannover 114

III. Operationsindikationen bei Frakturen an Becken und Wirbelsäule

Überblick 119

Operationsindikationen bei Beckenfrakturen
W. A. Maier, Karlsruhe 120

Der Stellenwert der Operation bei Beckenfrakturen
P. Stachel, S. Hofmann-v. Kap-herr, Mainz 126

Zur Behandlung der dislozierten Beckenfraktur mit Fixateur externe
H.-J. Egbers, T. Drescher, Kiel 131

Die Versorgung von offenen Beckenfrakturen beim Polytrauma
R. Neugebauer, Chr. Ulrich, O. Wörsdörfer, Ulm 133

Apophysenabrißfrakturen im Bereich des Beckens
W. Mothes, L. Bollmann, Schwerin 138

Die Operationsindikation bei Frakturen der Wirbelsäule
J. Harms, Karlsbad 140

IV. Operationsindikationen bei Schenkelhalsfrakturen

Überblick 147

Operationsindikation bei Schenkelhalsfrakturen
G. Pistor, S. Hofmann-v. Kap-herr, Mainz 148

Indikation und operative Versorgung von Frakturen des coxalen Femurendes
E. Zapfe, Berlin 156

Indikation und Ergebnisse der Behandlung der Schenkelhalsfrakturen
C. Voigt, H.-G. Breyer, R. Tiedtke, Berlin 159

Die Behandlung der Schenkelhalsfraktur am wachsenden Skelett
N. Schwarz, M. Leixnering, Wien 162

Die Schenkelhalsfraktur
F. U. Niethard, H. P. Kaps, Heidelberg 165

V. Operationsindikationen bei Femurfrakturen

Überblick 171

Operationsindikationen bei Frakturen des Oberschenkelschaftes
A. F. Schärli, H. Winiker, Luzern 172

Indikationen für eine Osteosynthese der Oberschenkelfraktur
J. Prevot, J. N. Ligier, Nancy 179

Rückschauende Bewertung der Indikationsstellung zur Küntscher-Nagelung bei Femurschaftfrakturen
K. Gdanietz, D. Kruska, Berlin-Buch 181

Operationsindikationen mit der Druckplattenosteosynthese bei Oberschenkelfrakturen
N. P. Zügel, S. Hofmann-v. Kap-herr, Mainz 185

Die Oberschenkelschaftfraktur, Indikationen zur operativen Behandlung
G. Schmidt, H. Towfigh, Essen 189

Operationsindikationen und Ergebnisse bei der beidseitigen Oberschenkelschaftfraktur
H.-K. Kaufner, J. Fass, Aachen 192

Operative Versorgung der Oberschenkelfraktur mit Schädelhirntrauma
V. Nutz, G. D. Giebel, Bonn 195

Supracondyläre und Epiphysenfrakturen des distalen Femurs
A. M. Holschneider, G. Platzbecker, M. Gharib, D. Vogl, Köln und München . . 199

VI. Operationsindikationen bei Kniegelenks- und Unterschenkelfrakturen

Überblick 211

Die Indikation zur operativen Behandlung von Patellafrakturen und Frakturen im Bereich des Tibiakopfes
L. v. Laer, Basel 213

Die operative Behandlung der Ausrißfraktur der Eninentia intercondylica
Alexandra Weltzien, P. Stachel, Mainz 224

Abrißfrakturen der Tuberositas tibiae
W. Monthes, L. Bollmann, Schwerin 227

Die Versorgung von Abrißfrakturen der Tuberositas tibiae
R. Neugebauer, O. Wörsdörfer, Ulm 229

Verfahrensarten bei proximalen Tibiaepiphysenfrakturen
F. Glaser, K. Neumann, G. Muhr, Bochum 232

VII. Operationsindikationen bei Frakturen des Unterschenkels, des Sprunggelenkes und des Fußes

Überblick 237

Zur Operationsindikation bei der proximalen metaphysären Tibiafraktur
A. Koch, B. Kehrer, Susanne Klöppel-Wirth, Mainz und Bern 239

Rush-Pin-Schienung der Tibiafrakturen
D. Hinselmann, H. Schuh, H. Halsband, Lübeck 245

Operationsindikationen bei Frakturen des distalen Unterschenkels
W. E. Linhart, M. E. Höllwarth, Graz 250

Indikationen zur operativen Behandlung der distalen Tibiaepiphysenfrakturen
F. Dinkelaker, H. G. Breyer, A. Meissner, Berlin 255

Operationsindikation bei Sprunggelenksfrakturen unter Berücksichtigung
des Langzeitverlaufs
Susanne Klöppel-Wirth, R. Feindel, K. F. Kreitner, A. Koch,
S. Hofmann-v. Kap-herr, Mainz 260

Zur Operationsindikation bei Sprunggelenksfrakturen älterer Kinder
und Heranwachsender
G. Benz, Z. Zachariou, Helga Roth, Heidelberg 264

Die fibulare Bandruptur – ligamentäre Läsion oder Flake Fracture?
Linda J. Tennant, E. Linke, Darmstadt 268

Operationsindikation bei Fußfrakturen
M. E. Höllwarth, W. E. Linhart, Graz 271

VIII. Indikationen zu besonderen Operationstechniken

Überblick 275

Stabile elastische intramedulläre Schienung bei verschiedenen Frakturlokalisationen
J. Prévot, J. N. Ligier, J. P. Mataizeau, P. Lascombes, Nancy 276

Die operative Versorgung von Oberschenkelschaftfrakturen mit Bündelnagelung
R. Wölfel, F. Hennig, P. Koerfgen, W. Link, Erlangen 281

Behandlungsmöglichkeiten mit dem Fixateur externe
G. Asche, Freudenstadt 284

Die Fixateur-externe-Osteosynthese – eine seltene Form der Frakturbehandlung
im Adoleszentenalter
H. Burchhardt, P. Stankovic, A. Böhme, W. Lange, Göttingen 288

IX. Operationsindikation bei Sondersituationen

Überblick 293

Operationsindikationen bei Mehrfachverletzungen und Kombinationsfrakturen
G. Ritter, H. Sauer, Graz 296

Die Versorgung von mehrfachverletzten Kindern
U. P. Schreinlechner, J. Poigenfürst, Wien 302

Operationsindikationen bei offenen Frakturen
K. Kunze, Gießen 308

Die Behandlung offener Frakturen bei Kindern
H. Vinz, Magdeburg 314

Offene Frakturen bei Kindern und Jugendlichen – Vergleichende Studie
zur Verfahrenswahl
Chr. Ulrich, C. Burri, O. Wörsdörfer, Ulm 319

Die offene kindliche Fraktur
R. Woischke, K. Walcher, Bayreuth 323

Operationsindikationen zur Amputation und Replantation von Gliedmaßen
J. L. Koltai, J. Rudigier, Mainz 327

Einfluß von Art und Zeit der Revaskularisation auf die knöcherne Heilung
und Entwicklung bei Amputationsverletzungen
P. J. Flory, M. Wannske, Hannover 331

**Indikationen für Knochen- und Spongiosatransplantationen –
ist beta-Tricalciumphosphat eine echte Alternative?**
J. P. Pochon. U. G. Stauffer, Zürich 334

Pathologische und Spontan-Frakturen
D. Berger, D. Vaucher, lausanne 338

Rezidivierende juvenile Knochenzyste: en-bloc-Resektion oder Steroidinjektion?
H. Zenker, L. Löffler, H. Stürz, München und Hannover............ 346

Die Verwendung cortico-spongiöser Späne bei Defekten am kindlichen Skelett
U. Hofmann, St. Dinkelacker, W. Müller-Schauenberg, Tübingen 354

Behandlungsprinzipien pathologischer Frakturen bei juvenilen Knochenzysten
H. Schickedanz, Chr. Schleicher, S. Giggel, Jena 358

Operative Behandlung pathologischer Frakturen und Resektionsdefekte
B.-D. Katthagen, E. Schmitt, H. Mittelmeier, Homburg/Saar 362

Frakturen bei benignen Knochencysten
M. Buch, H. Halsband, Lübeck... 367

Indikationen zur operativen Therapie der pathologischen Frakturen
Y. Moazami-Goudarzi, Berlin... 370

Der Oberschenkelmarknagel – eine seltene Indikation bei pathologischen Frakturen
H. G. Dietz, München... 374

Frakturen bei Osteogenesis imperfecta und Morbus Recklinghausen
U. Maas, H. Halsband, Lübeck... 377

Zur operativen Behandlung kindlicher Pseudarthrosen
V. Hofmann, H. J. Beyer, G. Brauer, Halle/Saale 381

Register.. 385

S. Hofmann-v. Kap-herr (Hrsg.), Operationsindikationen bei Frakturen. Gustav Fischer Verlag. Stuttgart · New York · 1987

Zum Geleit

Pharisäertum in der operativen Frakturbehandlung

F. MEISSNER, Leipzig

Das feuilletonistisch klingende Thema sollte als eine grillig-despektierliche Diskussionsbemerkung gelten, als provozierende Betrachtung der Problematik. Nun wurde es von dem Herausgeber zur Einstimmung an den Anfang dieses Buches gesetzt. So wird der Leser gleich zu Beginn ein Stück Realität da und dort entdecken können.

Ich erzähle über die Dinge, um hinter die Dinge zu kommen, die in der kindlichen Frakturbildung verborgen liegen.

Im alten Israel – wie aus dem Neuen Testament bekannt – repräsentierten die Pharisäer die strengste und stärkste Gruppe zur Zeit der römischen Besatzung. Sie dünkten sich viel und verachteten die anderen. Als Widerpart fungierten übrigens die Sadduzäer, gewissermaßen die altjüdischen Opposition. Konservativeoperative Frakturbehandlung im Spiegelbild?

Ich erlebte und gestaltete fast 30 Jahre Frakturchirurgie bei Kindern an einer Klinik, die nahezu ausschließlich die Kinder eines großstädtischen Raumes versorgte, wenigstens 10 am Tag, das sind 300 im Monat, 3000 im Jahr – summa summarum an die 75000 Frakturen während meiner Amtszeit. Ich versorgte sie als klinisch ausgebildeter und denkender Kinderchirurg, nicht als Traumatologe.

Aus der Distanz lassen sich Trendwendungen möglicherweise besser erkennen, wenn auch die Schärfe für das Detail verloren geht. Anfangs operierten wir etwa 6 % der Frakturen, derzeitig sind es 10–12 %. Als ich begann, stand der Küntscher-Nagel in hohem Ansehen, die Kirschner-Drahtextension galt als legitim und die Kirschner-Drahtspickung entsprach dem höchst exquisiten operativen Frakturbehandlungsprinzip.

Die Ergebnisse waren wechselhaft. Je mehr man mit solcher Therapie erlebte, desto ablehnender wurde man.

An der Leipziger Klinik haben wir uns beizeiten auf die Suche nach anderen Methoden begeben und insbesondere die Rush-Pinnung gepflegt. Ich habe eine Unzahl von Kongressen, Symposien und Arbeitstagungen erlebt und auch geleitet mit der zumeist von vornherein klar abgegrenzten Thematik: Entweder *konservative* oder *operative* Frakturbehandlung.

Natürlich hat eine derartige Gegenüberstellung viele Vorteile für den Veranstalter und die Referenten. Aber man kennt den Ablauf solcher Tagungen: Im Gegenspiel wird die eigene Maxime bewiesen, und Prügelknabe war meist die operative Therapie – damals; damals, als die Menschheit noch nicht den Weltraum diskriminierte, dem Mann im Mond noch nicht die Hand geschüttelt hatte, damals – als in wissenschaftlichen Artikeln noch vorwiegend deutsche Autoren zitiert wurden und sich die deutschen Chirurgen jährlich selbstverständlich in München trafen.

Seither sind die Operationstechniken, die Materialien und die Untersuchungsverfahren eindrucksvoll auch für die Knochenbruchbehandlung verbessert worden, jedoch die Reserviertheit gegenüber operativen Verfahren in der Kindertraumatologie ist geblieben. Und das halte ich für scheinheilig und nicht korrekt, weil die Ablehnung offenbar auf vielerlei Bezügen und vielerlei Erfahrungen basiert, die im Grunde nichts miteinander zu tun haben. Man versucht beispielsweise allgemeinschirurgische Gesetze für die Traumatologie in besonderer Weise zu interpretieren. Apodiktische Gebote und Verbote resultieren daraus – Pharisäertum auf beiden Seiten!

Glücklicherweise haben solche zu sehr auf Polarisierung abzielende Debatten an Gewicht verloren. Das Thema wird zunehmend gewissermaßen polyphon behandelt. Eine solche Entwicklung war zwingend, weil zwar ein Aspekt den anderen in der Tat exemplarisch ausschließen kann – jedoch bilden alle, auch die momentan nicht opportunen Ansichten die Grundlage für das Gesamtverständnis des Problems.

Operative Therapie ist derzeit vorwiegend auf gelenknahe Frakturen ausgerichtet. Bestimmte Nomenklaturen versuchen die Verletzungen zu ordnen. Es kommen immer komplexere und damit auch komplettere Klassifikationen heraus: das Raster wird dichter, aber dennoch beschreibt keine Terminologie den Zustand exakt!

So wird zum Beispiel der Verletzungstyp formal unter Bezug auf die Epiphysenfuge angesprochen, aber deren altersabhängig unterschiedliche funktionelle Reserve wird nicht berücksichtigt. Daher sagen Statistiken über scheinbar gleichwertige Verletzungen bei Patienten unterschiedlichen Alters mitunter verschiedenes aus. Dennoch wird die Nomenklatur zum Therapieschlüssel erhoben, der beispielsweise zur Verschraubung von Epiphysenfrakturen einlädt. Nichtsdestoweniger werden die Schlösser für diesen Schlüssel relativ oft gewechselt. Am Beispiel der distalen Tibiaepiphyse läßt sich belegen, daß in 20 Jahren 46 verschiedene Positionen bezogen worden sind. Oder liegt überhaupt ein Irrtum vor, indem wir keinen Schlüssel, sondern einen Dietrich in der Hand halten, der viele Türen öffnen, aber auch ruinieren kann? Mitunter scheinen wir zu wenig an Wachstum und Entwicklung zu denken, obwohl gerade der Kinderchirurg vor der Aufgabe steht, chirurgische Therapie zu betreiben, ohne Wachstum und Entwicklung entscheidend zu beeinträchtigen. Wir wissen um die wechselnde Potenz der Epiphysenfuge – abhängig von Lokalisation und stärker noch vom Alter – und wissen auch, daß die Partien einer Fuge zu unterschiedlichen Terminen verknöchern, und dennoch: Therapie *der* Epiphysenfuge? Pharisäer – Sadduzäer?

Ich meine, daß jede Fraktur eigenen Gesetzen unterliegt und diese werden nicht nur vom Typ, vom Alter und von der Therapie bestimmt. Frakturbehandlung ist nicht nur Osteologie, sie ist mehr: sie ist zumindest die Behandlung einer Gliedmaße, einer kinetischen Kette, wie PAYR es einmal formulierte. In wie vielen Behandlungsberichten wird dieser Punkt beachtet? Wer denkt daran, daß an dem Arm oder an dem Bein, das gerade operiert wird, auch noch ein Kind hängt! Wir wissen, Wachstum hilft helfen, hilft Achsen- und Drehfehler ausgleichen – im Selbstlauf gleichsam. Das hat zur Konstituierung von «Grünen» unter den Kindertraumatologen geführt, die empfehlen, möglichst wenig an der Fraktur vorzunehmen. Sie vergessen dabei die zahlreichen Repositionsversuche, die nicht selten erforderlich sind, um auf konservative Weise eine Fraktur befriedigend zu stellen. Kann man überhaupt einem Kind oder dessen Eltern zumuten, über Jahre mit erkennbarer Deformierung durch das ohnehin schon gefährdete Leben zu gehen – mit allen Rückwirkungen auf Persönlichkeitsbildungen, Leistungsfähigkeit und mancherlei Zwänge? Wie kann man ein solches Konzept überhaupt noch anbieten? Paßt eine solche Behandlungsstrategie zum Entwicklungsstand der Chirurgie, die bestrebt ist, immer korrekter, besser, feiner, aber auch unsichtbarer zu arbeiten? Mit anderen Worten: müssen nicht nur die Gelenke, sondern auch die Schärfe exakt stehen? Warum soll man weiterhin die Wendeltreppe benutzen, wenn der Fahrstuhl bereit steht?

Damit wird keineswegs einer Röntgenkosmetik das Wort geredet, aber die Behandlung sollte doch von vorne herein zumindest annähernd natürliche Gestalt eines Armes, eines Beines als Ziel haben.

Außerdem ist die Chirurgie immer öffentlicher geworden. Wir müssen die gesellschaftlichen Prozesse allerorts sorgfältig in unser Tun und Handeln einbeziehen. Noch direkter und radikaler wirken ökonomische Gesetze. Diese Wechselwirkungen müssen ständig beobachtet werden. Wir sollten auch die paraoperative Entwicklung in die Hand bekommen, um nicht administriert zu werden! Zu diesen indirekten Einflüssen gehört auch der Umstand, daß wir in einer vor Technologie strotzenden Zeit leben: sehen wir uns doch um in den Angebotsmessen, in den Magazinen der Technik, in den Kongreßausstellungen, den Kabinetten der Physiker und Tüftler. Da steht modernste Technik bereit, auf Einsatz lauernd, und nimmt den Fortschrittsjünger an die Hand: gut oder nicht gut? Stupide Fortschrittshörigkeit? Modernes Pharisäertum? Unterläuft die Industrie wohlgerüstet in glänzender Wehr die Schulmedizin? Mitnichten! Aber – wir müssen zu einer Entgrenzung kommen. Die Pharisäer von gestern fördern unser Programm ebenso wenig wie die Propheten von übermorgen. Wir sollten nicht mit Winkelbeckmesserei und naturphilosophischem Beiwerk die Behandlung optimieren wollen, sondern uns nach Chirurgenart mit der Operationstechnik, mit den Materialien und den biophysikalischen Grundlagen der Osteosynthese auseinandersetzen und vor allem aufhören, von iatrogenen Schädigungen zu sprechen! Ich habe mehr Kinder gesehen, die Schaden davontrugen, weil sie *nicht* operiert wurden, als Kinder, die Operationskomplikationen auszustehen hatten.

Und natürlich muß sich die Ausbildung auf den modernen Trend der Frakturbehandlung im Kindesalter ausrichten. Dazu erforderlich ist ein gemeinsames Werk von Kollegen vielerlei Fachrichtungen, von denen jeder andere Aspekte im Blickfeld hat.

Wir wohnen in der gleichen Etage, aber schauen jeder zu einem anderen Fenster hinaus, und das ist gut so im Interesse eines besseren und mehrdimensional begründeten Therapiekonzeptes.

Anschrift des Verfassers
Prof. Dr. F. Meissner, Klinik für Kinderchirurgie an der Karl Marx Universität, DDR-7021 Leipzig.

I. Indikationen zur operativen Versorgung von Schädelfrakturen

Indikationen zur operativen Versorgung von Kalottenfrakturen

M. Schwarz, Mainz

Einleitung

Seit einigen Jahren haben sich die Relationen in der Kindersterblichkeit insoweit verändert, daß heute mehr Kinder an Unfallfolgen als an Infektionskrankheiten versterben. In der Traumatologie führen die Schädelhirnverletzungen am häufigsten zum Tode und in der Todesursachenstatistik stehen Schädelhirnverletzungen bei Kindern an erster Stelle. Die Mortalität der kindlichen Schädelhirnverletzungen liegt bei 1,5 %, von Bedeutung ist, daß 10 % aller tödlichen verlaufenden Schädelhirntraumen sich vor dem 10. Lebensjahr ereignen. Die bevorzugte Altersgruppe ist die der 2- bis 6-jährigen Kinder. Die Unfallursachen sind bei Kleinkindern meist Stürze aus geringer Höhe, bei größeren Kindern in der Mehrzahl Verkehrsunfälle. Jungen sind in der Regel häufiger betroffen als Mädchen, die Relation beträgt etwa 60:40. In einer Studie von 5800 kindlichen Schädelhirnverletzungen fanden Harwood/Nash und Mitarb., daß in 220 Fällen eine neurochirurgische Konsultation erforderlich war, 760 Kleinkinder mußten für einen längeren Zeitraum stationär behandelt werden. Schädelfrakturen fanden sich bei 26 % der verletzten Kinder, außerdem bestanden Schädelfrakturen bei 60 % der Schädelhirnverletzungen mit tödlichem Ausgang der unter 10-jährigen, während bei 75 % der über 10-jährigen mit letalem Ausgang Frakturen bestanden (3, 4, 5, 6, 10, 14, 15, 19).

Pathophysiologische Vorbemerkungen

Für die Beurteilung des Primärbefundes, des klinischen Verlaufes und der Therapie der kindlichen Schädelhirnverletzungen gilt folgende Differenzierung vorzunehmen: Kinder sind keine kleinen Erwachsenen, Kleinkinder weisen andere Reaktionsmechanismen in Bezug auf den neurologischen Befund auf als Säuglinge oder Neugeborene. Das kindliche Hirn weist im Vergleich zum Jugendlichen und Erwachsenen eine erhöhte Permeabilität der Bluthirnschranke auf, besitzt eine stärkere Ödembereitschaft sowie Vulnerabilität und reagiert sehr empfindlich gegen Sauerstoffmangel bzw. hypoxische Reaktionen. Zusätzlich ist der kindliche Stoffwechsel labiler und die Temperaturregulation sowie Wasser- und Elektrolythaushalt leichter störbar.

Bei der Gewalteinwirkung auf den Kopf bestimmen hauptsächlich zwei Faktoren das Ausmaß der Schädigung – die Beschleunigung und die Deformation des Kopfes. Säuglinge und Kleinkinder haben einen noch weichen und elastischen Schädel, deswegen ist im Kleinkindalter die Schädeldeformation ein besonders wirksamer Faktor. Die kinetische Energie des Schlages wird beim Beschleunigungstrauma durch die Verformung des Schädels z. T. abgefangen, wodurch sich die Hirnschädigung vermindert. Andererseits führt die Schädelverformung auch zu einer größeren Hirndeformierung mit Einwirken von Scherkräften in die Tiefe. Eine sich langsam entwickelnde intracranielle Drucksteigerung kann bei Kleinkindern durch Vergrößerung des Schädels kompensiert werden, weil die Nähte noch nicht fest verknöchert sind. Durch diesen Mechanismus finden sich Schädelfrakturen des Hirnschädels im Säuglings- und Kindesalter seltener als beim Jugendlichen und Erwachsenen (2, 7, 10, 14, 18, 20).

Eigenes Krankengut

Von 199 interdisziplinär behandelten Schädelhirnverletzungen war in 57 Fällen eine operative Intervention erforderlich, 13 Kinder zeigten eine offene Schädelhirnverletzung bzw. Impressionsfraktur. Bei fast der Hälfte aller Hämatome fand sich eine Schädelfraktur (Tab. 1).

Tabelle 1: Zahl der Kinder mit einer Schädelhirnverletzung und Zahl der notwendigen operativen Versorgungen

SHV von 1980–1984 päd. Intensivstation (n = 199)

Jahr	SHV	Davon OP
1980	41	16
1981	41	13
1982	31	14
1983	45	11
1984	41	3
Gesamtzahl	n = 199	n = 57

Die Diagnose einer Schädelfraktur kann schwierig sein, da schwerwiegende Symptome oft fehlen. Hinweise geben die typische Vorgeschichte, eine lokale, weiche, fluktuierende Schwellung. Die Röntgenaufnahmen des Schädels sind oft unbefriedigend, da die Untersuchung bei unruhigen Kindern erschwert ist und auch die Interpretation der Röntgenbilder bei Kindern schwieriger als bei Erwachsenen ist. Vor allen Dingen müssen die Entwicklung der Schädelnähte und die nicht seltenen Ossifikationsvarianten besonders im Bereich der hinteren Schädelgrube berücksichtigt werden. Im Bereich der Kalotte unterscheiden wir zunächst lineare Frakturen oder Fissuren. Sie sind überwiegend in der Parietalregion aufzufinden, röntgenologisch sicher diagnostizierbar und heilen in der Regel komplikationslos in einem Intervall von 2–3 Monaten aus. Nach 6 Monaten sind sie bereits in der Mehrzahl aller Fälle im Röntgenbild nicht mehr nachweisbar. Besondere Aufmerksamkeit bei linearen Schädelfrakturen ist geboten bei ausgedehnten Frakturverläufen:

1. Lineare Frakturen, die den Verlauf der Arteria meningea kreuzen – hier besteht die Möglichkeit der Entwicklung eines epiduralen, arteriell bedingten Hämatoms (8).
2. Bei Frakturverläufen über den venösen Sinus mit der Gefahr der mit Latenz sich entwickelnden Sinusthrombose oder das Entstehen eines venösen epiduralen Hämatoms sowohl im Bereich der Sagittal – als auch der Lambdanaht (8, 9).
3. Bei Frakturen, die im Os occipitale zum Foramen magnum hin verlaufen – ebenfalls besteht hier die Möglichkeit der Entwicklung eines extraparenchymatösen epiduralen Hämatoms (8, 10).
4. Frakturen, die die paranasalen lufthaltigen Höhlen bzw. die Mastoidregion tangieren – hierbei besteht die Gefahr der Liquorfistel und dadurch die Gefahr der aszendierenden Meningitis (8, 10, 14, 15).
5. Bei Frakturverläufen im Bereich der vorderen bis mittleren Schädelgruppe – auch hier besteht die Gefahr der Fistelbildung und der diencephalen Hirnstörung mit Entwicklung eines Diabetes insipidus und Elektrolytentgleisungen (16).
6. Bei linearen Frakturen, aus denen sich eine wachsende Fraktur zu einem späteren Zeitraum entwickeln kann (5, 6, 8, 10, 12, 15) (Abb. 1).

Bei all diesen oben beschriebenen Frakturverläufen ist eine vorübergehende intensivmedizinische Überwachung für wenige Tage erforderlich, um die o. g. Komplikationen frühzeitig erkennen zu können und ggbf. adäquat operativ behandeln zu können. Liegt zusätzlich eine Bewußtseinsstörung vor, so besteht die Indikation zur kontinuierlichen epiduralen ICP-Messung. (17, 18, 29) Neben den linearen Frakturen beobachtet man noch Nahtsprengungen, die in den Röntgenübersichtsaufnahmen häufig übersehen werden können. In unserem eigenen Krankengut finden sich 2 Patienten mit Nahtsprengungen im Bereich der Lambdanaht, wobei sich ein ausgedehntes, venös bedingtes epidurales Hämatom supra- und infratentoriell entwickelt hatte. Auch hier ist eine mehrtägige, intensivmedizinische Überwachung erforderlich.

Eine seltene Bruchform bei Kindern, die lediglich bis zum 4. Lebensjahr beobachtet wird, ist die wachsende Schädelfraktur. (5, 6, 8, 10, 12, 15) An ihrer Entstehung sind 4 Pathomechanismen beteiligt:
1. die lineare Fraktur,
2. die Durazerreißung,

findet sich der Knochendefekt und zusätzlich eine zystische Höhlenbildung, manchmal eine zur Herdseite weisende Ventrikulomegalie. Die Therapie besteht in einer Versorgung der Duralücke und Resektion der Arachnoidalzyste bzw. Duranarbe und Deckung, wenn möglich, mit autologem Knochenmaterial (Rippe) oder Palacos als Kunststoffmaterial.

Eine operative Behandlung erfordern alle Impressionsfrakturen die

1. Zeichen der Duraverletzung aufweisen,
2. Impressionen um mehr als Kalottendicke,
3. Impressionen, die neurologische Ausfälle verursachen.

Das Ausmaß der Impression ist in der Röntgenübersichtsaufnahme bzw. Tangentialaufnahme in der überwiegenden Mehrzahl der Fälle zu sehen. Empfehlenswert allerdings ist die computertomographische Untersuchung, da sie die intracranielle Absprengung der Tabula interna ggbf. mit begleitender intraparenchymatöser Blutung präoperativ aufzeigt (6, 10, 11, 13, 19).

Eine Sonderstellung nehmen die Ping-Pong-Ball-Frakturen des Neugeborenen und des frühen Säuglingsalters ein. Es handelt sich hier um eine Knochenimpression ohne echten Frakturspalt. Sie sind meist als Folge eines Geburtstraumas anzusehen (1, 3, 6, 7, 10). Die Dura ist unter der Fraktur nicht eingerissen. Kleine Tischtennisball-Frakturen bilden sich häufig spontan zurück, bei größeren, die keine Rückbildungstendenz

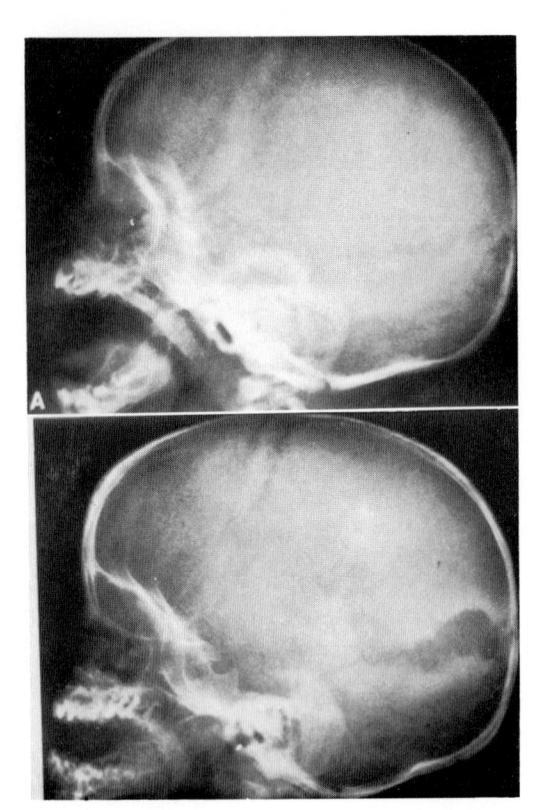

Abb. 1: Rö.-Befund einer linearen Schädelfraktur mit Entwicklung einer wachsenden Fraktur

3. die Hirnverletzung unterhalb der Fraktur bzw. Einriß der Arachnoidea,
4. die konsekutive Defektvergrößerung.

Als Folge der Duraverletzung kommt es zu einer Herniation der liquorgefüllten Arachnoidea durch den Duradefekt mit zunehmender Erweiterung des Frakturspaltes, der sich durch das Schädelwachstum immer weiter vergrößern kann. In den inkarzerierten Hirnanteilen können pseudoporencephale Zysten entstehen, durch deren Pulsation der Spalt zusätzlich erweitert wird. Nach einem Intervall von mehreren Monaten ist der weiche, pulsierende Schädeldefekt klinisch gut tastbar, häufig bestehen cerebrale Anfälle, Halbseitenzeichen, Sehstörungen und Kopfschmerz (Abb. 2).

Der Röntgenbefund zeigt einen typischen, unregelmäßig begrenzten Knochendefekt mit verdickten, nach einwärts gebogenen Knochenrändern. Im Computertomogramm

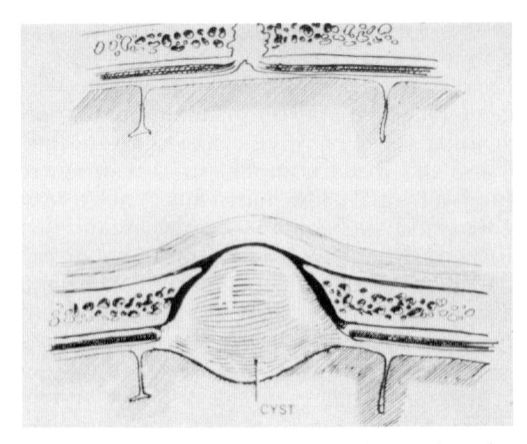

Abb. 2: Schema zur Pathogenese der wachsenden Fraktur

zeigen, kann über ein Bohrloch das Imprimat reponiert werden.
Eine sofortige operative Behandlung erfordern alle offenen Impressionsfrakturen, die mit einer offenen Schädelhirnverletzung des Erwachsenen vergleichbar sind. Je nach Lage und Ausdehnung des Imprimates und in diesem Falle unter spezieller Berücksichtigung des computertomographischen Untersuchungsbefundes ist mit Komplikationen bereits intraoperativ zu rechnen.
Bei all jenen Verletzungen, die die großen Blutleiter kreuzen, besteht die Gefahr einer massiven Blutung. Nur bei kompensierter Kreislaufsituation und der Möglichkeit der sofortigen Bluttransfusion und perioperativer Antibiotikagabe sollte die operative Versorgung vorgenommen werden. Sie besteht in einer adäquaten Wundrandresektion einschließlich des Periostes, Enttrümmerung und Ausräumung der Fremdkörper, Versorgung der Rinden- bzw. Parenchymlazeration und Rekonstruktion der Dura mit einem gestielten Periostlappen bzw. lyophilisierter Dura. Die primäre Kranioplastik mit autologem Knochenmaterial oder Kunststoff ist kontraindiziert. Nach primär erfolgter Wundheilung sollte eine Kranioplastik nach einem zeitlichen Intervall von 2–3 Monaten später erfolgen. Eine antikonvulsive Therapie ist in der Regel postoperativ nach EEG-Untersuchung erforderlich.

Diskussion und Schlußfolgerung

Anhand unseres Krankengutes von 199 Schädelhirnverletzungen in einem Zeitraum von 5 Jahren ergibt sich, daß lineare Schädelfrakturen im Kindesalter in der Regel keiner operativen Behandlung bedürfen. Ausgenommen ist die seltene Form der wachsenden Schädelfraktur, die sich aus einer linearen Schädelfraktur entwickelt.
Impressionsfrakturen des Neugeborenen, die geburtstraumatisch bedingt sind, oder in der Neugeborenenperiode durch Bagatelltraumen entstehen, bedürfen ebenfalls in der Regel nur in der Minderzahl einer operativen Behandlung. Hierbei besteht bei größeren Ping-Pong-Ball-Frakturen eine aufgeschobene Dringlichkeit. Impressionsfrakturen um Kalottenbreite mit Duralverletzung einhergehend und neurologischen Symptomen müssen operativ versorgt werden, wobei eine aufgeschobene Operationsdringlichkeit besteht.
Eine Ausnahme stellen alle offenen Impressionsfrakturen dar. Hierbei ist insbesondere mit komplizierten Verläufen intraoperativ dann zu rechnen, wenn die Imprimate im Bereich der großen Blutleiter liegen.
Zur präoperativen Diagnostik ist in all diesen Fällen eine computertomographische Untersuchung absolut indiziert. In allen Fällen besteht die Indikation zur postoperativen kontinuierlichen intracraniellen Druckmessung. Auf eine primäre Kranioplastik sollte aufgrund der bestehenden Infektionsgefahr trotz Antibiotikatherapie verzichtet werden.
Eine antikonvulsive Medikation ist bei all jenen Imprimaten indiziert, die mit einer Lazeration des Gehirnes oder mit einem im Computertomogramm gesicherten Contusionsherd einhergehen.

Literatur

1. ALEXANDER, E., Jr., and KUSHNER, J.: Intrauterine headinjuries. In: Vinken, P. J. and Bruyn, G. W. (eds.): Handbook of Clinical Neurology Vol. 23, pp 471–476, Amsterdam Elsevier-North Holland Publishing Co. 1975
2. BELL, W.E. and McCORMICK, W.F.: Increased Intracranial Pressure in Children. Philadelphia, W. B. Saunders Co. 1972
3. CRAFT, A.W.: Head injuries in children. In: Vinken, P. J. and Bruyn, G. W. (eds.): Handbook of Clinical Neurology Vol. 23, pp 445–458, Amsterdam Elsevier-North-Holland Publishing Co. 1975
4. GALBRAITH, S.L.: Age – distribution of extradural hemorrhage without skull fracture. Lancet **1**, 1217–1218, 1973
5. HARWOOD-NASH, D.C.: Craniocerebral trauma in children. Curr. Probl. Radiol. **3**, 1–42, 1973
6. HARWOOD-NASH, D. C., HENDRICK, E. B. and HUDSON, A. R.: The significance of skull frakture in children. Radiology **101**, 151–155, 1971
7. KEMPE, C.H. et al.: The battered child syndrome. J.A.M.A. **181**, 17, 1962
8. KENEL, F.K., GITTMANN, L., MAURER, G.: Neurotraumatologie mit Einschluß der Grenzgebiete Band I. Die frische SHV, 304–313, Urban + Schwarzenberg, München-Berlin-Wien, 1969

9. **Kinal, M. E.**: Traumatic thrombosis of dural sinus in closed head injuries. J. Neurosurg. **27**, 142–145, 1967
10. Kretschmer, H.: Neurotraumatologie, 113–117, Georg-Thieme-Verlag 1978
11. Kriss, F. C., Taren, J. A., Kahn, E. A.: Primary repair of companed skull fractures by replacement of bone fragments. J. Neurosurg. **30**, 698–702, 1969
12. Lende, R. A.: Enlarging skull fractures of childhood. Neuroradiology 7, 119–124, 1974
13. Loeser, J. D., Kilburn, H. L., Jalley, T.: Management of depressed skull fractures in the newborn. J. Neurosurg. **44**, 62–64, 1976
14. McLaurin, R. L., McLennan, J. E.: Diagnosis and treatment of head injury in children. In: Youmans Neurological Surgery Vol. 4, 2084–2130, W. B. Saunders Company, Philadelphia-London-Toronto-Mexico City-Sydney-Tokyo, 1982
15. Molkorat, T. H.: Pediatric Neurosurgery. F. A. Davis Company, Philadelphia, 41–87
16. Paxson, C. C., Brown, D. R.: Posttraumatic anterior hypopituitarism. Pediatrics **57**, 893–896, 1976
17. Schwarz, M., Kessel, G., Mahlmann, E. G., Voth, D.: Measurement of intracranial pressure. Techniques and indications. In: D. Voth, P. Krauseneck (eds.): Chemotherapy of Gliomas, 125–132, W. de Gruyter-Verlag Berlin-New York 1985
18. Tzonos, P.: Behandlungsmaßnahmen bei Kindern und Jugendlichen mit Schädelhirntraumen unter besonderer Berücksichtigung der Steroide. In: Prakt. Notfallmed. **2**, «Das Hirnödem» (Ed. Grumme), 129–138, W. de Gruyter-Verlag Berlin-New York, 1984
19. Voth, D.: Diagnostik und Therapie des Schädelhirntrauma. Z. Kinderchir. (Suppl.) **33**, 120–126 (1981)
20. Voth, D., Schwarz, M., Henn, M., Kessel, G.: Das Hirnödem im Kindesalter. XX. Venezianisches Symposium, 17.–18. 5. 86, Im Druck

Anschrift des Verfassers
Dr. M. Schwarz, Neurochirurgische Universitätsklinik, Langenbeckstr. 1, D-6500 Mainz 1

S. Hofmann-v. Kap-herr (Hrsg.), Operationsindikationen bei Frakturen. Gustav Fischer Verlag. Stuttgart · New York · 1987

Zur Hebung kindlicher Impressionsfrakturen mit Vakuum

W. H. Heiss, R. Gonzalez, W. Rauh, Trier

Angeregt durch kurze Falldarstellungen (Schrager 1970, Beyers et al 1978, Saunders et al 1979, Yalaburgi 1980 und Prevedel und Mutz 1985) haben wir die Idee aufgegriffen, geschlossene, kindliche Impressionsfrakturen mittels Vakuum zu heben.

Ein zwei Tage altes, männliches Neugeborenes (Abb. 1) mit 1905 g Gewicht wurde uns überwiesen, da im rechten Frontoparietalbereich eine über fünfmarkstückgroße, 1,7 cm tiefe Impression des Schädelknochens sicht- und tastbar war. Es handelte sich um eine komplikationslose Entbindung bei Zwillingsschwangerschaft einer 27-jährigen Frau. Das Kind wies außer der sichtbaren Deformation keine neurologischen Auffälligkeiten auf, sonographische Kontrollen ergaben einen unauffälligen Befund. Röntgenaufnahmen des Schädels bestätigen die Diagnose einer ausgeprägten Impression.

In kurzzeitiger Anästhesie wurde die in der Größe passende Saugglocke eines Vakuumextraktionsgerätes (Fa. Atmos), über der tastbaren Vertiefung angelegt (Abb. 2). Nach einem mehrere Sekunden langen Sog mit einem Maximum von 0,6 Kp/cm² bemerkte man ein kurzes Knacken, worauf der Sog sofort unterbrochen wurde. Nach Abnehmen der Saugglocke zeigte sich die vorherige Impression perfekt reponiert, wie auch die anschließende Röntgenkontrolle des Schädels tangentialen Strahlengang bestätigte. Ein gering ausgeprägtes Ödem der Kopfhaut (Abb. 3) bildete sich rasch zurück. Nach sonographisch und elektroenzephalographisch unauffälliger Kontrolle und problemloser Aufzucht konnte das Kind mit einem

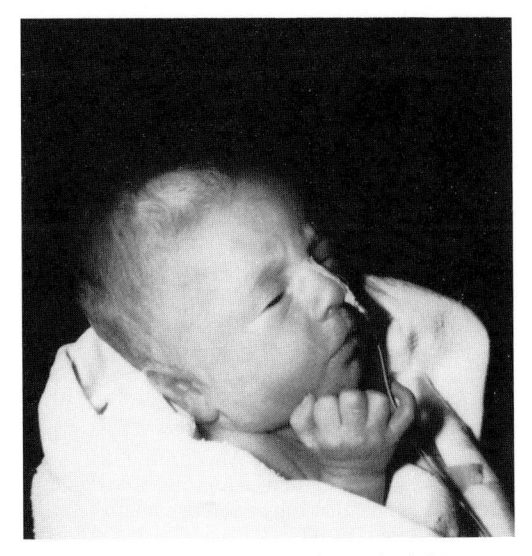

Abb. 1: 5-Mark-Stück große Schädel-Impressionsfraktur fronto-parietal rechts.

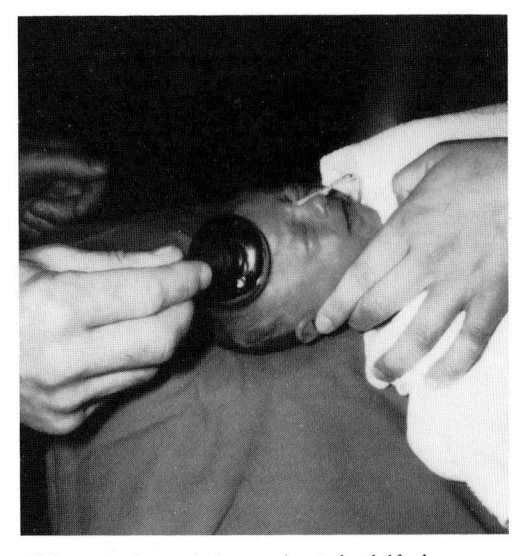

Abb. 2: Vakuumhebung der Schädelfraktur.

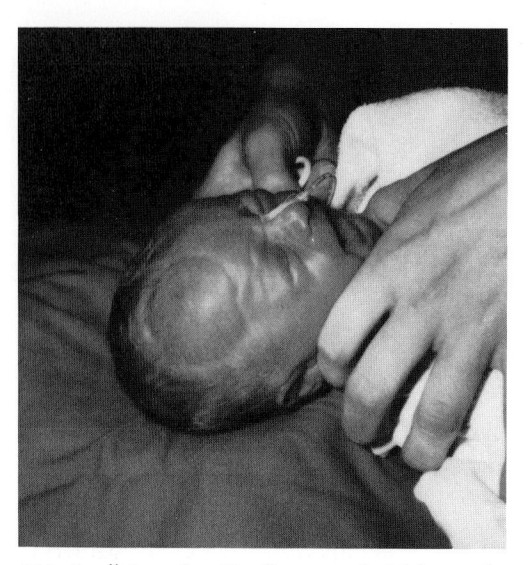

Abb. 3: Ödem der Kopfhaut nach Hebung der Fraktur.

Körpergewicht von 2500 g in neurologisch unauffälligem Zustand nach Hause entlassen werden.
Ungeachtet der Diskussion, ob sich kindliche Impressionsfrakturen spontan heben (CHALMERS) oder wegen der Gefahr späterer Schäden unbedingt operiert werden müssen (LOESER), erscheint uns ein Versuch der Hebung mit Vakuum wegen der überraschenden Einfachheit und Effizienz dieser Methode erwägenswert. In den bisherigen Veröffentlichungen sind keine Komplikationen beschrieben. Im Gegensatz zu der bei der komplizierten Geburt länger dauernden Vakuumextraktion muß bei der Hebung von Impressionsfrakturen nur kurzzeitig ein geringer Sog angewendet werden, so daß das Kephalhämatom wesentlich geringer ausgeprägt ist.
Durchschnittlich mußten Vakuumwerte von 0,4 bis 0,8 Kp/cm² zur Anwendung kommen. In einzelnen Fällen kann zusätzlich ein manueller Zug an der Saugglocke angesetzt werden. SAUNDERS hat in einem Fall die Saugglocke durch das Glasteil einer Brustmilchpumpe ersetzt und konnte so visuell den Repositionsvorgang beobachten. Dabei muß man allerdings darauf achten, daß die Saugglocke den hohen Vakuumwerten standhält, um Verletzungen durch implodierendes Glas zu vermeiden.
Sollte der erste Extraktionsversuch keinen Erfolg bringen, so ist eine Wiederholung nach 1–2 Tagen komplikationslos möglich. Eine Anästhesie erscheint nicht unbedingt erforderlich. Wir wollen dieses Verfahren, welches in seinen Anfängen auf Versuche von HILDANUS und PARÉ zurückgeht, bei geschlossenen kindlichen Impressionsfrakturen daher wieder in Erinnerung bringen und zur Diskussion stellen.
(Herrn Dr. Artmeyer, Chefarzt der gynäkologisch-geburtshilflichen Abteilung unseres Hauses, sind wir für die Überlassung des Vakuumextraktionsgerätes und die Instruktion in seiner Bedienung zu Dank verpflichtet).

Literatur

1. SCHRAGER G.O.: Elevation of depressed skull fracture with a breast pump I. Pediatr., 77: 300–301, 1970.
2. BEYERS N., MOOSA A., BRUCE R.L., KENT A.: Depressed skull fracture in the newborn S. Afr. med. J. 54: 830, 1978.
3. SAUNDERS B.S., LAZORITZ S., McARTOR R.D., MARSHALL P., BASON W.M.: Depressed skull fracture in the neonate. J. Neurosurg. 50: 512–514, 1979.
4. YALABURGI S.B.: Elevation of depressed fracture of the skull by vacuum extractor. E. Afr. med. J. 57: 699–702, 1980.
5. PREVEDEL H., MUTZ I.: Anhebung einer Impressionsfraktur des Schädels beim Neugeborenen mittels Vakuumextraktor. Monatsschr. Kinderheilkd. 133: 488–489, 1985.
6. CHALMERS J.A.: Depressed fracture in the newborn. Brit. med. J. 4: 301, 1973.
7. LOESSER J.D., KILBURN H.L., JOLLEY T.: Management of depressed skull fracture in the newborn J. Neurosurg. 44: 62–64, 1976.
8. FABRY, W.: (Guildhelmi Fabricus Hildanua), Hildani Opera Beyer, Frankfurt am Main, p. 84, 1632.

Anschrift der Verfasser
Prof. Dr. med. W.H. HEISS, Dr. med. R. GONZALEZ, Kinderchirurgische Abteilung und Privatdozent Dr. med W. RAUH, Pädiatrische Abteilung der Krankenanstalt Mutterhaus der Borromäerinnen, Feldstraße 16, D-5500 Trier, BRD.

S. Hofmann-v. Kap-herr (Hrsg.), Operationsindikationen bei Frakturen. Gustav Fischer Verlag. Stuttgart · New York · 1987

Indikationen zur operativen Versorgung der Schädelbasis

D. VOTH, Mainz

Einleitung

Auch im Kindesalter (27) spielen Basisfrakturen eine nicht unerhebliche Rolle, wenngleich im Verhältnis zum Erwachsenen ihre Zahl relativ und absolut deutlich niedriger liegt; dies gilt auch für die Komplikationen und Folgeerscheinungen der Frakturen (1, 5, 6, 7, 11, 25, 26).

Für die Entstehung derartiger Brüche sind die gleichen Mechanismen wie beim Erwachsenen anzuschuldigen: Querdruck führt zu Querbrüchen der Basis, Längsbrüche entstehen durch eine Gewalteinwirkung zwischen frontalen und okzipitalen Schädelanteilen. Die Bruchlinie entspricht im wesentlichen dem Verlauf der Druckachse (17, 19).

Neben diesen Mechanismen beeinflussen die partiell sehr starken Strebepfeiler der Basis Verlauf und Ausdehnung der Frakturen und führen zu recht typischen Anordnungen. Es betreffen rund 50% aller Basisfrakturen die mittlere, 30% die vordere und 20% die hintere Schädelgrube (9, 12, 15).

Ziel der folgenden Erläuterungen soll es sein, die jeweiligen *Operationsindikationen* zu nennen und zu definieren (21–23).

Einteilung und Folgen der Basisfrakturen

Neben den groben Trümmerfrakturen, die nach extremer Gewalteinwirkung entstehen und dabei auch die Strukturen des kraniozervikalen Überganges einbeziehen können, gelten als typisch 1. die *fronto-basalen* und 2. die *latero-basalen* Frakturen.

Die fronto-basalen Frakturen erfassen (10, 24) die sehr dünnwandigen Anteile der Frontbasis und führen in relativ hoher Häufigkeit auch zu Durarissen. Da in individuell unterschiedlicher Form die luftführenden Nasennebenhöhlen Teile der Frontbasis einbeziehen und gerade die Region der Fossa olfactoria über dem Nasenraum liegt, ist hier die Gefahr der Entstehung einer *Nasoliquorrhoe* erheblich. Da sich die Nebenhöhlen erst im Laufe der Kindheit entwickeln, ist die Gefahr der nasalen Liquorfistel bei Kleinkindern relativ am geringsten und steigt mit zunehmendem Ausbau der Pneumatisation.

Neben der Nasoliquorrhoe finden sich als seltenere Komplikationen fronto-basaler Frakturen nach *Optikus*läsionen Schädigungen des N. olfactorius mit den Folgen einer *Anosmie*, ferner kann eine *Arteria carotis-Sinus cavernosus-Fistel* entstehen.

Optikusschädigungen sind beim ansprechbaren Patienten relativ einfach zu erfahren, bei totalem Ausfall eines N. opticus gibt die amaurotische Pupillenstarre einen Hinweis. Eine Schädigung des Riechnerven ist in aller Regel erst nach Normalisierung der Bewußtseinslage festzustellen. Die klinische Symptomatik der Carotis-Sinus cavernosus-Fistel mit dem pulsierenden Exophthalmus, Gefäßgeräuschen, konjunktivaler Stauung, dem seltenen Sekundärglaukom ist in vielen Fällen sehr typisch, sie benötigt durchweg eine gewisse Zeit nach der Verletzung, um klinisch faßbar zu werden (14, 20).

Die *Diagnostik* der Frontobasisfrakturen (4) beginnt mit einer sorgfältigen Analyse des klinischen Bildes. Notwendig sind Röntgennativaufnahmen, die Röntgentomographie, brauchbar ist ferner die Computertomographie. Ist eine arterio-venöse Fistel wahrscheinlich, so ist ihre angiographische Darstellung zu fordern. Ausfälle des N. opticus und N. olfactorius sind durch sorgfältige klinische Untersuchungsmethoden nachweisbar oder auszuschließen.

Das Auftreten einer Nasoliquorrhoe ist sehr sorgfältig zu beobachten, da Liquorfluß aus der Nase bisweilen nur kurze Zeit überhaupt auftritt und später in vielen Fällen auch nicht mehr provozierbar ist (24).

Latero-basale Frakturen betreffen die Felsenbeinpyramide und werden in typische Quer- und Längsfrakturen unterteilt. Während Längsfrakturen die nachfolgend aufgeführten Komplikationen relativ selten nach sich ziehen, sind die Querfrakturen aus einleuchtenden Gründen eher in der Lage, Schädigungen der in der Pyramide verlaufenden Strukturen zu verursachen. Hierzu zählt einmal eine *Läsion des N. facialis*, eine *Schädigung des VIII. Hirnneven*, schließlich das Auftreten einer *Otoliquorrhoe*.

Während die Läsion des VIII. Hirnneven oft erst nach Normalisierung der Bewußtseinslage deutlich wird, ist eine Facialisschädigung problemlos zu diagnostizieren. Hierbei ist der Zeitpunkt des Auftretens sorgfältig zu fixieren und bei einer Parese der vom N. facialis innervierten Muskulatur auch eine Zu- oder Abnahme zu dokumentieren, da sich aus dem zeitlichen Verlauf Anhaltspunkte für die Operation ableiten lassen.

Auch für die latero-basalen Frakturen gilt, daß eine sorgfältige Röntgenuntersuchung zu fordern ist, wobei eine Otoliquorrhoe ebenso wie die nasale Liquorfistel kein Grund sind, diese Untersuchungen an dem soeben Verletzten durchzuführen. In beiden Fällen kann erst eine Stabilisierung des Zustandes abgewartet werden. Da die Carotis-Sinus cavernosus-Fistel ohnehin erst nach einer gewissen Zeit klinische Symptome entwickelt, ist ihre angiographische Darstellung im Rahmen der Akutdiagnostik fast nie erforderlich.

Opticusläsionen sind Anlaß, den Canalis opticus mit Spezialeinstellung oder tomographisch darzustellen.

Operationsindikationen bei frontbasalen Frakturen

1. Ist eine *Liquorfistel* klinisch beobachtet worden, sind ferner typische Frontobasisfrakturen nachgewiesen, so besteht unseres Erachtens eine *zwingende Indikation* zur Duraplastik auch dann, wenn die Liquorrhoe inzwischen sistierte. Eine weitere Indikation sind Stück- und Lochbrüche der Frontobasis, die häufig mit einem Hirnprolaps vergesellschaftet sind. Hier ist die Indikation auch dann zu bejahen, wenn eine Liquorrhoe nie beobachtet wurde (5, 24).

Die Versorgung derartiger Frakturen und Durarisse kann 1. auf neurochirurgischem Wege mit einer Kraniotomie erfolgen oder 2. über einen rhinochirurgischen Zugang. Für den letzteren sind gut zugänglich Frakturen der Stirnhöhle und der vorderen Anteile der Siebbeinplatte, wenn sicher kein Hirnprolaps vorliegen kann. Weiter im Bereich des Planum sphenoidale liegende Frakturen sowie alle Stück- und Lochbrüche der Frontobasis sollten vom Neurochirurgen angegangen werden. Der Verschluß der Duradefekte kann durch autologes Material wie einen gestielten Galea-Periost-Lappen erfolgen oder auch durch Fascia lata oder lyophilisierte homologe Dura. Die Verwendung von Fibrinkleber hat sich bewährt (18).

2. Bei einer *Optikusschädigung* ist eine Operationsindikation nur selten gegeben. Sie ist unseres Erachtens nur dann zu bejahen, wenn eine Visusverschlechterung über Stunden nach dem Unfall eintritt. Dann ist heute nicht mehr der früher übliche neurochirurgische Zugang transfrontal zu wählen sondern der vom Rhinochirurgen benutzte transethmoidale Weg. Die Erfolgsaussichten einer derartigen Dekompression des Sehnerven im Kanal sind jedoch gering (3, 8).

3. *Schädigungen des Nervus olfactorius* sind operativ nicht zu beheben und bedeuten keine Indikation für einen chirurgischen Eingriff. Vermeidbar sind allerdings in vielen Fällen zusätzliche Olfaktoriusschädigungen bei der operativen Versorgung einer Liquorfistel über eine Kraniotomie mit einer richtigen Operationstechnik, die Überdehnungen des Bulbus olfactorius vermeidet.

Bezüglich der *Zeitwahl* für diese Eingriffe gilt, daß eine Optikusdekompression, wenn überhaupt so schnell wie möglich erfolgen muß. Die Versorgung der Nasoliquorrhoe ist zeitlich nicht dringend; hier gilt die *aufgeschobene Dringlichkeit*, bis sich der Zustand des Verletzten gebessert hat, die Schwellun-

gen und Blutungen in den Nasennebenhöhlen abgeklungen sind.
4. Die *Carotis-Sinus cavernosus Fistel* wird durchweg erst geraume Zeit nach der Verletzung auftreten und auch erst dann versorgt werden. Heute ist sicher zuerst die transluminale Technik der Ballonokklusion zu versuchen; erst bei einem Versagen dieser Technik kann das mehrzeitige Vorgehen angewendet werden, wie es früher praktiziert wurde (1. Verschluß der A. carotis communis sowie der weiteren Aufzweigungen in die A. carotis interna und externa, 2. Verschluß der A. carotis interna intrakraniell) (20).

Operationsindikationen bei laterobasalen Frakturen

1. Die *Otoliquorrhoe* ist nur sehr selten Grund einer operativen Duraplastik, da der ganz überwiegende Teil dieser Fisteln spontan versiegt und im Gegensatz zu den frontobasalen Fisteln die Gefahr einer späteren Meningitis *nicht* besteht. Bei anhaltender, nicht sistierender massiver Otoliquorrhoe kann gelegentlich der operative Verschluß erforderlich werden; für die Zeitwahl gilt auch hier die aufgeschobene Dringlichkeit eines derartigen Eingriffes.
2. Eine inkomplette, eventuell sich in den ersten Stunden oder Tagen nach der Verletzung entwickelnde *Facialislähmung* kann eine Indikation für die akute Dekompression sein, die auf otochirurgischem Wege erfolgt (2, 13, 28). Das Gleiche gilt für eine komplette Durchtrennung des Nerven, die durch eine End-zu-End-Naht, oft besser unter zusätzlicher autologer Nerventransplantation mit mikrochirurgischer Technik erfolgen sollte. Hier ist allerdings keine hohe Dringlichkeit bezüglich der Zeitwahl gegeben. Bei Teilläsionen ohne Progredienz kann eine sich nicht selten anbahnende Spontanremission abgewartet werden. Kontrollen mit elektrophysiologischen Methoden sind für die Verlaufsbeobachtung erforderlich.
3. *Schädigungen des VIII. Hirnnerven* sind oft irreversibel und einer chirurgischen Therapie kaum zugänglich (16, 28).

Zusammenfassung

Für die Basisfrakturen des Kindes gelten im wesentlichen ähnliche Voraussetzungen wie für den Erwachsenen. Wenngleich ihre Inzidenz seltener ist, sind die typischen Komplikationen und Folgen auch im Kindesalter zu beobachten. Die Folgen der fronto-basalen und latero-basalen Frakturen werden dargelegt, die Operationsmöglichkeiten und Indikationen kurz skizziert.

Literatur

1. BAUMANN, W., P. EMMRICH, D. VOTH: Diagnostische und therapeutische Probleme des schweren kindlichen Schädel-Hirn-Traumas mit Bewußtlosigkeit. In: Bücherei des Pädiaters, Heft 70, S. 60–63 (Ed. I. Butenandt, K. Mantel, J. G. Schöber), Stuttgart: Enke-Verlag 1973.
2. BEBEAR, J. P., M. BAGOT D'ARC: Management of traumatic facial palsy. In (17), S. 152–154 (1983).
3. BLEEKER, G. M., J. A. LOS: Trauma of the optic nerve. In: V. Vécsei (ed.) «Fractures of the frontobasis», S. 58–64.
4. BRANDT-ZAWADZKI, M. N., T. H. NEWTON: Radiologic evaluation of skull base trauma. In (17), S. 53–60 (1983).
5. CALCICOTT, W. J. H., J. B. NORTH, D. A. SIMPSON: Traumatic cerebrospinal fluid fistulas in children. J. Neurosurg. 38, 1–9 (1973).
6. DICK, W., S. JOFMANN, P. EMMRICH, D. REISMANN, D. VOTH: Probleme der Notfallversorgung multitraumatischer Kinder. Münch. Med. Wschr. 114, 1437–1444 (1972).
7. EMMRICH, P., H. HEIDMANN, M. BRAND, H. STOPFKUCHEN, D. VOTH: Diagnostische und therapeutische Probleme des Hirnödems bei polytraumatisierten Kindern. In: Pädiatr. Intensivmed. (Ed.: V. v. Loewenich), Bd. 3, 31–38 (1982).
8. HOFFMANN, K., L. OSTERWALD: The decompression of the traumatized optic nerve. In: V. Vécsei (ed.) «Fractures of the frontobasis», S. 65–69. Wien: Informatica 1983.
9. KIENE, S., J. KÜLZ: Das Schädelhirntrauma im Kindesalter. Leipzig: Barth 1968.
10. DRAF, W., M. SAMII: Fronto-basal injuries – principes in diagnosis and treatment. In (17), S. 61–69 (1983).
11. LANKSCH, W., E. KAZNER: Beurteilung und Therapie schwerer gedeckter Schädel-Hirn-Verletzungen im Kindesalter. Beihefte Z. klin. Pädiatr. 70, 69–71 (1973).

12. MEALEY, J.: Pediatric head injuries. Springfield (111): Thomas 1968.
13. MIEHLKE, A.: Probleme der Fazialisläsionen in der fachärztlichen Praxis. 3. Teil. Mschr. Ohrenheilk. *106*, 511–520 (1972).
14. PERNECZKY, A.: Traumatic intracranial aneurysms and arterio-venous fistulas. In: V. Vécsei (ed.): Fractures of the frontobasis, S. 121–126. Wien: Informatica 1983.
15. PIA, H. W.: Zentrale Regulationsstörungen bei kindlichen Hirnverletzungen und ihre Behandlung. Acta Neurochir. *11*, 583–600 (1964).
16. PORTMANN, M.: Etiology and clinical features of posttraumatic hearing loss. In (17), S. 173–176 (1983).
17. SAMII, M., J. BRIHAYE (eds.): Traumatology of the skull base. Berlin, Heidelberg, New York, Tokyo: Springer 1983.
18. SCHÜRMANN, K., D. VOTH: Neurochirurgie. In: Baumgartl/Kremer/Schreiber: Spezielle Chirurgie für die Praxis. Bd. I/2, S. 831–1019. Stuttgart: Thieme 1975.
19. TISCHER, W.: Besonderheiten des Schädel-Hirn-Traumas im Säuglings- und Kindesalter. In: G. Lang, R. Reding (eds.) «Schädel-Hirn- und Mehrfachverletzungen, S. 302–318. Leipzig: Johann Ambrosius Barth 1985.
20. VALENCAK, E., A. MOSTBECK, P. TILL: Pathophysiology and treatment of internal carotid artery – cavernous sinus fistulas. In: V. Vécsei (ed.) «Fractures of the frontobasis», S. 126–128. Wien: Informatica 1983.
21. VOTH, D.: Der heutige Stand der Diagnostik und Therapie gedeckter Schädelhirnverletzungen. Unfallmed. Tag. Landesverb. gewerbl. Berufsgen. *19*, 13–28 (1974).
22. VOTH, D.: Diagnostik und Therapie des Schädelhirntraumas. Z. Kinderchir., Suppl. *33*, 120–126 (1981).
23. VOTH, D.: Kopf- und Wirbelsäulenverletzungen. Zentralthema: Katastrophenmedizin in Einzelthemen. Z. Allg. Med. 57, 227–235 (1981).
24. VOTH, D.: Neurosurgery of the frontobasal CSF fistula. In: V. Vécsei (ed.): Fractures of the frontobasis, S. 26–32. Wien: Informatica 1983.
25. VOTH, D., U. HASE: Nährstoff- und Energiebilanz des Hirntraumatisierten. Med. Mitteil. *48*, 157–165 (1973).
26. VOTH, D., G. FAUPEL: Über die Häufigkeit und Bedeutung von Schädelhirnverletzungen unter Berücksichtigung des Lebensalters. In: Müller/Peters (Ed.) «Hirnverletzung und Alter». Stuttgart: Thieme 1977.
27. VOTH, D., M. SCHWARZ, M. HENN, G. KESSEL: Hirnödem bei Kindern. Vortrag auf dem XX. Venezianischen Symposion «Pathophysiologie und Diagnose des Hirnödems». Tagungsband in Vorbereitung (1986).
28. WIGAND, M.E.: Latero-basal injuries. In (17), S. 76–87 (1983).

Anschrift des Verfassers
Prof. Dr. D. VOTH, Neurochirurgische Klinik der Universität, Langenbeckstraße 1, D-6500 Mainz 1

Diagnostik und Operationsindikation von Gesichtsschädelverletzungen

H. v. Domarus, Mainz

Einleitung

Der Gesichtsschädel ist eine außerordentlich komplizierte räumliche Struktur und seine Frakturen stellen eine schwere klinische und sehr detaillierte röntgenologische Diagnostik dar. Außer der Kaufunktion, der Atmung und dem binokulären Sehen hat der Gesichtsschädel ästhetische Bedeutung für unsere zwischenmenschliche Kommunikation und gegenseitige Abschätzung. Der Wiederherstellungschirurgie des Gesichts nach Traumen kommt somit nicht nur funktionelle, sondern auch ganz wesentliche ästhetische Bedeutung zu.

Häufigkeit und Ätiologie

Gesichtsschädelfrakturen sind im Vorschulalter außerordentlich selten und stellen hier etwa 1% aller Kiefer- und Gesichtsverletzungen des Menschen dar, steigen bis zum zehnten Lebensjahr auf etwa 6% und nehmen erst mit und nach der Pubertät deutlich zu (James 1985, Pfeiffer 1966). Während in den ersten zwei bis drei Jahren Spiel- und häusliche Unfälle an erster Stelle der Verletzungsursachen rangieren, kommen schon in der zweiten Hälfte Verkehrsunfälle bis etwa 60% ansteigend hinzu. Mit Beginn der Schule kommen Sportunfälle und nach dem zehnten Lebensjahr in steigendem Maße auch Schlägereien als Ursache infrage (Pfeiffer 1966). Pfählungsverletzungen der Mundhöhle haben einen sehr deutlichen frühen Altersgipfel zwischen zwei und vier Jahren (v. Domarus und Poeschel 1983), während Hundebißverletzungen des Gesichtes auf das ganze Kindesalter von zwei bis vierzehn Jahren verteilt sind, lediglich mit einem leichten Gipfel bei etwa vier Jahren und im späteren Alter sehr viel seltener werden (Schultz 1977).

Diagnostik und Therapieindikationen

Am kindlichen Gesichtsschädel finden wir zwar die gleichen Frakturen wie beim Erwachsenen, jedoch mit einer völlig anderen Häufigkeitsverteilung. Ursachen hierfür sind der gegenüber der Stirn noch relativ kleine Gesichtsschädel, die bessere Weichteilpolsterung, geringeres Körpergewicht und Fallhöhe der Kinder und besonders die geringe Pneumatisation der Knochen. Im Kindesalter überwiegen die Unterkieferfrakturen mit über 90% aller Knochenverletzungen des Gesichtes, und das Mittelgesicht macht dabei nur 6 bis 6,5% der Frakturen aus (Hall 1972).

Die wesentlichsten Formen der Frakturen und Luxationen des Gesichtes sind in Tabelle 1 aufgeführt. Dabei können alle Frakturen miteinander kombiniert sein bis zur panfacialen Zertrümmerung, häufig auch mit Weichteilverletzungen. Die Diagnose ist in erster Linie eine klinische, die durch Röntgenaufnahmen untermauert wird. Es soll betont werden, daß die übliche Schädelaufnahme in zwei Ebenen für die Diagnostik von Gesichtsschädelfrakturen praktisch unbrauchbar ist, weil die meisten der in Tabelle 1 aufgeführten knöchernen Verletzungen damit nicht zur Darstellung kommen. Vielmehr muß je nach klinisch gestellter Verdachtsdia-

Tabelle 1: Die häufigsten Formen der Frakturen und Luxationen des Gesichtsschädels und der Zähne.

1. Stirn und Orbitadach
2. Nasoethmoidale Impressionsfraktur
3. Nasenfrakturen
4. Berstung des Orbitabodens
5. Berstung der medialen Orbitawand
6. Jochbeinfraktur
7. Jochbogenfraktur
8. Oberkieferfraktur nach Le Fort I, II u. III
9. Alveolarfortsatzfraktur
10. Zahnfraktur
11. Zahnluxation
12. Kiefergelenkluxation
13. Unterkiefer-
    -körperfraktur
    -winkelfraktur
    -gelenkfortsatzfraktur
    -muskelfortsatzfraktur
14. Pfählungsverletzungen (des harten Gaumens)

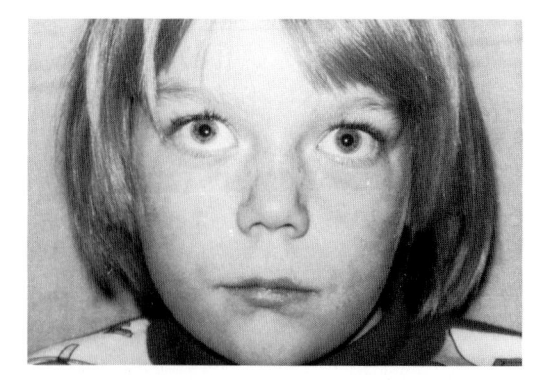

Abb. 1: T. F., 7 Jahre. Berstungsfraktur des Orbitabodens links nach stumpfem Trauma auf die Orbitaweichteile. Die hier sehr deutliche Bewegungseinschränkung des linken Augapfels beim Blick nach oben ist meistens so diskret, daß nur die Angabe von Doppelbildern durch den Patienten selber bei Prüfung mit dem Finger des Untersuchers in allen Richtungen weiterhilft. Ophthalmologische Aufzeichnung des Binokularsehens objektiviert das Ergebnis.

gnostik eine jeweils spezifische röntgenologische Darstellung mit besonderen Einstellungen erfolgen, wobei die halbaxiale p.-a.-Aufnahme des Schädels (NNH-Aufnahme) und die Panoramaaufnahmen der Kiefer die häufigsten Darstellungen sind. Erst nach Ausschöpfen der sinnvollen Einstellungen von Summationsaufnahmen können, mehr als Ausnahme, konventionelle Schichtung oder Computertomographie notwendig werden.
Jede der in Tabelle 1 aufgeführten Verletzungen hat ihren eigenen, sehr spezifischen Symptomenkomplex und kann hier nicht einzeln erläutert werden. Inspektorisch können *Impressionen der Stirn* als entsprechende Asymmetrie auffallen. Diese Frakturen gehen des öfteren mit Frakturen des Orbitadaches einher und können dabei als typische gelegentliche Komplikation Erblindung durch Mitverletzung des Tractus opticus zeigen (MANFREDI 1981). Die Reposition der Fragmente macht gelegentlich die Zusammenarbeit mit dem Neurochirurgen erforderlich. Ein Enophthalmus, vorübergehend auch durch Hämatom oder Ödem bedingter Exophthalmus, sind typische Symtome der isolierten *Berstungsfrakturen der Orbitawände*, aber auch der *Jochbeinfraktur*. Einschränkungen der Bulbusbeweglichkeit mit Dop-

pelbildern können dabei durch Hämatom und Ödem der Orbita, aber auch durch frakturbedingte Einklemmungen und Spießungen der Orbitaweichteile bedingt sein (Abb. 1). Verzögert dringliches operatives Eingreifen etwa am zweiten bis vierten Tage nach dem Unfall ist hierbei die Therapie der Wahl, um einerseits flüchtige schwellungsbedingte Bewegungseinschränkungen weitgehend abklingen zu lassen, und andererseits durch zu spätes Eingreifen oft kaum noch zu behebende bleibende Einschränkungen des Binokularsehens mit seinen weitgreifenden Konsequenzen zu vermeiden. Bei etwas geschultem Blick kann weiterhin eine Abflachung der Wangenprominenz, manchmal erst nach Abschwellung der Weichteile, deutlich als typisches Symptom einer *Jochbeinfraktur* erkennbar werden. Auch die *nasoethmoidale Fraktur* mit Abflachung des Nasenrückens im Sinne einer Sattelnase und einem Auseinanderweichen der inneren Augenwinkel (Telecanthus) kann bereits durch dieses typische Bild fast eine Diagnose auf den ersten Blick darstellen. Eine Aufrichtung und Ruhigstellung gerade dieser Fraktur muß möglichst innerhalb von Stunden, spätestens innerhalb der ersten posttraumatischen Tage erfolgen, um einigermaßen befriedigende Ergebnisse zu erzielen. Bei *Na-*

a)

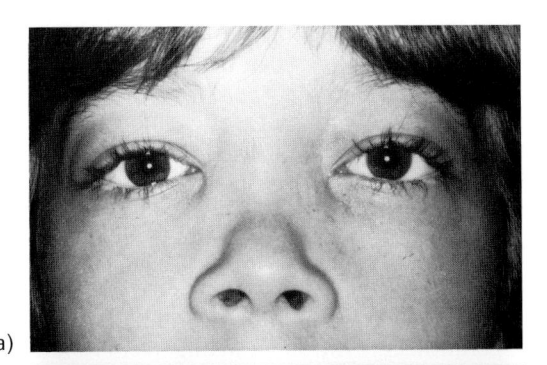

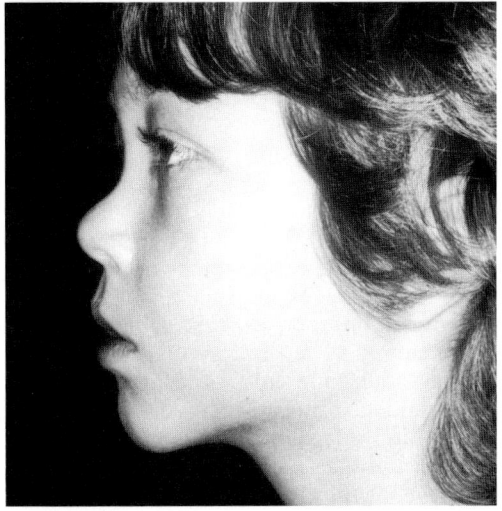

b)

Abb. 2a u. b: M.M., 11 Jahre. Sattelnase zwei Monate nach Mittelgesichtsfrakturen (Le Fort II, Nasenbein- und Septumfraktur) durch Verkehrsunfall. Durch Trümmerfraktur des Septums und hämatombedingte Teilnekrosen des Septumknorpels entstehen solche posttraumatischen Einziehungen im Nasenrückenbereich. Frühestmögliche Reposition und Fixation z. B. durch Tamponade und Nasengips sind erforderlich.

senbeinfrakturen sollten Septumhämatome sofort beseitigt werden, um Knorpelnekrosen und spätere Sattelnase zu vermeiden (Abb. 2).
Bei der typischen Kinnplatzwunde darf der Ausschluß einer Unterkiefergelenkfortsatzfraktur nicht fehlen. Der Schlag auf die Kinnspitze führt nicht selten zur *Fraktur des Unterkiefers* an seiner dünnsten Stelle, dem Gelenkhals, mit typischem Druckschmerz im Bereich des Gelenkköpfchens vor dem Tragus und einer Dislokation, die am leichtesten durch die dazugehörige Okklusionsstörung der Zähne erkennbar ist. Eine übersehene Fraktur kann zur Ankylose mit fast aufgehobener Kaufunktion und Mundöffnung sowie dem Wachstumsrückstand des Unterkiefers und Vogelgesicht führen (Abb. 3). Die Therapie ist eine funktionell konservative, die etwa innerhalb von ein bis zwei Wochen beginnen sollte, mit weicher Kost, Verzicht auf Einschränkung der Unterkieferbeweglichkeit, aber Führung des Unterkiefers beim Schließen in immer gleicher Bißstellung durch einen sogenannten Monoblock für etwa ein Jahr. Auch bei der fast immer nach medial dislozierten Gelenkfortsatzfraktur (KRISTEN 1966) kommt es beim Kinde innerhalb dieser Zeit durch einen völligen knöchernen Ab- und Umbau zur Bildung eines neuen Gelenkfortsatzes, der durch die konservative Führung eine eindeutige Form annehmen kann. Meist sind diese neuen Gelenkfortsätze etwas plumper und kürzer bei jedoch ungestörter Funktion. Operative Frakturbehandlung ist wegen hoher Ankylosekomplikationen kontraindiziert.

Da es sich bei vielen *Gesichtsfrakturen* um eingekeilte Impressionen handelt, sind Krepitationen nur bei einigen zu tasten (Unterkieferfrakturen, Le Fort Frakturen, Nasenfrakturen). Dabei greift die linke Hand fest genug über die Stirn um Verschiebungen der Galea zu vermeiden und soweit es der Umfang der Verletzung zuläßt, während die rechte Hand die frakturverdächtigen Teile faßt, um so eine abnorme Beweglichkeit gegenüber dem Neurocranium zu prüfen. Frakturstufen bei Dislokationen sind besonders günstig am Infraorbitalrand durch die etwas herabgezogene dünnere Haut des Unterlides zu tasten (Jochbeinfraktur, Le Fort II Fraktur), ebenso im oberen Mundvorhof von intraoral (Le Fort I Fraktur, Jochbeinfraktur) und am Unterkieferrand.
Sensibilitätsstörungen des N. trigeminus (Parästhesie, Alläesthesie, Anästhesie) sind bei kooperativen Patienten klinisch feststellbar und deuten im Stirn- und behaarten Kopfbereich auf Frakturen von Stirn und Orbitadach, in Wange und Oberlippe auf Orbitaboden-, Jochbein- und Le Fort II Frakturen und im Unterlippenbereich auf meist stark dislozierte Unterkieferfrakturen hin. Solche Sensibilitätsstörungen können verständlicher-

weise aber auch einmal nur durch Weichteilquetschungen entstanden sein. Sie bilden sich zwar meist spontan zurück, hinterlassen seltener aber auch sehr therapieresistente neuralgieforme Beschwerden (v. DOMARUS 1982). Vermutlich spielen diese beim Kinde auch wegen der großen Seltenheit keine Rolle.
Jede Okklusionsstörung, die manchmal auch Kinder bei gezielter Anamnese angeben können, deutet auf eine *Fraktur der zahntragenden Gesichtsschädelknochen* hin. Für die Operationsindikation kann allgemein festgelegt werden, daß Frakturen des Oberkiefers und Mittelgesichtes so früh wie möglich, spätestens innerhalb weniger Tage versorgt werden sollten, Unterkieferfrakturen dagegen auch noch ein bis zwei Wochen nach dem Unfall sinnvoll reponiert und fixiert werden können. Während bei Kieferfrakturen im Erwachsenenalter eine Reposition und Fixation genau in der Schlußbißposition erfolgen muß, kann man beim Milch- und Wechselgebiß des Kindes bei geringen Fehlstellungen mit einer spontanen Korrektur bei weiterem Wachstum und Zahndurchbruch rechnen, so daß auch mit einer Okklusionsflächen bedeckenden Kunststoffkappenschiene und einem circumferential-wiring um Schiene und Mandibula eine sinnvolle Fixierung bei kindlichen Unterkieferfrakturen im bezahnten Bereich erreicht werden kann. Die Fixierung von Kieferbruchschienen wie beim Erwachsenen kann beim Milch- und Wechselgebiß schwierig bis unmöglich sein. Druckosteosyntheseplatten sind wegen Verletzungsgefahr der Zahnkeime nicht sinnvoll und Drahtosteosynthesen daher vorzuziehen (SCHEUNEMANN 1984). Bei zusätzlichen Weichteilwunden des Gesichtes werden durch die Verletzungen erreichbare Frakturen zuerst versorgt. Dieses unverändert gültige, schon aus dem Beginn unseres Jahrhunderts herrührende, wiederholt probagierte Prinzip der Versorgung von innen nach außen (SCHUCHARDT 1966) kann nicht deutlich genug betont werden, um dem Patienten eine frühe Wiedereröffnung der Wunden mit den dadurch bedingten häufigeren Wundheilstörungen und stärkeren Vernarbungen des Gesichts zu ersparen.
Zentrale Zahnluxationen, Zahnlockerungen und *Totalluxationen* sowie *Alveolarfortsatzfrakturen* der Kiefer bedürfen einer Sofort-

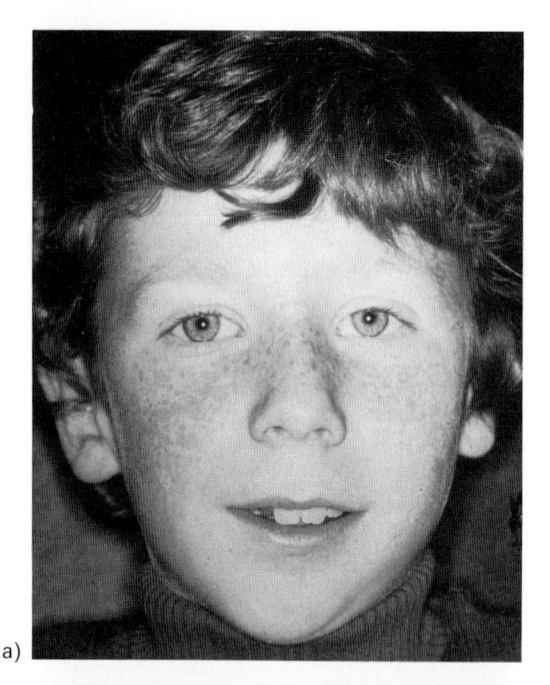

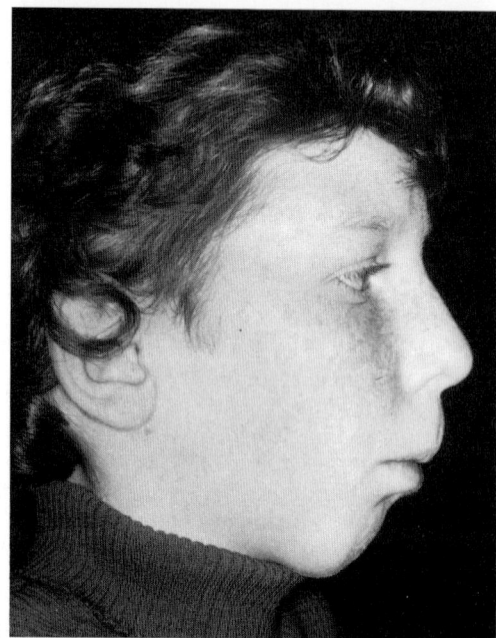

Abb. 3a u. b: K.H., 9 Jahre. Typisches «Vogelgesicht» mit fliehendem Kinn und Ankylose der Kiefergelenke. Maximale Mundöffnung 1 cm. Durch nicht behandelte frühkindliche Gelenkfortsatzfraktur bedingte Ankylose und fliehendes Kinn werden bei weiterem Wachstum noch verstärkt.

therapie möglichst innerhalb von Stunden. Totalluxiert bleibende Zähne können reponiert und geschient werden und haben danach eine Funktionstüchtigkeit von oft vielen Jahren. Für einen besseren Einheilungserfolg sollten luxierte permanente Zähne im feuchten Milieu, wo möglich in der Mundhöhle des Patienten selber transportiert werden. Zentral luxierte Milchzähne, eine bei Kleinkindern häufige Verletzungsfolge, können einen so starken Wachstumsschub behalten, daß sie sich spontan wieder in eine Kauebene einstellen. Da durch die Luxation die Zahnpulpa oft abstirbt und sich sekundär hämatogen infiziert, können entzündliche Spätkomplikationen die Folge sein.

Pfählungsverletzungen bedürfen einer sorgfältigen Untersuchung, da bestimmte Verletzungsrichtungen Thrombosen der Carotis communis zur Folge haben können. Entsprechende Verlezungen mit Frakturen des harten Gaumens können spontan heilen, ganz im Gegensatz zur Heilungspotenz bei Gaumenspalten (v. DOMARUS und POESCHEL 1983).

Die knappen diagnostischen Hinweise sollen eine Hilfe darstellen, die wesentlichsten Verletzungsfolgen des Gesichtsschädels als Verdachtsdiagnosen zu erstellen. Die angegebenen verschiedenen Dringlichkeiten therapeutischer Maßnahmen können Planungshilfe bei gemeinsam zu versorgenden Patienten bieten.

Zusammenfassung

Frakturen des Gesichtsschädels im Kindesalter sind sehr selten. Sie liegen im Vorschulalter sogar unter 1 % aller solcher Verletzungen. Die Diagnostik der verschiedenen Gesichtsschädelfrakturen und ihrer Kombinationen ist in erster Linie klinisch zu stellen, und bei der komplizierten räumlichen Struktur unvergleichlich schwieriger als in den anderen Körperregionen. Die röntgenologische Darstellung ist meist nur mit sorgfältig ausgewählten Spezialeinstellungen möglich. Bei gleichzeitigen Weichteilverletzungen muß die Versorgung bei den tiefstgelegenen Verletzungen das heißt am Knochen beginnen. Wie auch anderweitig beim kindlichen Skelett kommt es in diesem Alter zu rascher Knochenheilung im Gesicht. Eine notwendige Reposition muß daher rasch, das heißt spätestens innerhalb von Tagen erfolgen, da die feinen Gesichtsknochen nach Beginn bindegewebiger Fixierung beim Repositionsversuch weiter zerbrechen können. Der stabile Unterkiefer erlaubt dagegen auch noch nach ein bis maximal zwei Wochen eine sinnvolle Frakturbehandlung. Grundsätzlich darf die Forderung aufgestellt werden, daß Reposition und Fixation bei Verletzungen des kindlichen Gesichtsschädels so rasch und so konservativ wie möglich durchgeführt werden sollen. Je dünnwandiger die Gesichtsschädelknochen, desto dringlicher ist die sofortige bis sehr frühzeitige Resposition. Auf besondere Spätfolgen bei nicht rechtzeitig behandelten Gelenkfortsatzfrakturen des Unterkiefers, Frakturen der Orbitawände mit Einschränkungen der Bulbusbeweglichkeit und Doppelbildern, den relativ häufigen Zahn- und Alveolarfortsatzfrakturen, Nasenfrakturen und Pfählungsverletzungen der Mundhöhle wird eingegangen.

Literatur

v. DOMARUS, H.: Verletzungen des Gesichtes. Zahnärztl. Prax. 33, 58–62, 1982.

v. DOMARUS, H. und POESCHEL, W.: Impalement injuries of the palate. Plast. Reconstr. Surg. 72, 656–658, 1983.

HALL, R.K.: Injuries of the face and jaws in children. Int. J. Oral. Surg. 1, 65–75, 1972.

JAMES, D.: Maxillofacial injuries in children. In: Rowe, N.L. und Williams, J.Ll.: Maxillofacial injuries. Churchill Livingstone. Edinburgh, London, Melbourne und New York 1985, 538–558.

KRISTEN, K.: Zur Prognose der Luxationsfrakturen des Processus articularis im Wachstumsalter. In: Schuchardt, K.: Fortschr. Kiefer Gesichtschir., Bd. 11, Thieme, Stuttgart, 1966, 47–51.

MANFREDI, S.J., RAJI, M.R., SPRINKLE, P.M., WEINSTEIN, G.W., MINARDI, L.M. und SWANSON, T.J.: Computerized tomographic scan findings in facial fractures associated with blindness. Plast. Reconstr. Surg. 68, 749–490, 1981.

PFEIFFER, G.: Kieferbrüche im Kindesalter und ihre Auswirkungen auf das Wachstum. In: Schuchardt, K.: Fortschr. Kiefer Gesichtschir., Bd. 11, Thieme, Stuttgart, 1966, 43–46.

SCHEUNEMANN, H.: Die Versorgung des Schädeltraumas im Kindesalter. Laryngol. Rhinol. Otol. (Stuttgall) 63, 109–112, 1984.

SCHUCHARDT, K.: Grundsätzliches zur Versorgung von kombinierten Weichteil-Knochenverletzungen im Gesichts-Kieferbereich. In: Schuchardt, K.: Fortschr. Kiefer Gesichtschir., Bd. 11, Thieme, Stuttgart 1966, 25–33.

SCHULTZ, R.C.: Facial injuries. Year Book Medical Publishers. Chicago, London 1977, 317–331.

Anschrift des Verfassers
Prof. Dr. Dr. HELMUT V. DOMARUS, Klinik für Mund-, Kiefer- und Gesichtschirurgie, Johannes-Gutenberg-Universität Mainz, Augustusplatz 2, D-6500 Mainz.

Frakturen der Gesichtsknochen

J. WNUKIEWICZ, K. WRONECKI, A. SZMIDA, Breslau (Wroclaw)

Die Frakturen im Bereich der Gesichtsknochen sind ständig am ansteigen (1, 2, 3, 5). Dies zeigt eindeutig die seit 1956 von uns geführte statistische Analyse (6, 7). Das gleiche gilt für die Gesichtsschädelfrakturen bei Kindern. Von 1956 bis 1970 wurden in der Breslauer Universitätsklinik für Kieferchirurgie 6428 Patienten mit Frakturen des Gesichtsschädels behandelt, darunter 128 Kinder (0,2 %) im Alter bis zu 16 Jahren. Von 1971 bis 1985 stieg der Prozentsatz bei Kindern auf 0,8 % an. Dies entspricht einer Fallzahl von 220. Wegen der Besonderheiten der Wachstumsperiode ist die Entscheidung zur operativen Therapie dieser Altersgruppe besonders schwierig.

Eigenes Krankengut

1971–1985 wurden 220 Kinder im Alter von 0–16 Jahre behandelt. Es handelte sich um 169 Jungen und 51 Mädchen. Insgesamt wurden 265 Gesichtsschädelfrakturen und 8 Frakturen anderer Knochen diagnostiziert. Bei 31 Kindern beobachtete man eine Gehirnerschütterung. Mit 114 Fällen steht die Altersgruppe zwischen 11 und 14 Jahren an der Spitze. Eine ausführliche Analyse der Unfallursache zeigt Tab. 1. Verkehrsunfälle kommen dabei erwartungsgemäß am häufigsten vor, gefolgt von Sport- und Spielverletzungen. Erstaunlich, aber auch beunruhigend ist die hohe Zahl an Schäden durch Schlägereien und durch Haustiere.

Tabelle 2: Gesichtsschädelfrakturen bei Kindern

Lokalisation	Anzahl
Unterkiefer	127
Zahnfortsatz des Unterkiefers	33
Oberkiefer le Fort I	8
le Fort II	2
Zahnfortsatz des Oberkiefers	27
Gelenkfortsatz des Unterkiefers	52
Jochbein	14
Nase	2
Hinterhauptsbein	1
Zusätzliche Frakturen anderer Regionen (Becken, Oberschenkel, Unterschenkel)	7
Insgesamt	273

Die Lokalisation der Frakturen zeigt Tab. 2. Am häufigsten wird die Fraktur des Unterkieferastes beobachtet. Es folgen dann Gelenkfortsatzfrakturen und Zahnfortsatzfrakturen ebenfalls im Unterkieferbereich. Hingegen war die Kombinationsfraktur Jochbein/Augenhöhlen/Nase geringer, und noch seltener wurden die Oberkieferbrüche gesehen. Diese hier vorliegenden Beobachtungen stimmen mit den Angaben aus der Literatur überein (3, 4, 5, 8, 9).

Unsere Erfahrungen beweisen, daß die beste Behandlungsweise konservativ ist, unter Anlegung von Schienen oder Apparaten, in Form einer intermaxillären Immobilisation.

Tabelle 1: Gesichtsschädelfrakturen bei Kindern

Ursache	Zahl
Verkehrsunfälle	62
Bewegungsspiele	41
Sport	39
Schlägereien	31
Haustiere	24
Sonstiges	23
Summe	220

Obwohl diese konservative Therapie für die Patienten sicher unbequem ist, da sie Mundhygiene und Ernährung deutlich erschwert, die Sprechfunktion deutlich einschränkt und die Behandlungszeit – wenn auch nur gering – verlängert, erwies sie sich doch bei über 70 % aller Patienten als sehr effektiv. Aus diesem Grunde wurde die operative Therapie nur unter zwingender Indikation vorgenommen.

Operativ wurden somit nur 30 %, also 62 Patienten behandelt. Die dabei angewendeten Therapieverfahren zeigt Tab. 3.

Tabelle 3: Gesichtsschädelfrakturen bei Kindern

Operative Therapieverfahren	
Knochennaht	
zirkulär	25
transalveolar	12
cortikal	9
Anbindung durch Spina nasalis	4
Elevation mit Wundhaken	3
Elevation mit Elevatorium	2
Exomundextension	2
Nagelung	2
Lyophilisierter Knochen	2
Adams Bindung	1
Insgesamt	62

Diskussion

Auf Grund der Analyse des Krankengutes sind für die operative Behandlung nur folgende Frakturen zu empfehlen:
1. Offene Frakturen mit Weichteilverletzung
2. Offene Alveolarfortsatzbrüche mit Zähnen
3. Dislozierte Unterkieferbrüche
4. Oberkiefergaumenbrüche
5. Jochbeinbrüche mit Impression
6. Frakturen mit Knochen- und Weichteildefekt.

Die Heilungsdauer beträgt durchschnittlich 3 Wochen. In 16 Fällen wurden Komplikationen mit anhaltender Weichteilschwellung beobachtet, die von Hämatomen oder Entzündungen an den Stahlabbindungen herrührten. Bei 5 Patienten verblieb eine Gelenkfortsatzpseudarthrose, dreimal traten Knochenentzündungen auf, einmal eine Lähmung des 3. Astes des Nervus facialis.

Daraus läßt sich schlußfolgern, daß die Frequenz der Kieferbrüche bei Kindern, deren Ursache, Diagnostik, therapeutischen Indikationen und postoperativen Komplikationen aus dem eigenen Krankengut den Ergebnissen anderer Publikationen entspricht und die Indikation zum Operieren nur immer besonderen Fällen vorbehalten bleibt.

Zusammenfassung

In der Kieferchirurgischen- und Kinderchirurgischen Universitätsklinik Breslau wurden von 1971–1985 bei 220 Kindern und Jugendlichen bis zum Alter von 16 Jahren 265 Frakturen des Gesichtsschädels beobachtet, von denen 62 (= 30 %) operativ behandelt werden mußten. Die Analyse des Krankengutes ergab, daß unter besonderen Gesichtspunkten die operative Versorgung dieser Frakturen erfolgen sollte, da im wesentlichen die Ergebnisse der konservativen Behandlung gut sind, auch wenn Ernährung und Sprechfähigkeit vorübergehend erschwert sind, und die Behandlungszeit gegenüber der operativen Therapie etwas verlängert ist.

Literatur

1. ADEKEYE, E. O.: Pediatric fractures of the facial sceleton: a survey of 85 cases from Kadura, Nigeria, J. Oral Surg., 38: 335–358, 1980.
2. DONALDSON, K. J.: Fractures in the facial sceleton: a survey of 335 patients, N. Zeal. Dent. J.57, 55–64, 1961.
3. HAPAN, E. H., HUELKE, D. F.: An analysis of 319 case reports of mandibular fractures, J. Oral Surg., 19, 93–104, 1961.
4. METTUBIJAN, S. R.: Mandibular fracture in a five-week old infant, J. Oral Surg. 43, 814–815, 1985.
5. MORGAN, W. C.: Pediatric mandibular fractures, Oral Surg., 40, 320–326, 1975.
6. OWIŃSKI, T., CWIORO, F., FLIEGER, S., KUSZEWSKA, H.: Ocena wyników leczenia 1210 złamań kości szczęk, Wrocł. Biul. Stom., 1, 45–52, 1963.

7. PAWELA, T., SZUBA S., DOBACZEWSKI, Z., CWIORO, F., WNUKIEWICZ, J.: Statystyczny przegląd 5218 przypadków złamań kości twarzoczaszki leczonych w Klinice Chirurgii Szczękowej AM we Wrocławiu w latach 1961–1971, Czas. Stom., 29, 237–246, 1976.
8. WNUKIEWICZ, J., SZUBA, S.: Złamania wyrostków zębodołowych szczęk oraz uszkodzenia zębów w urazach twarzy, Wrocł. Stom., 9, 79–82, 1979.
9. WNUKIEWICZ, J., SZUBA, S., DOBACZEWSKI, Z.: Złamania szczęk w sporcie, 10, 43–49, 1980.

Anschrift der Verfasser
Dr. med. J. WNUKIEWICZ, Universitätsklinik für Kieferchirurgie, Chalubinskistr. 11, 50-369 Wroclaw/Polen.
Dr. med. K. WRONECKI, Universitätsklinik für Kinderchirurgie, Curie-Sklodowskastr. 52, 50-369 Wroclaw/Polen.

II. Indikationen zur operativen Behandlung von Frakturen an der oberen Extremität

Überblick

Während die *Oberarmkopffraktur* mit Ausnahme der extrem seltenen Epiphysenfraktur eine Domäne der konservativen Behandlung ist und bleibt, gibt es durchaus Operationsindikationen für den *Oberarmschaft*. Diese sind drittgradige offene Frakturen, Trümmerfrakturen und Sekundärkomplikationen. Relative Operationsindikationen stellen Polytrauma, bilaterale Schaftfrakturen und pathologische Frakturen dar. Lediglich die Operationstechnik bleibt umstritten, nämlich inwieweit die Versorgung mittels einer kleinen Platte (Minimalversorgung) erfolgen soll oder eine stabile Plattenosteosynthese zu bevorzugen ist. Auch kann unter bestimmten Voraussetzungen bei langen Schräg- oder Torsionsfrakturen die Stabilisierung mit Schrauben (z. B. Rundumverschraubung) erfolgen. Die Fixation mit mehreren Kirschner-Drähten findet hingegen wenig Anklang.

Bei Frakturen des Condylenbereiches ist die konservative Therapie nur noch bei nicht dislozierten und somit auch nicht fehlrotierten Frakturen (Blount'scher Verband, Ruhigstellung im Oberarmwinkelgips) akzeptabel. Alle dislozierten Brüche bedürfen der exakten Reposition und rotationsstabilen Fixierung, perkutan oder wenn nötig offen. Die perkutane Fixation bleibt Methode der Wahl, wenn eine exakte Reposition ohne verbleibenden Rotationsfehler erzielt wird. Restdislokationen bedürfen der offenen Versorgung, wiederholte, geschlossene Repositionsmanöver und perkutane Fixationsversuche sollten unterlassen werden.

Bei der Fraktur des *Condylus radialis* besteht eine zwingende operative Korrektur bei einer Dislokation von mehr als 2 mm. Bei älteren Kindern ist die Zugschraube den Spickdrähten vorzuziehen. Grundvoraussetzung für ein gutes Ergebnis ist exakte Reposition und stabile Fixation. *Epicondylus radialis Frakturen* sind Verletzungen des späten Kindesalters und außerordentlich selten. Sie bedürfen bei deutlicher Verschiebung ebenfalls der operativen Korrektur.

Für die *Condylus ulnaris Fraktur* gilt das gleiche, wie für den Condylus radialis: Exakte Reposition und Fixation sind vorrangig, wenn möglich, ist die Zugschraube der Spikkung vorzuziehen.

Die Fraktur des *Epicondylus ulnaris* ist sehr viel häufiger als die des Epicondylus radialis. Sie ist gelegentlich Begleitsymptom einer Ellenbogenluxation mit Kapselzerreißung und Gelenkinstabilität, das Fragment kann in das Ellenbogengelenk eingeschlagen und ein Funktionshindernis sein. Hierfür sind immer beidseitige Röntgenaufnahmen a.p. obligat. Bei Frakturdislokation ist die offene (gelegentlich auch geschlossen mögliche) Reposition und Fixation mittels zwei Kirschner-Drähten oder kleiner Zugschraube zwingend.

Bei Frakturen des *proximalen Radius* ohne Verletzung des Ligamentum anulare ist eine Operationsindikation nur bei extremer Dislokation des Radiusköpfchens gegeben. Dabei kann die Reposition konservativ, die Spickdrahtfixation von distal perkutan sein. Verbleibende, die Rotation wenig oder nicht beeinträchtigende Abkippungen, auch mit stärkerem Winkel, sind duldbar. Vor der transcondylären Spickung ist wegen der Gefahr des Drahtbruches weiterhin zu warnen, auch bei kräftigen Drähten und gut anmodelliertem Gipsverband. Bei Frakturen mit Zerreißung des Ligamentum anulare genügt meist die Befreiung des Rotationslagers von Bandfetzen oder eingeschlagenen Bandanteilen, Bandplastiken sind wenig erfolgreich, gelegentlich müssen Köpfchenresektionen erfolgen, deren Langzeitergebnisse gar nicht so schlecht sein sollen.

Bezüglich der *Olecranonfraktur* liegt der therapeutische Schwerpunkt auf der Kongruenz der Gelenkfläche. Stufenbildungen sind nicht zu dulden. Sie bedürfen meist der operativen Reposition und Fixation, wobei bei älteren Kindern durchaus ohne Schädigung der Apophysenfuge mit einer temporären Zuggurtung gearbeitet werden kann.

Am Unterarmschaft werden im mittleren und proximalen Drittel Fehlstellungen durch das Wachstum nur gering ausgeglichen. Es wird aus diesem Grunde immer eine achsengerechte Stellung primär zu fordern sein, wobei die tolerierbare Achsfehlstellung bei höchstens 10 Grad liegen darf. Die Indikation zur operativen Stabilisierung ist bei folgenden Frakturen gestellt:

1. Geschlossene komplette Unterarmschaftfrakturen mit steiler Frakturfläche, die primär konservativ nicht reponierbar werden können oder nicht in achsengerechter Stellung zu halten sind.
2. Bei offenen Frakturen.
3. Bei Frakturen mit begleitender Gefäß- oder Nervenläsion.
4. Bei Frakturen mit sekundär auftretender Fehlstellung, da mehrfache konservative Nachrepositionen nicht empfehlenswert sind.

Die in diesem Band vorgestellten 57 operativ behandelten kindlichen Vorderarmbrüche boten nur sehr gute und gute Behandlungsergebnisse. Die offene Reposition und Verplattung wird zur Stabilisierung von offenen Frakturen, bei Frakturen mit Gefäß- und Nervenbeteiligung und bei allen Sekundäreingriffen empfohlen. Osteosynthesematerial sollen Drittelrohr- und schmale DC-Platten sein. Eine Gipsfixation ist nicht erforderlich. Die geschlossene Reposition und Markraumdrahtung ist zur Stabilisierung von primär instabilen, im Gipsverband nicht mehr in achsengerechter Stellung retinierbaren, geschlossenen Frakturen indiziert und eventuell auch bei erstgradig offenen Frakturen zu empfehlen. Die Markraumdrahtung stellt sicher den einfacheren und kleineren operativen Eingriff dar, fordert aber eine bis 6-wöchige Gipsfixation. Wenn die Indikation zur operativen Stabilisierung gestellt werden muß, ist dies am Tag der primären Reposition am günstigsten, spätestens aber am 7. posttraumatischen Tag.

Am *distalen Unterarm* gibt es nur wenige Operationsindikationen. Bei den metaphysären Frakturen ohne Epiphysenbeteiligung steht die drittgradig offene Fraktur an erster Stelle. Hier genügt neben der exakten Reposition eine Minimalfixation mit Bohrdrähten. Eine relative Indikation kann bei Interposition von Weichteilen (M. pronator quadratus) gegeben sein, wenn die konservative Reposition nicht gelingt. Frakturen im Bereich der Wachstumszone indizieren eine operative Freilegung nur bei Periostinterpositionen im späteren Kindesalter. Jüngere Kinder hingegen zeigen eine hervorragende Fähigkeit der Remodellierung des kindlichen Knochens, so daß vorübergehende Wuchsstörungen immer ausgeglichen werden. Lysen mit Abbruch eines metaphysären Keils oder reine Epiphysenlösungen stellen keine Operationsindikation dar. Nur bei älteren Kindern in der Pubertät kann der Verdacht auf eine Periostinterposition zur chirurgischen Intervention veranlassen. Die zur Operation zwingende Epiphysenfraktur ist im Kindesalter am distalen Unterarm selten. Wenn operiert werden muß, ist bei älteren Kindern eine kleine Zugschraube, bei kleinen Kindern die quere Spickdrahtversorgung bis in den Prozessus styloideus ulnae zu empfehlen. Eine relative Operationsindikation stellen Mehrfach- und Mehrstufenfrakturen am Arm dar.

R. Damm, Heidelberg
W. Hasse, Berlin
S. Hofmann v. Kap-herr, Mainz
M. Leixnering, Wien
J. Pompino, Siegen

S. Hofmann-v. Kap-herr (Hrsg.), Operationsindikationen bei Frakturen. Gustav Fischer Verlag. Stuttgart · New York · 1987

Indikation zur operativen Versorgung am proximalen Oberarm

Renate Wildburger, D. Hausbrandt, W. E. Linhart, Graz

Einleitung

Brüche am proximalen Oberarm sind häufig. Unter 3965 Frakturen der oberen Extremität fanden sich 152 proximale Humerusfrakturen. Das entspricht einem Anteil von 3,8 % aller Brüche der oberen Extremität (11).

Nach dem Frakturlinienverlauf unterscheidet man verschiedene Arten von proximalen Humerusfrakturen (Abb. 1). In zwei Drittel der Fälle finden sich metaphysäre Schaftfrakturen, in einem Drittel Epiphysenlösungen meist mit, selten ohne metaphysärem Keil (Tab. 1).

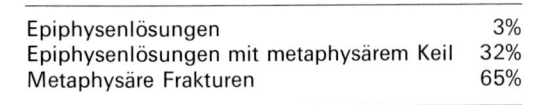

Tabelle 1: Aufteilung der proximalen Humerusfrakturen.

Epiphysenlösungen	3%
Epiphysenlösungen mit metaphysärem Keil	32%
Metaphysäre Frakturen	65%

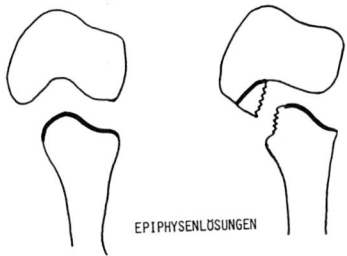

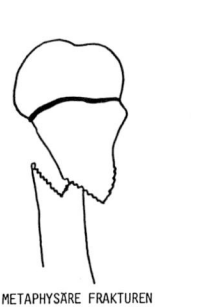

Abb. 1: Arten von proximalen Oberarmbrüchen im Wachstumsalter.

Literaturübersicht

Die Behandlung und Prognose proximaler Oberarmbrüche wird in der Literatur unterschiedlich beurteilt. Während von Laer und Ehalt bei jüngeren Kindern eine Fehlstellung bis zu 60 Grad tolerieren (5,7), empfehlen andere eine Reposition bereits ab 10–30 Grad (6, 12). Ebenso unterscheiden sich die Ansichten über die Notwendigkeit einer Fixation mit perkutan eingebrachten Kirschnerdrähten. Zum Teil wird jede Art von innerer Fixation abgelehnt (2, 5, 10). Nicht tolerierbare Fehlstellungen und instabile Brüche werden mit Hilfe verschiedenster Abduktionsschienen bzw. Extensionsverfahren behandelt (4, 8, 10, 12). Andererseits wird vielfach die geschlossene Reposition und perkutane Kirschnerdrahtosteosynthese bei instabilen Brüchen, insbesonders bei älteren Kindern, empfohlen (6, 7, 9).
Epiphysenfrakturen sind äußerst selten. Es existieren daher auch keine Behandlungsrichtlinien (4, 7).

Die offene Reposition und Fixation wird mehrheitlich für weit offene Brüche, Repositionshindernisse, Gefäßverletzungen und mit Einschränkung bei Nervenläsionen empfohlen (4, 7, 11, 12).

Ergebnisse

64 Patienten konnten ein bis sieben Jahre nach proximalen Oberarmbrüchen nachuntersucht werden. Die Kinder waren zum Zeitpunkt der Verletzung zwischen 6 Monaten und 14 Jahren alt. Die Behandlung erfolgte bei 39 Patienten durch Ruhigstellung im Gipsdesault. 7mal wurde geschlossen reponiert und ebenfalls im Gipsverband ruhiggestellt. Bei 18 Kindern mußte das Repositionsergebnis durch perkutane Bohrdrähte gehalten werden. Die Nachuntersuchung erfolgte nach subjektiven sowie klinischen Parametern, außerdem wurden Röntgenbilder in zwei Ebenen angefertigt. Insgesamt gaben neun (14%) Patienten subjektive Beschwerden in Form von Schmerzen bei Belastung und gelegentliche Wetterfühligkeit an. Ein klinischer Befund war bei 43 Kindern (67%) in Form einer Längenzu- oder -abnahme des Humerus von maximal 1,5 cm im Seitenvergleich zu erheben. In keinem Fall fand sich eine Funktionseinschränkung. Radiologisch fanden sich Achsenabweichungen bis zu 20 Grad bei 23 (36%) Patienten. Eine Ausschlüsselung der Ergebnisse nach operativer und konservativer Versorgung zeigte, daß die Längendifferenz unabhängig von der Behandlungsart auftrat. Dagegen fanden sich subjektive Beschwerden doppelt, Achsenabweichungen nahezu dreimal so häufig in der operativ versorgten Gruppe (Tab. 2). Diese standen mit den subjektiven Beschwerden in keinem Zusammenhang.

Tabelle 2: Aufschlüsselung der Ergebnisse in Abhängigkeit von der Behandlung N = 64.

	Kons. (46)	OP (18)	Summe
Subj. Beschwerden	5	4	9 (14%)
OA-Längendifferenz	32	11	43 (67%)
Achsenabweichungen	12	11	23 (36%)

Diskussion

Bei Epiphysiolysen mit oder ohne metaphysärem Keil sowie metaphysären Brüchen gelten die gleichen Behandlungsempfehlungen. Die Ruhigstellung erfolgt im Gipsdesault für zwei bis drei Wochen. Eine Achsenabweichung bis zu 30 Grad in beiden Ebenen bei Kindern unter zehn Jahren kann ohne nachteilige Folgen belassen werden. In Einzelfällen konnten wir vollständige Achsenkorrekturen nach Fehlstellungen bis zu 50 Grad beobachten. Fehlstellungen über 30 Grad werden in Allgemeinnarkose geschlossen reponiert und bei ausreichender Stabilität ebenfalls im Gipsdesault ruhiggestellt. Die Indikation zur perkutanen Kirschnerdrahtosteosynthese sehen wir nur bei weit dislozierten instabilen Brüchen, insbesondere bei älteren Kindern.

Die Indikation zur offenen Reposition und Stabilisierung stellen wir insgesamt nur zweimal. In einem Fall fand sich eine Interposition der langen Bizepssehne, beim zweiten handelte es sich um eine Mehrfachverletzung der oberen Extremität im Rahmen eines Polytraumas.

Abduktionsschienen und Extensionen wenden wir grundsätzlich nicht an. Einerseits ist die Retention durch Schienen ungenügend gewährleistet, andererseits erfordert die Extension einen unnötig langen stationären Aufenthalt.

Schlußfolgerungen

Proximale Oberarmfrakturen sind häufige Verletzungen im Kindesalter. Die Behandlung kann auf Grund der ausgezeichneten Spontankorrektur unter Berücksichtigung des Alters sehr individuell gestaltet werden. Die perkutane Bohrdrahtosteosynthese ist eine einfache Methode um auch weit verschobene, instabile Brüche in ausreichender Stellung konsolidieren zu lassen. Die offene Reposition und Fixation ist nur selten nötig.

Zusammenfassung

Frakturen des proximalen Oberarmes im Kindesalter sind häufig. Diese Brüche werden primär konservativ behandelt. Liegt eine Dislokation der Fragmente von mehr als 30 Grad vor, sollte die Fraktur in Allgemeinnarkose geschlossen reponiert und perkutan verspickt werden. Eine offene Reposition und Fixation ist nur bei Repositionshindernissen, bei Vorliegen von Gefäß- und Nervenläsionen, bei weit offenen Frakturen und bei polytraumatisierten Kindern nötig. In jedem Fall sollte die Fraktur im Gipsdesault für ca. 3 Wochen je nach Alter des Kindes ruhiggestellt werden.

Literatur

1. BECK E.: Epiphysenlösungen am proximalen Oberarmende. Archiv f. Orthop und Unfallchir. 57, 26–36, 1965.
2. BLOUNT W.P.: Knochenbrüche bei Kindern. Thieme, Stuttgart, 1957.
3. CHAPCHAL G.: Fractures in children. Thieme, Stuttgart, 1981.
4. DAMERON M.B. Jr.: Fractures and Dislocations of the shoulder. In: Rockwood Ch. A. Jr., Wilkins K.E., King R.E. (eds.) Fractures in children. J.B. Lippincott Company, 1984.
5. EHALT W.: Verletzungen bei Kindern und Jugendlichen. Enke, Stuttgart, 1960.
6. JONASCH E.: Knochenbruchbehandlung bei Kindern Walter de Gruyter, 1982.
7. VON LAER L.R.: Frakturen und Luxationen im Wachstumsalter. Thieme, Stuttgart 1986.
8. MAGERL F.: Frakturen am proximalen Humerus. In: Weber B.G., Freuler F. Die Frakturenbehandlung bei Kindern und Jugendlichen. Springer, 1978.
9. MATZNER R.: Chirurgische Erkrankungen im Bereich des Bewegungsapparates. In: Oberniedermayr A. (Hrsg.) Lehrbuch der Chirurgie und Orthopädie des Kindesalters. Springer, 1959.
10. RANG M.: Children's fractures. J.B. Lippincott Company, 1983.
11. RITTER G.: Verletzungen des Schultergürtels und der oberen Extremität. In: Sauer H. (Hrsg.) Das verletzte Kind. Thieme, Stuttgart, 1984.
12. SHARRARD W.J.W.: Paediatric Orthopaedics and Fractures. Blackwell scientific publications, 1979.

Anschrift des Verfassers
OA. Dr. W. LINHART, Univ.-Klinik für Kinderchirurgie Graz, Heinrichstraße 31, A-8010 Graz.

Die Aitken II-Fraktur am proximalen Oberarm – eine seltene Fraktur mit Operationsindikation

H.-J. Egbers, W. Zenker, Kiel

Frakturen im proximalen Oberarmbereich entstehen bei Kindern wie bei Erwachsenen hauptsächlich durch Sturz auf den ausgestreckten Arm, auf die Schulter direkt oder durch heftigen Schlag gegen die Schulter. Nach Weber sind 3–4% aller Brüche im Kindesalter im proximalen Anteil des Oberarmes lokalisiert. Seyffarth beobachtete bei 3–4% der Armbrüche eine Lokalisation im schultergelenksnahen Anteil.

Die Einteilung der proximalen Oberarmbrüche bei Kindern erfolgt allgemein nach morphologischen Gesichtspunkten: reine Epiphysenlösungen, Lysefrakturen (Aitken I oder Salter II) und infratuberkuläre Frakturen. Intraartikuläre Brüche wie auch Frakturen, welche die Epiphysenfuge kreuzen, also Aitken II- oder Aitken III – Frakturen, werden – soweit bekannt – nicht beschrieben. Nach Magerl sind sie unbekannt. Schulterluxationen bzw. Luxationsfrakturen werden nach Salter bei Kindern so gut wie nie beobachtet. Die Beobachtung des nachfolgend geschilderten Falles ist außergewöhnlich und deshalb erwähnenswert.

Fallschilderung

Das 12-jährige Mädchen war bei «Rot» über die Straße gegangen und von einem PKW erfaßt worden. Bei der Aufnahme in der Klinik bestand kein Hinweis auf ein Schädelhirntrauma bzw. ein stumpfes Bauchtrauma. Klinisch fielen eine fixierte Adduktionshaltung des rechten Armes sowie eine leere Schultergelenkspfanne rechts auf. Durchblutungs- oder Sensibilitätsstörungen konnten nicht festgestellt werden. Die Beweglichkeit

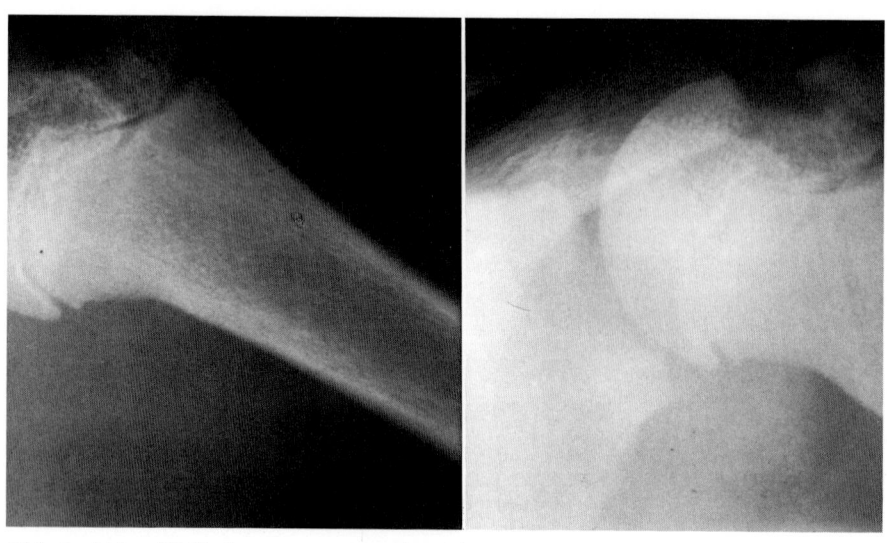

Abb. 1: Aitken III-Fraktur am proximalen Oberarm.

im rechten Schultergelenk war aufgehoben. Die Röntgendiagnostik der rechten Schulter ergab eine Luxation des Oberarmkopfes nach vorn unten. Auffällig war ein größeres Knochenfragment, das sich auf den Unterrand der Schultergelenkspfanne projizierte. Die Reposition erfolgte umgehend in Allgemeinnarkose. Bei der anschließenden Röntgenkontrolle nach Reposition ergaben sich zwar regelrechte Gelenksverhältnisse, das vorher gesehene knöcherne Fragment stellte sich nun in Projekten auf den lateralen Anteil der Kopfkalotte dar. Schichtaufnahmen ergaben keine neuen Aspekte der Zuordnung des Fragmentes. Erst gedrehte Zielaufnahmen machten deutlich, daß es sich um eine Epiphysenfraktur und zwar eine Aitken II bzw. SALTER III –Fraktur handelte.

Intraoperativ ergab sich das Bild einer Tuberculum majus – Abrißfraktur wie beim Erwachsenen, wobei die Fraktur distal bis in die Epiphysenfuge reichte. Nach vorübergehender Fixierung mit Kirschnerdrähten erfolgte die endgültige Fixierung mit 2 Kleinfragment – Spongiosaschrauben. Postoperativ konnte frühzeitig mit Bewegungen im rechten Schultergelenk begonnen werden, nach 8 Wochen wurde das Osteosynthesematerial entfernt. 4 Monate nach Unfall konnte die Behandlung bei freier Schultergelenksbeweglichkeit rechts abgeschlossen werden. Eine Narbe mit mäßiggradiger Keloidbildung ist verblieben.

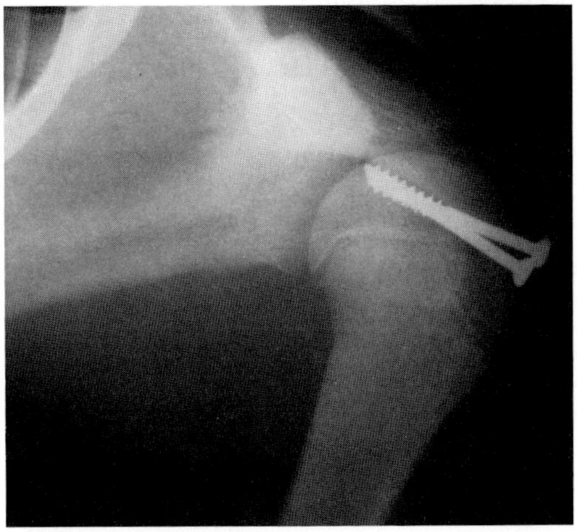

Die Zweijahreskontrolle ist Mitte nächsten Jahres vorgesehen.

Die verschiedenen Behandlungsmethoden der Lyse- bzw. der Aitken I-Frakturen im schultergelenksnahen Oberarmbereich sind vielfach diskutiert und beschrieben worden. Die Epiphysenfraktur oder Aitken II – Fraktur am proximalen Oberarm wurde bisher nicht angegeben. Sie stellt unserer Meinung nach bei Dislokation eine Operationsindikation dar wie andere Aitken II – Frakturen auch.

Zusammenfassung

Frakturen im Bereich der Wachstumsfuge werden hinsichtlich der Operationsindikation unterschiedlich beurteilt. Epiphyseolysen und Aitken I – Frakturen erfordern weniger häufig ein operatives Vorgehen als Aitken II und Aitken III – Frakturen. Die äußerst selten vorkommende Epiphysenfraktur am proximalen Oberarm, die mit der Tuberkulum majus – Ausriß – Fraktur des Erwachsenen vergleichbar ist, wird anhand eines Falles dargestellt. Die Operationsindikation ist wie beim Erwachsenen bei Dislokation des Fragmentes gegeben.

Literatur

BLOUNT, W.P.: Knochenbrüche bei Kindern, Stuttgart: Thieme 1957.

MAGERL, F.: Frakturen am proximalen Humerus. In: Die Frakturenbehandlung bei Kindern und Jugendlichen. S. Weber, BG et al. 1978.

REISIG, J., H. VINZ, B. GROBLER: Differenzierte Behandlung der proximalen Humerusfraktur im Kindesalter. Zbl. Chirurgie 105 (1980) 25–31.

SALTER, R.B.: Textbook of disorders and injuries of the musculosceletalsystem. Baltimore: Willisans and Wilkins Comp. 1970.

SEYFFARTH, G., W. HENNICKE: Proximale Oberarmbrüche bei Kindern und Jugendlichen. Beitr. Orthop. und Traumatol. 22 (1975) 469–476.

Abb. 2: Schraubenosteosynthese der Aitken II-Fraktur.

Anschrift der Verfasser
Dr. H.-J. EGBERS, Prof. Dr. H. ZENKER, Abteilung für Unfallchirurgie, Chirurgische Klinik, D-2300 Kiel 1.

Die Operationsindikation am Oberarmschaft

W. Hasse, Berlin

Bei Durchsicht der einschlägigen Literatur der letzten 10 Jahre fällt auf, daß erfreulicherweise nur sehr selten über die operative Versorgung von Oberarmschaftfrakturen berichtet wird. Vergleicht man die Operationsindikationen, wie sie von Rehn, Sauer, v. Laer u. a. angegeben sind, so ergibt sich in Übereinstimmung auch mit unseren eigenen Erfahrungen der in Tab. 1 dargestellte Indikationskatalog.

Tabelle 1: Operations-Indikation (Oberarm*schaft*)

1. Drittgradige Fraktur
2. Trümmerfraktur
3. Sekundär-Komplikation (z. B. N. radialis)

Relative Indikation
4. Polytrauma
5. Pathologische Fraktur

Der Forderung von Weber Humerusschaftfrakturen, die sich nicht exakt reponieren lassen oder erneut dislozieren mit einer Olecranonschraube zu versorgen, können wir uns nicht anschließen. Verkürzungen um ca. 2 cm und Achsfehlstellungen bis ca. 30° heilen ohne Funktionsstörung aus und haben keine kosmetisch erkennbare Deformierung zur Folge.
Zur Frage der Häufigkeit von offenen Oberarmschaftfrakturen berichteten Jonasch und Bertel 1981. Sie fanden bei 466 aus der Literatur zusammengestellten Schaftfrakturen nur 5 offene Brüche, das sind ca. 1%. Über drittgradige Frakturen wird in dieser Arbeit nicht berichtet. Überhaupt fanden sich in der Literatur nur vereinzelt Berichte über so schwere Oberarmschaftbrüche oder Trümmerfrakturen. Im eigenen Krankengut fand sich bei 51 Schaftfrakturen keine offene Verletzung.
Eine traumatische Abtrennung des Oberarmes mit nachfolgender Replantation der Extremität, wie sie von Nasseri 1970 auf dem Dtsch. Chirurgenkongreß in München mitgeteilt wurde, gehört erfreulicherweise zu den Raritäten.

Eigene Beobachtungen

In den vergangenen 12 Jahren wurden vom eigenen Krankengut (Tab. 2), stationär insgesamt 496 Frakturen des Oberarmes behandelt. Diese Zahl beinhaltet nicht die geburtstraumatischen Frakturen des Oberarmes. Die Oberarmschaftfraktur eines Neugeborenen heilt stets durch eine konservative Therapie aus. 51 von diesen 496 Kindern oder 10,2% hatten eine Schaftfraktur. Bei 3 Kindern bestand eine pathologische Fraktur. Auf die besonderen Probleme einer pathologischen Fraktur des Oberarmschaftes soll an

Tabelle 2: Verteilung von 496 Oberarmfrakturen (eigenes Krankengut).

Oberarmfrakturen (stationär, 15. 4. 1974–8. 4. 1986)		
Subkapitale Humerusfraktur	47	9,4%
Schaftfrakturen	51	10,2%
Supracondyläre Humerusfrakturen	218	43,9%
Transcondyläre Humerusfrakturen	112	22,5%
Abriß des Epicondylus med.	51	10,2%
Abriß des Condylus lat.	17	3,4%
Gesamtzahl (ohne Neugeborene)	496	

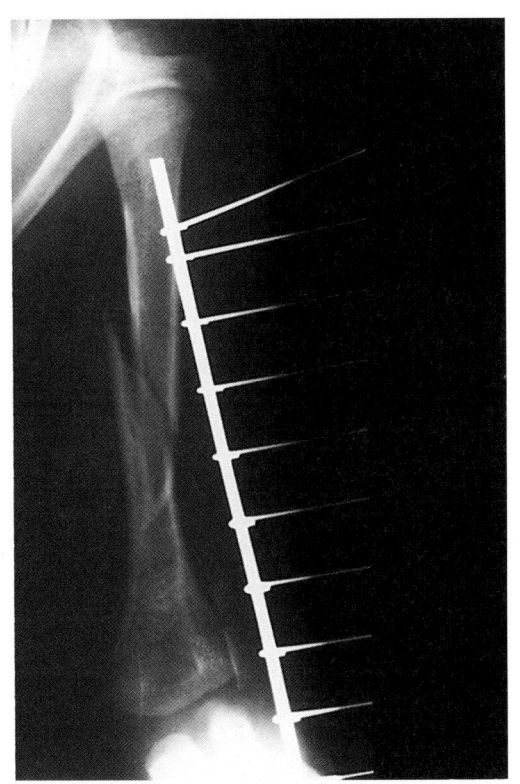

Abb. 1: 2 ³/₄-jähriger Junge, Oberarmschaftfraktur links.

Der postoperative Verlauf war komplikationslos, die neurologische Kontrolluntersuchung 3 Mon. später, ergab keinen pathologischen Befund mehr.

Diskussion

Eine relative Operationsindikation zur offenen Versorgung einer Oberarmschaftfraktur ergibt das Polytrauma, wobei jedoch hervorgehoben werden soll, daß nicht jedes Polytrauma eine Operation erforderlich macht. So haben wir derzeit ein 5 Jahre altes Mädchen mit einer Lungenkontusion, Milzruptur, Oberschenkel- und Oberarmschaftfraktur in der Behandlung, wo sich die Indikation zur operativen Versorgung der Fraktur trotz dieser schweren Verletzungen nicht stellte.
Eine operative Frakturversorgung ist bei polytraumatisierten Kindern aus unserer Sicht nur dann indiziert, wenn eine korrekte Ruhigstellung der Fraktur nicht möglich ist, dieser Stelle nicht eingegangen werden. Sie werden später noch besprochen.
Bei den verbleibenden 48 Kindern mit einer Schaftfraktur stellte sich bei nur einem Kind die Indikation zur Operation.
Dieser 2 ³/₄ Jahre alte Junge erlitt eine Oberarmschaftfraktur in Schaftmitte (Abb. 1). Es erfolgte die Reposition und Ruhigstellung mit einer Schulter-Oberarm-U-Longuette. Vom 5. posttraumatischen Tag an wurde bei dem Kind eine zunehmende Radialisparese beobachtet. Das Elektromyogramm bestätigte die Schädigung des Nervus radialis.
Da sich die Radialisschädigung in den folgenden Wochen nicht besserte, wurde die operative Versorgung dieser Fraktur durchgeführt. Hierbei zeigte sich, daß der Nervus radialis in dem schrägverlaufenden Frakturspalt gelegen war und bereits von Kallus komprimiert wurde. Es erfolgte die Neurolyse und anschließend die Plattenosteosynthese des Oberarmes (Abb. 2).

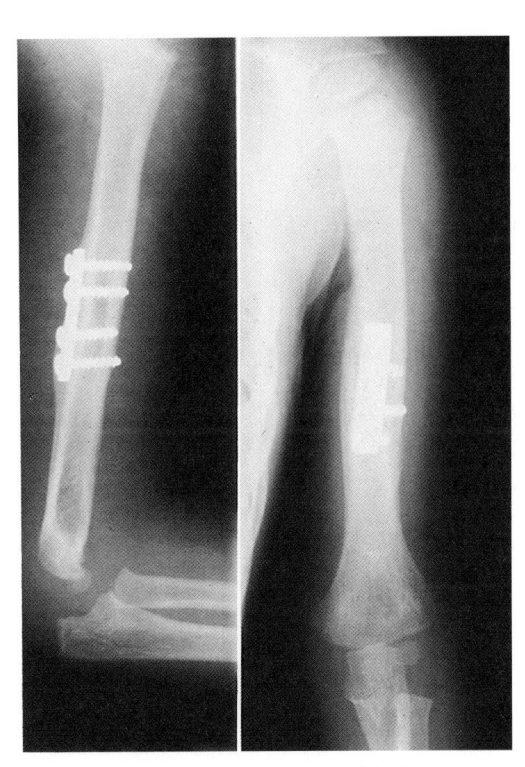

Abb. 2: Derselbe Junge wie Abb. 1. Stat. n. Neurolyse (N. radialis) und Plattenosteosynthese.

z. B. aufgrund eines schweren Schädel-Hirn-Traumas mit Krampfanfällen.
Die Operationsindikation bei diesen Kindern ist also sehr individuell zu stellen.
Aus unserer Sicht ergibt sich die Indikation zur operativen Versorgung einer Oberarmschaftfraktur bei folgenden Befunden (Tab. 2):
1. Bei einer drittgradigen Fraktur,
2. einer Trümmerfraktur und schließlich
3. bei Sekundärkomplikationen, hervorgerufen durch Durchblutungsstörungen oder neurologische Ausfälle.

Eine relative Indikation zur operativen Behandlung einer Oberarmschaftfraktur ist bei einem Polytrauma oder einer pathologischen Fraktur gegeben.

Zusammenfassung

Nach einem Überblick über die einschlägige Literatur wird anhand von 496 stationär behandelten Frakturen des Oberarmes zu den Operationsindikationen Stellung genommen. Diese sind in Tab. II dargestellt. Patienten aus dem eigenen Krankengut werden demonstriert.

Literatur

1. JONASCH, E. u. BERTEL, E.: H. Unfallh. 150, 60, 1981.
2. v. LAER, L.: Frakturen und Luxationen im Wachstumsalter. G. Thieme Verlag Stuttgart, New York 1986.
3. NASSERI, M.: Langb. Arch. klin. Chirurgie 327, 771, 1970.
4. REHN, J.: Unfallverletzungen bei Kindern. Springer-Verlag Berlin, Heidelberg, New York 1974.
5. SAUER, H.: Das verletzte Kind. G. Thieme-Verlag Stuttgart, New York 1984.
6. WEBER, B.: Frakturenbehandlung bei Kindern und Jugendlichen. Springer-Verlag Berlin, Heidelberg, New York 1978.

Anschrift des Verfassers
Prof. Dr. W. HASSE, Rudolf-Virchow-Krankenhaus, Chirurgische Abteilung, D-1000 Berlin 65.

Indikationen zur operativen Versorgung der supra- und percondylären Humerusfrakturen

H.-J. POMPINO, Siegen

Seit einigen Jahren ist Bewegung in die Vorstellungen von der geeigneten Therapie supracondylärer Frakturen im Kindesalter gekommen. Es blieb unzureichend geklärt, welches die Ursachen für die 20–30 % unbefriedigenden Ergebnisse waren. Für diese wurden die verschiedensten Gründe diskutiert.
1. Die Art der primären Schädigung durch den Frakturmechanismus.
2. Die frakturbedingte Wachstumsstörung.
3. Die Wahl und Durchführung der Therapie mit ihren Folgen.

Wir glauben heute zu wissen, daß die exakte Reposition und die sichere Fixierung dieses Repositionsergebnisses in über 90 % der Fälle ein gutes Ergebnis garantieren kann.

Literaturübersicht

Ich möchte keinen historischen Überblick über die Behandlungsmöglichkeiten der supracondylären Fraktur geben. Es sollen nur wenige Namen genannt sein, die mit der Geschichte dieser Frakturbehandlung eng verbunden sind, wie z. B. LUBINUS, BAUMANN, BÖHLER, BLOUNT, FELSENREICH u. v. a.

Die Diagnose einer supracondylären Fraktur ist leicht, Klinik und Röntgenbild ermöglichen sie rasch. Schwerer sind Begleitverletzungen zu erkennen. In Abb. 1 sind verschiedene Klassifikationsvorschläge graphisch zusammengestellt. Diese Übersicht stammt aus der Arbeit von WAHL (1979). Allen Klassifikationsvorschlägen ist aus den verschiedensten Gründen widersprochen worden. In der Zusammenstellung fehlt der Vorschlag von AITKEN sowie der neue Vorschlag von LAER. Von LEAR hat empfohlen, nur noch Frakturen *mit* oder *ohne* Rotationsfehler zu unterscheiden. Auch diesem Vorschlag soll widersprochen werden. Warum? Ich möchte mich dem Kollgen WAHL anschließen, der sinngemäß ausgeführt hat:

Zu wünschen wäre eine Einteilung, welche die Güte der Reposition, die Fragmentstellung nach Reposition und das Ergebnis nach Konsolidierung der Fraktur widerspiegelt. Nur eine solche Einteilung ermöglicht eine prognostische Einschätzung.

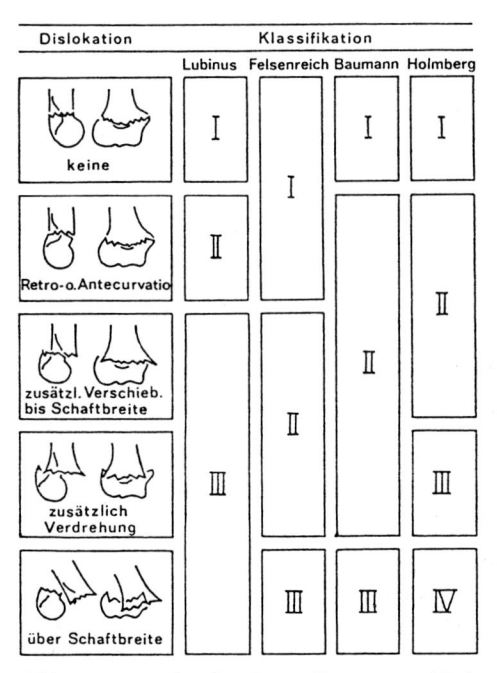

Abb. 1: Graphische Darstellung verschiedener Klassifikationsvorschläge supracondylärer Frakturen im Kindesalter nach WAHL (1979)

Der Zustand der dislozierten Fraktur vor Beginn unserer therapeutischen Bemühungen spielt für das Endergebnis der überwiegenden Zahl der betroffenen Kinder eine eher untergeordnete Rolle.

Es soll kein neuer Klassifikationsvorschlag gemacht, sondern unser Vorgehen geschildert werden: wir unterscheiden dislozierte und nicht dislozierte Frakturen. Zusätzliche Schäden wie Nerven- und Gefäßverletzungen oder andere, müssen festgestellt, rasch beseitigt, aber nicht klassifiziert werden.

Die Domäne der Behandlung supracondylärer Frakturen war die Behandlung durch Reposition und Ruhigstellung im Gipsverband oder collar'n cuff. Viele Autoren berichten, daß sie auch die meisten dislozierten Frakturen mit dieser Therapieform versorgt haben (1, 9, 11, 22, 30, 46).

Tabelle 1: Therapie-Formen

I.	Konservativ
	a) Blount
	b) Gips
II.	Halb konservativ
	a) percut. B. Fixation
	b) Extension (Baumann, v. Eckesparre)
III.	Operativ
	a) offene B. Fixation
	b) evtl. andere Formen der Osteosynthese

Aus Tab. 1 sind die verschiedenen Therapieformen ersichtlich. Den Literaturangaben der letzten 20 Jahre ist zu entnehmen, daß sich mit besserer Kenntnis der Ursachen unbefriedigender Ergebnisse die therapeutischen Konsequenzen geändert haben. Es kamen zunehmend mehr halb konservative Therpieformen, die percutane Bohrdrahtfixation (3, 12, 19, 20, 33, 34, 36, 37, 39, 49, 53, 56, 60), die Extensionen (7, 9, 18, 26, 27, 29, 53, 59) und die offene Frakturfixation (16, 17, 29, 31, 41, 45, 50, 53, 57, 58) zur Anwendung.

Es ist nicht leicht, aus den vorhandenen Literaturangaben aussagekräftige Sammelstatistiken über Nachuntersuchungsergebnisse zusammenzustellen, weil der gemeinsame Nenner nur schwer auszumachen ist. Wir haben für zwei Behandlungsformen einen solchen Versuch gemacht, und zwar für die percutane Bohrdrahtfixation und für die offene –. Einmal stellten wir Nachuntersuchungsergebnisse zusammen, die nach dem MORGER'schen Schema, zum anderen solche, die nach klinischen und radiologischen Meßergebnissen beurteilt worden waren (Tab. 2–5).

Das Nachuntersuchungsschema von MORGER wird vielfach in der Literatur angewandt. Es beinhaltet aber viele Parameter, die auf subjektive Beurteilung angewiesen sind. Auch die vorgestellten zusammengefaßten Meßergebnisse (Tab. 3) sind uneinheitlich und nur als orientierende Information aufzufassen. Während im MORGER'schen Schema die Nachuntersuchungsergebnisse als «ideal, gut, genügend und ungenügend» klassifiziert werden, ist für die Nachuntersuchungsergebnisse aufgrund von Meßdaten die Achsenabweichung im Ellenbogengelenksbereich das Hauptkriterium der Beurteilung, zusammen mit den Meßangaben über Funktionsdefizite. Während bei Zugrundelegen des MORGER'schen Schemas 88 % von 538 Kindern mit supracondylärer Fraktur und percutaner Bohrdrahtfixation als ideal und gut bezeichnet

Tabelle 2: Nachuntersuchungsergebnisse (nach MORGER) aus Lit.-Angabe nach perc. B.-Fixation

	ideal	gut	genügend	ungenügend
Lit. n: 538	332	146	46	16
Lit. %: 100	61,7	27,1	8,5	2,9

Autoren, deren Ergebnisse in diese Statistik eingegangen sind: BUHL u. HELLBERG (1982), FELDKAMP (1978), HOFMANN (1968), JUNGBLUTH, KÜNZLI, zitiert in MORGER (1972), KUTSCHA-LISSBERG (1978), SCHARF, zitiert in MORGER (1972), SCHLAG und HABLE (1971).

Tabelle 3: Klinische Achsen – Meßergebnisse aus Lit.-Angaben nach perc. B.-Fixation

	Achsengleich	Achsenabweichung
Lit. n: 256	190	66
Lit. %: 100	74	26

Autoren, deren Ergebnisse an dieser statistischen Zusammenstellung beteiligt sind: FELDKAMP (1978), HOFMANN (1968), KÜNZLI, zitiert in MORGER (1972), KUTSCHA-LISSBERG (1978), ZIMMERMANN, zitiert in WEBER (1978).

Tabelle 4: Nachuntersuchungsergebnisse (nach MORGER) aus Lit.-Angabe und eigene – nach offener B.-Fixation

	ideal	gut	genügend	ungenügend
Lit. n: 124	43	22	21	28
Lit. %: 100	34,6	17,7	16,9	22,5
eigene n: 28	16	6	2	4
eigene %: 100	54,1	21,4	7,1	14,2

Autoren, deren Ergebnisse in diese statistische Zusammenstellung eingegangen sind: KUTSCHA-LISSBERG (1974), v. LAER (1978), SCHLAG u. HABLE (1971), ZIMMERMANN, zitiert in WEBER (1978), zugeordnet die eigenen Meßdaten.

Tabelle 5: Klinische Achsen-Meßergebnisse aus Lit.-Angaben und eigenen – nach offener B.-Fixation

	Achsengleich	Achsenabweichung
Lit. n: 23	14	9
Lit. %: 100	60,8	39,2
eigene n: 28 (16)	22 (14)	6
eigene %: 100	78,5 (87,4)	21,5 (12,6)

Autoren, deren Ergebnisse in diese statistische Zusammenstellung eingegangen sind: FELDKAMP (1978), KISSLING (1985), KUTSCHA-LISSBERG (1978), zugeordnet die eigenen Meßdaten, die Werte in Klammern: bei primär offener Fixation.

werden, zeigen nur 74% von 256 versorgten Kindern klinisch und radiologisch gute Meßergebnisse.

Die Tabellen 4 und 5 versuchen eine ähnliche Aussage zu machen für Kinder, bei denen die supracondyläre Fraktur durch offene Bohrdrahtfixation versorgt wurde. Tab. 4 zeigt die Nachuntersuchungsergebnisse entsprechend dem MORGER'schen Schema zusammengestellt, Tab. 5 die Werte aufgrund klinischer und röntgenologischer Meßergebnisse. Die Auswertungen mit dem MORGER'schen Schema lassen 52% ideale und gute, die mit klinischen und radiologischen Meßmethoden 61% gute Endergebnisse erkennen (s. auch Diskussion).

Neuere Forschungsergebnisse

Die Autoren, die sich in den letzten Jahren um die Verbesserung unserer Kenntnisse im Zusammenhang mit der Therapie und der Prognose supracondylärer Frakturen im Kindesalter im Rahmen der Weltliteratur bemüht haben, seien in alphabetischer Reihenfolge genannt (ohne daß die Aufzählung Anspruch auf Lückenlosigkeit erhebt): BENDER (1979), DANIELSSON (1980), DOWD (1979), LE FORT (1982), GRAHAM (1967), KISSLING (1985), KUTSCHA-LISSBERG (1978), LABELLE (1982), v. LAER (1978, 1979, 1981, 1982, 1986), MILLIS, SINGER u. HALL (1984), MORISSY (1984), PRIETO (1979), SCHICKEDANZ (1979) u. WAHL (1979, 1981, 1983).

Die zitierten Autoren haben in erster Linie herausgearbeitet, daß der Rotationsfehler eine entscheidende Rolle für die Varusfehlstellung spielt, die häufigste Komplikation im Verlaufe der Konsolidierung supracondylärer Frakturen. WAHL u. v. LAER haben brauchbare Vorschläge gemacht, wie der Rotationsfehler meßbar und dokumentierbar ist. Die Autoren weisen darauf hin, daß auch ohne verbleibende Rotationsfehler nach Konsolidierung Varusfehlstellungen resultieren können, daß jedoch die größere Zahl der Varusfehlstellungen als Folge verbleibender Rotationsfehler anzusehen sind. Ferner wird in den meisten neueren Literaturberichten darauf hingewiesen, daß demgegenüber Antekurvationsfehlstellungen oder Funktionsbeeinträchtigungen in Form von Extensions- oder Beugedefiziten in der überwiegenden Zahl der Fälle besserungsfähig sind und meist der operativen Korrektur *nicht* bedürfen.

Eigene Ergebnisse

In der Zeit von 1974 bis 1984 versorgten wir an der kinderchirurgischen Abteilung der DRK-Kinderklinik insgesamt 73 supracondyläre Frakturen, wovon – wie in den meisten Serien – die überwiegende Zahl Extensionsfrakturen waren. In Tab. 6 sind diese Zahlen zusammengestellt. Wir haben für diese Arbeit die am häufigsten angewandte Einteilung nach BAUMANN benutzt. Wir behandelten nur wenige nicht dislozierte Frakturen (= BAUMANN 1). 40 Kinder mit dislozierten Frakturen haben wir nachuntersucht.

Tabelle 6: Supracondyläre Frakturen von 1974–1984 (Kinderchir. u. Urolog. Abtlg. DRK-Kinderkl. Siegen)

Frakturformen	n
Flexions-	3
Extensions-	70
Baumann I	6
Baumann II	26
Baumann III	38
Nachuntersuchte Kinder (Baumann II u. III)	40

Tabelle 7: Geschlechtsverteilung von Kindern mit supracondylärer Fraktur

	♂	♀
Alle n: 73	35	38
Nachuntersuchte n: 40	16	24

Tab. 7 gibt die Geschlechtsverteilung der Kinder wider, die für alle 73 betroffenen und die für die 40 nachuntersuchten Kinder. In Tab. 8 ist die Altersverteilung der von uns behandelten Kinder zusammengestellt, ebenfalls für die Gesamtzahl und für die 40 nachuntersuchten. Die durchschnittliche Nachuntersuchungszeit der 40 Kinder betrug 5 Jahre und 7 Monate (6 Monate bis 10 Jahre).

Tabelle 8: Altersverteilung von Kindern mit supracondylärer Fraktur

	< 3 J.	3–8 J.	> 8 J.
alle n: 73	3	51	19
%	4,0	70,0	26,0
Nachuntersuchte n: 40	0	10	30
%	0	33,3	66,6

Tabelle 9: Primäre Therapie Supracondylärer Extensionsfrakturen N: 64 (BAUMANN II: 26; BAUMANN III: 38)

Therapie	n
Gips allein oder Blount	0
Reposition und Gips	10
percut. B.-Fixation	16
offene B.-Fixation	38

Tab. 9 gibt die primäre Therapie von 64 dislozierten supracondylären Extensionsfrakturen wider.

Nachuntersuchungsergebnisse

Die Nachuntersuchungserbebnisse der 40 Kinder wurden auf verschiedene Weise zu systematisieren versucht. Tab. 10 zeigt sie dem MORGER'schen Nachuntersuchungsschema adaptiert. Tab. 11 gibt die Nachuntersuchungsergebnisse aufgrund der klinischen und radiologischen Meßergebnisse wider. In beiden Tabellen sind die Ergebnisse der primären Therapie zugeordnet und zwar den drei Gruppen: 1. Reposition und Gips, 2. percutane Bohrdrahtfixation, 3. offene Bohrdrahtfixation.

Tabelle 10: Nachuntersuchungsergebnisse von 40 Kindern mit supracondylärer Fraktur (BAUMANN II N: 14, BAUMANN III N: 26)

	Ergebnisse (n. MORGER)			
	ideal	gut	genügend	ungenügend
	N:26	N:6	N:4	N:4
Reposition u. Gips	4	0	0	0
percut. B.-Fixation	6	0	2	0
offene B.-Fixation	16	6	2	4

Tabelle 11: Nachuntersuchungsergebnisse von 40 Kindern mit supracondylärer Fraktur (BAUMANN II N: 14, BAUMANN III N: 26)

prim. Therapie	Nachuntersuchungsergebnisse			
	Funktionsdefizit		Varus-Fehlstellung	
	unter 5°	über 5°	unter 5°	über 5°
Repos. u. Gips (N: 4)	4	0	4	0
Percut. B.-Fixat. (N: 8)	6	2	6	2
offene B.-Fixat. (N: 28)	18	10	20	4

Aus Tab. 11 geht hervor, daß 10 von 28 durch offene Bohrdrahtfixation versorgte Patienten bei der Nachuntersuchung ein Funktionsdefizit von mehr als 5 Grad im

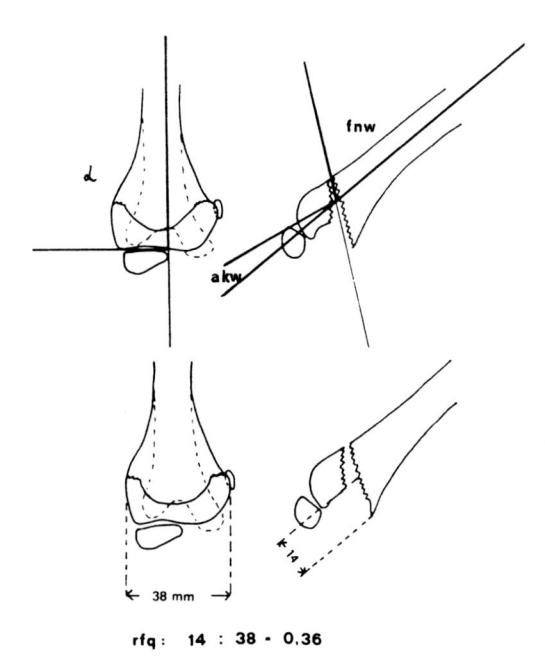

Abb. 2: Schematische Darstellung eines ap- und seitlichen Röntgenbildes supracondylärer Frakturen als Hilfestellung für die Bestimmung des Rotationsfehlerquotienten nach v. Laer (1979).

rfq: 14 : 38 = 0,36

Seitenvergleich aufweisen. In dieser Gruppe von Funktionsdefiziten über 5 Grad sind 6 Kinder enthalten, bei denen das Funktionsdefizit zwischen 5 und 10 Grad betrug und wir noch mit einer befriedigenden Verbesserung des Funktionsdefizits rechnen dürfen (Abb. 2).

Für die radiologischen Meßergebnisse haben wir u. a. den durch von Laer angegebenen Rotationsfehlerquotienten (= RFQ) zugrundegelegt. Der Rotationsfehlerquotient wird dadurch bestimmt, daß der Rotationssporn in mm im seitlichen Röntgenbild dividiert wird durch die Breite der Kondylen in mm im ap-Röntgenbild. Quotientenwerte

Tabelle 12: Varusfehlstellung u. Rot.-Fehler-Quot. (RFQ n. v. Laer) bei 36 nachuntersuchten Kindern (Baumann II u. III)

RFQ	Varus unter 5°	Varus über 5°
0,0–0,1	28	4
0,1–0,3	2	2

bis 0,1 sind tolerabel, Werte über 0,1 nicht mehr (Tab. 12).

Die von uns gemessenen Varusfehlstellungen wurden in zwei Gruppen eingeteilt: unter 5 Grad Varusfehlstellung im Seitenvergleich wird als der Norm entsprechend angesehen (Fehlerbreite), über 5 Grad Varusfehlstellung überschreitet die Norm und ist als pathologisch zu werten. Aus dieser Tabelle ist ersichtlich, daß die unmittelbare Abhängigkeit der Varusfehlstellung vom Ausmaß des Rotationsfehlerquotienten nicht so deutlich ist wie das von Laer mitteilt. Während der Rotationsfehlerquotient noch im tolerablen Bereich gemessen wurde, haben wir viermal Varusfehlstellungen zwischen 6 und 13 Grad ermittelt. Demgegenüber ergab sich bei pathologischem Rotationsfehlerquotienten von 0,14 bis 0,3 bei 2 von 4 betroffenen Kindern keine Varusfehlstellung. Bei 4 Kindern war eine Messung auf Varusfehlstellung wegen Beugedefizit noch nicht exakt möglich. Wir gehen davon aus, daß bei 2 der 4 Kinder eine Varusfehlstellung resultieren wird.

Tabelle 13: Supracondyläre Schräg- und Querfrakturen bei 40 nachuntersuchten Kindern

	Schrägfraktur N:28	Querfraktur N:12
Varus größer 5°	6	? (4)
Varus kleiner 5°	22	8
RFQ unter 0,1	26	6
RFQ über 0,1	2	6

In Tab. 13 sind die ermittelten Zahlen für Schräg- und Querfrakturen aufgeführt. Von 40 untersuchten Kindern boten 28 Schräg- und 12 Querfrakturen. Auch unsere Untersuchungsergebnisse bestätigen, daß Querfrakturen in stärkerem Ausmaß (in 6 von 12 Fällen) durch den Rotationsfehler gefährdet sind, wie das von Laer und Kissling ausführlich mit klinischen und experimentellen Untersuchungsergebnissen belegt haben. Auf der anderen Seite lassen 4 der Schrägfrakturen ohne pathologischen Rotationsfehlerquotienten eine Varusfehlstellung über 5 Grad erkennen.

Unseres Erachtens eignet sich der Baumann-Winkel nicht als Kriterium für die Prognose

Tabelle 14: Baumann Winkel =

+/−5°	gleich	größer	kleiner
Bei Frakturkonsolidierung und bei Nachuntersuchung	34	6	0

der Frakturausheilung. Legt man eine Meßfehlerbreite von +/−5 Grad zugrunde, zeigen unsere Nachuntersuchungsergebnisse, daß der BAUMANN-Winkel bei Frakturkonsolidierung und bei Nachuntersuchung in 34 von 40 Fällen meßgleich ist, nur sechsmal größer, aber nur einmal seitendifferent gemessen wurde (Tab. 14). Die Meßergebnisse des Capitulum-Neigungswinkel zum Zeitpunkt der Konsolidierung der Fraktur und zum Zeitpunkt der Nachuntersuchung gibt Tab. 15 wider. Wir können die Angaben von WAHL, KISSLING u. VON LAER bestätigen, daß sich der Capitulum-Neigungswinkel im Verlaufe der Frakturkonsolidierung und des weiteren Schaftwachstums deutlich bessert. Die beobachteten Komplikationen sind in Tab. 16 zusammengestellt. Alle Paresen bildeten sich zurück. Einmal war Neurolyse nötig. Ischämische Kontrakturen beobachteten wir nicht.

Immer wieder wird die Frage gestellt, warum die Frakturen sich linksseitig sehr viel häufiger ereignen als rechts. Als Erklärung wird

Tabelle 15: Capitulum Neigungswinkel (= CNW)

1. Besserung des CNW bei 32 von 40 Kindern (off. Fugen) um 9,25° (2°–20°)
2. Bei Nachuntersuchung hatten noch 18 Kinder eine Seitendifferenz von 11° (6°–19°)

Nachuntersuchungsergebnis: Capitulum-Neigungswinkel (= CNW) bei 40 nachuntersuchten Kindern mit dislozierten supracondylären Frakturen.

Tabelle 16: Komplikationen

Ulnarisparese	3
komplett	1
partiell	2
abgebrochener Spickdraht	1
sec. Korrektur OP	2

Nachuntersuchungsergebnisse: Komplikationen bei 40 nachuntersuchten Kindern mit dislozierten supracondylären Frakturen.

herangezogen, daß für Rechtshänder der linke Arm der Schildarm sei, weswegen beim Rechtshänder der linke Arm einen Sturz abfangen müsse. In Tab. 17 sind für unsere nachuntersuchten Kinder die Zahlen zusammengestellt. Von 36 Rechtshändern war 22 mal der linke Arm frakturiert, aber auch 14 mal der rechte.

Tabelle 17: Schild-Arm

	Fraktur R	Fraktur L	gesamt
Linkshänder	2	2	4
Rechtshänder	14	22	36
gesamt	16	24	40

Diskussion und Schlußfolgerungen

Die unterschiedlichen Auffassungen über die optimale Therapie der supracondylären Frakturen betreffen ausschließlich die dislozierten. Bis heute wurde die überwiegende Zahl aller supracondylären dislozierten Frakturen durch Reposition und Ruhigstellung im Gipsverband versorgt. Dadurch wurde es möglich, daß secundäre Fehlstellungen der Fraktur resultierten, auch dann, wenn das Repositionsergebnis ideal genannt werden konnte. Die Möglichkeiten auf ein solches, sekundäres Fehlstellungsergebnis zu reagieren, wurden in den meisten Fällen nicht genutzt. Somit blieb die Zahl der unbefriedigenden Endergebnisse von ca. 30 % aller behandelten dislozierten Frakturen konstant. Die neueren Untersuchungsergebnisse von DANIELSSON, LE FORT, KISSLING, V. LAER, MILLIS, SINGER u. HALL, SCHICKEDANZ u. WAHL haben vor Augen geführt, daß der Rotationsfehler sowie in wenigen Fällen auch seitliche Abkippungen und Einstauchungen für die resultierenden Fehlstellungen und nachfolgenden Achsenabweichungen verantwortlich sind. Diese Untersuchungsergebnisse haben als Konsequenz gefordert, daß das Repositionsergebnis erstens exakt erreicht und zweitens bis zur Frakturkonsolidierung garantiert werden müsse.

Die Schlußfolgerung aus diesen Untersuchungsergebnissen besagt, daß die Behand-

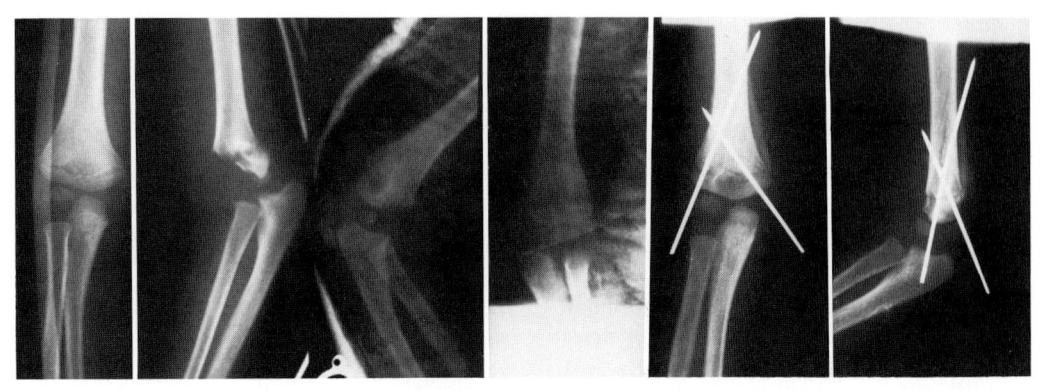

Abb. 3: Röntgenverlaufsserie eines 4-jährigen Mädchens mit supracondylärer Extensionsfraktur. Von links nach rechts: Unfallbild ap und seitl.: in der ap-Ebene keine nennenswerte Verschiebung. Entschluß zur Reposition und Ruhigstellung im Gipsverband.
Die nächsten beiden Bilder nach rechts zeigen unbefriedigendes Repositionsergebnis mit Rotationsfehler. Es erfolgte nun nicht der Entschluß zur nochmaligen Reposition und anschließendem percutanen Fixationsversuch, sondern sofort die offene Frakturstellung und Fixation. Rechts die Bilder bei Konsolidierung, vor Entfernung der Spickdrähte.

lung der dislozierten Fraktur durch Reposition und Gipsverband, einschließlich collar'n cuff, alleine nicht mehr die Therapie der Wahl sein kann, sondern daß geschlossene und offenen Fixation der Frakturen gefordert werden müssen (Abb 3). Therapeutische Diskussionen um die optimale Behandlung beinhalten heute die Frage, ob nicht in schwer dislozierten Fällen der primäre Versuch einer Reposition aufgegeben und die primär offene Frakturstellung angestrebt werden sollte.

Aus vielen Statistiken geht hervor, daß die Ergebnisse der offenen Fixation die schlechtesten sind. Es wird aber nicht beschrieben, welche und wie viele Korrekturversuche der offenen Frakturfixation vorangegangen sind. Häufig werden mehrfache Repositionen und percutane Bohrdrahtfixationsversuche vorgenommen, die schädigende Folgen hinterlassen und das einzelne sowie das statistische Ergebnis nachfolgend offener Fixationen negativ beeinträchtigen.

Zusammenfassung

Von 1974 bis 1984 behandelten wir an der chirurgischen Abteilung der DRK-Kinderklinik Siegen 73 supracondyläre Frakturen im Kindesalter, 70 Extensions- und 3 Flektionsbrüche. 64 Frakturen waren disloziert. 40 Kinder mit ehemals dislozierten Frakturen konnten nachuntersucht werden. Die klinischen und radiologischen Meßergebnisse werden im einzelnen vorgestellt.

Die dislozierte supracondyläre Fraktur ist auf konservativem Wege, d. h. durch Reposition und Gips alleine nicht mehr mit gutem Erfolg zu behandeln. Vielmehr muß das exakte Repositionsergebnis rotationsstabil fixiert werden. Dadurch sind drohende Achsenfehlstellungen am ehesten zu vermeiden. Mehrfache Repositions- und percutane Fixationsversuche sollten möglichst vermieden werden.

Unser Fazit lautet:
1. Großzügigere Indikation zur percutanen Bohrdrahtfixation auf Kosten von Reposition und Gips.
2. Großzügigere Indikation zur offenen Bohrdrahtfixation auf Kosten der percutanen.
3. Häufigerer Verzicht auf Repositionsversuche zugunsten der primär offenen Frakturstellung und Fixation.
4. Je sicherer das exakt fixierte Repositionsergebnis erhalten bleibt, desto besser wird das Endergebnis sein.

Literatur

1. ABULFOOTH, M.E.: Reduktion of displaced supracondylar of the humerus in children by manipulation in flexion Acta orthop. scand. 49, 39 (1978).
2. AITKEN, A.P., SMITH, L., BLACKETT, C.W.: Supracondylar fractures in children. Am. J. Surg. 59, 161 (1943).
3. ARINO, V.L., LLUCH, E.E., RAMIREZ, A.M., FERRER, J., RODRIGUEZ, L.: Percutaneous fixation of supracondylar fractures of humerus in children. J. Bone jt. Surg. 59-A, 914 (1977).
4. BAUMANN, E.: Wirkliche und vermeintliche Wachstumsstörungen nach kindlichen Ellenbogenbrüchen. Helv. Chir. Acta 26, 578 (1959).
5. BAUMANN, E.: Über Regenerationserscheinungen an verletzten Ellenbogen. Schweiz. Med. Wochenschr. 54, 1057 (1929).
6. BAUMANN, E.: Beiträge zur Kenntnis der Frakturen am Ellenbogengelenk. Bruns Beitr. Klin. Chir. 146, 1 (1929).
7. BAUMANN, E.: Zur Behandlung der Knochenbrüche am Ellenbogengelenk. Langenbecks Arch. Chir. 295, 300 (1960).
8. BAUMGARTNER, E. HERZOG, B., JANI, L.: Die gedeckte Bohrdrahtosteosynthese, eine einfache Methode zur Behandlung dislozierter supracondylärer Humerusfrakturen beim Kind. Helv. Chir. acta 42, 15 (1975).
9. BAY, V., BUHLE, G.: Beitrag zur konservativen Therapie der supracondylären Humerusfraktur im Kindesalter. Zschr. Kinderchir. Suppl. 11, 749 (1972).
10. BENDER, J.: Cubitus varus after supracondylar fracture of the humerus in children: Can this deformity be prevented? Reconstr. Surg. Traumat. 17, 100 (1979).
11. BLOUNT, W.P.: Knochenbrüche bei Kindern. G. Thieme, Stuttgart 1957.
12. BÖHLER, J.: Gedeckte Bohrdrahtosteosynthese kindlicher supracondylärer Oberarmbrüche. Chir. Prax. 3, 397 (1959).
13. BÖHLER, L.: Behandlung der supracondylären Oberarmbrüche bei Kindern und Jugendlichen. Mschr. Unfallheilk. 64, 1 (1961).
14. BOSANQUET, J.S., MIDDELTON, R.W.: The reduction of supracondylar fractures of the humerus in children treated by traction in-extension. Injury 14, 373 (1983).
15. BUHL, O.H., HELBERG, S.: Displaced supracondylar fractures of the humerus in children. Acta Orthop. Scand. 53, 67 (1982).
16. DANIELSSON, L., PETTERSON, H.: Open reduction and pin fixation of severely displaced supracondylar fractures in children. Acta Orthop. Scand. 51, 249 (1980).
17. DOWD, G.S.E., HOPCROFT, P.W.: Varus deformety supracondylar fractures of the humerus in children. Injury 10, 297 (1979).
18. EKESPARRE, VON W.: Die Behandlung der supracondylären Humerusfraktur im Kindesalter. Z. Kinderchir. 23, 211 (1978).
19. EGMOND, VAN D.B., TAVENIER, D., MEEUWIS, J.D.: Anatomical and functional results of the treatment of dislocated supracondylar fractures of the humerus in children. Neth. J. Surg. 37, 45 (1985).
20. EMMANOUILIDIS, T., HEMFLER, E., WELLMER, H.K.: Behandlung und Spätergebnisse von Frakturen am distalen Oberarmende im Kindesalter. Zbl. Chir. 107, 1306 (1982).
21. FELDKAMP, G., DAUM, R., BOCK, CH.: Supracondyläre Humerusfrakturen im Kindesalter. Unter besonderer Berücksichtigung der Spätergebnisse. Z. Kinderchir. 23, 209 (1978).
22. FELSENREICH, F.: Kindliche supracondyläre Humerusfrakturen und posttraumatische Deformitäten des Ellenbogens. Arch. Orthop. Unfallchir. 29, 555 (1931).
23. GOUDARZI, Y.M.: Die Behandlung der supracondylären Humerusfraktur bei Kindern und Jugendlichen. Aktuel. Traum. 10, 153 (1980).
24. GRAHAM, H.: Supracondylar fractures of the elbow in children: part 1 u. 2. Clin. Orthop. 54, 85 (1967).
25. HELLINGER, J.: Supracondylar fractures of the humerus. In: George Chapchel: Fractures in children. Thieme Verlag 1981.
26. HIRTH, H.J., VOGEL, W., REICHMANN, W.: Die supracondylären Frakturen im Kindesalter. Auswertung von 99 Fällen in den Jahren 1965–1975. Münch. Med. Wschr. 118, 705 (1976).
27. HÖRDEGEN, K.M.: Neurologische Komplikationen bei kindlichen supracondylären Humerusfrakturen (Schicksal und therapeutische Richtlinien). Arch. Orthop. Unfall-Chir. 68, 294 (1970).
28. HOFMANN, V.: Zur Behandlung der supracondylären Humerusfraktur. Zbl. Chir. 48, 167 (1968).
29. HUEGEL, A., BIJAN, A.: Zur dringlichen primär operativen Versorgung von supracondylären Humerusfrakturen. Bruns Beitr. Klin. Chir. 221, 663 (1974).
30. HUETLIN, J.: Die supracondyläre Humerusfraktur. Z. Kinderchir. 23, 204 (1978).
31. JARVIS, J.G., D'ASTOUS, J.L.: The paediatric T-supracondylar fracture. J. Paed. Orthop. 4, 497 (1984).
32. JONASCH, E.: Knochenbruchbehandlung bei Kindern. De Gruiter-Verlag 1982.
33. KAPRAL, W.: Behandlungsergebnisse nach Bohrdrahtfixation supracondylärer Humerusfrakturen b. Kind. Chir. Prax. 24, 1018 (1978).

34. Kiessling, D.: Die supracondyläre Humerusfraktur beim Kind. Inaug. Dissertation, Basel 1985.
35. Kutscha-Lissberg, E.: Indikation zur Osteosynthese bei Frakturen am distalen Humerusende im Wachstumsalter. Orthop. Prax. 14, 72 (1978).
36. Kutscha-Lissberg, E., Raus, A., Wagener, M.: Behandlungsergebnisse von 136 supracondylären Humerusfrakturen im Wachstumsalter. Z. Kinderchir. 23, 213 (1978).
37. Labelle, H., Bunnell, W.P., Duhaime, M., Poitras, B.: Cubitus varus devormety of the humerus in children. J. Pediatr. Orthop. 2, 539 (1982).
38. Laer, L. von: Posttraumatische Fehlstellungen und Wachstumsstörungen nach Ellenbogenverletzungen im Kindesalter. Z. Kinderheil. 24, 30 (1978).
39. Laer, L. von: Die supracondyläre Humerusfraktur im Kindesalter. Arch. Orthop. Traum. Surg. 95, 123 (1979).
40. Laer, L. von, Herzog, B., Jani, L.: Der Rotationsfehler nach supracondylären Humerusfrakturen im Kindesalter. Einfluß auf die Entstehung des Cubitus Varus oder Valgus. Häufigkeit, Prognose, Therapie. Orthop. Prax. 2, 138 (1978).
41. Laer, L. von: Frakturen und Luxationen im Wachstumsalter. Thieme Verlag 1985.
42. Lefort, J.: Fractures supracondyliennes de l'humerus chez l'enfant. Techniques de traitment et indications. Ann. Chir. 36, 293 (1982).
43. Lubinus, H.H.: Über die Entstehungsmechanik und die Therapie der supracondylären Humerusfraktur. Dtsch. Z. Chir. 186, 289 (1924).
44. Magerl, S., Zimmermann, H.: Supracondyläre Humerusfrakturen. In Brunner B.G.: Frakturenbehandlung bei Kindern und Jugendlichen. Springer Verlag 1978.
45. Millis, M.B., Singer, I.J., Hall, J.E.: Supracondylar fractures of the humerus in children. Further experience with a study in orthopedic decisionmaking. Clin. Orthop. 188, 90 (1984).
46. Morger, R.: Verletzungen am kindlichen Ellenbogen. Z. Kinderchir. Suppl. 11, 171 (1972).
47. Morissy, R.T., Wilkins, K.E.: Deformity following distal humeral fracture in childhood. J. Bone Jt. Surg. 66-A, 557 (1984).
48. Prietto, C.A.: Supracondylar fracture of the humerus. J. Bone Jt. Surg. 61-A, 425 (1979).
49. Rüster, D., Wolf, W.: Fehler vor und während der percutanen Bohrdrahtfixation des kindlichen supracondylären Humerusbruches. Beitr. Orthop. Traum. 23, 111 (1976).
50. Schickedanz, H., Maag, G., Schürer, E.: Supracondyläre Humerusfrakturen bei Kindern. Beitr. Orthop. Traum. 28, 12 (1981).
51. Schlag, G., Hable, W.: Die gedeckte Bohrdrahtosteosynthese des stark verschobenen kindlichen supracondylären Oberarmbruches. Mschr. Unfallheilk. 74, 97 (1971).
52. Smith, L.: Deformity following supracondylar fractures of the humerus. J. Bone Jt. Surg. 42-A, 235 (1971).
53. Schuez, W., Boerner, M.: Indikation zur operativen und konservativen Behandlung der kindlichen supracondylären Humerusfraktur sowie deren Ergebnisse. Unfallchir. 11, 17 (1985).
54. Wahl, D.: Wachstumsverhalten der langen Röhrenknochen des Armes nach mechanischer Schädigung. Unveröffentlichte Dissertation 1981.
55. Wahl, D.: Über den posttraumatischen Cubitus varus. Zbl. Chir. 108, 1086 (1983).
56. Wahl, D., Lent, G., Kurt, Ch.: Über die Einteilung von supracondylären Humerusfrakturen und deren praktischen Wert. Zbl. Chir. 104, 1393 (1979).
57. Walloe, A., Egund, N., Eikelund, L.: Supracondylar fracture of the humerus in children. Injury 16, 296 (1985).
58. Weber, B.G., Brunner, F., Freuler, F.: Die Frakturbehandlung bei Kindern und Jugendlichen. Springer, Berlin-Heidelberg-New York 1978.
59. Weiland, A.J., Meyer, St., Tolo, V.T., Berg, H.L., Müler, J.: Surgical treatment of displaced supracondylar fractures of the humerus in children. J. Bone Jt. Surg. 60-A, 657 (1978).
60. Winkler, E.: Supracondyläre Humerusfraktur: Percutane Doppeldrahtspießung. Hefte Unfallh. 102, 154 (1970).
61. Worlock, P.H., Colton, C.L.: Displaced supracondylar fractures of the humerus in children treated by overhead olecranon traction. Injury 15, 316 (1984).
62. Arnold, K., Schumacher, D., Reinbacher, L.: Die supracondyläre kindliche Oberarmfraktur. H. Ärztl. Fortblg. (Jena) 66, 659 (1972).
63. Jungbluth, K.H., Daum, R., Bock, C.: Die percutane Bohrdrahtfixation supracondylärer Oberarmbrüche. Zbl. Chir. 32, 129 (1978).

Anschrift des Verfassers
Prof. Dr. D.J. Pompino, Chirurgische und Urologische Klinik des DRK-Krankenhauses, D-5900 Siegen.

Indikationen zur konservativen und operativen Behandlung bei supracondylären Humerusfrakturen

Ch. Voigt, H.-G. Breyer, R. Rahmanzadeh, Berlin

Supracondyläre Humerusfrakturen bei Kindern sind eine häufige Verletzung. Zum einen kommt es zu diesem Bruch durch Sturz auf den Arm beim Laufen, zum anderen bei Absturz aus unterschiedlichen Höhen. Es werden verschiedene Einteilungen der Fraktur nach Schweregraden vorgenommen, sehr gebräuchlich ist diejenige nach Baumann. Während Brüche des Typs Baumann I, bei denen keine oder nur eine unwesentliche Dislokation der Bruchstücke zueinander besteht, in der Behandlung in der Regel unproblematisch sind, können bei Frakturen des Typs Baumann II und III verschiedene Komplikationen auftreten. Primär ist durch Kompression des Frakturhämatoms bzw. direkte Verletzung oder Reiten auf einem Bruchstück eine Gefäßverletzung der Arteria cubitalis denkbar. In gleicher Weise kann es zu einer Schädigung des Nervus medianus, selten des Nervus radialis und ulnaris kommen. Sekundär müssen kritische Situationen in der unmittelbaren Phase nach Reposition erkannt werden, diese liegen in der Interposition von Weichteilen in den Bruchspalt, wie z. B. Arterial cubitalis oder Nervus medianus, in der sekundären Durchblutungsstörung durch Schwellung mit der Ausbildung der früher und auch heute noch so gefürchteten sogenannten Volkmann'schen ischämischen Kontraktur. Infolge der Frakturheilung kann es zu Achsenfehlstellungen kommen, diese können in Abkippung des distalen Fragmentes mit Änderung der Streckung und Beugung bestehen oder in Rotation desselben mit der Ausbildung einer Varus- oder Valgusdeformität. Zur letztgenannten Fehlstellung kann es auch durch unikondyläres Pluswachstum posttraumatisch kommen.

Eigenes Krankengut

1969 bis 1985 wurden im Klinikum Steglitz der FU Berlin 214 Patienten im Alter bis zu 15 Jahren mit supracondylären Humerusfrakturen behandelt.
2 Kollektive wurden nachuntersucht, und zwar aus den Jahren 1969 bis 1974 sowie 1975 bis 1979. Die Zahl der männlichen Verletzten überwog leicht, wie in der Literatur war der li. Arm häufiger als der re. betroffen. Das Durchschnittalter betrug annähernd 7 Jahre.
Vor Einrichtung einer Abteilung für Unfall- und Wiederherstellungschirurgie am Klinikum Steglitz im Jahre 1975 war die Behandlung der supracondylären Humerusfrakturen überwiegend konservativ. Bei der Berücksichtigung der Einteilung dieses Frakturtyps nach Baumann wurden 41 Patienten mit dem Schweregrad 2 und 3 in 8 Fällen eine Kirschner-Drahtspickung vorgenommen. Im 2. Kollektiv wurde bei ebenfalls 41 Patienten 29 × operativ behandelt, 7 × mit offener Reposition.
Wir sehen die Indikation zur Operation bei allen konservativ nicht retinierbaren Frakturen des Typs Baumann II, desweiteren bei allen Frakturen Baumann III. Bei Repositionshindernissen oder Nervenläsionen oder Nichtfühlbarkeit der Armpulse nach Einrichtung wird offen gespickt, dabei werden in der Regel die lädierten Strukturen dargestellt, sonst erfolgt die perkutane Bohrdraht-Osteosynthese. Vom Epicondylus medialis humeri bzw. lateralis wird jeweils ein Kirschner-Draht eingebracht, die Kirschner-Drähte müssen sich proximal der Fraktur kreuzen und werden in der jeweiligen Gegencorticalis

fest verankert. In Ausnahmefällen wurde auch vom gleichen Epicondylus mit zwei parallelen Kirschner-Drähten gespickt. Nach Spickung legen wir eine dorsale Oberarmgipslonguette an, die dann in einen Oberarmgips für insgesamt 5 Wochen umgegipst wird. Der Patient wird stationär für etwa 7 Tage aufgenommen. Die Metallentfernung erfolgt in der Regel bei Gipsabnahme in einem ambulanten Eingriff mit örtlicher Betäubung, sofern die Drähte noch unter der Haut versenkt waren. Die übrigen supracondylären Humerusfrakturen werden konservativ im Blount-Verband oder mit einem Oberarmrechtwinkelgips versorgt, ohne daß eine stationäre Aufnahme erfolgt. Diese Patienten werden nur zum Teil in unserer Poliklinik weiterbehandelt.

Die Nachuntersuchung ergab bezüglich der Ellenbogenbeweglichkeit bei Berücksichtigung eines Streck- bzw. Beugedefizits von mehr als 10 Grad eine Bewegungseinschränkung bei 13 % der Fälle im 1. Kollektiv, dagegen nur 3,3 % im 2. Kollektiv. Die Änderung des physiologischen Armtragewinkels in Richtung Varus trat in beiden Gruppen bei Berücksichtigung von Deformitäten von über 5 Grad in 15 % bzw. 13 % annähernd gleichhäufig auf, jedoch waren im 1. Kollektiv drei echte Varusdeformitäten gegenüber nur einer im 2. Kollektiv. Die Diskussion über die Entstehung der sogenannten Varusdeformität ist noch nicht befriedigend abgeschlossen, angeschuldigt werden neben Pluswachstum unicondylär auch Rotationsfehler bei der Reposition.

Gefahren der Spickung liegen in einer Infektion, die in unseren Kollektiven sich nur in leichten Reizerscheinungen an den Eintrittsstellen percutan belassener Kirschner-Drähte äußerten. Desweiteren besteht die Gefahr der Nervenläsion, diese trat in der 2. Gruppe in 24 % der Fälle auf, im Kollektiv 3 (1980 bis 1985) nur noch in 10 %, alle Fälle heilten im Beobachtungszeitraum aus. Eine temporäre Ulnarisschädigung entstand bei der Materialentfernung. In diesen Zahlen sind auch die primären Nervenverletzungen enthalten. Die Ausheilung wurde klinisch und neurographisch nachgewiesen. Wir sehen den Rückgang der Nervenläsionen als Zeichen unseres standardisierten Vorgehens, wobei der operative Eingriff immer in der Hand eines erfahrenen Unfallchirurgen zu liegen hat.

Ein wichtiges Argument gegen die früher häufiger angewandte Extensionsbehandlung nach Baumann oder Ekesparre ist die Verweildauer im Krankenhaus. Aus uns bekannten Untersuchungen aus Berliner Krankenhäusern wissen wir von stationären Aufenthalten um 23 Tagen bei Extensionsbehandlung. Unser 2. Kollektiv (keine Extensionsbehandlung) hatte eine solche von 11 Tagen, im neuesten Kollektiv beträgt sie nur noch 7,5 Tage. Unserer Meinung nach sollte eine Extensionsbehandlung nur noch in Ausnahmen durchgeführt werden.

Zusammenfassung

Die kindliche suprakondyläre Humerusfraktur ist häufig. Brüche des Typs Baumann I werden konservativ behandelt, die operative Therapie sollte bei konservativ nicht retinierbaren Frakturen des Typs Baumann II sowie bei Frakturen des Typs Baumann III erfolgen. Gegebenfalls wird offen reponiert. Auf die Komplikationen der Behandlung wird hingewiesen, das eigene standardisierte Vorgehen aufgezeigt, zwei Nachuntersuchungskollektive bei bisher 214 Behandlungsfällen werden gegenübergestellt.

Literatur

1. BAUMANN, E.: Zur Behandlung der Brüche des distalen Humerus beim Kind. Chir. Praxis 4 (1960) 317–324.
2. V. EKESPARE, W.: Die Behandlung der suprakondylären Humerusfraktur im Kindesalter. Dtsch. Med. Journ. 4. (1958) 168–173.
3. HÖRSTER, G.: Die Bedeutung der operativen Behandlung suprakondylärer Oberarmfrakturen für die Prävention des Cubitus varus. Z. Orthop. 123 (1985) 525.
4. V. LAER: Frakturen und Luxationen im Wachstumsalter. Thieme (1986), Stuttgart.
5. SCHÄFER, A.: Frakturen im Bereich der distalen Humerusepiphyse. Diss. Berlin (1984).
6. SCHÜTZ, W., M. BÖRNER: Ergebnisse der operativen Behandlung von suprakondylären Oberarmfrakturen im Kindesalter. Z. Orthop. 123 (1985) 529–530.
7. SHARRARD, W. J. W.: Paediatric orthopedics and fractures. Saunders (1971), Philadelphia.

8. VOIGT, C.: Distale Humerusfrakturen bei Kindern. Diss. Berlin (1979).
9. WEBER, B.G., C. BRUNNER, F. FREULER: Die Frakturenbehandlung bei Kindern und Jugendlichen. Springer (1978), Berlin.

Anschrift des Verfassers
Dr. CH. VOIGT, Dr. H.G. BREYER, Prof. Dr. R. RAHMANZADEH, Abt. für Unfall- und Wiederherstellungschirurgie, Universitätsklinikum Steglitz, D-1000 Berlin 45.

S. Hofmann-v. Kap-herr (Hrsg.), Operationsindikationen bei Frakturen. Gustav Fischer Verlag. Stuttgart · New York · 1987

Die Indikation zur operativen Behandlung der supra- und percondylären Oberarmbrüche

J. M. RUEGER, H. R. SIEBERT, R. INGLIS, A. PANNIKE, Frankfurt a. M.

Trotz der enttäuschend hohen Zahl von Fehlbildungen nach konservativer Behandlung extra- und intraarticulärer Ellenbogenfrakturen im Kindesalter blieb die Anzeige zum operativen Vorgehen auch hier lange Zeit umstritten (20, 26, 38). Dies gilt sowohl für die supracondylären Oberarmbrüche als auch für die in dieser Altersgruppe wesentlich selteneren intraartikulären per-, trans- und diacondylären Frakturen (5,32) und die noch selteneren echten Epiphysenlösungen am körperfernen Oberarmende (12, 19, 22, 33, 34).

Es scheint heute außer Zweifel zu stehen, daß die gefürchtete Varusfehlbildung nach supracondylärer Fraktur nahezu ohne Ausnahme Folge der unfallbedingten und durch die Behandlungsmaßnahmen nicht behobenen Innendrehverschiebung ist. In dieser Situation kann ein unfallbedingtes Fehlwachstum erst dann bestätigt werden, wenn ein nennenswerter Drehfehler mit ausreichender Sicherheit ausgeschlossen worden ist (18, 28, 39).

Eine unzulängliche konservative Behandlung der supracondylären Oberarmfraktur führt in der Regel zu Fehlheilungen in der Sagittalebene, d. h. in der Extensions-Flexionsachse und bedingt ein Streck- und/oder Beugedefizit oder ist die Ursache (s. o.) des Drehfehlers, der seinerseits wiederum die Varus-/Valgus-Deformität in der Frontalebene verstärkt (18, 28, 29). Nach übereinstimmender Erfahrung ist die Varusfehlstellung die häufigste Komplikation der supracondylären Humerusfraktur (2, 8, 21, 30).

Grundlage der nicht-operativen Behandlung ist die anatomisch korrekte Einrichtung der supracondylären Fraktur in Allgemeinanästhesie. Die reponible, stabile Extensionsfraktur mit unversehrtem streckseitigem (dorsalem) Periostschlauch kann nach erfolgreicher Einrichtung mit der von BLOUNT (7) angegebenen Technik ruhiggestellt bzw. semi-funktionell behandelt werden.

Berichten über gute Ergebnisse (1,7) stehen die Erfahrungen von DALLEK (11) entgegen, der in über 21 % seiner nach BLOUNT behandelten Fälle Drehfehler mit einer Varisierung von mehr als 5° feststellen mußte.

Bei stark verschobenen instabilen Extensions- und Flexionsbrüchen kann das Einrichtungsergebnis nur durch eine anschließende Extensionsbehandlung (4, 13, 14) gehalten und die Fraktur zur Ausheilung gebracht werden.

Auch bei diesen, wie wir meinen, den verletzten Kindern kaum mehr zumutbaren Vorgehen, werden neben guten Ergebnissen (3, 27) zahlreiche Risiken und Komplikationen berichtet. So werden nach Anwendung der BAUMANN-Extension Drehfehler bis zu einer Häufigkeit von 62 % (44) beschrieben oder an anderer Stelle berichtet, daß 18 von 22 korrekturbedürftigen supracondylären Oberarmbrüchen zuvor konservativ behandelt worden waren (45).

Unter dem Eindruck der genannten und anderer der konservativen Behandlung anzulastender Risiken und Belastungen (lange Liegedauer, häufige Röntgenkontrollen usf.) wird die von BAUMANN beschriebene Dauerzugbehandlung in unserem Hause seit nahezu 15 Jahren nicht mehr geübt.

Eigene Operationsindikationen

Die Anzeige zur operativen Behandlung sehen wir gegeben bei den instabilen supracondylären Humerusfrakturen (Typ BAUMANN 2 und 3) wie auch bei Frakturen (vom Typ BAUMANN 1), die sich nach Einrichtung in Allgemeinanästhesie im aufgeschnittenen Oberarmrundgips nicht halten lassen. Der Entschluß zur Einrichtung in offener Wunde erscheint uns gerechtfertigt bei den primär instabilen Frakturen wie auch nach (einmaliger) unzulänglicher geschlossener Einrichtung, d. h. bei fortbestehendem ventralen Sporn des zentralen Fragmentes. In diesen Fällen reponieren wir über einen ulnaren Zugang und stabilisieren unter Sicht durch gekreuzte Kirschner-Drähte. In Ausnahmefällen bevorzugen wir einen dorso-radialen Zugang und verzichten auf die gleichzeitige ulnare Eröffnung. Allerdings wird in diesen Fällen die von radial nach ulnar ansteigende Kirschner-Drahtfixation (2 Drähte) durch eine von radial nach ulnar absteigende Fixation (1–2 K-Drähte) ergänzt. Postoperativ wird die Fraktur bis zur gesicherten Wundheilung und Entfernung der Hautfäden für 12–14 Tage mit einer dorsalen Oberarm-Gipsschiene ruhiggestellt. Es folgt eine Ruhigstellung im Oberarmrundgips für weitere 3–4 Wochen. Nach Abnahme des Gipsverbandes zeigt sich bei den Kindern nicht selten eine gute aktive Beweglichkeit im Ellenbogengelenk, so daß auf eine eigentliche krankengymnastische Übungsbehandlung verzichtet werden kann. Die Implantatentfernung wird 6–8 Wochen nach der operativen Versorgung über einzelne Stichinzisionen durchgeführt. Röntgenkontrollen werden unmittelbar postoperativ, nach 8–10 Tagen sowie vor und nach der Metallentfernung durchgeführt.

Ein sehr ähnliches Konzept bestimmt in unserem Hause die Behandlung der percondylären Oberarmbrüche im Kindesalter. Mit anderen (5, 10, 16, 23, 43) sehen wir eine grundsätzliche Indikation zur Reposition und Fixation in offener Wunde, da es sich bei diesen (seltenen) Frakturen um intraartikuläre Brüche mit Verschiebungen der Gelenkflächen handelt.

Eigenes Krankengut

Im Zeitraum von 1975–1985 wurden in unserem Hause 59 supracondyläre und 9 percondyläre Oberarmfrakturen bei Kindern operativ versorgt. Wir berichten über 23 supracondyläre und 5 percondyläre Humerusfrakturen, die in der Zeit von 1980–1985 operativ versorgt wurden.

1. Supracondyläre Frakturen

In unserem Krankengut fand sich keine Flexionsfraktur. Das Durchschnittsalter der 13 Jungen und 10 Mädchen betrug 6,8 Jahre. Bevorzugt betroffen war in 14 Fällen der nicht dominante li. Arm. Unfallursache waren 8 Fahrrad- und 2 Sportunfälle. Hinzu kamen ein Sturz aus großer Höhe (Polytrauma) und 12 andere nicht einheitlich zu spezifizierende Unfallabläufe. Jeweils 1 mal wurde eine begleitende Fraktur der gleichseitigen Elle, der gleichseitigen Speiche bzw. der gleichseitigen Tibia beobachtet. Weiter fand sich in 2 Fällen eine begleitende Fraktur des Epicondylus ulnaris und in einem weiteren Fall eine begleitende Fraktur des Condylus radialis. Eine primäre, unfallbedingte Nervenbeteiligung wurde in 4 Fällen (2 mal N. radialis, 1 mal N. medianus, 1 mal N. ulnaris) beobachtet. Bei einer 3.-gradig offenen Fraktur mußte eine vollständige Durchtrennung des N. radialis festgestellt werden. In 17 Fällen wurden die verletzten Kinder noch am Unfalltag operativ versorgt. Infolge ausgedehnter Weichteilbeschädigung, Polytraumatisierung oder verspäteter Zuweisung war eine aufgeschobene Versorgung der Fraktur nicht zu umgehen. Bei Frakturdifferenzierung nach BAUMANN waren 3 Frakturen der Gruppe 1, 12 Frakturen der Gruppe 2 und 3 Frakturen der Gruppe 3 zuzuordnen. 4 mal fand sich in der Gruppe 3 (nach BAUMANN) eine postero-mediale bzw. postero-laterale Verschiebung des distalen Fragmentes. Der Diaphysen-Epiphysen-Winkel des Oberarms war als Zeichen einer Verschiebung in der Sagittalebene bei 17 Patienten kleiner als 10°.

Postoperativ war keine iatrogene Nervenläsion und keine Wundheilungsstörung zu beklagen. Ein Patient mußte 15 Tage nach dem Ersteingriff erneut operiert werden, da sich eine Sekundärverschiebung der Fraktur gezeigt hatte. Die durchschnittliche Liegedauer während des stationären Aufenthaltes betrug 10,6 Tage. Die Metallentfernung wurde

durchschnittlich nach 57,1 Tagen durchgeführt (durchschnittliche Liegedauer 6,5 Tage).
13 Patienten konnten 1,4–6 Jahre nach dem Unfallereignis nachuntersucht werden. Das durchschnittliche Alter der Verletzten betrug zu diesem Zeitpunkt 12,1 Jahre. Gegenstand der Untersuchung waren Röntgenkontrollen in den 2 Standardebenen mit entsprechendem Seitenvergleich rechts/links, Bewegungsumfänge, Armlänge, klinische und radiologische Bestimmung der Varus-/Valgus-Fehlstellung, radiologische Bestimmung des Diaphysen-Epiphysen-Winkels sowie eine Umfangmessung beider oberen Gliedmaßen. Unter Zugrundelegung des Bewertungsschemas von MORGER (31) wurden die Ergebnisse eingestuft als:
ideal 38,4 %
gut 46,1 %
genügend 7,6 %
ungenügend 7,6 %.
Bei der Bestimmung des Diaphysen-Epiphysenwinkels zeigten nur 2 Patienten einen Unterschied von mehr als 10°. Im Zeitraum zwischen der Metallentfernung und der Nachuntersuchung ließ sich ein durchschnittlicher Funktionsgewinn von 15° (5° zugunsten der Streckung, 10° zugunsten der Beugung feststellen. Nur in 2 Fällen ließ sich ein Fortbestehen des ventralen Sporn als Zeichen der fortbestehenden Innendrehverschiebung darstellen.

2. Percondyläre Frakturen und ihre Ergebnisse

5 percondyläre Oberarmfrakturen fanden sich bei 3 Jungen und 2 Mädchen. Das Durchschnittsalter der Verletzten betrug zum Zeitpunkt des Unfalls 5,2 Jahre, die linke (nicht führende) Seite war in 3 Fällen betroffen. Unfallursache waren ein Pkw-Unfall, ein Sturz vom Wickeltisch und 3 Stürze beim Spielen. In 2 Fällen war eine Mitbeteiligung des Condylus radialis festzustellen. Es fanden sich keine offenen Frakturen und keine weiteren Begleitverletzungen.
In 3 Fällen konnte die operative Versorgung am Unfalltag vorgenommen werden, in 2 Fällen machte die Anwesenheit eines posttraumatischen Ödems eine aufgeschobene Versorgung erforderlich. Inter- oder postoperative Komplikationen traten nicht auf. Der durchschnittliche stationäre Aufenthalt betrug im Zusammenhang mit der operativen Versorgung 12,6 Tage, die Metallentfernung wurde durchschnittlich 63 Tage nach der operativen Versorgung durchgeführt. Stationärer Aufenthalt zur Metallentfernung 4 Tage.
Da in dieser Gruppe nur ein Kind nachuntersucht werden konnte, wird das erzielte Ergebnis beispielhaft vorgestellt.
Kind K. S., Alter beim Unfall; 12 Jahre. Unfall am 15. 8. 1981.
Unfallfolge: percondyläre Humerusfraktur li. mit Einbruch des radialen Pfeilers. Operative Versorgung 5 Tage nach dem Unfall.
Funktionsumfang bei der Nachuntersuchung: (Extension/Flexion) re. 10–0–130°, li. 5–0–130°.
Umwendbewegungen seitengleich frei. Vergleichende Umfangmaße ebenfalls seitengleich. Klinisch Cubitus valgus re. 10°, li. 5°.

Diskussion

Die häufigste Verletzung der Ellenbogenregion im Kindesalter, die supracondyläre Humerusfraktur, wurde, insbesondere in früheren Jahren, vornehmlich konservativ behandelt, wenn keine lokalen Begleitverletzungen erkennbar waren. Bei kritischer Ergebnisprüfung muß jedoch festgestellt werden, daß die zur Verfügung stehenden nichtoperativen Verfahren durch eine Reihe von Komplikationen belastet waren und belastet sind. Aus diesem Grunde wurde in den letzten 10–15 Jahren in zunehmendem Maße die Einrichtung in offener Wunde mit anschließender operativer Stabilisierung durch Kirschner-Drähte bevorzugt.

Zusammenfassung

In der Unfallchirurgischen Klinik des Zentrums der Chirurgie im Klinikum der Universität Frankfurt a. M. wurden in der Zeit von 1975–1985 59 supracondyläre und 9 percondyläre Humerusfrakturen bei Kindern operativ versorgt.
Bei 28 offen reponierten und durch Kirschner-Drähte stabilisierten supra- und per-

condylären Humerusfrakturen kam es nur in einem Fall zu einer postoperativen Komplikation, die eine Reosteosynthese erforderlich machte. Intra- oder postoperative Komplikationen traten in keinem Fall auf. Bei durchschnittlichen Liegezeiten von 10,6 (supracondyläre Frakturen) und 12,6 (percondyläre Frakturen) Tagen konnte durch die operative Versorgung in 4 von 5 Fällen ein gutes bis sehr gutes Ergebnis erzielt und die gefürchtete Varusfehlheilung vermieden werden.

Wir vertreten daher die Auffassung, daß die supra- und percondylären Oberarmbrüche der Kinder (bei ausreichender klinischer und operativtechnischer Erfahrung des Operateurs) in offener Wunde eingerichtet werden und durch Kirschner-Draht-Osteosynthese stabilisiert werden sollten.

Literatur

1. ALBUFOTOOT, M.E.: Reduction of displaced supracondylar fracture of the humerus in children by manipulation in flexion. Acta Orthop Scand 49, 39–45, 1978.
2. AMSPACHER, C., MESSEBAUGH, J.F.: Supracondylar osteotomy of the humerus for correction of rotational and angular deformities of the elbow. South Med J. 57: 846–849, 1965.
3. ARBOGAST, R., GAY, B., HÖCHT, B.: Behandlungsergebnisse nach supracondylären Humerusfrakturen im Kindesalter. Hefte zur Unfallheilkunde. Band 148, 456–459, 1980.
4. BAUMANN, E.: Spezielle Frakturen und Luxationslehre. H. Nigst (Hrsgb.) Band 2/1, Ellenbogen, 71–82, Thieme, Stuttgart, 1985.
5. BEGHIN, J.L., BUCHOLZ, R.W., WENGER, D.R.: Intercondylar fractures of the humerus in young children. J Bone and Joint Surg Vol 64-A, No 7, 1083–1087, 1982.
6. BERNDT, V., KLEMKE, K.H., FURTENHOFER, K.: Indikationen und Ergebnisse der operativen Versorgung ellenbogennaher Oberarmbrüche im Kindesalter. Hefte z. Unfallheilkunde, Band 148, 459–463, 1980.
7. BLOUNT, W.P.: Fractures in Children. Baltimore, Wiliams and Wilkens, 1954.
8. CARLSON, C.S., ROSMAN, M.A.: Cubitus varus: a new and simple technique for correction. j Pediatr Orthop 2: 199–204, 1982.
9. COTTA, H., PUHL, W., MARTINI, A.K.: Über die Behandlung knöcherner Verletzungen des Ellenbogengelenkes im Kindesalter Unfallheilkunde 82, 41–46, 1979.
10. DALLEK, M., MOMMSEN, U., JUNGBLUTH, K.H., KAHL, H.J.: Die supracondyläre Humerusfraktur im Kindesalter, ihre Behandlung und Ergebnisse nach der Methode von Blount. Unfallchirurgie, 11. 192–196, 1985.
11. DELEE, J.C., WILKINS, K.E., ROGERS, L.F., ROCKWOOD, C.A.: Fracture separation of the distal humeral epiphysis J. Bone and Joint Surg Vol 62-A, No 1, 46–51, 1980.
12. DUNLOP, J.: Transcondylar fractures in the humerus in childhood. J Bone and Joint Surg 21: 59–73, 1939.
13. v. EKESPARRE, W.: Die Behandlung der supracondylären Humerusfraktur. Z. Kinderchir. 23. 211– 1978.
14. FELSENREICH, F.: Kindliche supracondyläre Frakturen und posttraumatische Deformitäten des Ellbogengelenkes. Arch Orthop Unfallchir. 29, 555–578, 1931.
15. FESTGE, O-A., TISCHER, W., SCHWOCK, G., CHRISTIANSEN, C., ESTEL, S.: Nachuntersuchungen ellenbogengelenksnaher Humerusfrakturen im Kindesalter Zbl. Chirurgie, 105, 710–720, 1980.
16. FLYNN, J.C., MATTHEWS, J.G., BENOIT, R.L.: Blind pinning of displaced supracondylar fractures of the humerus in children. J Bone and Joint Surg Vol 56- A, No 2, 263–272, 1974.
17. HÖRSTER, G., HIERHOLZER, G., KLEINING, R.: Der Repositionsfehler als Ursache des Cubitus varus nach supracondylärem Humerusbruch im Kindesalter. Unfallchirurgie 2, 6–10, 1976.
18. HOLDA, M.E., MANOLI, A., LAMONT, R.L.: Epiphyseal separation of the distal end of the humerus with medial displacement J Bone and Joint Surg 62 A, 52–57, 1980.
19. JUNGBLUTH, K.H.: Osteosynthesen am kindlichen Ellenbogengelenk. Z. Kinderchir. 19, 66–73, 1976.
20. KAGAN, N., HEROLD, H.Z.: Correction of axial deviations after supracondylar fractures of the humerus in children. Int Surg, 58: 735, 1973.
21. KAPLAN, S.S., RECKLING, F.W.: Fracture separation of the lower humeral epiphysis with medial displacement. J Bone and Joint Surg Vol 53-A, No 6. 1105–1108, 1971.
22. KEYL, W.: Ellenbogenfrakturen im Kindesalter. Mschr. Unfallheilk. 76, 261–273, 1973.
23. KLEMS, H., WEIGERT, M.: Die supracondyläre Humerusfraktur des Kindes. Zur Wahl des Behandlungsverfahrens. Akt. Traumatologie 5, 117–126, 1975.
24. KUNER, H.: Wann muß man von der konservativen Behandlung bei Frakturen im Kindesalter abweichen? Langenbecks Arch Chir 361427–431, 1983.
25. KUTSCHA-LISSBERG, E., RAUHS, R.: Frische Ellenbogenverletzungen im Wachstumsalter. H. Unfallheilkunde. 118. 27, 1974.

26. LINK, W., HENNIG, F., SCHMID. J., BARANOWSKI, D.: Die supracondyläre Oberarmfraktur im Kindesalter. Akt Traumatol. 16, 17–20, 1986.
27. V. LAER, L.: Die supracondyläre Humerusfraktur im Kindesalter. Arch Orthop Traumat Surg 95, 123–140, 1974.
28. V. LAER, L.: Frakturen und Luxationen im Wachstumsalter. Thieme Verlag Stuttgart, New York, 1986.
29. MANN, T.S.: Prognosis in supracondylar fractures. J Bone and Joint Surg 45-B, 516–519, 1963.
30. MORGER, R.: Zur supracondylären Humerusfraktur beim Kind. Zentralblatt Chir. 1, 67–73, 1966.
31. MAYLAHN, D.J., FAHEY, J.J.: Fractures of the elbow in children. Review of three hundred cobsecutive cases. J Am Med Assn 166: 220–228, 1958.
32. McINTYRE, W.M., WILEY, J.J., CHARETTE, R.J.: Fracture-separation of the distal humeral epiphysis. Clin Orthop Rel Res No 188, 98–102, 1984.
33. MIZUNIO, K., HIROHATA, K., KASHIWAGI, D.: Fracture-separation of the distal humeral epiphysis in young children. J Bone and Loint Surg Vol 61-A, 570–573, 1979.
34. MOMMSEN, U., JUNGBLUTH, K.H., DALLEK, M.: Die Verletzungen des Ellenbogengelenkes im Kindesalter. Schriftenreihe Unfallmed. Tagung d. Landesverbände der BG. Heft 43. 221–240, 1980.
35. MÜLLER, W.: Behandlung und Ergebnisse kindlicher Ellenbogenfrakturen. Mschr. Unfallheilk. 76, 20–30, 1973.
36. RANG, M., THOMPSON, G.H.: Children's fractures: Principles and management. Reconstr Surg Traumatol 17: 2, 1979.
37. SAUER, H.D., MOMMSEN, U., LINDEMANN, M.: Die Fraktur der Oberarmkondylen im Kindesalter. Unfallchirurgie 6, 153–158, 1980.
38. SOEDER, H., PANNIKE, A.: Ellenbogenverletzungen im Kindesalter. Hefte z. Unfallheilkunde. Band 155 Hrsgb: Burri, Rüter. 155–169, 1981.
39. SPITZER, G.: Behandlung kindlicher supracondylärer Oberarmfrakturen mit Spickdrähten. akt. Traumatol. 5, 101–103, 1975.
40. THOMPSON, G.H., WILBER, J.H., MARCUS, R.E.: Internal fixation in children and adolescents. Clin Orthop Rel Res, No 188, 10–20, 1984.
41. WEBER, B,G.: Das Besondere bei der Behandlung der Frakturen im Kindesalter. Mschr. Unfallheilk. 78, 193–198, 1975.
42. WEISS, H., WILDE, C.D.: Intraartikuläre Ellenbogengelenksverletzungen im Kindesalter: Diagnostik, Therapie und Behandlungsergebnisse. Hefte z. Unfallheilkunde, Band 148, 468–473, 1980.
43. WESSELY, J., DECKER, S.: Beitrag zur Behandlung supracondylärer kindlicher Oberarmfrakturen. Unfallheilkunde 81, 618–623, 1978.
44. ZEICHNER, L., HEIPERTZ, W.: Korrekturergebnisse nach in Fehlstellung verheilten kindlichen Ellenbogenfrakturen. Hefte z. Unfallheilkunde Band 148, 484–491, 1980.

Anschrift der Verfasser
Dr. JOHANNES M. RUEGER, Abtlg. für Traumatologie, Zentrum der Chirurgie, Universitätsklinik Frankfurt, Theodor-Stern-Kai 7, D-6000 Frankfurt am Main.

S. Hofmann-v. Kap-herr (Hrsg.), Operationsindikationen bei Frakturen. Gustav Fischer Verlag. Stuttgart · New York · 1987

Die Behandlung supracondylärer Humerusfrakturen mit der Vertikalextension nach Baumann

H. P. KOERFGEN, W. LINK, R. WÖLFEL, T. RECK, F. HENNIG, Erlangen–Nürnberg

Die supracondyläre Humerusfraktur ist die häufigste ellenbogennahe Fraktur des Kindesalters. In 90 % der Fälle handelt es sich um Extensionsfrakturen, die durch Sturz auf die ausgestreckte Hand entstehen. Ziel der Behandlung dieser Frakturen ist es, eine exakte anatomische Wiederherstellung zu erreichen, um spätere Funktionsbeeinträchtigungen und kosmetische Störungen zu verhindern. Die Behandlungsmethode wird vom Frakturtyp, den Begleiterscheinungen und vom Schweregrad der Fraktur bestimmt. Die in der Literatur am häufigsten verwendete Einteilung geht auf Baumann zurück:

Grad I: Fissuren ohne wesentliche Verschiebung.
Grad II: Verschiebungen bis Schaftbreite mit Achsenknick und Rotationsverschiebung bei noch bestehendem Kontakt der Fragmente.
Grad III: Starke Verschiebung mit völligem Kontaktverlust der Knochenfragmente.

Die meisten Autoren befürworten bei Frakturen vom Schweregrad I nach Baumann eine rein konservative Therapie mittels Cuff- and Collarschlinge, bzw. Gipsverband (1, 2, 3, 5, 8, 10, 11, 12). Das Repositionsergebnis bei Frakturen vom Schweregrad II und III nach Baumann wird von einigen Autoren durch Kirschnerdrähte fixiert, die perkutan (6, 8, 9, 10, 12), oder offen (4) eingebracht werden. Alternativ wird die vertikale Extension zur Retention des Repositionsergebnisses, vor allen Dingen bei offenen Frakturen verwandt (5, 7, 10, 11). Unumstritten ist bei sämtlichen Autoren die Indikation zur offenen Reposition bei Gefäß- und Nervenläsionen.

Im Zeitraum von 1955–1985 wurden an der Chirurgischen Universitätsklinik Erlangen 367 Kinder im Alter von 2–12 Jahren wegen einer supracondylären Humerusfraktur behandelt. In 87 % der Fälle lagen Extensionsfrakturen vor. Bei 242 Patienten war der linke Arm, bei 125 der rechte Arm betroffen. Das therapeutische Vorgehen richtete sich nach dem Dislokationsgrad der Fragmente und den Begleitverletzungen. 8 % aller Patienten erlitten eine Fraktur vom Schweregrad I nach Baumann und wurden mit einer Gipslonguette behandelt. In 85 % der Fälle wurde bei der Behandlung die Baumann'sche Extension angewendet. Nur 7 % aller Patienten mußten operiert werden, wobei bei 12 Patienten die Indikation zur Operation bei Versagen der konservativen Therapie gestellt wurde. 207 Patienten konnten klinisch nachuntersucht werden. Zur Bewertung der Ergebnisse wurde das Beurteilungsschema nach MORGER (11) verwandt.
Bei der Auswertung der Ergebnisse fand sich in 80 % der Fälle ein sehr gutes Ergebnis. Nur 2 % der Ergebnisse waren als ungenügend zu bewerten. Bei den dislozierten Frakturen waren zwischen den operierten und den im Baumann'scher Extension behandelten Patienten hinsichtlich des funktionellen und kosmetischen Ergebnisses keine signifikanten Unterschiede festzustellen.

Diskussion

Bei der Behandlung von supracondylären Humerusfrakturen ist eine exakte anatomische Reposition und Fixation des Repositionsergebnisses unbedingt erforderlich. Die

Verfahrenswahl muß vom Schweregrad der Fraktur und den Begleitverletzungen abhängig gemacht werden. Die Ruhigstellung der Fraktur mit einer Cuff- and Collarschlinge nach Blount, sowie die Gipsbehandlung, sollte unserer Ansicht nach für Frakturen vom Schweregrad I nach Baumann reserviert bleiben. Von einigen Autoren wird, insbesondere bei Frakturen vom Schweregrad II und III, die Fixation des Repositionsergebnisses mit perkutan, bzw. nach offener Reposition eingebrachten Kirschnerdrähten empfohlen. Dieses Vorgehen erscheint uns angesichts möglicher infektiöser Komplikationen sowie Verletzungen des Nervus ulnaris (6, 7, 9, 11) weder notwendig noch sinnvoll. Die perkutane Kirschnerdrahtspickung ist technisch bisweilen schwierig und sollte nur von mit diesem Verfahren vertrauten Chirurgen angewandt werden (9). Als Alternative zum operativen Vorgehen steht die Behandlung mit der Vertikalextension zur Verfügung. Die Methode ist technisch einfach und bietet bei Fehlen operationsbedingter Komplikationen die Möglichkeit zur problemlosen Korrektur des Repositionsergebnisses. Ein operatives Vorgehen ist unserer Ansicht nach nur bei Gefäß- und Nervenverletzungen sowie bei Frakturen, die mit konservativen Methoden nicht erfolgreich behandelt werden können, angezeigt.

Zusammenfassung

An der Chirurgischen Universitätsklinik Erlangen wurden seit 30 Jahren supracondyläre Humerusfrakturen des Kindesalters vorwiegend mit der Extension nach Baumann behandelt. Diese Methode ist technisch einfach und bietet die problemlose Möglichkeit zur Korrektur des Repositionsergebnisses. 207 von 367 behandelten Patienten konnten in einer klinischen Nachuntersuchung erfaßt werden.

In 88 % der Fälle konnte ein sehr gutes bis gutes Behandlungsergebnis festgestellt werden. Ein operatives Vorgehen verbessert bei erhöhtem Risiko die funktionellen und kosmetischen Ergebnisse nicht entscheidend und sollte deshalb nur bei Fällen, die mit konservativen Maßnahmen nicht erfolgreich behandelt werden können, angewandt werden.

Literatur

1. BAUMANN, E.: Spezielle Frakturen- und Luxationslehre, H. Nigst (Hrsg.) Band II/1 Ellenbogen. Thieme, Stuttgart (1965).
2. BLOUNT, W.P.: Knochenbrüche bei Kindern. Thieme Stuttgart (1959).
3. DALLEK, M., MOMMSEN, U., JUNGBLUTH, K.H., KAHL, H.J.: Die supracondyläre Humerusfraktur im Kindesalter; ihre Behandlung und Ergebnisse nach der Methode von Blount, Unfallchirurgie II (1985), 192–196.
4. DRAENERT, K., ALLGÖWER, D., MEYER, S., WILLENEGGER, H.: Verletzungen des distalen kindlichen Humerus. Kinderchir. 23, 207 (1978).
5. V. EKESPARRE, W.R.: Die Behandlung der supracondylären Humerusfraktur. Z. Kinderchir. 23, 211 (1978).
6. GERSTNER, CH., HARTMANN, C., JASCHKE, W., KOPF, G., THIEMER W.: Perkutane Bohrdrahtosteosynthese bei der supracondylären Humerusfraktur beim Kind. Zentralblatt Chirurgie, 106, 603 (1981).
7. HEIDENREICH, K.: Behandlungsergebnisse supracondylärer Humerusfrakturen im Kindesalter mit der Baumann'schen Extension. Aktuelle Traumatologie 5, 105 (1975).
8. KUTSCHA-LISSBERG, E., RAUHS, R., WAGNER, M.: Behandlungsergebnisse von 136 supracondylären Humerusfrakturen im Wachstumsalter. Z. Kinderchir. 23, 213 (1978).
9. LAER, L. V.: Frakturen und Luxationen im Wachstumsalter. Thieme Stuttgart 72, (1986).
10. MAGERL, F., ZIMMERMANN, H.: Supracondyläre Humerusfrakturen, in Weber B.G., Brunner CH. Frauker F.: Frakturbehandlung bei Kindern und Jugendlichen. Springer Berlin (1978).
11. MORGER, R.: Verletzungen am kindlichen Ellenbogen: Der Unfall im Kindesalter. Z. Kinderchir. 11, 717 (1972).
12. SCHLAG, G., HABLE, W.: Die gedeckte Bohrdrahtosteosynthese des stark verschobenen kindlichen Oberarmbruches. Wschr. Unfallheilkunde 74, 97 (1971).

Anschrift der Verfasser
Dr. P. KÖRFGEN, Dr. W. LINK, Dr. R. WOLFEL, Dr. F. HENNIG, Chirurgische Klinik und Poliklinik der Universität, Unfallchirurgische Abteilung, D-8520 Erlangen.

Operationsindikationen bei Condylus und Epicondylus medialis-Frakturen

W. Tischer, U. Runge, Greifswald

Die ulnar gelegene distale Humerusapophyse wurde nach der Jenaer Nomina anatomica (1935) als Epicondylus ulnaris bezeichnet und heißt nach der jetzt gültigen Pariser anatomischen Nomenklatur (1955) Epicondylus medialis. Sie hat eine extraartikuläre Lage, ist dem N. ulnaris im Sulcus nervi ulnaris benachbart und für das Längenwachstum des Humerus ohne Bedeutung. Im Röntgenbild ist die Apophyse bei manchen Kindern ab 5. Lebensjahr und bei allen ab 10. Lebensjahr sichtbar. Sie erlangt zwischen 14. und 17. Lebensjahr knöchernen Anschluß an den Condylus medialis. Am Condylus- und Epicondylus medialis setzt das kräftige mediale Seitenband des Ellbogengelenkes mit der Gelenkkapsel an, welches fächerförmig zur Incisura trochlearis ulnae verläuft. Außerdem haben fast alle kräftigen Unterarmbeugemuskeln dort ihren Ursprung (s. Tab. 1).

Beim Sturz der Kinder auf den seitlich ausgestreckten Arm können bei plötzlicher gewaltsamer Hypervalgisierung im Ellbogengelenk Condylus und Epicondylus medialis abreißen und zur Luxatio antebrachii dorsalis führen. Begünstigt wird dieser Unfallmechanismus durch die physiologische Valgusstellung im Ellbogengelenk und den kräftigen Zug der dort ansetzenden Unterarmbeugemuskulatur. Bei manchen Kindern haben auch direkte Traumen beim Geräteturnen diese Verletzungen zur Folge. Entsprechend den Angaben in der Literatur sind Condylus- und Epicondylus-medialis-Abrißfrakturen in 8–12 % aller Ellbogengelenkverletzungen bei Kindern zu beobachten. Am häufigsten entstehen diese Verletzungen zwischen dem 8.–12. Lebensjahr, vorwiegend bei Knaben.

Klassifikation

Verschiedene Schweregrade und Formen werden beobachtet: Apophysenlösungen mit und ohne Dislokation sowie Abrißfrakturen am Condylus medialis (mit metaphysärem Fragment entsprechend den AITKEN-I-Frakturen), wobei fast immer gleichzeitig Kapselrandrupturen vorliegen. In der Literatur sind hinsichtlich des Schweregrades der Verletzung mehrere Klassifikationen gebräuchlich (11, 3, 1). Wir empfehlen eine Klassifikation mit 4 Schweregraden (s. Tab. 2). Begleitverletzungen (N. ulnaris-Schäden, Abrißfrakturen an Condylus- und

Tabelle 1: Am Condylus- und Epicondylus medialis setzen an:

Mediales Seitenband des Ellbogengelenkes
Ellbogengelenkkapsel
Septum intermusculare ulnare
M. flexor carpi radialis
M. palmaris longus
Caput humerale von:
   M. pronator teres
   M. flexor carpi ulnaris
   M. flexor digitorum superficialis

Tabelle 2: Formen der Condylus- und Epicondylus-medialis-Frakturen.

I.	minimale Dislokation
II.	in oder unter Höhe des Gelenkspaltes, rotiert
III.	eingeklemmt im Gelenkspalt, rotiert
IV.	mit Luxatio antebrachii posterior

Epicondylus lateralis sowie Frakturen am Olekranon, Radiushals und suprakondylär) sind nicht selten, dürfen nicht übersehen werden und verschlechtern die Prognose.

Diagnostik und Symptomatologie

Die klinische Diagnose ist einfach und eindrucksvoll. Bei typischer Anamnese sind Druckschmerz, Schwellung und eventuell Krepitieren über dem Epicondylus medialis tastbar. Die Beweglichkeit im Ellbogengelenk ist schmerzhaft und stark behindert, eine Luxatio antebrachii posterior leicht erkennbar. Immer sollte man auf Sensationen und Ausfälle des N. ulnaris achten, da die Frakturlinie mit dem Sulcus N. ulnaris in enger topographischer Beziehung steht und Mitverletzungen möglich sind. Hinsichtlich der Röntgendiagnostik sind hin und wieder Vergleichsaufnahmen der gesunden Seite notwendig, um normale Position und Entwicklungsstand der Apophyse sowie Ausmaß und Schweregrad der Dislokation richtig beurteilen zu können. Die in der Literatur empfohlenen gehaltenen Röntgenaufnahmen in Narkose sowie Arthrografien zur Objektivierung von Kapsel-Band-Rupturen halten wir nicht für erforderlich (16, 1). Es sei jedoch darauf hingewiesen, daß die Apophyse vorwiegend dorsolateral am Condylus medialis gelegen ist, die Apophysenlinie sich in der a-p-Aufnahme eventuell plattenparallel projiziert und eine Lyse übersehen werden kann.

VIEHWEGER (1957) empfiehlt daher in zweifelhaften Fällen eine axiale Darstellung der Epicondylen mit Zentralstrahl senkrecht zum Humerus. Dabei wird die Dorsalfläche des Unterarmes auf einen Tisch gelegt, der im Ellbogengelenk um etwa 80 Grad nach vorn abgewickelt und der Zentralstrahl an der dorsalen Fläche des Oberarmes senkrecht in Richtung auf das Kondylengebiet gelenkt.

Therapie

Hinsichtlich der Therapie gibt es im Schrifttum sehr unterschiedliche Meinungen (s. Tab. 3). Manche Autoren empfehlen eine konservative Therapie bei Schweregrad I und II, ja sogar bei Grad III und IV nach Reposition und berichten über gute Spätergebnisse, aber auch über Pseudarthrosen (21, 12).

Diese sollen jedoch wenig störend sein. BLOUNT schreibt, daß bei einem Mädchen eine Pseudarthrose besser sei als eine Operationsnarbe. Die Mehrzahl der Autoren sehen heute bei einer Dislokation des Fragmentes eine eindeutige Operationsindikation (7, 13, 20, 6). Die alleinige operative Fixation mit einer Naht (21, 3) dürfte nicht ausreichend sein. Zur Fixation werden Spickdrähte und Schrauben benutzt. Eine Exstirpation des Fragmentes sei bei veralteten Formen mit Bewegungseinschränkung indiziert (21), aber auch primär (18, 10, 12, 17). Eine Vorverlagerung des N. ulnaris wird von manchen Autoren nur bei Symptomen und Läsionen des N. ulnaris (18, 15), von manchen grundsätzlich bei operativer Freilegung gefordert.

Tabelle 3: Therapie bei Condylus- und Epicondylus medialis – Frakturen im Kindesalter.

Konservativ
→ Pseudarthrose
→ Alteration des N. ulnaris

Operativ
→ Reposition
→ Fixation mit Naht
→ Anspicken oder Anschrauben des Fragmentes
→ Naht des Bandapparates und des Periost
→ Exstirpation des Fragmentes
→ Transposition des N. ulnaris

Eigenes Krankengut

Es wurden 21 Patienten nach einer Condylus- und Epicondylus-medialis-Fraktur unter verschiedenen Fragestellungen nachuntersucht. Unfallursache, Form der Verletzung und Begleitverletzungen sowie Angaben zur durchgeführten Therapie, sind in Tab. 4a ersichtlich.

Das jüngste Kind war zum Zeitpunkt des Unfalls 5 Jahre alt, die anderen zwischen 7 und 14 Jahren. Die Nachuntersuchung erfolgten 10–1 Jahre später. Subjektive Beschwerden wurden nur von 2 Patienten ange-

Tabelle 4a: Nachuntersuchungen nach Condylus- und Epicondylus medialis-Frakturen.

Zahl der Kinder	: 21	Form der Verletzung		Durchgeführte Therapie	
männlich	: 12	Perkondyläre Fraktur	: 8	Exstirpation	: 0
weiblich	: 9	Epicondylus Abriß	: 13	Fixation m. Spickdrähten	: 16
Unfallursache		Typ I	: 4	Schraubenfixation	: 4
Direktes Trauma	: 9	Typ II	: 7	N. ulnaris Transposition	: 1
Indirektes Trauma	: 9	Typ III	: 8		
Hergang unbekannt:	3	Typ IV	: 2		
Sportunfall	: 11	+ N. ulnaris-Verletzung	: 6		
Verkehrsunfall	: 3	+ Radiusköpfchenfraktur	: 1		
Spielunfall	: 7	+ Condylus-lateralis-Fraktur:	1		
Seite: links	: 12				
rechts	: 9				

Tabelle 4b: Bewegungseinschränkungen im Ellenbogengelenk nach Condylus- und Epicondylus medialis-Frakturen.

Fall	Alter in Jahren	Zeit n. Unfall in Jahren	Seite	Op-Methode	Extension-Flexion in Grad	Pro-Supination in Grad	Verminderte Valgusstellung in Grad
K.M.	$13^{8}/_{12}$	$^{11}/_{12}$	li	Schraube	10	20	—
W.M.	$6^{7}/_{12}$	$1^{7}/_{12}$	re	Spick-Drähte	5	10	— 5
B.K.	$13^{8}/_{12}$	$5^{3}/_{12}$	re	Spick-Drähte	10		— 5
R.G.	$9^{1}/_{12}$	$^{8}/_{12}$	li	N-Transpos.	15	15	— 6
S.I.	$11^{3}/_{12}$	$^{5}/_{12}$	re	Spick-Drähte	10		— 10
H.M.	$15^{1}/_{12}$	2	li	Spick-Drähte		10	— 5
O.K.	$13^{10}/_{12}$	$^{6}/_{12}$	li	Spick-Drähte	40	30	—

geben (geringe Schmerzen bei extremer Extension im Ellbogengelenk, bez. Wetterfühligkeit). Alle Operationsnarben waren kosmetisch einwandfrei. 14 Patienten hatten keinerlei Bewegungseinschränkungen im Ellbogengelenk und im Seitenvergleich veränderte Varus- oder Valgusstellung. Die Einschränkungen der anderen 7 Kinder (s. Tab.4b) waren mit einer Ausnahme unbedeutend. Bei 4 Kindern lag die Operation auch erst weniger als 1 Jahr zurück. Bei dem Kind mit der N. ulnaris-Transposition war eine um 6° vermehrte Valgusstellung zu registrieren (zunächst konservative Behandlung mit sich entwickelnder Ulnarisparese). 4 Kinder zeigten nach Spickdrahtosteosynthese eine verminderte Valgusstellung von 5°–10° im Seitenvergleich.

Uns interessierte besonders die Frage, ob bei den von uns behandelten Kindern eine Schädigung des N. ulnaris festzustellen war. Dieser zeigte bei der operativen Freilegung fast immer eine Unterblutung. Zur Beantwortung dieser Frage führten wir bei 14 Nachuntersuchten Kindern EMG-Ableitungen und Bestimmungen der Nervenleitgeschwindigkeit aus.

Die Reizung des N. ulnaris erfolgte supramaximal mit Nadelelektroden 5 cm proximal und 5 cm distal des Epicondylus humeri medialis und 2 cm proximal der distalen Handgelenksfalte. Zur Stimulation verwendeten wir Rechteckimpulse mit einer Dauer von 0,2 ms. Die Ableitung des Aktionspotentials erfolgte mit konzentrischen Nadelelektroden aus dem M. abductor digiti quinti. Danach wurde die motorische Leitgeschwindigkeit des N. ulnaris im Sulcus ulnaris und unterhalb des Sulcus ulnaris berechnet.

Außerdem erfolgte die elektromyographische Untersuchung des M. abductor digiti quinti und des M. flexor carpi ulnaris. Dabei berücksichtigten wir die Spontanaktivität, das Auftreten polyphasischer Potentiale bei leichter Willkürinnervation und das Aktivitätsmuster bei maximaler Willkürinnervation.

Zur Bewertung der motorischen Leitgeschwindigkeit des Nervus ulnaris unterhalb des Sulcus ulnaris untersuchten wir nach der genannten Methode zwei Vergleichsgruppen gesunder, nichtoperierter Probanden im Alter von 11–15 und 17–22 Jahren. Bei der statistischen Prüfung der Leitgeschwindigkeit des Nervus ulnaris unterhalb des Sulcus mit dem U-Test ergaben sich in beiden Altersgruppen keine signifikanten Unterschiede zwischen Patienten und Probanden (Irrtumswahrscheinlichkeit 5%). Nach EISEN und LUDIN ist eine Verlangsamung der Leitgeschwindigkeit im Sulcus ulnaris um 10 m/s im Vergleich zu den angrenzenden Segmenten nicht als sicher pathologisch anzusehen. In Anlehnung daran legten wir für unsere Untersuchungen eine Verlangsamung der Leitgeschwindigkeit über 15 m/s als pathologisch fest. In Tabelle 5 sind die motorischen Leitgeschwindigkeiten der Patienten dargestellt. Wie die Tabelle zeigt, ergibt sich damit lediglich bei einem der Patienten (Pat. 1) eine pathologische Leitgeschwindigkeit im Sulcus ulnaris. Bei diesem Patienten fand sich auch bei maximaler Willkürinnervation des M. abductor digiti quinti und M. flexor carpi ulnaris ein Übergangsmuster. Ein weiterer Patient (Pat. 13) zeigte bei nicht pathologischer Leitgeschwindigkeit im Sulcus ulnaris ein Übergangsmuster im M. abductor digiti quinti. Alle anderen Patienten hatten keine pathologischen Verzögerungen der NLG im Sulcus ulnaris und ein unauffälliges Elektromyogramm des M. abductor digiti quinti und M. flexor carpi ulnaris.

Diskussion und Schlußfolgerungen

Aufgrund unserer Erfahrungen und entsprechend den Berichten in der Literatur möchten wir folgende Schlußfolgerungen ziehen: Condylus- und Epicondylus-medialis-Frakturen im Kindesalter entstehen durch indirekte oder direkte Traumen, oft beim Sport. Die verschiedenen Formen sollten in 4 Schweregrade eingeteilt werden. Immer ist auf eine Schädigung des N. ulnaris zu achten, sowie auf andere Begleitverletzungen. Beim Typ II–IV besteht nach unserer Meinung eine unbedingte Operationsindikation, beim Typ I eine relative. Nach blutiger Reposition sollte die Fixation des Fragmentes mit 2 Kirschnerspickdrähten oder Zugschraube sowie Naht der zerrissenen Weichteile erfolgen. Eine Transposition des N. ulnaris nach der Beugeseite halten wir nur bei Nervenausfällen und ausgeprägter intraoperativ sichtbarer Veränderungen für notwendig. Die Nachbehandlung ist unproblematisch. Auf sich entwickelnde Ausfälle in der Funktion des N. ulnaris ist zu achten.

Zusammenfassung

Nach einer Übersicht über Condylus- und Epicondylus medialis – Frakturen im Kindesalter, ihre Ursachen, Formen und Begleitverletzungen sowie zur Diagnostik und Therapie werden eigene Nachuntersuchungsergebnisse vorgestellt. Dabei wurde neben eventuell bestehenden Beschwerden und Funktionseinschränkungen besonders die Funktion des N. ulnaris untersucht. Als Schlußfolgerung setzen wir bei diesen Frakturen eine Operationsindikation.

Tabelle 5: Ergebnisse der motorischen Leitgeschwindigkeit des N. ulnaris.

Name	Alter in Jahren	Seite	a)	b)
Sch, I.	11	re.	34,4	56,2
E., M.	12	re.	50,0	53,1
Schr, D.	12	li.	52,6	58,1
B., K.	13	re.	55,5	60,6
G., Th.	13	re.	55,5	62,0
O., K.	14	li.	50,0	51,5
Sch., Th.	14	li.	52,6	60,0
K., J.	14	li.	62,5	75,0
H., St.	15	li.	45,4	45,0
H., M.	15	li.	76,9	84,6
P., V.	17	re.	55,5	59,4
W., A.	20	re.	58,8	70,7
B., A.	21	re.	41,6	51,1
G., K.	22	li.	47,6	62,5

a) motorische Nervenleitgeschwindigkeit des N. ulnaris im Sulcus ulnaris, m/s
b) motorische Nervenleitgeschwindigkeit des N. ulnaris unterhalb des Sulcus ulnaris, m/s

Literatur

1. CHRISTIAN, P., M. JACQUEMIER, C. RAU, J. PICAULT, C. MAILAENDER und H. CROISILLE: Die Entwicklung unseres therapeutischen Konzepts bei der Behandlung von Epicondylus – ulnaris – Frakturen. Z. Kinderchir 40 (1985) 213–216.
2. EISEN, A.: Early diagnosis of ulnar nervepalsy. Neurology (minneap.) 24 (1974) 256.
3. EKLÖF, O., A. NORDSTRAND u. P. A. SKOG: Avulsion fracture of the medial humerus epicondyle Results of treatment. Z. Kinderchir. 9 (1970) 110–117.
4. FESTGE, O.-A., W. TISCHER, G. SCHWOCK, C. CHRISTIANSEN u. ST. ESTEL: Nachuntersuchungen ellenbogengelenknaher Humerusfrakturen bei Kindern. Zbl. Chir. 105 (1980) 710–720.
5. FRANKE, J., W. FISCHER u. G. RAHN: Über die Abrißfrakturen – obere Extremität (Teil 1). Z. ärztl. Fortbild. 76 (1982) 378 – 384.
6. GÖDEL, M.-U.: Ergebnisse nach operativer Therapie distaler Humerusfrakturen im Kindesalter. Zbl. Chir. 98 (1973) 162–166.
7. HAAS, A.: Erfahrungen und Beobachtungen bei der Behandlung der Brüche des Epicondylus medialis humeri. Arch. f. orthop. u. Unfallchirurgie 43 (1944) 456–468.
8. VON LAER, L., P. PAGELS u. L. SCHRÖDER: Die Behandlung der Fraktur des Condylus radialis humeri im Wachstumsalter. Unfallheilkunde 86 (1983) 503–509.
9. LUDIN, H. P.: Praktische Elektromyographie. 2. Aufl. Enke. Stuttgart 1981.
10. MAYLAHN, D. J. u. J. J. FAHEY: Fractures of the elbow in children. J. of the american medical association 166 (1958) 220–228.
11. MOMMSEN, U., K. H. JUNGBLUTH u. M. DALLEK: Frakturen im Ellenbogenbereich des Kindes in: Frakturen im Kindesalter, Herausg. J. Eichler u. U. Weber. Thieme, Stuttgart, New York 1982, 129–137.
12. MORGER, R.: Verletzungen am kindlichen Ellbogen. Z. Kinderchir. Suppl 11 (1972) 717–736.
13. MÜLLER, W.: Behandlung und Ergebnisse kindlicher Ellenbogenfrakturen. Mschr. Unfallheilk. 76 (1973) 20–30.
14. MUMENTHALER, M.: Die Ulnarisparesen. Thieme. Stuttgart. 1961.
15. PELET, D.: in: die Frakturenbehandlung bei Kindern und Jugendlichen Herausg. B. G. Weber, Ch. Brunner u. F. Freuler. Springer, Berlin-Heidelberg-New York 1978, 132–140.
16. RITTER, G.: in: Das verletzte Kind. Herausg. H. Sauer, Thieme – Stuttgart, New York 1984.
17. SHARRARD, W. J. W.: Paediatric Orthopaedis and Fractures. Vol. 2, 2. edition, p. 1539–1545. Blackwell Scientific Publications Oxford, London, Edinburgh, Melbourne 1979.
18. VECSEI, V., A. PERNECZKY u. P. POTTERAUER: Zur Therapie der Fraktur des Epicondylus medialis humeri. Arch. orthop. Unfall-Chir. 83 (1975) 233–243.
19. VIEHWEGER, G.: Zum Problem der Deutung der knöchernen Gebilde distal des Epikondylus medialis humeri. Fortschr. Röntgenstrahlen 86 (1957) 643–652.
20. VINZ, H.: Operative Behandlung von Knochenbrüchen bei Kindern. Zbl. Chir. 97 (1972) 1377–1384.
21. WITTICH, H.: Der Abrißbruch am Epicondylus ulnaris humeri bei Jugendlichen und seine Nachuntersuchungsergebnisse. Monatsschr. f. Unfallheilk. 67 (1964) 513–532.

Anschrift der Verfasser
OMR Prof. Dr. sc. med. W. TISCHER, Ernst-Moritz-Arndt-Universität, Klinik für Chirurgie, Abt. f. Kinderchirurgie, Löfflerstr. 23b, DDR-2200 Greifswald.

Dr. med. U. RUNGE, Ernst-Moritz-Arndt-Universität, Klinik f. Neurologie und Psychiatrie, Ellernholzstr., DDR-2200 Greifswald.

S. Hofmann-v. Kap-herr (Hrsg.), Operationsindikationen bei Frakturen. Gustav Fischer Verlag. Stuttgart · New York · 1987

Die zwingende Indikation zur Operation bei Epicondylus ulnaris humeri Frakturen

H. G. Dietz, A. Hoffecker, A. M. Holschneider, München und Köln

Die Frakturen des Epicondylus ulnaris humeri werden nach Valgusstreß am gestreckten Ellenbogengelenk wie auch vor allem bei Ellenbogengelenksluxationen beobachtet. Bei einer vorhandenen Ellenbogengelenksluxation kann bisweilen erst nach Reposition der abgerissene Epicondylus diagnostiziert werden (Abb. 1). Die primär geringe Dislokation eines abgerissenen Epicondylus ulnaris humeri kann durch den Muskelzug der Unterarmflexoren noch deutlich vergrößert werden. Neben der geringgradigen primären Dislokation finden wir bis zum im Gelenk eingeschlossenen Epicondylus ulnaris humeri sämtliche Variationen (Abb. 2). Die operative Versorgung über einen medialen Zugang beginnt stets mit der Darstellung des N. ulnaris. Nach Besichtigung von Weichteilinterponat wird der Epicondylus mit 2 Kirschnerdrähten oder bei älteren Kindern mit einer Kleinfragmentschraube fixiert (Abb. 3). Die Ventralverlagerung des N. ulnaris ist nur sehr selten notwendig. Nach der operativen Versorgung erfolgt die Ruhigstellung im Oberarmgips für 4 Wochen, die Metallentfernung wird nach 3 Wochen durchgeführt.

Im Zeitraum von 1977 bis 1983 haben wir 17

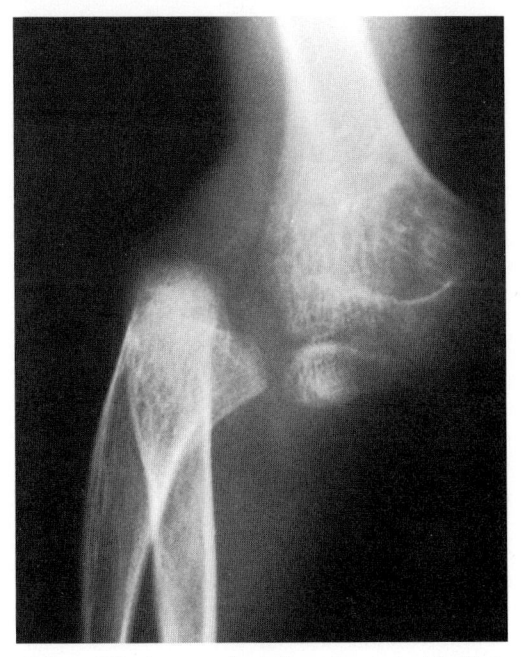

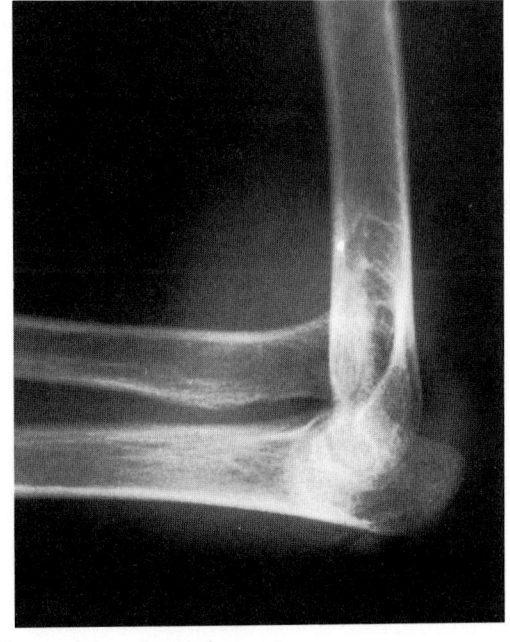

Abb. 1: Ellenbogengelenksluxation mit Abriß des Epicondylus ulnaris humeri.

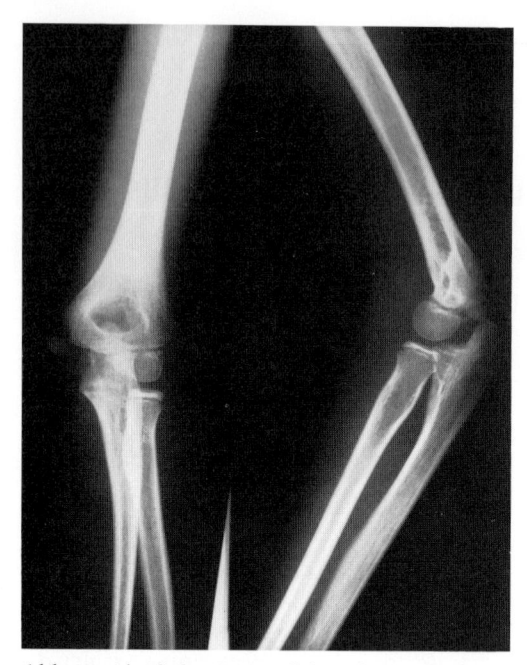

Abb. 2: Abriß des Epicondylus ulnaris humeri.

Frakturen des Epicondylus ulnaris behandelt (Abb. 4 u. 5). In zwei Fällen handelte es sich um unverschobene Infraktionen, die unter konservativer Therapie folgenlos ausheilten. In 13 Fällen wurde primär die offene Reposition und Osteosynthese durchgeführt. In 2 Fällen wurde nach begonnener konservativer Behandlung nach 5 und 7 Tagen nach sekundärer Dislokation die operative Revision durchgeführt. Die Nachuntersuchung nach 3 bis 9 Jahren nach dem Unfallereignis zeigte durchwegs gute bis sehr gute Ergebnisse. Wir fanden weder Fehlstellungen noch nennenswerte Bewegungseinschränkungen, und auch keine Bandinstabilität.

Die Infraktion sowie die nichtverschobene Fraktur des Epicondylus ulnaris kann konservativ in 4-wöchiger Oberarmgipsbehandlung folgenlos ausgeheilt werden. Weitgehend einheitlich wird in der Literatur die dislozierte Fraktur des Epicondylus ulnaris humeri als absolute Operationsindikation angesehen (BRÜLLHART 1983, COTTA 1979, PELLET 1978, RITTER 1984, KUTSCHA-LISSBERG 1971). Als Maß der Dislokation wird übereinstimmend der Wert von 2 mm angegeben. Die hohe Rate der Ellenbogenluxa-

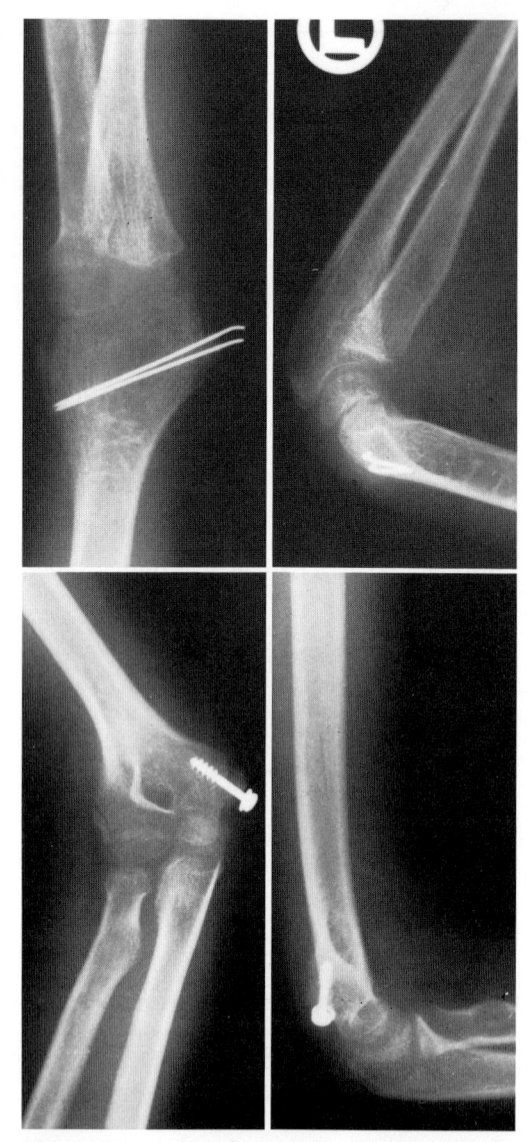

Abb. 3: Zustand nach operativer Versorgung des abgerissenen Epicondylus ulnaris humeri.

tion von 50 % (RITTER 1984) stellt die Grundlage der These der Beteiligung des radialen Seitenbandes dar (VON LAER 1981). Das eigene Krankengut weist bei radiologischer Diagnostik noch in 25 % die Luxation auf. Dennoch scheint die durchschnittliche 4-wöchige Ruhigstellung den möglichen Bandschaden an der radialen Seite des Ellenbogengelenkes ausreichend zu behandeln. Aller-

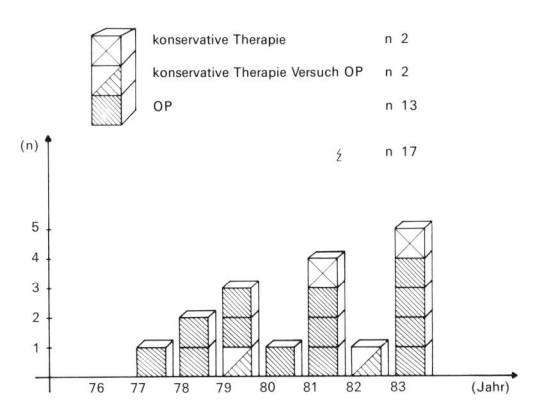

Abb. 4: Auftreten von Frakturen des Epicondylus ulnaris humeri von 1977 bis 1983.

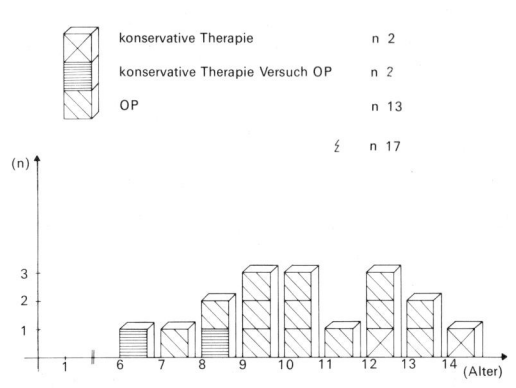

Abb. 5: Altersverteilung von Frakturen des Epicondylus ulnaris humeri.

dings findet diese Dislokationsgrenze von 2 mm nicht generell Anerkennung, auch 5 mm (RENNE 1974) werden als Grenze der konservativen Behandlungsmöglichkeiten erwähnt.

Die Indikation zur Operation ergibt sich für uns aus der anatomischen Situation, aufgrund des Unfallmechanismus und den ausschließlich guten und sehr guten Ergebnissen nach offener Reposition und Refixation des abgerissenen Epicondylus ulnaris humeri.

Zusammenfassung

Die Fraktur des Epicondylus ulnaris tritt in der Regel nach Valgusstreß des Ellenbogens in Streckstellung sowie nach Ellenbogengelenksluxationen auf. Die dislozierte Fraktur (Distanz = 2 mm) ist offen zu reponieren und mittels Kirschnerdraht oder Schraubenosteosynthese zu fixieren. Eine zusätzliche Ruhigstellung im Oberarmgips für 4 Wochen ist notwendig. Die Metallentfernung wird in der Regel 3 Wochen postoperativ durchgeführt. Die guten Spätergebnisse rechtfertigen dieses Therapiekonzept.

Literatur

BRÜLHART, K., et al.: Frakturen des Ellenbogenbereichs im Kindesalter. Therap. Umschau 40, 11, 1983.

COTTA, H., et al.: Über die Behandlung knöcherner Verletzungen des Ellenbogengelenks im Kindesalter. Unfallheilkunde 82, 41, 1979.

KUNERT, J.E.: Frakturen und Epiphysenlösungen der oberen Extremitäten. In: Kinderchirurgie M. Bettex, N. Genton, M. Stockmann, 2. Aufl., Thieme-Verlag, Stuttgart-New York, 11, 81, 1982.

KUTSCHA-LISSBERG, RAUSH R.: Frische Ellenbogenverletzungen im Wachstumsalter. Unfallheilkunde, Heft 118, Springer Verlag, Berlin-Heidelberg- New York, 34, 1971.

LAER, L., v: Spätfolgen nach Ellenbogenläsionen im Wachstumsalter – Ursache, primäre Therapie. Orthopäde 10, 264, 1981.

PELLET, D.: Die Fraktur des Epicondylus medialis. In: Die Frakturenbehandlung bei Kindern und Jugendlichen. Weber B.G., Brunner Ch., Freuler F.: Springer Verlag, Berlin-Heidelberg-New York, 132, 1978.

RENNE, J., WELLER, S.: Brüche des Epicondylus medialis. In: Unfallverletzungen bei Kindern, Rehn J., Springer Verlag, Berlin-Heidelberg-New York, 185, 1974.

RITTER, G.: Verletzungen des Schultergürtels und der oberen Extremitäten. In: Das verletzte Kind, H. Sauer, Thieme Verlag, Stuttgart-New York, 451, 1984.

Anschrift des Verfassers
Dr. H.G. Dietz, Kinderchirurgische Klinik, Lindwurmstraße 4, D-8000 München 2.

S. Hofmann-v. Kap-herr (Hrsg.), Operationsindikationen bei Frakturen. Gustav Fischer Verlag. Stuttgart · New York · 1987

Die Operationsindikation bei der Versorgung der Kondylus radialis Fraktur

I. Joppich, Heidelberg

Einleitung

Ellenbogenfrakturen sind die am meisten mit unbefriedigenden Fehlstellungen belasteten Frakturen des gesamten Wachstumsalters, besonders häufig ist die Kondylus radialis Fraktur beteiligt. Sie ist die zweithäufigste Fraktur des Ellenbogengelenkes im Wachstumsalter und kreuzt immer die distale Humerusepiphysenfuge. Der dadurch ausgelöste laterale Wachstumsreiz und die aufgrund der anatomischen Gegebenheiten des Ellenbogengelenkes meist vorhandene Frakturdislokation (auch noch sekundär), ergeben typische Ellenbogenachsveränderungen, Gelenkdeformierungen und Pseudoarthrosen mit entsprechenden Funktionsstörungen.

Literaturübersicht

Die Literatur über die Kondylus radialis Fraktur ist zwar sehr umfangreich, vielfach aber wenig hilfreich, da die Resultate meist – auch wegen zu kleiner Zahlen – nur pauschal mit gut und schlecht bewertet werden, Funktionseinbußen und Achsabweichungen ebenso wie die Fragmentstellungen zum Zeitpunkt der Verletzung wie zum Zeitpunkt der Konsolidation nicht differenziert werden und damit kaum vergleichbar sind. Auf die in der Tabelle 1 genannten Arbeiten sei hier verwiesen. Die Untersuchungen von Laer's 1981 und 1983 enthalten die am besten nachprüfbaren Ergebnisse, insbesondere auch Vergleiche osteosynthetischer Verfahren. Dennoch erlauben die Zahlen eigentlich noch keine Prozentberechnungen, zeigen aber teilweise deutliche Signifikanzen. Um eine Vergleichsmöglichkeit zu haben, wurden die Aufhebungen der physiologischen Valgusstellung zu den Varusabweichungen summiert.

Eigenes Krankengut

In den Jahren 1973–1983 sahen wir an der Mannheimer Kinderchirurgischen Klinik 34 Kondylus radialis Frakturen unter 305 Ellenbogenfrakturen (11,1 %). In dem Zeitraum seit Planung dieses Symposions konnte jedoch nur ein kleiner Teil der Kinder nachuntersucht werden, so daß die Heranziehung der eigenen Spätergebnisse für die Diskussion über die Operationsindikation noch nicht möglich ist.

Diskussion

Die Frage nach der Operationsindikation bei der Kondylus radialis Fraktur läßt sich einfach beantworten:
nur die sicher nicht dislozierte Fraktur wird konservativ, die wesentlich häufigere dislozierte Fraktur muß operativ behandelt werden.
Aus diesem Dictum ergeben sich drei Fragenkomplexe, die zu beantworten sind.
1. Was ist eine Dislokation beim Kondylusabriß?
2. Wie erfolgt die operative Therapie?
3. Warum muß die Therapie operativ sein?
ad 1: Nach Flynn ist bei einer Dehiszenz von mehr als 2 mm eine knöcherne Konsolidierung nicht mehr zu erwarten oder zumindest verzögert, es droht eine Pseudarthrose, so

daß 2 mm Dehiszenz als Kriterium der Dislokation gelten (FLYNN, VON LAER). Dislokationen sind insbesondere bei jungen Kindern mit noch fehlenden Knochenkerndarstellungen nicht immer einfach zu erkennen, entscheidende Bedeutung kommt oft dem seitlichen Röntgenbild zu (Abb. 1). Häufig gleiten primär nicht dislozierte Fragmente sekundär ab und erfordern dann auch noch nach Tagen die gleiche Entscheidung zur operativen Behandlung.

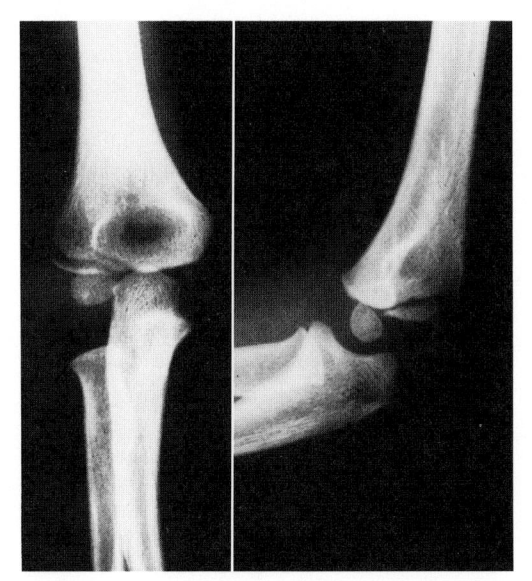

Abb. 1: Ein Frakturspalt ab 2 mm Dehiszenz ist eine dislozierte Fraktur. In der seitlichen Ebene wird das besonders deutlich.

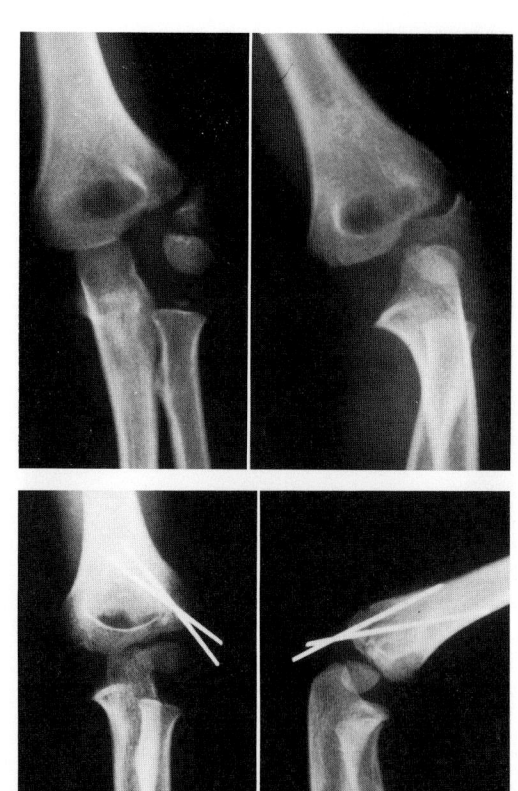

Abb. 2: Kirschnerdrahtadaptation der Fragmente bei einem 4-jährigen Knaben, der Frakturspalt bleibt gleichwohl sichtbar.

ad 2: Die operative Fixation der Kondylenfraktur ist mit Kirschnerdrähten (Abb. 2) oder durch eine Kleinfragmentschraube möglich und üblich. Eine Schraube verbietet sich bei sehr kleinem metaphysärem Fragment und kleinen Verhältnissen bei jungen Kindern. Andererseits ist nur mit einer Schraube eine Kompressionsosteosynthese möglich (Abb. 3), die allein zu völlig befriedigenden Ergebnissen führt, die Bohrdrahtosteosynthese ergibt in nahezu der Hälfte der Fälle eine sekundäre Varusabweichung der Ellenbogenachse (VON LAER). Wünschenswert ist auch die zusätzliche Stabilisierung der medialen epiphysären Gelenkfläche im Trochleabereich durch einen parallel zur Epiphysenfuge eingearbeiteten Kirschnerdraht oder einer Schraube, wenn das die Verhältnisse zulassen. Man sollte sich jedoch darüber im Klaren sein, daß diese Osteosynthese eine anspruchsvolle Operation darstellt und gemessen an den Ergebnissen bzw. der zusätzlichen Traumatisierung keineswegs immer indiziert ist und schon gar nicht erzwungen werden darf.

ad 3: Die Antwort auf die dritte Frage nach dem warum läßt sich anhand anatomischer Gegebenheiten und der Literaturspätergebnisse ableiten. Der verletzte, der abgerissene Kondylus radialis humeri ist in mehrfacher Hinsicht mechanischen Belastungen ausgesetzt.

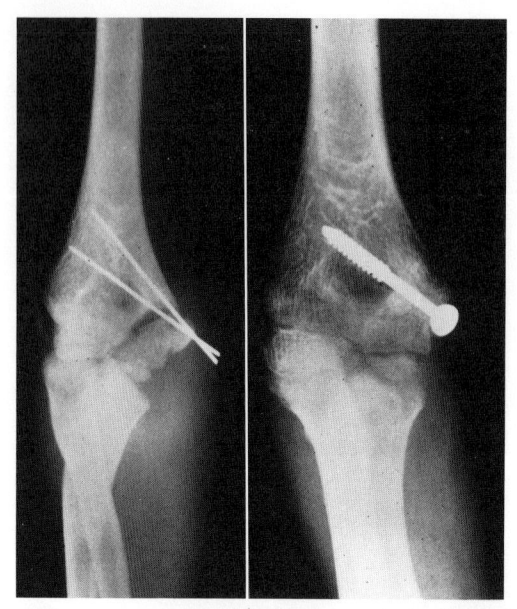

Abb. 3: Unzureichende Kirschnerdrahtfixation bei einem 7-jährigen Knaben, die Korrektur mittels Malleolarschrauben-Osteosynthese.

1. Durch die physiologische Valgusstellung verläuft die diagonale Armachse durch Radiusköpfchen und Capitulum humeri, wodurch ein besonderer Druck auf die Radialseite des distalen Humerus, nämlich den Kondylus radialis, ausgeübt wird. Dieser Druck wirkt als Abscherkraft.
2. Kondylus radialis und Radiusköpfchen sind mittels des Ligamentum anulare und Ligamentum collaterale radii aneinander gefesselt, der Kondylus radialis muß dem Abscherdruck nach proximoradial folgen.
3. Am Epikondylus des Kondylus radialis setzen sechs Streckmuskeln an, nämlich der Extensor carpi radialis longus et brevis, der Extensor carpi ulnaris, Extensor digitorum communis sowie der Supinator und Anconaeus, die alle eine distalwärtige Zugrichtung ausüben und das Kondylenfragment um eine in a.p.-Richtung zu denkende Achse radialwärts rotieren.

So verschieben Druck- und Scherkräfte den Kondylus radialis nach proximo-radial und/oder Zugkräfte luxieren ihn, so daß er durch die Ligamentfesselung zwar etwa in situ bleibt, jedoch um ca. 180° rotiert ist, was bei fehlender Knochenkernsichtbarkeit bei jüngeren Kindern zu radiologischer Fehlbeurteilung führen kann. Auch die Unmöglichkeit einer konservativen Therapie der dislozierten Kondylusfraktur oder die geschlossene Reposition und percutane Bohrdrahtosteosynthese wird daraus deutlich.

Das fehlende Widerlager für das Radiusköpfchen läßt den Unterarm in Valgusrichtung abweichen. Die Valgusstellung ist also Folge einer schlechten oder unzureichenden Therapie, d. h. mangelhafter Ausgleich einer Fehlstellung.

Eine weitere Folge des Epiphysentraumas – Kondylenabbrüche sind in der Regel Aitken-III-Frakturen – ist eine passagere vermehrte Stimulation der radialen Humerusepiphysenfuge. Diese Fugenstimulation bedeutet vermehrtes radiales Wachstum, also Varisierung.

Fehlstellung – Valgus – und Korrekturwachstum – Varus – kompensieren sich also oder schwächen sich ab. VON LAER hat nachgewiesen, daß diese Epiphysenfugenaktivierung während der ganzen Zeit der knöchernen Konsolidierung anhält, womit der Varisierungseffekt um so stärker ist, je länger bzw. verzögerter die Heilung abläuft und um so geringer, je kürzer diese Heilungszeit ist. Ein ideales Ergebnis ist also nur zu erreichen, wenn durch kurze Heilungszeit die Varisierung minimiert, durch vorherige Beseitigung der Fehlstellung die Valgisierung vermieden wird.

Daraus leitet sich die zwingende Notwendigkeit der offenen Reposition und osteosynthetischen Fixation des dislozierten Kondylus ab.

Auf die Schwierigkeiten, dafür eine Bestätigung anhand publizierter Spätergebnisse aus der Literatur zu erhalten, wurde eingangs hingewiesen. Die Untersuchungen ergeben in etwa der Hälfte aller Fälle Achsabweichungen (Tab. 1).

Aus der Valgusstellung können wir nach dem vorher Gesagten auf unzureichend beseitigte Fragmentstellungen schließen, diese Valgusstellungen sind bei ausschließlich operierten Frakturen deutlich seltener (VON LAER 1983). Beachtlich ist die Differenz zwischen klinischen und radiologisch meßbaren Achsabweichungen (VON LAER 1981).

Tabelle 1: Kondylus-radialis-Fraktur

| Nachuntersuchung | | Achsabweichung | | | |
Autor	n	n	%	Varus	Valgus
ZIMMERMANN 1978	14	7	50	6	1
MÜLLER 1981	14	6	43	5	1
V. LAER 1981	45	25	56	20	5
Rö	45	42	93	29	13
HÖRSTER 1983	15	7	47	3	4
V. LAER 1983	38*	14	37	14	0
KD	16	9	56	9	0
KFS	22	5	23	5	0

* nur operierte Fälle
KD — Kirschner Draht
KFS — Kleinfragmentschraube

Diese schlechten Resultate stimmen nicht mit der Erfahrung überein, daß Kondylus radialis Frakturen äußerst selten, unvergleichlich viel seltener als die supracondylären Frakturen Anlaß späterer Korrekturosteotomien aufgrund schwerwiegender Defektheilungen sind (WAHL bei KATTHAGEN 4%).

Da Funktionseinbußen der Beugung, Streckung und Drehung im Ellenbogengelenk beispielsweise im Krankengut von VON LAER nur ub 12,9% zu finden sind, bedeutet das, daß die meisten Fälle von Achsabweichungen und anderen radiologischen Residuen wie Fischschwanzdeformität, Radiusköpfchendeformität etc. nur ein vorwiegend kosmetisches Problem darstellen. Es gibt genügend Beispiele, daß schwerwiegende röntgenologische Deformierungen nicht notwendigerweise auch zu schwerwiegenden Funktionsstörungen führen müssen. Die Abbildung 4 zeigt die Darstellung einer derartigen unbehandelten dislozierten Kondylus Fraktur mit Heilung über Pseudarthrose, Valgisierung und Fischschwanzdeformität mit ausgezeichnetem funktionellem Ergebnis 17 Jahre nach dem Unfall (Unfall mit 8 Jahren).

Schlußfolgerung

Die spontane Korrekturfähigkeit des Ellenbogengelenkes wird im Kindesalter stets

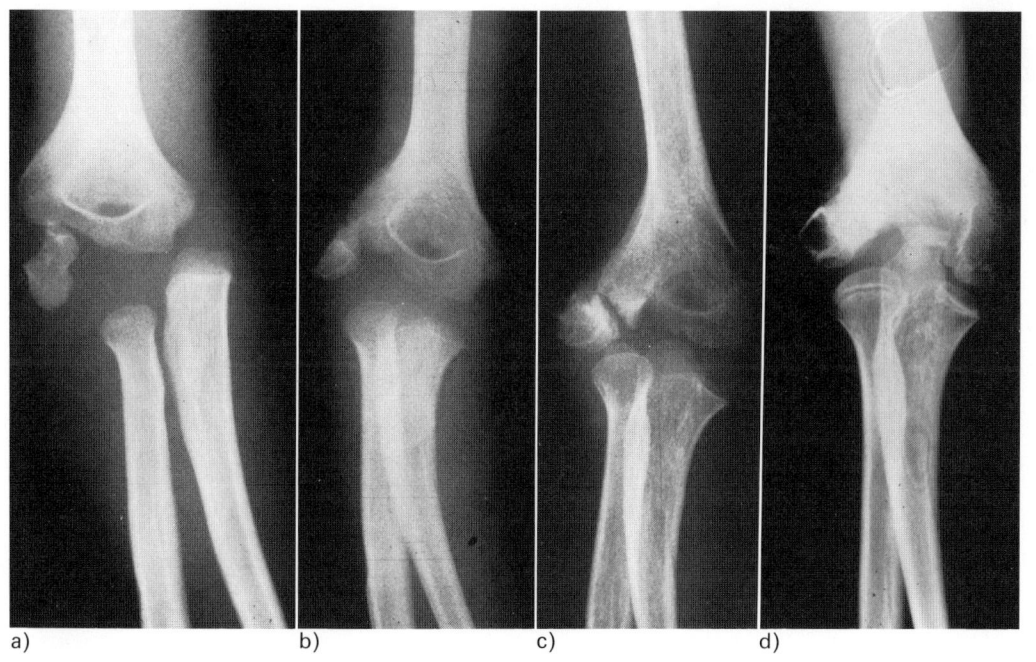

Abb. 4: Unbehandelte Kondylus-Dislokation.
a) Unfall mit 8 Jahren, b) nach 6 Wochen, c) Pseudarthrose nach 10 Monaten, d) Valgusstellung und Fischschwanzdeformierung nach 5 Jahren bei freier Gelenkbeweglichkeit, die auch nach weiteren 12 Jahren fortbestand. Keinerlei Beschwerden.

überschätzt, da Anpassungsfähigkeit und Gewöhnung sowie vor allem die Kompensation durch die Gesamtbeweglichkeit des Armes 20–30°-Fehleinstellungen bzw. Fehlfunktionen nicht spürbar und nicht auffällig und störend erscheinen lassen. Voraussetzung für eine einwandfreie Gelenkfunktion ist jedoch die anatomische exakte Rekonstruktion der frakturierten Gelenksstrukturen. Das ist bei dislozierten Frakturen ausschließlich operativ zu erreichen.

Zusammenfassung

Jede dislozierte Kondylus radialis humeri Fraktur von mehr als 2 mm Dehiszenz muß operativ behandelt werden, dabei ist – wenn es die Größenverhältnisse zulassen – die Kompressionsosteosynthese mit einer Kleinfragmentschraube der Kirschnerdrahtfixation vorzuziehen. Nur so lassen sich bewegungseinschränkende Unfallfolgen, auch wenn sie durch Schulter- und Handgelenksbewegungen kompensiert werden können, sowie oft vorwiegend nur kosmetisch/psychisch störende Achsabweichungen in Valgus- oder Varusrichtung, befriedigend vermeiden.

Literatur

1. FLYNN, J.C., RICHARD, J.F., SALTZMAN, R.I.: Prevention and treatment of non-union of slightly displaced fractures of the lateral human condyle in children. J. Bone Jt. Surg. (1975) 57 A, 1087.
2. HÖRSTER, G. HIERHOLZER, G.: Entstehung und Behandlung des posttraumatischen Cubitus varus als Komplikation des kindlichen supracondylären Oberarmbruches. In: Regionale plastische und rekonstruktive Chirurgie im Kindesalter. Hrsg. W. Kley und C. Naumann. Springer, Berlin-Heidelberg 19, 83, 171.
3. JAKOB, R.P., FERNANDEZ, D.L.: Late complications of fractures of the lateral humeral condyle in children. In: Fractures in Children. Hrsg. G. Chapchal. Thieme, Stuttgart-New York 1981, 168.
4. KATTHAGEN, B.D., MITTELMEIER, H., SCHMITT, E.: Korrekturosteotomien des distalen Humerus nach kindlichen Ellenbogenverletzungen. Unfallheilkunde (1983), 86, 349.
5. LAER, L. VON: Die Fraktur des Condylus radialis humeri im Wachstumsalter. Arch. orthop. traumat. surg. (1981), 98, 275.
6. LAER, L. VON: Die Behandlung der Fraktur des Condylus radialis humeri im Wachstumsalter. Unfallheilk. (1983), 86, 503.
7. LAER, L. VON: Skelett-Traumata im Wachstumsalter. Hefte Unfallheilk. (1984), 166.
8. LAER, L. VON: Frakturen und Luxationen im Wachstumsalter. Thieme, Stuttgart New York 1986.
9. MÜLLER, H.P., ERNE P.: Condylar Fractures of the Elbow Region. In: Fractures in Children. Hrsg. G. Chapchal. Thieme, Stuttgart-New York 1981, 166.
10. WAHL, D.: Über den posttraumatischen Cubitus varus. Zbl. Chirurgie (1983), 108, 1086.

Anschrift des Verfassers
Prof. Dr. INGOLF JOPPICH, Fakultät für klinische Medizin, Städtische Krankenanstalten, Kinderchirurgische Klinik, D-6800 Mannheim.

Operationsindikation bei Verletzungen des Radiusköpfchens, der proximalen Ulna und bei Monteggiafrakturen

J. ENGERT, Bochum/Herne

Obwohl die knöchernen Verletzungen des proximalen Radius, der proximalen Ulna und die Kombinationsläsionen in Form der Monteggiafraktur zusammen 5% (14) aller Frakturen der oberen Extremitäten nicht übersteigen, bedarf diese zum Teil problematische Gruppe von Verletzungen bezüglich der Abhängigkeit der Prognose von konservativer, respektive operativer Therapie einer genauen Analyse. Aus dem eigenen Krankengut der letzten 10 Jahre (prox. Radius: n = 70; Olecranon: n = 50; Monteggia: n = 25) und verläßlichen Daten der Literatur lassen sich die Indikationen zur operativen Therapie wie folgt herausarbeiten:

Verletzungen des proximalen Radius

Bei den Verletzungen des proximalen Radius handelt es sich einmal um die isolierte *Radiusköpfchenluxation*, die sich weitaus seltener als die übrigen Läsionen ereignet; die häufige, epiphysennahe, metaphysäre *Radiushalsfraktur* des älteren Kindes; die *Epiphysiolyse* – meist mit metaphysärem Fragment – des Kleinkindes und letztlich um die seltene *Meißelfraktur* der Epiphyse selbst (9, Tab. 1, Abb. 1).

Operationsindikationen

Im Bereich des proximalen Radius ergeben sich die Operationsindikationen
1. aus der besonderen periostalen Gefäßversorgung – wie sie sonst nur noch am Schenkelhals bzw. am Hüftkopf vorliegt – mit daraus resultierender erhöhter Vulnerabilität und möglichen unfall- wie therapieabhängigen, zum Teil irreversiblen Umbaustörungen, Wachstumsstillstand, Valgusdeformität und Bewegungseinschränkungen,
2. bei konservativ nicht korrigierbaren Fehlstellungen – und Frakturformen. Dabei stellt die Unmöglichkeit, durch geschlossene Reposition zu einer prognostisch günstigeren Stellung zu gelangen, das entscheidende operations-indizierende Kriterium dar;
3. bei offenen Frakturen, die selbstverständlich offen zu behandeln sind. Dies wird allerdings nur in max. 2% relevant.
4. Ergibt sich die Operationsindikation bei verbleibenden Fehlstellungen sowie alten Verletzungen, Deformitäten und Arthrosen, die mit einer functio laesa *und* Beschwerden einhergehen (Tab. 2).

Tabelle 1: Verletzungen im Bereich des proxim. Radius

1. Isolierte Radiusköpfchenluxation
2. Radiushalsfraktur (50–70%) (epiphysennah-metaphysär)
3. Epiphyseolyse (30–50%) (meist metaphysäres Fragment)
4. Meißelfraktur (selten, transepiphysäre Fraktur)

Tabelle 2: Verletzungen des prox. Radius

primäre Operationsindikationen
A. Absolut: 1. Epiphysenfrakturen 2. Vollständig disloz. u. verkürzte Frakturen 3. Achsabweichungen > 60° < 10. LJ. 4. Offene Frakturen
B. Relativ: 1. Irreponible/veraltete isolierte Radiusköpfchen-Luxation 2. Irreponible Dislokation des proximalen Schaftes > ½ Schaftbreite, bzw. irreponible Epiphyseolyse

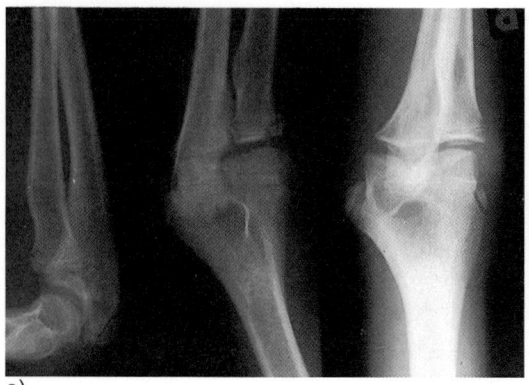

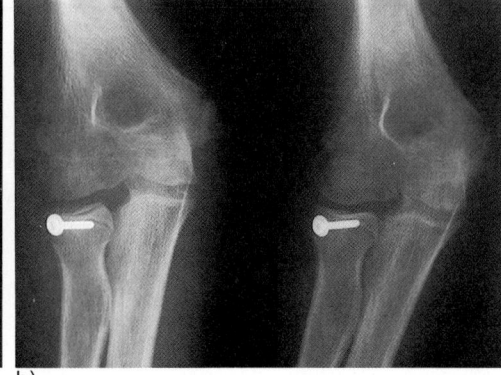

Abb. 1a + b: B. M., 14 Jahre, männlich: Meißelfraktur der proximalen Radiusepiphyse gleichzeitig mit einer Flake fracture.

Das heißt im einzelnen:

a) Alle Epiphysenfrakturen und Verletzungen mit Läsion der Radiusgelenkfläche müssen operativ versorgt und die Gelenkfläche minutiös wiederhergestellt werden (Abb. 1). Eine konservative Therapie ist nicht möglich, sonst sind Deformierungen, Arthrosen und Beschwerden unausweichliche Folgen.

b) Vollständig dislozierte (Abb. 2) und verkürzte Frakturen entziehen sich ebenfalls einer konservativen Therapie und bedürfen unbedingt einer operativen Stellung. Ob die Fixierung mit oder ohne Metallimplantat ausgeführt wird, hängt von der erreichbaren Stabilität ab.

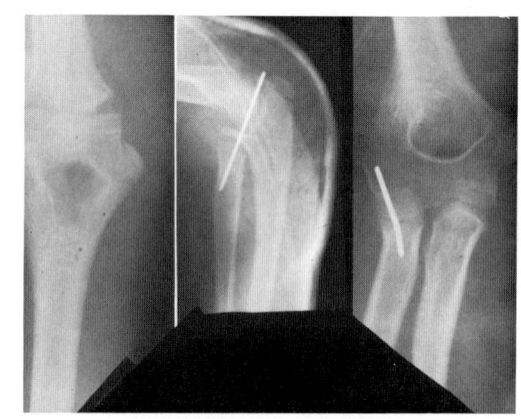

Abb. 2: S., M., 12 J. weiblich. Vollständig dislozierte Epiphysenfraktur.

c) Eigene Untersuchungen wie systematische retro- und prospektive Studien der letzten Jahre (7, 12) bestätigen (1, 2), daß jegliche Repositionsmaßnahmen am proximalen Radius – geschlossen oder offen – zu einer mehr oder weniger ausgeprägten zusätzlichen Durchblutungsminderung mit konsekutiven Kopfnekrosen, zum Teil auch partiell, und Umbaustörungen führen (3, 7, 8, 10, 13) und daß Abkippungsfehlstellungen bis zu 60° noch spontan von unter 10 Jährigen ausgeglichen werden können. Daraus folgt, daß nur bei noch ausgeprägterer Dislokation (> 60°) – oder – nach dem 10. Lebensjahr bei konservativer Unmöglichkeit, Fehlstellungen über 20° zu beseitigen, die Operationsindikation gegeben ist. Bezüglich der Verwendung eines Implantates gilt der oben genannte Grundsatz.

d) Offene Frakturen können in den meisten Fällen in geschlossene umgewandelt werden, ohne daß sich die angegebenen therapeutischen Richtlinien ändern.

e) Bei der isolierten Radiusköpfchenluxation – oder auch Luxationsfraktur – ist die OP-Indikation immer dann gegeben, wenn eine geschlossene Reposition nicht gelingt. Das wird in ca. 10% der Fälle der Fall sein. Beschwerdefreiheit bei alten Luxationen macht eine Operation überflüssig; anhaltende Beschwerden, Funktionseinschränkungen oder Radialisparesen indizieren unseres Erachtens zur operativen Korrektur. Ist die Indikation klar, so kann auch noch nach langem Intervall (Jahre!) eine offene Reposition, falls erforderlich eine Entfernung von

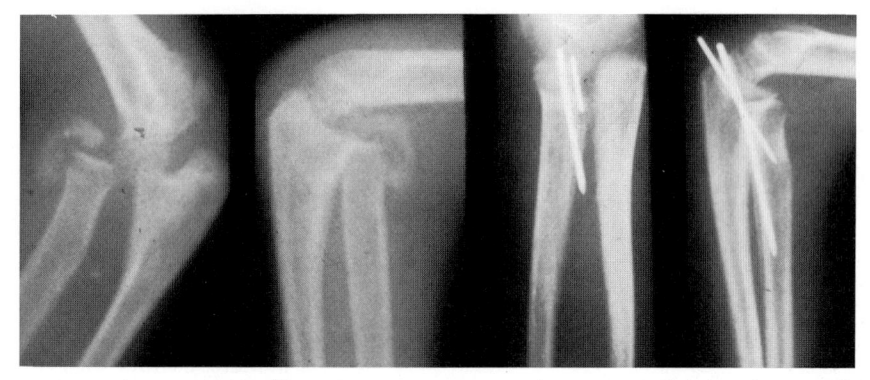

Abb. 3: R. M., 7 Jahre, weiblich: Übersehene Moteggia-Fraktur mit Callus luxurians und Radialisparese.

Callus luxurians, eine evtl. Ringbandnaht oder auch Ringbandplastik aus der Trizepssehne oder auch eine Verkürzungsosteotomie des Radius mit Erfolg ausgeführt werden. Unsere eigenen Ergebnisse sind gegenüber den Literaturangaben ermutigend. Zur passageren Stabilisierung bevorzugen wir Kirschner-Drähte (Abb. 3).

f) Seit-zu-Seit-Verschiebungen im proximalen Schaftbereich sind in der Regel konservativ zu beheben, andernfalls bedürfen sie einer operativen Korrektur, da diese Fehlstellung während des weiteren Wachstums – als einzige – spontan nicht mehr korrigiert wird (5).

g) Eine sekundäre Operations-Indikation (Tab. 3) nach Verletzungen des proximalen Radius oder auch in Kombination mit dem Condylus radialis sehen wir nur bei einer functio laesa und/oder Beschwerden, nicht jedoch bei Beschwerdenfreiheit. Je nach den vorliegenden Schäden sind bei Fehlstellungen subcapitale Osteotomien, bei Deformierungen und Gelenkflächenzerstörungen Radiusköpfchenresektionen *nach* proximalem und distalem Fugenverschluß, und evtl. auch einmal eine Ulnarisventralisation indiziert.

Bei den undankbaren und ätiologisch noch unklaren radioulnaren Synostosen kann eine Trennung versucht werden. Andernfalls ist auch hier eine Radiusköpfchenresektion indiziert. Ein Gelenkersatz erscheint weiterhin recht problematisch.

Operationsindikationen bei Verletzungen der proximalen Ulna

Olecranonfrakturen sind insgesamt selten und häufig mit Läsionen vorwiegend des proximalen Radius kombiniert. Bei allen intraartikulären Quer- und Schrägfrakturen mit Dislokation ist ein operatives Procedere mit fugenloser Gelenkrekonstruktion als primäre Operatinsindikation angezeigt (Abb. 4, Tab. 4).

Tabelle 3: Verletzungen des prox. Radius

sekundäre Operationsindikationen bei functio laesa u./o. Beschwerden
1. Fehlstellung (subcapit. Osteotomie)
2. Deformierung, Gelenkflächenzerstörung (Radiusköpfchenresektion nach distalem Fugenschluß, evtl. Ulnarisverntralisation)
3. Synostosen (Trennung?/Radiusköpfchenresektion/Prothese?)

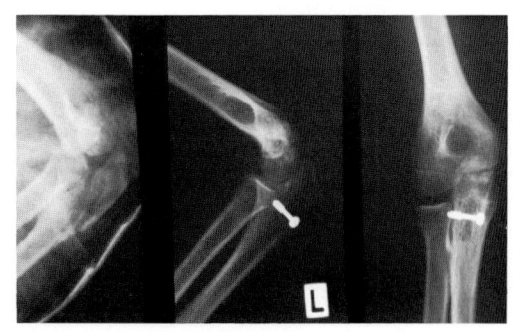

Abb. 4: Qu., R., 12 J. ml. Intra-articuläre Schrägfraktur des Olecranons.

Tabelle 4: Olecranonfrakturen

Operationsindikationen

primär
1. Dislozierte intraarticuläre Quer- u. Längsfrakturen
2. Dislozierte Frakturen des Processus coronoideus ulnae

sekundär
1. Veraltete Frakturen mit Diastase, Streckinsuffizienz; Pseudarthrose
2. Fehlstellung des prox. Ulnaschaftes (Monteggia)

Distraktionsfrakturen sollten unseres Erachtens gleichfalls operativ versorgt werden, auch wenn die Distraktion zum Zeitpunkt der Diagnose noch nicht ausgeprägt ist. Dies kann entweder mit Kirschner-Drähten bei Kleinkindern und zusätzlicher Fixierung im Gips oder mit einer Zuggurtungsosteosynthese bzw. einer Zugschraube beim älteren Kind geschehen (Abb. 5 + 6). Andernfalls entstehen Pseudoarthrosen mit erheblicher Funktionsbeeinträchtigung und arthrotischen Veränderungen, falls die Gelenkfläche unterbrochen ist. Liegt eine derartige Schädigung vor, sehen wir die Indikation zur Rekonstruktion in jedem Fall für gegeben.

Fehlstellungen der proximalen Ulna nach extraarticulären Schrägfrakturen erfahren während des weiteren Wachstums keine spontane Korrektur. Darauf ist bei der meist konservativ möglichen Reposition und Retention zu achten. Gelingt dies nicht exakt, muß operativ korrigiert werden, um die eingeschränkte Pro- und Supination zu verbessern.

Nach unseren Erfahrungen ist die Fraktur des Processus coronoideus ulnae – meist in Kombination mit Ellenbogengelenksluxationen – gar nicht so selten. Eine offene Reposition ist bei Dislokation indiziert. Meist gelingt eine Adaptation mit einem Kirschner-Draht (Abb. 7a + b). Schrauben lassen sich dagegen nur sehr schwer verankern.

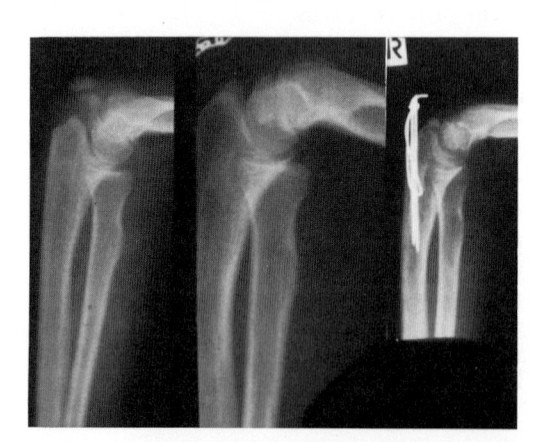

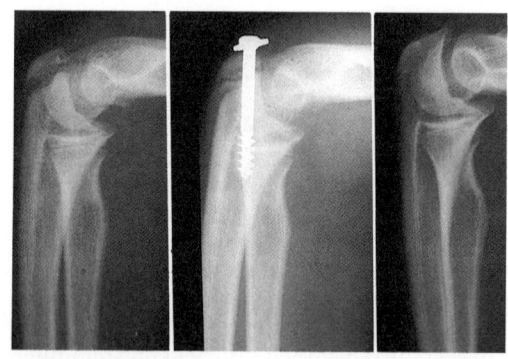

Abb. 5 + 6: R., K., 13 J. ml. Distraktionsfrakturen der proximalen Ulnaepiphyse und osteosynthetische Versorgung.

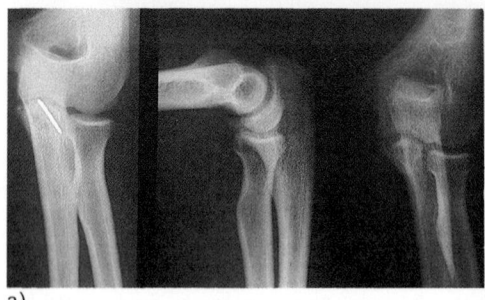

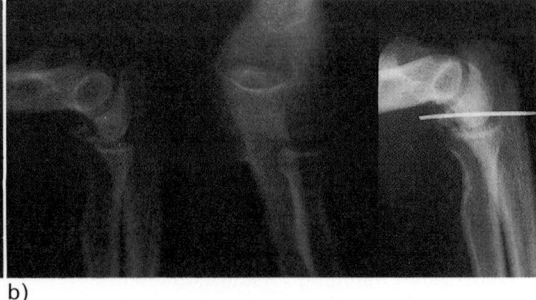

a) b)

Abb. 7a + b: B. H., 13 Jahre, männlich: Fraktur des Prozessus coronoideus ulnae.

Operationsindikation bei Monteggia-Frakturen

Monteggia-Frakturen sind vornehmlich dadurch als problematisch einzustufen, da sie oft übersehen werden! Insuffiziente Röntgenaufnahmen wie Unkenntnis liegen den schlechten Ergebnissen meist ursächlich zugrunde. Nach unseren Erfahrungen sollte in jedem Fall der Versuch einer Reposition des Radiusköpfchens unternommen werden. In Einzelfällen ist eine Korrekturosteotomie der Ulna, wie oben ausgeführt, notwendig (Tab. 5)

Tabelle 5: Monteggia-Fraktur

Operationsindikationen
primär
1. Irreponible Radiusköpfchenluxation
2. Irreponible Luxationsfraktur des Radius
3. Dislozierte und instabile Ulnafrakturen
sekundär
1. Alte Monteggia-Frakturen mit Luxation des prox. Radius

Primäre Operations-Indikationen bei der Monteggia-Fraktur sind selten, es sei denn, daß Ringbandinterposition oder eine persistierende Luxation des Radiusköpfchens zum operativen Vorgehen zwingen. Bei dislozierten und instabilen Ulna-Frakturen bevorzugen wir eine Plattenosteosynthese. Bei Monteggia-Frakturen mit Luxationsstellung des proximalen Radius wird eine Reposition mit Ringbandplastik und Kirschner-Draht-Fixierung oder auch – nach Reposition – eine Ringbandplastik verbunden mit einer Ulnakorrekturosteotomie durchgeführt.

Schlußfolgerungen

Verletzungen im Bereich des proximalen Radius bedürfen in der Regel einer konservativen Therapie. Repositionsmanöver, ob konservativ oder operativ, sollten bei Radiusköpfchenfrakturen möglichst unterbleiben, um die Restdurchblutung nicht weiter zu vermindern. Nur bei Epiphysenfrakturen bzw. vollständig dislozierten und verkürzten Frakturen ist eine absolute Operations-Indikation gegeben. Offene Frakturen werden in geschlossene verwandelt, das therapeutische Vorgehen bleibt unverändert. Relative Operations-Indikationen ergeben sich für irreponible, veraltete, isolierte Radiusköpfchenluxationen sowie irreponible Dislokationen des proximalen Schaftes über eine halbe Schaftbreite bzw. bei irreponibler Epiphyseolyse, falls eine geschlossene Reposition nicht gelingt.

Sekundäre Operations-Indikationen bei Verletzungen des proximalen Radius ergeben sich aus einer functio laesa und /oder entsprechenden Beschwerden. Fehlstellungen werden durch subcapitale Osteotomien; Deformierungen u. Gelenkflächenzerstörungen durch Radiusköpfchenresektionen nach distalem und proximalen Fugenschluß und Synostosen durch eine Trennung, besser durch eine Radiusköpfchenresektion behandelt.

Primäre Operations-Indikationen bei Olecranon-Frakturen ergeben sich bei dislozierten intraarticulären Quer- und Längsfrakturen sowie dislozierten Frakturen des Processus coronoideus ulnae.

Sekundäre Operations-Indikationen sind bei veralteten Frakturen mit Diastase, Streckinsuffizienz und Pseudarthrosen zu stellen, desgleichen bei Fehlstellungen des proximalen Ulna-Schaftes.

Monteggia-Frakturen sind im Falle einer irreponiblen Radiusköpfchen-Luxation, irreponibler Luxationsfrakturen des Radius und bei dislozierten instabilen Ulna-Frakturen operativ zu versorgen. Sekundäre Operations-Indikationen ergeben sich bei allen Monteggia-Frakturen mit Luxation des proximalen Radius.

Zusammenfassung

An Hand eigener Ergebnisse und verläßlicher Angaben aus der Literatur werden die Indikationen zur operativen Therapie bei Verletzungen des proximalen Radius, der proximalen Ulna und bei Monteggia-Frakturen dargelegt.

Primäre Operationsindikationen am proximalen Radius sind bei Epiphysenfrakturen, Gelenkflächenläsionen, vollständig dislozierten und verkürzten Brüchen sowie Irreponibilität gegeben. Sekundäre Indikationen ergeben sich bei Beschwerden und/oder functio laesa.

Primäre Operations-Indikationen bei Olecranonfrakturen stellen dislozierte intra-articuläre Quer- und Längsfrakturen, Distraktionsfrakturen sowie dislozierte Frakturen des Prozessus coronoideus ulnae dar. Sekundäre Indikationen sind bei veralteten Frakturen mit Diastase, Streckinsuffizienz und Pseudarthrosen, sowie bei Fehlstellungen des proximalen Ulna-Schaftes zu stellen.

Monteggia-Frakturen bedürfen bei irreponiblen Radiusköpfchen-Luxationen und Luxationsfrakturen des Radius wie auch bei dislozierten instabilen Ulna-Frakturen einer operativen Korrektur. Eine sekundäre Indikation ergibt sich bei perisistierenden Luxationen des proximalen Radius mit Beschwerden und/oder functio laesa.

Anschrift des Verfassers
Prof. Dr. med. J. ENGERT, Kinderchirurgische Universitätsklinik, Ruhr-Universität Bochum, Marienhospital, D-4690 Herne 1

Die Fraktur des proximalen Radiusschaftes

H. Vinz, Burg bei Magdeburg

Frakturen des proximalen Vorderarmdrittels bei Kindern sind selten, nach Angaben der Literatur liegt die Häufigkeit bei 2 bis 7 % aller Vorderarmfrakturen (3, 8, 10, 11). Im eigenen Krankengut fällt eine derartige Fraktur auf etwa 250 kindliche Extremitätenfrakturen.
Die proximale Unterarmschaftfraktur, sowohl die komplette als auch die Einzelfraktur des Radius, hat ihre Besonderheiten:
1. Der Wachstumsausgleich ist im Vergleich zu den distalen Frakturen sehr gering, so daß auch für das jüngere Kind eine exakte Reposition gefordert wird.
2. Durch den Antagonismus der Pronatoren und Supinatoren kommt es zu einer Rotationsdislokation der Radiusfraktur, die durch Reposition und Ruhigstellung in Supinationsstellung auszugleichen sei.
3. Die meisten Autoren sind der Meinung, daß diese Fraktur gut geschlossen zu manipulieren sei und deshalb nicht oder nur selten operiert werden muß (1, 2, 4, 5).

Kasuistik

Ein 13jähriger Junge wird in unserer kinderchirurgischen Sprechstunde wegen einer fast völlig aufgehobenen Pronation/Supination des rechten Armes vorgestellt. Er hatte sich 2 Jahre vorher eine proximale Radiusschaftfraktur zugezogen, die aufgrund der geringen Dislokation nicht reponiert und dem spontanen «Wachstumsausgleich» überlassen worden war. Jetzt bestand eine Restbeweglichkeit der Unterarmdrehung von Pronation/Supination 20/0/10 (Neutral-Null-Methode). Bei Endstellung war jeweils der Knochenanschlag des Radius an die Ulna fühlbar. Im Röntgenbild (Abb. 1) zeigte sich entsprechend die ausgeprägte ulnar-konvexe Verkrümmung des Radius im ehemaligen Frakturbereich. Durch Osteotomie mit Plat-

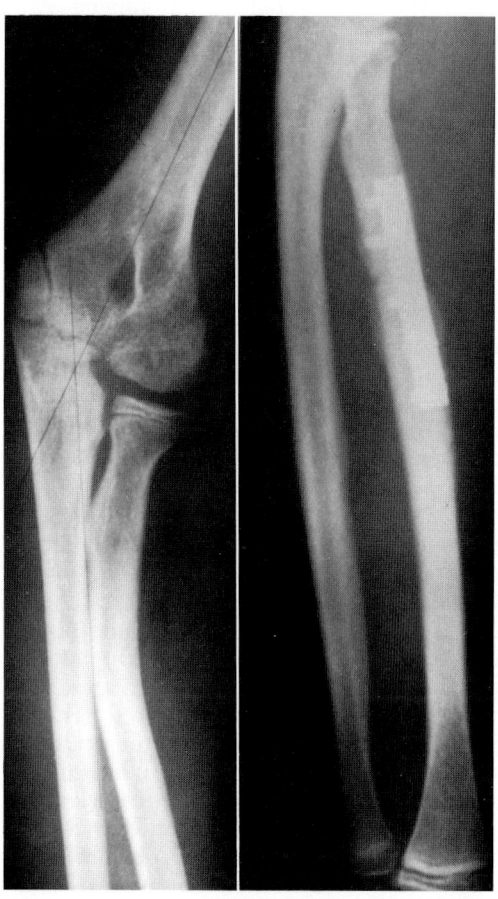

Abb. 1: 13jähriger Junge, starke Verbiegung des proximalen Radiusschaftes rechts nach Fraktur vor 2 Jahren. Weitgehend aufgehobene Unterarmdrehung (Neutral-Null-Methode: P/S 20/0/10).

Abb. 2: Nach Osteotomie, Spaltung der Membrana interossea und Platten-Reosteosynthese Verbesserung der Pronation um 50 Grad.

ten-Reosteosynthese sowie ausgiebiger Spaltung der Membrana interossea konnte die Drehbewegung inzwischen auf Pronation/Supination 70/0/10 gebessert werden (Abb. 2). Bei Manuskriptniederschrift lag die Operation 5 Monate zurück. Der Junge ist noch in physiotherapeutischer Behandlung. Eine partielle Radialparese infolge operativ gesetzten Dehnungstraumas des Nerven hat sich inzwischen wieder zurückgebildet.

Der geschilderte Fall überraschte uns durch das Ausmaß der Folgen einer zunächst harmlos aussehenden Fraktur bei einem 11jährigen. Die Einschränkung der Pronation auf der rechten Seite hatte den Jungen zum Linkshänder gemacht. Bei Belassung dieser Situation wären ihm so gut wie alle handwerklichen Berufe verschlossen geblieben. Durch diesen Fall aufmerksam gemacht, untersuchten wir unser einschlägiges Krankengut der letzten 12 Jahre (1974–1985) und fanden insgesamt noch 11 weitere Radiusfrakturen im proximalen Schaftdrittel, die alle primär in unserer Einrichtung behandelt worden waren. Mit Einschluß des obengeschilderten Falles handelte es sich neunmal um Frakturen von Radius und Ulna und dreimal um ausschließliche Radiusschaftfrakturen. Bei den kompletten Frakturen lag die Ulnafraktur entweder distal der Radiusfraktur oder in gleicher Höhe, in keinem Falle proximal der Radiusfraktur.

Mit Ausnahme einer Fraktur bei einem 5jährigen Mädchen waren alle anderen Frakturen operiert worden (Markschienung). Auch diese Feststellung war für uns überraschend, da wir die Unterarmfraktur grundsätzlich konservativ behandeln und eine Operationsindikation nur bei erheblicher, auf geschlossenem Wege nicht korrigierbarer Fehlstellung bzw. bei Redislokation stellen (Operationsfrequenz bei kindlichen Unterarmfrakturen 4 %). In den 10 operierten Fällen ergab sich die Indikation zur Operation neunmal aus der Erfolglosigkeit des geschlossenen Repositionsversuches, einmal aus der Instabilität der zunächst erfolgreich reponierten Fraktur. Im Falle des 5jährigen Mädchens mit proximaler kompletter Unterarmschaftfraktur wurde auf geschlossenem Wege nur eine eben noch tolerierbare Frakturstellung erzielt. Das Repositionsergebnis wurde in der Hoffnung auf einen ausreichenden Wachstumsausgleich belassen. Die Nachuntersuchung von 7 Kindern, bei denen die Fraktur bereits mehr als 2 Jahre zurücklag, ergab in 5 Fällen ein ideales Ergebnis, in 2 Fällen eine Rotationseinschränkung von 20 bzw. 30 Grad.

Diskussion

Die Analyse von 3 isolierten hohen Radiusschaftfrakturen und 9 kompletten Unterarmfrakturen mit Fraktur des Radiusschaftes im proximalen Drittel ergab, daß dieser Frakturform beim Kind über die bisher bekannten Eigenheiten hinaus offenbar eine Sonderstellung zukommt. Diese beruht auf der Dislokation des proximalen Radiusfragmentes. Schon BLOUNT (1) und EHALT (4) wiesen darauf hin, daß bei den proximalen Unterarmfrakturen das proximale Radiusfragment vom Musculus supinator kontrolliert, das heißt an den Ulnaschaft herangezogen wird (Abb. 3). Diese Dislokationsrichtung konnten wir in 10 der 11 eigenen Fälle sowie im Falle der Kasuistik nachweisen. Konsolidiert die Fraktur in dieser Stellung, so kommt zwangsläufig zur Einschränkung der Unter-

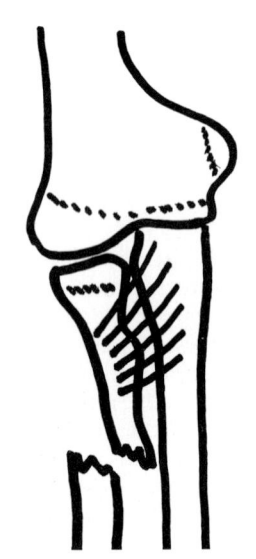

Abb. 3: Zwangsdislokation des proximalen Radiusschaftes bei hoher Fraktur durch die Musculus supinator – Wirkung.

armdrehung, zu einem für die Zukunft des Kindes folgenschweren Zustand. Die Tatsache, daß bei allen unseren Fällen mit einer Ausnahme nach erfolglosem Repositionsversuch die Operationsindikation gestellt wurde, bewies uns die Schwierigkeit der ausreichenden Korrektur auf geschlossenem Wege. Diese retrospektiv gewonnene Erkenntnis steht in klarem Widerspruch zu zahlreichen Literaturangaben, wonach diese Fraktur konservativ leicht zu beherrschen sei (1, 2, 3, 4).

Bei der hohen Unterarmschaftfraktur bzw. Radiusschaftfraktur kommt dem proximalen Radiusfragment die entscheidende Bedeutung zu. Schon eine seitliche Dislokation von halber Schaftbreite führt zu einer beträchtlichen Verringerung der Distanz zwischen Radius und Ulna und damit zu entsprechender Einschränkung der Unterarmdrehung. Die Reposition des kurzen proximalen Radiusfragmentes ist offensichtlich in vielen Fällen geschlossen nicht möglich. Das ergibt sich auch aus der anatomischen Situation: der Radius ist in diesem Bereich von einer dicken Muskelschicht umgeben und daher direkt nicht manipulierbar. Der indirekten Manipulation wirkt der Zug- und Rotationseffekt des Musculus supinator entgegen.

Unsere bisherige, an Zahl beschränkte und retrospektiv gewonnene Erfahrung spricht dafür, daß die Fraktur des proximalen Radiusschaftes möglicherweise eine grundsätzliche Operationsindikation darstellt, unabhängig davon, ob eine gleichzeitige Ulnafraktur besteht oder nicht. Als Operationsverfahren schlagen wir die Markschienung mit Kirschnerdraht oder Rush pin, je nach Alter des Kindes, vor. Um der anatomischen Radiuskrümmung Rechnung zu tragen, können die Nägel entsprechend vorgebogen werden (7) (Abb. 4, 5). Vor der Plattenosteosynthese (2, 6, 9, 11) der hohen Radiusschaftfraktur möchten wir warnen wegen der Gefahr der Nervus radialis – Verletzung. Für die Plattenosteosynthese muß das proximale Radiusfragment höher freigelegt werden. Kommt man in den Bereich des Musculus supinator, so läuft man Gefahr, die Muskeläste des Nerven, die individuell unterschiedlich verlaufen, zu verletzen.

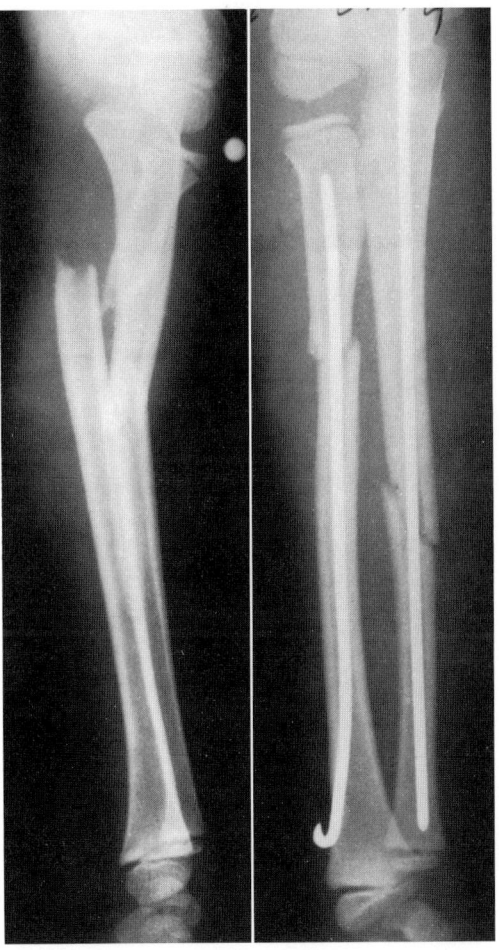

Abb. 4 + 5: Hohe Radiusschaftfraktur bei gleichzeitiger Ulnafraktur. Osteosynthese durch Markschienung.

Zusammenfassung

Die hohe Radiusschaftfraktur des Kindesalters, mit oder ohne gleichzeitige Ulnafraktur, nimmt unter den Vorderarmfrakturen eine Sonderstellung ein. Diese Sonderstellunt ist bedingt durch die Zugwirkung des Musculus supinator auf das proximale Radiusfragment, das an die Ulna herangezogen wird. Konsolidierung der Fraktur in dieser Stellung führt zwangsläufig zur Einschränkung der Unterarmdrehung. Die Fraktur stellt möglicherweise eine grundsätzliche Operationsindikation dar. Die Operation muß neben der Stabilisierung auch die genaue Reposition zum Ziele haben. Auf die Gefahr der Nervus radialis – Verletzung bei der offenen Reposition wird hingewiesen. Die eigene Erfahrung mit 12 einschlägigen Fällen ist zu gering, um eine endgültige Stellungnahme zu dieser besonderen Fraktur abzugeben. Bei der Seltenheit der Fraktur wäre eine multizentrische Studie wünschenswert, um in kurzer Zeit Klarheit zu schaffen.

Literatur

1. BLOUNT, W.P.: Knochenbrüche bei Kindern. Thieme-Verlag Stuttgart 1957.
2. BONNEMANN, D. und WEIGERT, M.: Zur Frage der Operationsindikation beim Unterarmbruch des Kindes. Zbl. Chirurgie 104 (1979), 224–230.
3. CABALLERO, M.G. und THORBECK, R.V.: Vorderarmschaftsfrakturen im Kindesalter (Osteosynthese versus konservative Verfahren) Zbl. Chirurgie 110 (1985), 1468–1470.
4. EHALT, W.: Verletzungen bei Kindern und Jugendlichen. Enke-Verlag Stuttgart 1961.
5. GOTTSCHALK, E.: Zur Osteosynthese kindlicher Vorderarmfrakturen unter Einschluß von Radiusköpfchen, Olecranon und Monteggia-Schaden. Beitr. Orthopäd. u. Traumatol. 27, (1980) 78–85.
6. HACKENBROCH jr., M.H.: Die Indikation zur Osteosynthese bei der frischen kindlichen Verletzung. In: F. Rehbein (Herausgeber): Der Unfall im Kindesalter. Z. Kinderchirurgie, Supplement Band 11, Hippokrates-Verlag Stuttgart 1972, S. 671–685.
7. KURZ, W. und LANGE, D.: Operative Behandlung von Vorderarmschaftbrüchen bei Kindern. Chirurg. Praxis 15 (1971), 287–293.
8. KURZ, W., VINZ, H. und WAHL, D.: Spätergebnisse nach Osteosynthesen von Unterarmschaftfrakturen im Kindesalter. Zbl. Chirurgie 107 (1982), 149–155.
9. NIELSEN, A.B. and SIMONSEN, O.: Displaced fractures in children treated with AO plates. Injury 15 (1984), 393–396.
10. TISCHER, W.: Vorderarmfrakturen im Kindesalter. Zbl. Chirurgie 107 (1982), 138–148.
11. WEBER, B.G., BRUNNER, CH. und FREULER, F.: Die Frakturenbehandlung bei Kindern und Jugendlichen. Springer-Verlag Berlin-Heidelberg-New York 1978.

Anschrift des Verfassers
Dr. med. habil. H. VINZ, Kreiskrankenhaus, Kinderchirurg. Abt., DDR-3270 Burg bei Magdeburg.

Die Problematik der Frakturen des proximalen Radius

P. STANKOVIĆ, W. OHNESORGE, H. BURCHHARDT, H. SCHLEMMINGER, Göttingen

Einleitung

Die Frakturen des proximalen Radius, zu denen vor allem Radiusköpfchen- und -halsbrüche zählen, sind relativ selten und treten in 10 % (2) bzw. 15 % (5) aller Ellenbogenbrüche auf. Die Beteiligung des Capitulum radii bei Frakturen der Articulatio cubiti bei Kindern wird mit 22 und bei Erwachsenen mit 30 % angegeben.
Bei hochgradigen Fragmentdislokationen ist das operative Vorgehen angezeigt.

Literaturübersicht

Die Frakturtypen bei Kindern entsprechen nicht immer denen, die bei Erwachsenen gesehen werden und haben gewisse Characteristica (4, 7, 8, 9): Schema I Typ 7 und 8 (9). Echte, intraartikuläre Brüche des Radiusköpfchens sind bei Kindern selten (3). Meistens handelt es sich um metaphysäre, gelegentlich jedoch um Brüche der Epiphyse (6). Hierbei muß erwähnt werden, daß zur Diagnosesicherung nicht selten die Röntgenaufnahmen der Gegenseite erforderlich sind.

Eigene Ergebnisse

In der Klinik und Poliklinik für Allgemeinchirurgie der Universität Göttingen wurden in der Zeit von 1969 bis 1985 82 kindliche Frakturen des proximalen Radius behandelt. Bezüglich des Unfallmechanismus konnte fast ausschließlich ein Sturz auf den gestreckten Arm vom Fahrrad, aus dem Baum, beim Fußballspielen oder beim Laufen ermittelt werden.
In 29 Fällen von den 82 kindlichen Frakturen stellten wir die Indikation für die operative Therapie.

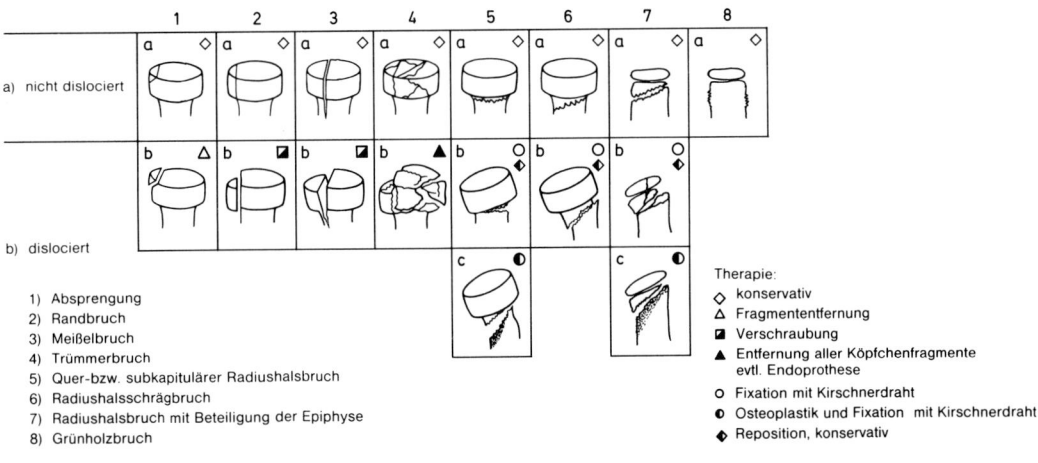

1) Absprengung
2) Randbruch
3) Meißelbruch
4) Trümmerbruch
5) Quer- bzw. subkapitulärer Radiushalsbruch
6) Radiushalsschrägbruch
7) Radiushalsbruch mit Beteiligung der Epiphyse
8) Grünholzbruch

Therapie:
◇ konservativ
△ Fragmententfernung
▪ Verschraubung
▲ Entfernung aller Köpfchenfragmente evtl. Endoprothese
○ Fixation mit Kirschnerdraht
◐ Osteoplastik und Fixation mit Kirschnerdraht
◆ Reposition, konservativ

Abb. 1: Grundtypen der Speichenköpfchen- und -halsbrüche.

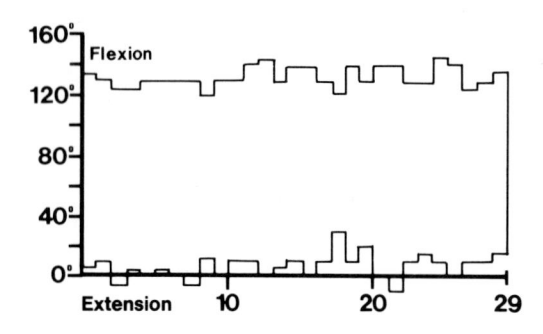

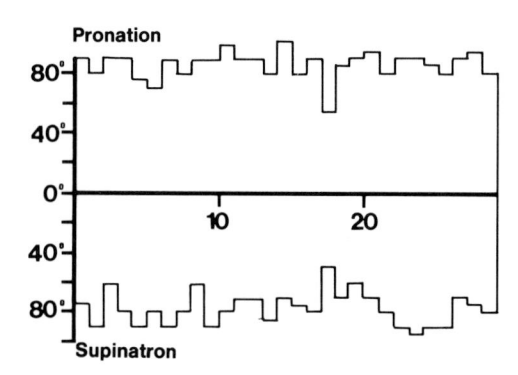

Abb. 2 u. Abb. 3: Behandlungsergebnisse von 29 operativ versorgten Brüchen des proximalen Radius bei Kindern.

Für die Entscheidung, operativ vorzugehen nach Mißlingen des Repositionsmanövers von Oppolzer, war die seitliche Versetzung des Köpfchens bzw. die Kippung mit oder ohne Stempelphänomen maßgebend. Das Speichenköpfchen wurde vom Zugang nach Kocher aus freigelegt, wobei die Nachbarschaft des Nervus radialis beachtet wurde. Nach Durchtrennung des Ligamentum anulare reponierte man das versetzte bzw. abgeknickte Fragment und stabilisierte es in der Mehrzahl der Fälle durch den transartikular nach Witt (10) eingeführten Kirschnerdraht. War durch die Impression der Spongiosa nach der Reposition des Capitulum ein Substanzdefekt sichtbar, so führte man zusätzlich eine Spongiosaanlagerung durch.

Nach 3-wöchiger Ruhigstellung in volarer und dorsaler Oberarmgipsschale wurde der Kirschnerdraht entfernt und das Gelenk für die Übungsbehandlung freigegeben.

Als Komplikationen sahen wir die ungenügende Reposition. Für den Bruch des Kirschnerdrahtes war die mangelhafte Ruhigstellung verantwortlich. Die die Beweglichkeit einschränkende Verkalkungen fallen nicht zuletzt der verspäteten Indikation für die operative Behandlung oder der operativen Therapie zur Last.

Die Ergebnisse der operativen Therapie geben die Abb. 2 und 3 wieder.

Diskussion

Bezüglich der Indikationsstellung für das operative Verfahren ist für uns in erster Linie die Einteilung nach Judet maßgebend. Diese Klassifizierung gibt gleichzeitig eine Auskunft über die Durchblutungsverhältnisse im Capitulumbereich (2, 3). Handelt es sich um eine Dislokation, die dem Stadium II oder III entspricht, so wird durch den konservativen Repositionsversuch nach v. Oppolzer, dem eine Gelenkpunktion zwecks Ableitung des Hämarthros vorausgeht, die Stellungskorrektur im Sinne Judet I zumindest Judet II angestrebt. Bleibt dieses erfolglos oder liegt bereits ein Judet IV vor, so wird die Indikation für die operative Versorgung gestellt.

Es ist zu betonen, daß auch nach späterer operativer Stellungskorrektur des Speichenköpfchens gute Ergebnisse erwartet werden dürfen (7), aber daß auch spontane Korrekturen selbst bei Brüchen vom Typ Judet III möglich sind (4) (s. Tabelle 1).

Tabelle 1: Operationsindikation.

1. bei Dislokation vom Typ Judet (II)*
2. bei Dislokation vom Typ Judet III
3. bei Dislokation vom Typ Judet IV
und 4. bei Brüchen der Epiphyse

* In Abhängigkeit vom Grad der seitlichen Versetzung

Die Entfernung des Radiusköpfchenfragmentes ist äußerst selten indiziert und soll, wenn irgendwie möglich, vermieden werden (2, 3, 6).

Schlußfolgerung

Die Indikation für die operative Therapie wird gestellt unter Beachtung aller Merkmale der Knochenbruchheilung im Kindesalter. Bei Trümmerbrüchen des Radisköpfchens – diese Form ist im Kindesalter eine große Rarität – oder bei ausgeprägten Inkongruenzen mit Verkalkungen und hochgradiger Bewegungseinschränkung wird nach sorgfältigster Überprüfung des Befundes die Indikation für die Entfernung der Köpfchenfragmente gestellt werden – wohl wissend, daß daraus als Spätfolgen ein Manus radioflexa, Arthrose im Handgelenk und die Instabilität des Ellenbogengelenkes resultieren können. Wenn es darum geht, zwischen einer durch schwere Verformung des Radiusköpfchens entstandenen hochgradigen Bewegungseinschränkung und den Nachteilen, die eine Radiusköpfchenexstirpation mit sich bringt, zu wählen, so soll unserer Meinung nach die Entscheidung zugunsten einer besseren Motilität fallen.

Zusammenfassung

In der Klinik und Poliklinik für Allgemeinchirurgie der Universität Göttingen wurden von 1969–1985 von 82 Brüchen des proximalen Radius im Kindesalter 29 Frakturen operativ versorgt. Es wird auf die genaue Indikationsstellung hingewiesen. Die operativ-technischen, aber auch die für diese Altersstufe charakteristischen Komplikationen werden dargestellt.

Literatur

1. BAUMANN, E.: Ellbogen. Stuttgart, Georg-Thieme-Verlag, 1965.
2. BECK, E.: Radiusköpfchenfrakturen. Deutsch-Österreichisch-Schweizerische Unfalltagung, in Bern 1972.
3. BENZ, G., ROTH, H.: Zur Problematik der Radiusköpfchenfraktur beim Kind. Z. Kinderchir. 40 (5) 289–93, 1985.
4. BENZ, G., ROTH, H.: Frakturen im Bereich des Ellenbogengelenkes im Kindesalter. Unfallchirurgie, II (3) 128–35, 1985.
5. DAUM, R., GRÖTZINGER, K. H., JUNGBLUTH, K. H.: Ergebnisse der konservativen Behandlung von 105 Speichenköpfchenbrüchen. Langenbecks Arch. klin. Chir. 300, 551–558, 1962.
6. MOMMSEN, U., SAUER, H. D., BETHKE, K., SCHOENTAG, H.: Der Bruch des proximalen Radius im Kindesalter. Langenbecks Arch. Chir. 351 (2) 111–8, 1980.
7. SCHMITT, E., MITTELMEIER, H., KATTHAGEN, B. D.: Operative Langzeitergebnisse bei veralteter Radiusköpfchenluxation im Kindesalter. Aktuel. Traumatol. 15 (1) 36–41, 1985.
8. STANKOVIĆ, P., EMMERMANN, H. E., BURKHARDT, K., KRTSCH, U.: Die Frakturen des proximalen Radius im Kindesalter. Z. Kinderchir. Band 16, Heft 1, Januar 1975.
9. STANKOVIĆ, P.: Über die operative Versorgung von Frakturen des proximalen Radius. Chirurg 49, 1978 (377–381).
10. WITT, A. N.: Die transartikuläre Fixation der Frakturen und Luxation im Bereich des Humeroradialgelenkes. In: G. Maurer: Chirurgie im Fortschritt. Stuttgart, Enke-Verlag, 1965.

Anschrift des Verfassers
Prof. Dr. P. STANKOVIC, Klinik und Poliklinik für Allgemeinchirurgie, Zentrum Chirurgie 1, D-3400 Göttingen.

Die operative Behandlung der Monteggiafraktur

F. Meissner, Leipzig

Im Jahre 1814 beschrieb der italienische Arzt Giovanni Badista Monteggia zwei Verletzte mit einer proximalen Ulnafraktur bei gleichzeitiger Luxation des Radiusköpfchens nach vorn wie folgt: «Ich erinnere mich an ein Mädchen, das – so glaubte ich – sich nach einem Sturz eine Fraktur des oberen Drittels der Ulna zuzog. Es könnte sein, daß einige Bewegungen des dislozierten Knochens mich zu Beginn der Behandlung täuschten, oder es könnte ebenso sein, daß da tatsächlich eine Fraktur der Ulna mit Dislokation des Radius vorlag, wie ich es ohne Zweifel in einem anderen Fall fand. Fakt ist, daß am Ende des Monats, als der Verband entfernt wurde und die Schwellung sich zurückgebildet hatte, ich fand, daß am gestreckten Unterarm der Kopf des Radius nach außen sprang und unter Bildung einer harten, häßlichen Erhebung an der vorderen Oberfläche des Ellenbogens, die durch ihren extrem klaren Weg zeigte, daß es eine echte anteriore Dislokation des Radiuskopfes war. Beim Aufdrücken ging er zurück auf seinen Platz, aber ließ man ihn los, kam er wieder raus, besonders bei Streckung des Unterarmes. Ich legte Kompressen und einen neuen Verband an, um ihn innen zu halten, aber er wollte nicht an seinem Platz bleiben.»

Perrin schlug 1909 vor, zu Ehren Monteggia's diese Verletzung Monteggiafraktur zu nennen. In den vergangenen 172 Jahren konnte sich kein einheitliches Therapiekonzept durchsetzen. Sowohl die konservative als auch die operative Behandlung erbrachte gute, aber auch unbefriedigende Resultate.

Eigenes Krankengut

Es wird über die operative Behandlung von 47 Beobachtungen in 20 Jahren; aus dem eigenen Krankengut berichtet; hinzu kommen 4 verschleppte Fälle (3 Fehldiagnosen und 1 Reluxation des Radiusköpfchens).

Das Krankengut ist bunt zusammengesetzt. Mit drei Vierteln überwiegen die typischen Extensionsfrakturen mit volarer Dislokation des Radiusköpfchens. Bei jedem zweiten Fall lagen Begleitverletzungen vor: Zerreißungen des Ringbandes (8), zusätzliche Radiusfrakturen (7), zwei Ellenbogengelenksluxationen und 5 Paresen des Ramus profundus nervi radialis. Acht Verletzungen entsprachen offenen Frakturen.

Bei 42 der 47 frischen Verletzungen wurde die Ulna primär operativ stabilisiert, erstmals 1962. Überwiegend, nämlich 36mal kam der Rush-Pin zum Einsatz, 12mal als geschlossene Nagelung. In jedem Fall lagen metaphysäre bzw. hohe diaphysäre Frakturen vor. Zwei Olekranonfrakturen haben wir mit Zuggurtung versorgt, drei Längsfrakturen sind verschraubt worden und vier Verplattungen verteilen sich auf Stückbrüche bei schweren offenen Verletzungen. Eine Cerclage und eine Kirschnerdraht-Pinnung sind Sündenfälle in unserem Therapieregister.

Die Operation wird grundsätzlich in Blutsperre vorgenommen, in letzter Zeit in Bauchlagerung bei rechtwinklig gebeugtem Oberarm mit der Schnittführung nach Kocher bzw. Boyd (bei zusätzlichem Eingriff am Radiusköpfchen).

Die Stabilisierung der Ulna wirkt der bekannten Varisierungstendenz der Fragmente nachhaltig entgegen und verhütet Deformheilungen sowie Reluxationen des Radiusköpfchens.

In 8 Fällen mußte das Radiusköpfchen offen reponiert werden. Immer handelte es sich um anteriore Luxationen.

Sechs mal lagen Verletzungen des Ligamentum anulare vor.

Wir haben nur anfangs in drei Fällen die Rekonstruktion versucht. Das steht im Gegensatz zu Autoren, welche die Ringbandinstandsetzung für unerläßlich halten und diesem Therapieschritt eine Schlüsselrolle zusprechen.
Es genügt, interponierte Ligament- oder Kapselanteile zu liften, zerfetzte Bandränder zu glätten und schließlich die Muskelfaszie und die Haut nach der Reposition des Radiusköpfchens zu vernähen. Zu viel Aktion fördert Verkalkungen, besonders in dieser Region.
Der Arm wird bei rechtwinklig gebeugtem Ellenbogengelenk und voll supiniertem Unterarm 14 Tage bis 3 Wochen auf einer dorsalen Oberarmgipsschiene ruhiggestellt, danach aktive physiotherapeutische Maßnahmen und ambulante Materialentfernung nach 3 Monaten.

Ergebnisse und Diskussion

In einem Fall mußte die Ulna nachreponiert werden, wegen einer ungenügenden «Osteosynthese» mit einem Kirschnerdraht. Ferner mußte eine geschlossene Nachreposition des Radiusköpfchens erfolgen, weil 5 Wochen nach der Operation unter der Übungstherapie eine Reluxation zustande kam.
Infektionen und/oder iatrogene Nervenverletzungen konnten nicht beobachtet werden.
In 30 Fällen blieben keine Einschränkungen der Gebrauchsfähigkeit des verletzten Armes zurück. Bei 9 Kindern fehlten im Vergleich zur gesunden Seite an der vollen Pronation bzw. der Flexion bis zu 30°, bei weiteren 2 betrug die Funktionseinbuße in diesen wichtigen Ebenen mehr als 30°.
Stets ist die Pronationsminderung stärker betroffen als die Flexion. In diesen Fällen handelte es sich um schwere Kombinationsverletzungen. Einmal verblieb ein Cubitus valgus von 25°.
Subjektiv klagten 5 Patienten über schmerzhafte Sensationen bei einförmiger Arbeit oder längerer Belastung. Keiner der Nachuntersuchten fühlte sich durch die Verletzungsfolgen behindert. In keinem Fall mußte vom Berufswunsch abgegangen werden.
Schließlich noch einige Bemerkungen zu veralteten Fällen: Sie rekrutieren sich aus übersehenen Monteggiafrakturen – die Fraktur wird als Ulnabruch geführt und so behandelt – oder aus unbemerkt einsetzenden Reluxationen, bei denen sekundäre Ulnadeformierungen Schrittmacherdienste leisten. Solche Patienten haben trotz der deformierten Ellenbogengelenkregion erstaunlich wenig Beschwerden, und auch die funktionellen Behinderungen entsprechen nicht immer den Befürchtungen. Deshalb muß man den Entschluß zur Korrektur ausschließlich vom funktionellen Befund herleiten. Die Korrektur gelingt nur operativ und ist nur sinnvoll, wenn keine groben Disproportionen des Längenwachstums zwischen Ulna und Radius aufgetreten sind und keine Pronationskontraktur vorliegt. Wir haben in zwei Fällen die veraltete Luxation behandelt, die Ergebnisse sind nicht befriedigend. In anderen Fällen wurde gewartet und später die Resektion des Radiusköpfchens und des Radiushalses durchgeführt. Hierüber gibt es unterschiedliche Ansichten. Die Ergebnisse dieser Resektionen sind gut, wenn sie erst nach Abschluß des Knochenwachstums vorgenommen werden und die Resektion ausgiebig erfolgt. Die entstehenden Nearthrosen ermöglichen umfassendere Gelenkaktionen als die erzwungene Reposition des Radiusköpfchens. Obwohl wir keine Erfahrungen mit dem prothetischen Einsatz des proximalen Radiusanteiles haben, sehen wir in dieser Methode ein potentes Verfahren für die volle Rehabilitation der Ellenbogenfunktion.
Schlußfolgernd ist die primäre operative Ulnastabilisierung zu befürworten, weil sie die sekundären Komplikationen des Monteggiasyndroms mit hoher Wahrscheinlichkeit verhütet und letztlich schonender ist als wiederholte Repositionsversuche. Schließlich begründen auch theoretische Positionen das aktive Vorgehen; denn es handelt sich um gelenknahe Verletzungen, nicht selten liegen offene Frakturen vor und/oder Mehrfachfrakturen an einer Extremität. Das sind Faktoren, die ohnehin operative Maßnahmen nahelegen.

Zusammenfassung

Anhand von 47 eigenen Beobachtungen kindlicher Monteggiafrakturen aus den letzten 20 Jahren muß die primäre operative Versorgung empfohlen werden. Wichtig ist immer die operative Stabilisierung der Ulna. Mit der Rekonstruktion von Bandverletzungen sollte man eher zurückhaltend sein. Leider wird recht oft diese Verletzung nicht primär erkannt, weil man sich mit der Diagnose Ulnafraktur begnügt und das Ellbogengelenk nicht beachtet. Spätversorgungen aber sind problematisch und führen zu irreversiblen Schäden oder zwingen zu wiederholten Einrichtungs- und Fixationsversuchen.

Aus diesen Fällen rekrutieren sich dann auch die meisten Spätschäden, wie in elf Fällen des vorliegenden Krankengutes.

Anschrift des Verfassers
Prof. Dr. med. F. Meissner, Klinik für Kinderchirurgie an der Karl-Marx-Universität, DDR-7021 Leipzig.

Die Monteggiafrakturen

A. Müller, H.-G. Breyer, M. Faensen, Berlin

Einleitung

Zu den häufigsten Frakturen im Kindesalter zählen die Unterarmbrüche. Die überwiegend konservative Behandlung muß differenziert nach Frakturform und Dislokalisation erfolgen. Eine operative Therapie ist nur in Ausnahmefällen angezeigt. Die Monteggia-Fraktur wird im Kindesalter und bei Jugendlichen gelegentlich übersehen.

Es handelt sich hierbei um die Kombination einer proximalen Ulnafraktur mit einer Radiusköpfchenluxation, wie sie zuerst von Monteggia 1814 beschrieben wurde.
Die Besonderheit beim Kind ist die häufige Lokalisation der Ulnafraktur im Olecranonbereich.
Die Monteggia-Frakturen lassen sich nach Bado in 4 Typen einteilen. Hierbei ist die Stellung des Radiusköpfchens entscheidend. Der Typ I bedeutet eine Luxation des Radiusköpfchens nach ventral, der Typ II nach dorsal, Typ III nach radial und Typ IV eine zusätzliche Radiusfraktur (Abb. 1).

Außerdem benannte Bado noch eine Gruppe von «atypischen Monteggia-Frakturen». Hierunter fallen multiple Verletzungsmuster im Ellenbogenbereich mit Frakturen oder Luxationen von Ulna und Radius (Abb. 2).

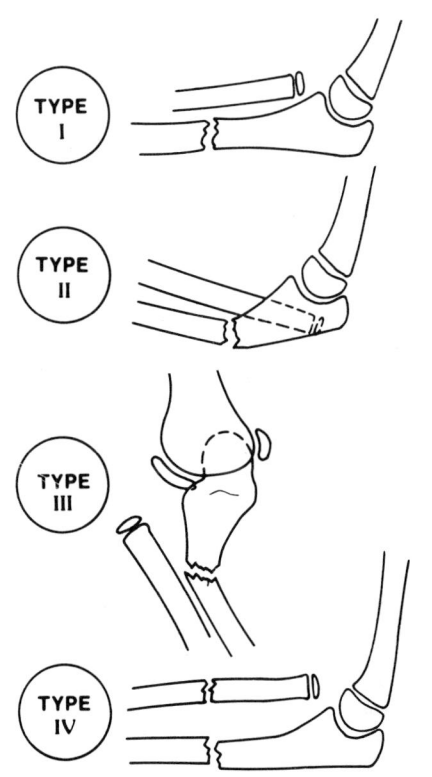

Abb. 1: Einteilung der Monteggia-Frakturen nach Bado (aus Wiley, J.J., Galey, J.P.: Monteggia Injuries in Children).

Krankengut

In unserer Klinik konnten wir im Zeitraum von 1975 bis 1985 unter ungefähr 700 Unterarmbrüchen bei Kindern lediglich 8 Monteggia-Frakturen beobachten. Diese machten einen Anteil von 1,1 % der Unterarmfrakturen aus. Das Durchschnittsalter unserer Patienten lag bei 8 Jahren, wobei das männliche Geschlecht leicht überwog (5:3). Bei den Unfallursachen handelte es sich meist um Stürze von Bäumen, Klettergerüsten, Wippen oä. aus relativ geringen Höhen.
Die überwiegende Zahl unserer kleinen Patienten zeigte im Röntgenbild eine Luxation des Radiusköpfchen nach ventral (Typ I nach Bado), nur ein Junge wies eine Luxation nach radial auf (Typ III nach Bado). Dies

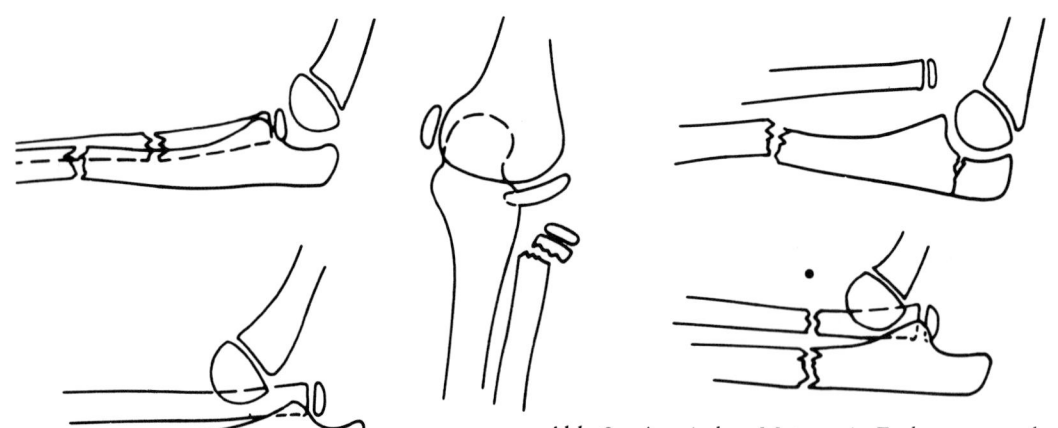

Abb. 2: Atypische Monteggia-Frakturen nach BADO (aus WILEY, J.J., GALEY, J.P.: Monteggia Injuries in Children).

entspricht den in der Literatur beobachteten Häufigkeiten.
Von den Frakturen der Ulna lagen 5 im proximalen und 3 im mittleren Anteil (siehe Tab. 1).
Von unseren 8 diagnostizierten MONTEGGIA-Frakturen entfallen 3 auf die Gruppe der «atypischen Frakturen».
Die Therapie war in der Hälfte der Fälle konservativ mit Ruhigstellung im Oberarmgipsverband für 4 Wochen. Die 4 anderen Kinder wurden opperiert.
Bei unseren operierten Kindern handelte es sich in 2 Fällen um stark dislozierte, instabiele Ulnafrakturen und in einem Fall um eine dislozierte subcapitale Radiusköpfchenfraktur, der vierte Patient mußte sich wegen einer übersehenen Fraktur einer Korrekturosteotomie an der Ulna unterziehen.
Die funktionellen Ergebnisse waren sowohl bei konservativem Vorgehen, als auch nach operativer Therapie bei all unseren 8 Kindern gut.

Literaturübersicht

Die MONTEGGIA-Fraktur soll nach mehreren Veröffentlichungen bei Kindern etwa halb so häufig vorkommen wie bei Erwachsenen. In der Literatur finden sich hierzu Angaben zwischen 1 und 7%. Besonders das Alter von 4 bis 9 Jahren sei gehäuft betroffen. Der häufigste Unfallmechanismus ist nach HÖLLWARTH und HAUSBRANDT in diesem Alter der Sturz auf den hyperextendierten Arm. Aber auch ein Sturz auf die Hand bei proniertem Unterarm wird als Entstehungsmechanismus angeschuldigt.
In erster Linie luxiert das Radiusköpfchen nach volar oder radial entsprechend den Typen I und III nach BADO. Nach mehreren

Tabelle 1: Monteggia-Frakturen im Kindesalter 1975–1985

Pat.	Alter	M/W	Ulnaefraktur	Radiusköpfchenlux.	Therapie
R.M.	11	m	prox. Drittel	ventral	konservativ
G.G.	5	w	mittl. Drittel	ventral	konservativ
P.A.	6	m	mittl. Drittel	ventral	konservativ
K.M.	13	m	mittl. Drittel	radial	operativ
W.T.	10	m	prox. Drittel	ventral	operativ
M.N.	6	w	prox. Drittel	ventral	operativ
T.I.	18	w	prox. Drittel	ventral	operativ
G.D.	7	m	prox. Drittel	ventral	konservativ

Autoren entfallen 80 bis 90 % der MONTEG-GIA-Verletzungen auf diese beiden Typen.

Diskussion

Die Behandlung der MONTEGGIA-Frakturen im Kindesalter ist primär konservativ. Die Reposition gelingt meist leicht, Pseudarthrosen sind nicht zu erwarten und geringe Achsenabweichungen der Ulna werden im Laufe des Wachstums spontan gut korrigiert. Dieser Spontanausgleich ist um so besser, je jünger der Patient ist und je weiter distal die Fraktur der Ulna liegt.
Eine blutige Reposition mit Ringbandnaht dürfte aufgrund überwiegend sehr guter Spätergebnisse beim Kind ohne Rekonstruktion nur in Ausnahmefällen indiziert sein.
Eine operative Therapie ist jedoch in einigen Fällen notwendig. Hierzu zählen eingeschlagene Kapsel- und Bandstrukturen, wie sie bei übersehenen Frakturen als Repositionshindernis vorkommen können. Desweiteren sollten dislozierte intraartikuläre Frakturen und natürlich offene Brüche primär operiert werden. Hier genügt eine Minimalosteosynthese mit Bohrdrähten und anschließende Ruhigstellung im Oberarmgipsverband für 4 bis 5 Wochen.
Instabile Ulnafrakturen können durch eine Plattenosteosynthese als Verfahren der Wahl oder Bohrdrahtosteosynthese versorgt werden. Auch hier ist eine postoperative Ruhigstellung im Oberarmgips wegen der Radiusköpfchenluxation notwendig.
Eine Zuggurtungsosteosynthese soll bei noch offenen Epiphysenfugen nicht durchgeführt werden und kommt deshalb allenfalls bei älteren Jugendlichen zur Anwendung.
Bei übersehenen MONTEGGIA-Frakturen kann die Korrekturosteotomie die Funktion erheblich verbessern. Auch die Reluxation des Radiusköpfchens muß nicht unbedingt ein schlechtes funktionelles Resultat nach sich ziehen.
Zusammenfassend ergeben sich für unsere Klinik somit folgende Operationsindikationen im Kindesalter (siehe Tab. 2).

Schlußfolgerung

Die Seltenheit von MONTEGGIA-Frakturen im Kindesalter kann dazu führen, daß die Fraktur zwar erkannt, die Begleitverletzung im Gelenk jedoch übersehen wird. Dies trifft insbesondere für kleinere Kinder zu, wenn die Anfertigung von Röntgenbildern schwierig ist und sich der behandelnde Arzt aus vermeindlicher Barmherzigkeit mit ungenügenden Aufnahmen zufrieden gibt.
Es sollten daher bei Kindern im Zweifelsfall stets Vergleichsaufnahmen der unverletzten Seite mitangefertigt werden. Bei schlechter Qualität sind die Röntgenaufnahmen unbedingt zu wiederholen.
Wenn auch die Prognose einer übersehenen MONTEGGIA-Fraktur im Kindesalter günstig ist, so sind doch Bewegungseinschränkungen und Wachstumsstörungen möglich. Es muß daher das Ziel sein, diese relativ seltene Verletzung rechtzeitig zu erkennen und adäquat zu behandeln.

Zusammenfassung

Die MONTEGGIA-Fraktur ist eine seltene Verletzung des Kindesalters. Die Behandlung ist überwiegend konservativ. Eine operative Therapie ist nur in Ausnahmefällen angezeigt. Die Ruhigstellung im Oberarmgipsverband ist immer notwendig.
Wir sahen in 10 Jahren 8 Patienten mit dieser Verletzung im Alter zwischen 6 und 13 Jahren. 4 Kinder wurden konservativ, 4 weitere Kinder operativ behandelt. Die Spätergebnisse waren bei allen Kindern gut.

Tabelle 2: Operationsindikationen

Frühoperationen
– Instabile Ulnafrakturen
– Dislozierte intraartikuläre Frakturen
– Repositionshindernisse (eingeschlagene Kapsel- und Bandanteile)

Spätoperationen
– Korrekturosteotomie nach veralteten Monteggia-Frakturen
– Radiusköpfchenresektion bei alten Luxationen des Radiusköpfchens (nach Wachstumsschluß)

Zum Ausschluß einer MONTEGGIA-Verletzung im Kindesalter sind unbedingt Röntgenbilder des Unterarms unter Einschluß beider benachbarter Gelenke notwendig, im Zweifelsfall Aufnahmen der Gegenseite.

Literatur

1. BECK, E.: Monteggia-Verletzung. Zschr. Kinderchir. 6:244 (1968).
2. FOWLES, J., NOUREDDINE, S., KASSAB, M.: The Monteggia-Lesion in Children. J. Bone Jt. Surg. 65-A: 1276 (1983).
3. FREULER, F., WEBER, B.G., BRUNNER, C.: Vorderarmschaftfrakturen. In: Die Frakturbehandlung bei Kindern und Jugendlichen (Hrsg: WEBER, B.G., BRUNNER, C., FREULER, F.) Springer, Berlin-Heidelberg-New York (1974).
4. HÖLLWARTH, M., HAUSBRANDT, D.: Die Monteggia-Fraktur im Kindesalter. Unfallheilk. 81:77 (1978).
5. NN.: The Monteggia Lesion in Children. Lancet (1984):664.
6. LETTS, M., LOCHT, R., WIENS, J.: Monteggia Fracture-Dislocations in Children. J. Bone Jt. Surg. 67–B:724 (1985).
7. MULLICK, S.: The Lateral Monteggia Fracture. J. Bone Jt. Surg. 59–A:543 (1977).
8. REHN, J.: Unfallverletzungen bei Kindern. Springer, Berlin-Heidelberg-New York (1974).
9. SALEM, G., GÖBER, J., KREUZER, W., WENSE, W.: Über den Verrenkungsbruch im Ellenbogengelenk (Monteggia-Fraktur). Mschr. Unfallheilk. 77:49 (1974).
10. SCHWEIKERT, C.H., STRUBE, H.D.: Verletzungen des Olekranon sowie die Monteggia-Frakturen. Akt. traumatol. 8:109 (1978).
11. TOMPKINS, D.G.,: The Anterior Monteggia Fracture. J. Bone Jt. Surg. 53–A:1109 (1971).
12. WILEY, J.J., GALEY, J.P.: Monteggia Injuries in Children. J. Bone Jt. Surg. 67–B:728 (1985).

Anschrift der Verfasser
Dr. ANDREAS MÜLLER, PD Dr. HANS GEORG BREYER, Prof. Dr. MICHAEL FAENSEN, Abt. für Unfall- und Wiederherstellungschirurgie, Universitätsklinikum Steglitz, D–1000 Berlin 45

Operationsindikationen bei Unterarmschaftfrakturen

R. Morger, St. Gallen

Einleitung

Allgemeines

Für das wachsende Skelett sind eine Reihe von Verletzungen und Frakturen des Unterarms typisch. Klinisch richtet sich der Befund nach der Schwere der Verletzung. Es bestehen Schmerzen, der betroffene Unterarm wird geschont. Nach dem Grad der knöchernen Verletzung richtet sich das Ausmaß der Schwellung. Krepitation ist nicht immer nachweisbar, da eine Kontinuitätstrennung nicht in allen Fällen vorhanden sein muß. Von der Grünholzfraktur bis zum kompletten Unterarmbruch mit Dislokation sind sämtliche Bruchformen möglich. Bei kleinen Kindern können sich auch unter dem Bild einer Distorsion eine Infraktion oder eine gestauchte Fraktur verbergen.

Häufigkeit

Die Unterarmfrakturen gehören zu den häufigsten Frakturen im Kindesalter, machen sie doch etwa ein Drittel aller kindlichen Knochenbrüche aus. (Blount, Jonasch, Ritter, von Laer, Weber). In etwa 75 % der Fälle liegen sie im distalen Drittel, in 18 % im mittleren Drittel und in 7 % im proximalen Drittel des Unterarmes.

Aetiologie

Meist kommen die Unterarmfrakturen auf indirektem Wege durch Sturz auf die ausgestreckte Hand, seltener durch ein direktes Trauma zustande. Im letzteren Fall ist oft nur einer der beiden Unterarmknochen gebrochen. Beim häufigsten Unfallmechanismus, dem Sturz auf den gestreckten Unterarm, kommt es zu Frakturen im mittleren und distalen Drittel mit typischer Abknickung der Fragmente nach ventral. Sehr viel seltener ist die Angulation nach dorsal, verursacht durch einen Sturz auf die volarflektierte Hand. Je nach Stärke der einwirkenden Kraft treten Wulstfrakturen (Stauchungsfrakturen, Grünholzfrakturen mit intaktem Periostschlauch oder voll dislozierte Brüche mit zerrissenem Periost auf). Die Frakturen im mittleren Drittel entstehen oft durch ein direktes Trauma, wobei Radius oder Ulna

Tabelle 2

Frakturlokalisation

Proximales Drittel	13
Mittleres Drittel	49
Distales Drittel	151
Total	213

Tabelle 1: Unterarmschaftbruch.

	Männlich	Weiblich	Summe	Straßenverkehr	Ski	Fußball	Sonstiger Sport	Andere Ursachen
Gesamt	2481	1115	3596	28	51	130	429	2958
%	69,0	31,0	100,0	0,8	1,4	3,6	11,9	82,3
						16,9		

modifiziert nach E. Jonasch, E. Bertel, Springer Verlag 1981

isoliert frakturiert sein können. Mit zunehmendem Alter treten die Grünholzbrüche in den Hintergrund. Der Unfallmechanismus bei den Brüchen im proximalen Drittel ist wie bei den Ellenbogenverletzungen vielfältig.

Frakturtypen

Die Einteilung erfolgt erfahrungsgemäß am besten morphologisch. Es lassen sich demnach folgende Schaftfrakturenformen unterscheiden:
1. Frakturen im distalen Drittel der Diaphyse
2. Frakturen im mittleren Drittel der Diaphyse
3. Frakturen im proximalen Drittel der Diaphyse

Pathologisch-anatomisch können sie in zwei Untergruppen aufgeteilt werden, nämlich in:
1.1. Grünholzfrakturen
1.2. Dislozierte Frakturen (offen und geschlossen)

1.1. Grünholzfrakturen

Da der kindliche Knochen noch sehr elastisch ist, bricht nur eine Corticalis, und das dazugehörende Periost reißt ein. Die noch erhaltene Coricalis wie auch das intakte Periost entfalten auf ihrer Seite nach der Reposition eine Zugwirkung. Diese vermag eine sekundäre Dislokation hervorzurufen, die auch durch Gipsfixation nicht verhindert werden kann.

1.2. Dislozierte Frakturen

Die Kontinuität des Knochens ist überall unterbrochen, das Periost zerrissen. Liegt das Periost eher am Übergang Metaphyse/Diaphyse, so kann der M. pronator quadratus interponiert sein. Bei Schaftfrakturen handelt es sich um instabile Frakturen mit Angulation, Verkürzung und Rotation der Fragmente. Infolge der Zugwirkung des M. supinator und biceps steht das proximale Bruchstück des Radius in Supination: Am distalen Fragment findet sich dagegen eine Pronation, die auf den Zug des M. pronator zurückzuführen ist.

Literaturübersicht

JONASCH und BERTEL haben 1981 u.a. auch 5731 Unterarmschaftbrüche analysiert. Von der Gesamtzahl waren 2135 oder 37,2 % Grünholzbrüche. In Tabelle 1 sind die dislozierten Frakturen (Gesamtzahl 3596) nach den verschiedenen Kriterien aufgeschlüsselt. Davon waren nur 113 oder 3,1 % offene Frakturen. Wie die Tabelle zeigt, ist der Straßenverkehr als Unfallursache unbedeutend, der Sport hingegen mit 610 Fällen oder 16,9 % vertreten.

Nach BLOUNT, EHALT, HUGHSTON, RANG, SAUER und V. LAER wird im Gegensatz zu den Korrekturmöglichkeiten im Bereich des Radiusköpfchens praktisch jede oder zumindest eine verminderte Spontankorrekturfähigkeit dem proximalen wie auch dem mittleren Unterarmdrittel abgesprochen. Hingegen sind sich die gleichen Autoren über die gute Korrekturfähigkeiten im distalen Drittel einig. Die Toleranzgrenze wird hier zwischen 20 und 30° gesehen. RANG sieht unter 10 Jahren sogar Korrekturen bis zu 40° und jenseits des 10. Lebensjahres solche bis zu 30° als zulässig an. Alle Autoren sind sich aber einig, daß primäre Fehlstellungen am distalen Vorderarm nicht belassen werden sollten. Die Indikation zur operativen Behandlung mittels einer Osteosynthese stellen alle Autoren bei weit offenen Frakturen, die zugunsten der Weichteile erfolgen soll. Ebenso ist die Indikation bei irreponiblen Brüchen gegeben.

Eigenes Krankengut

Von 1976–1985 haben wir 213 Unterarmfrakturen bei Kindern behandelt. 211 Patienten wurden konservativ behandelt. Bei allen dislozierten Frakturen erfolgte die Reposition in Narkose, die anschließende Ruhigstellung primär in 2 Gipsschienen oder in einem gespaltenen Oberarmgips. Röntgenkontrolle nach 5 Tagen und Gipsverschluß. Fixationsdauer durchschnittlich 5 Wochen. Aus Tabelle 2 ist die Lokalisation der verschiedenen Brüche ersichtlich. Weitaus am häufigsten fand sich eine Fraktur beider Vorderarmknochen (Tabelle 3). Grünholzfrakturen kamen häufiger als dislozierte oder kombinierte Brüche vor (Tabelle 4).

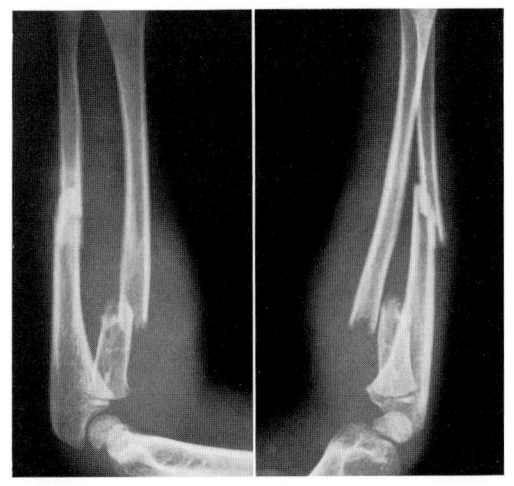

Abb. 1a: Wegen eines Interpositums an der Ulna gelang die geschlossene Reposition bei dem 8jährigen Knaben nicht, so daß in gleicher Narkose die offene Reposition und Fixation an der Ulna mit kleiner AO-Platte durchgeführt wurde. Die Metallentfernung erfolgte nach 8 Monaten.

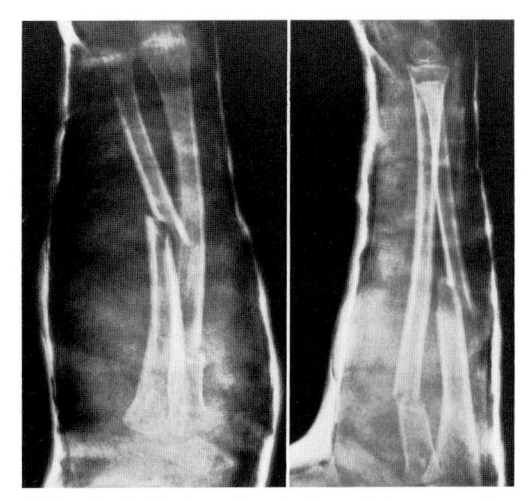

Abb. 1b: Schlechtes Ergebnis nach konservativer Versorgung

Tabelle 3

Isolierte Ulnafraktur	26
Isolierte Radiusfraktur	13
Fraktur beider Knochen	174
Total	213

Tabelle 4

Frakturtypen	
Grünholz	107
Dislozierte	52
Kombinierte	54
Total	213

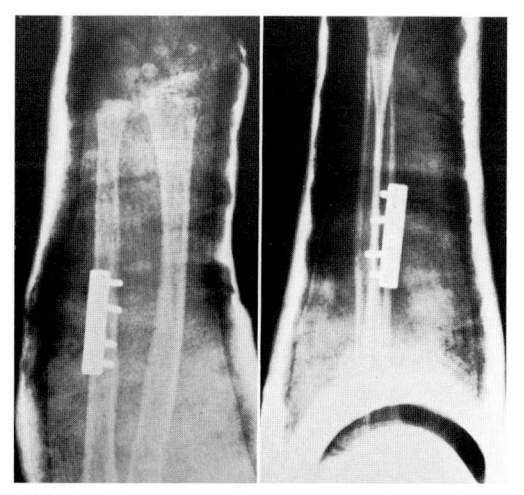

Abb. 1c: Zustand nach sofortiger offener Reposition und Fixation der Ulna mit kleiner AO-Platte

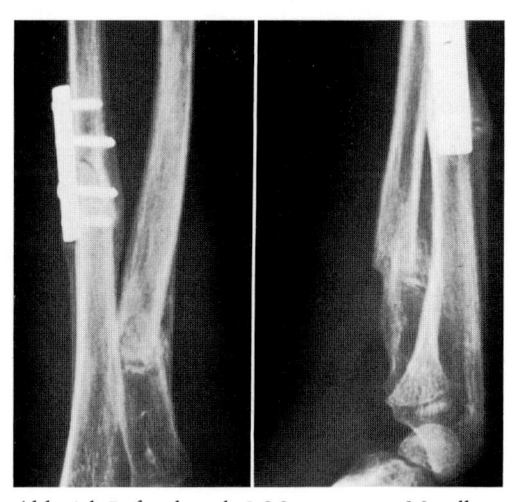

Abb. 1d: Befund nach 8 Monaten vor Metallentfernung

2 irreponible Frakturen wurden operativ behandelt. Wegen eines Interpositums (Abb. 1a) gelang die geschlossene Reposition an der Ulna beim 8jährigen Knaben nur unvollständig (Abb. 1b), während der Radius genügend reponiert werden konnte. In gleicher Narkose erfolgte die offene Reposition und Fixation mit einer kleinen AO-Platte (Abb. 1c). Die Metallentfernung fand nach 8 Monaten statt (Abb. 1d). Die Fraktur war klinisch und radiologisch verheilt. Die Indikation zur Operation liegt im eigenen Krankengut bei 1%. In der großen Sammelstatistik von JONASCH und BERTEL bei 0,8 %, d.h. von 3596 Fällen wurden 28 operativ behandelt.

Diskussion und Zusammenfassung

Wie ich in der Literaturübersicht erwähnt habe, lassen nicht korrigierte Achsenknickungen und Rotationsfehler bleibende Schäden zurück. Grundsätzlich vertreten alle Autoren die Ansicht, daß, je jünger der Patient und je distaler die Fraktur, desto besser die Korrekturprognose. Obwohl die Unterarmfrakturen zu den häufigsten im Kindesalter zählen – machen sie doch etwa ein Drittel aller kindlichen Frakturen aus – ist die Indikation zur Operation ganz selten gegeben, d.h. in etwa 1%. Die Operation ist notwendig bei allen offenen und irreponiblen Frakturen. Die Fixation erfolgt bei uns mit einer AO-Drittel-Rohrplatte oder mit AO kleiner Veterinärplatte. Die Plattenentfernung erfolgt in der Regel nach 6 Monaten. Die Prognose ist gut.

Literatur

1. BETTEX M., GENTON N., STOCKMANN M.: Kinderchirurgie. Thieme, Stuttgart-New York 1982.
2. BLOUNT W.P.: Knochenbrüche bei Kindern. Thieme, Stuttgart 1957.
3. EHALT W.: Verletzungen bei Kindern und Jugendlichen. Enke, Stuttgart 1961.
4. HUGHSTON J.C.: Fractures of the forearm in children. J. Bone Joint Surg. (Am) 44:1648, 1982.
5. JONASCH E., BERTEL E.: Verletzungen bei Kindern bis zum 14. Lebensjahr. Beiheft zur Zeitschrift Unfallheilkunde. Springer, Berlin-Heidelberg-New York 1981.
6. MORGER R.: Frakturen und Luxationen am kindlichen Ellbogen. Karger, Basel-New York 1965.
7. MORGER R., BRUNNER CH.: Vorderarmfrakturen. Therapeutische Umschau 40:951, 1983.
8. RANG M., THOMPSON G.H.: Childrens fractures: Principles and management. Reconst Surg. Traumatal 17:2, 1979.
9. RENNÉ J., WELLER S.: Verletzungen und Frakturen der oberen Gliedmaßen. In: Unfallverletzungen bei Kindern (Hrsg. J. REHN), Springer, Berlin-Heidelberg-New York 1954.
10. SALTER R.B.: Textbook of discorders and injuries of the musculoskeletal system. Williams and Wilkins, Baltimore 1970.
11. SAUER H.: Das verletzte Kind. Thieme, Stuttgart-New York 1984.
12. WEBER B.G., BRUNNER CH., FREULER F.: Die Frakturenbehandlung bei Kindern und Jugendlichen. Springer, Berlin-Heidelberg-New York 1978.
13. V. LEAR L.: Frakturen und Luxationen im Wachstumsalter. Thieme, Stuttgart-New York 1986.

Anschrift des Verfassers
Dr. Med. ROBERT MORGER, FMH Chirurgie, spez. Kinderchirurgie, Chefarzt Kinderspital CH-9006 St. Gallen, Claudiusstr. 6

Operationsindikation und Technik bei Unterarmschaftfrakturen

M. LEIXNERING, N. SCHWARZ, Wien

Einleitung

In Fehlstellung verheilte kindliche Unterarmfrakturen im proximalen und mittleren Drittel zeigen nur eine geringe Tendenz zur spontanen Achsenkorrektur. Verbleibende Achsenfehler bedingen eine Einschränkung der Unterarmdrehung (4). Deshalb ist die Heilung in achsengerechter Stellung anzustreben. Im distalen Unterarmdrittel werden auch gröbere Achsenfehlstellungen spontan korrigiert, weshalb die Frakturen einfach und fast immer konservativ zu behandeln sind. In der Literatur weicht die streng konservative Einstellung zur Therapie kindlicher Unterarmschaftbrüche (3) nur zögernd einer differenzierten Indikationsstellung. Mißlingt der geschlossene Repositionsversuch, oder ist primär abzusehen, daß weitere Repositionsmanöver zu erwarten sind, sollen nach LAER (5) konservative Behandlungsversuche unterlassen werden. Bei gegebener Operationsindikation wird verbreitet die Plattenosteosynthese empfohlen (1, 5, 6), und seltener die Methode der Markdrahtung erwähnt (2, 7, 8).

Verletztengut und Technik

In den Unfallkrankenhäusern Lorenz Böhler und Meidling wurden in den Jahren 1975–1985 50 Kinder mit Unterarmschaftfrakturen operativ behandelt und nachuntersucht.
Die behandelten Kinder waren im Alter von 10 bis 17 Jahren. 38 Frakturen lagen im mittleren Schaftdrittel, 4 Frakturen im proximalen und 8 Frakturen im distalen Drittel.
Es wurden 41 geschlossene und neun I° offene Frakturen behandelt. Die Indikation zur operativen Therapie wurde in 29 Fällen bereits primär gestellt. Es waren stark dislozierte, komplette Schaftfrakturen mit steiler Frakturfläche, die mit Gipsverband nicht in achsengerechter Stellung gehalten werden konnten.
21 Frakturen waren erst sekundär, durchschnittlich am 14. Tag operiert. Das primär

Tabelle 1: Therapie dislozierter, instabiler kindlicher Unterarmschaftfrakturen.

	Geschlossen I° offen	Geschlossen irreponibel Gefäß/Nervenläsion II° offen
Unfalltag	Geschlossene Reposition unter Bildwandlersicht Markdrahtung von distal 2 mm Draht Speiche + Elle Oberarmspaltgips Röntgenkontrolle	Offene Reposition Verplattung ⅓ Rohrplatte/ DC-Plättchen Gipsfrei Röntgenkontrolle
24 h später nach 1 Woche	Gipsschluß Nahtentfernung Gipskontrolle	Nahtentfernung Röntgenkontrolle
nach 6 Wochen	Gipsabnahme Röntgenkontrolle	—
nach 8 Wochen	Markdrahtentfernung Röntgenkontrolle	Röntgenkontrolle
nach 6 Monaten	—	Plattenentfernung Röntgenkontrolle

erzielte achsengerechte Repositionsergebnis konnte nicht gehalten werden.

Abgesehen von vier Ausnahmen (2 mal Cerclagen, 2 mal Bohrdrähte) wurden zwei Operationsmethoden angewandt (Tab. 1):

Geschlossene Reposition und Markdrahtung

In Allgemeinnarkose wird vorerst auf den hängenden Unterarm ein Zug von 4 kg ausgeübt und anschließend die Fraktur unter Bildwandlersicht reponiert. Mittels zweier jeweils 1 cm langer Hautincisionen über dem distalen Speichen- und Ellendrittel werden die Markräume ca. 1,5 cm proximal der Epiphysenfuge eröffnet und Markdrähte von 2 mm Stärke eingebracht. Bei noch nicht vollständiger Reposition kann jetzt noch eine Korrektur durchgeführt werden. Die Markdrähte werden dann gekürzt, umgebogen und unter die Haut versenkt. Es wird ein gespaltener Oberarmgips angelegt, der nach 24 Stunden geschlossen und 6 Wochen belassen wird. Der operative Eingriff erfolgt als Tagesaufnahme. Die Markdrahtentfernung wird in der 8. Woche in Kurznarkose ambulant durchgeführt.

Offene Reposition und Verplattung

In Allgemeinnarkose wird nach Oberarmblutsperre mittels jeweils ca. 10 cm langer, gerader Incisionen dorsoradial und dorsoulnar zu den Frakturen eingegangen. Nach Reposition erfolgt die Stabilisierung der Frakturen mit leicht verbogenen 4-7 Loch $^1/_3$ Rohrplättchen oder schmalen DC-Plättchen. Die stabile Osteosynthese bedarf keiner Gipsfixation. Die Plattenentfernung erfolgt durchschnittlich nach 6 Monaten. Die gesamte stationäre Aufenthaltsdauer beträgt 6 Tage.

Zur primären Stabilisierung von dislozierten, instabilen kindlichen Unterarmbrüchen wurde 20 mal die Markdrahtung und 7 mal die Verplattung gewählt.

Die Markdrahtung wurde bei geschlossenen und I°-offenen Frakturen angewandt, bei denen keine zusätzliche Gefäß- und Nervenläsion vorlag.

Zur sekundären Stabilisierung von Unterarmbrüchen wurde in 14 Fällen die Verplattung und nur in 5 Fällen die Markdrahtung gewählt. Der späteste Zeitpunkt für die Markdrahtung war der 18. Tag, durchschnittlich jedoch der 12. Tag.

Die knöcherne Heilung wurde durchschnittlich in der 6. Woche festgestellt.

Pseudarthrosen und Infektionen kamen nicht vor.

Intraoperative Schwierigkeiten traten nur bei sekundärer Stabilisierung mit Platten auf, weil die bereits meist kallös überbrückten Fehlstellungen nur schwer beurteilt und reponiert werden konnten.

Die Ergebnisse wurden nach dem Bewertungsschema der AO beurteilt. 25 Markdrahtungen zeigten in 21 Fällen ein sehr gutes und in 4 Fällen ein gutes Ergebnis.

21 Verplattungen wurden in 17 Fällen mit sehr gut und in 4 Fällen mit gut beurteilt.

Diskussion

Sowohl mit Markdrahtung, als auch mit Verplattung können sehr gute und gute Behandlungsergebnisse erzielt werden. Primär instabile Frakturen mit steilen Frakturflächen, die schon beim ersten Repositionsmanöver die Tendenz zeigen, im Gipsverband wieder abzurutschen, sollen daher schon primär in gleicher Narkose operativ behandelt werden. Der verspätete Entschluß zur operativen Therapie bringt die Nachteile des zusätzlichen Narkoserisikos und erhöht die Komplikationen bei der Reposition durch bereits beginnende kallöse Überbrückung.

Die Vorteile der Markdrahtung liegen im kleinen operativen Eingriff, der kurzen stationären Aufenthaltsdauer, haben jedoch den Nachteil der 6-wöchigen Gipsfixation.

Mit der Plattenosteosynthese kann ein primär stabiles Repositionsergebnis erzielt werden. Es können primäre Gefäß- und Nervenrevisionen durchgeführt werden. Ein zusätzlicher Gipsverband ist nicht erforderlich. Die Nachteile liegen jedoch im wesentlich größeren operativen Eingriff, der dennoch die erhöhte Gefahr der Infektion und einer Radialisläsion mit sich bringt. Auch mit einer längeren stationären Aufenthaltsdauer, allein durch den nochmaligen operativen Eingriff zur Plattenentfernung, muß gerechnet werden. Da bei Kindern nach einer 6–8-wöchigen Ruhigstellung des Armes nicht mit einer Bewegungseinschränkung gerechnet werden muß, wird die Markdrahtung bei kindlichen Unterarmbrüchen mit Operationsindikation als Primärbehandlung angestrebt. Die Verplattung bleibt für die Versorgung frischer Frakturen mit Komplikationen und für Korrekturoperationen vorbehalten.

Zusammenfassung

Die operative Therapie kindlicher Unterarmfrakturen ist komplikationsarm und ergibt auch bei sekundärer Operation nur sehr gute und gute Resultate. Bei primärer Osteosynthese geben wir der Markdrahtung den Vorzug. Dem Vorteil des kleinen operativen Eingriffs, steht die Notwendigkeit der Gipsfixation gegenüber. Verplattet wird, wenn offen reponiert werden muß. Dies gilt vor allem für Sekundäroperationen. Wesentliche Nachteile der Verplattung sind die notwendige Reoperation zur Plattenentfernung und die narbenbedingte gestörte Kosmetik.

Literatur

1. FREULER, F., WEBER, B.G., BRUNNER, CH.: Vorderarmschaftfrakturen. In: Die Frakturenbehandlung bei Kindern und Jugendlichen. Springer, Berlin (1978).
2. JASCHKE, W.: Kindliche Unterarmfrakturen – Fixation mit Kirschner-Drähten? Unfallheilkunde 87 (1984), 262–266.
3. KONCZ, M.: Spätergebnisse bei Unterarmfrakturen im Kindesalter. Arch. orthop. Unfallchir. 76 (1973), 300–315.
4. KUDERNA, H.: Zusammenhang zwischen Achsenfehlern und Punktionseinschränkungen nach Vorderarmverletzungen. Unfallchirurgie 6 (1980), 7–13.
5. LAER, L.R. VON: Frakturen und Luxationen im Wachstumsalter. Thieme, Stuttgart (1986).
6. RITTER, G.: Verletzungen des Schultergürtels und der oberen Extremität. In SAUER H. (Hrsg.): Das verletzte Kind. Thieme, Stuttgart (1984).
7. SEYFARTH, G.: Die Behandlung der stark verschobenen Vorderarmfraktur bei Kindern und Jugendlichen. Arch. orthop. Unfallchir. 64 (1968), 64–67.
8. SIMON, L., HEYDENREICH, W.: Markdrahtungsosteosynthese bei kindlichen Unterarmschaftfrakturen. Aktuelle Traumatologie 2 (1975).

Anschrift des Verfassers
Dr. M. LEIXNERING, Allgemeine Unfallversicherungsanstalt, Unfallkrankenhaus Lorenz Böhler, A-1200 Wien.

Unterarmschaftbrüche

R. BRUTSCHER, A. RÜTER. M. BOLKENIUS, Augsburg

Einleitung

Die Unterarmschaftfraktur des Erwachsenen stellt eine Operationsindikation dar. Es interessiert die Frage, inwieweit die kindliche Unterarmschaftfraktur andere therapeutische Richtlinien erlaubt. Um eine kindliche Unterarmschaftfraktur richtig zu beurteilen und den entsprechenden Behandlungsplan aufstellen zu können, sind mehrere, für das Kindesalter typische Gegebenheiten zu berücksichtigen. Darunter fällt vor allen Dingen die schnelle Frakturheilung, spontane Korrektur von Achsenfehlern, abgesehen von Rotationsfehlern, keine Nachteile durch lange Ruhigstellung und Immobilisation, erhöhte Infektionsgefahr bei offenen Frakturen.

Literaturübersicht

In den bisher veröffentlichten Angaben sind sich alle Autoren darüber einig, daß die kindliche Unterarmschaftfraktur eine Domäne der konservativen Therapie ist (1, 2, 3, 4, 5, 6). Die wohl größte statistische Zusammenstellung kindlicher Unterarmschaftfrakturen stammt von JONASCH, U., BERTEL, E. (2), die 5731 Unterarmschaftfrakturen analysierten, wobei es sich bei 37,2 % um Grünholzfrakturen handelte. Nur 3,1 % der Unterarmschaftbrüche waren offene Frakturen. Lediglich 28 Unterarmschaftfrakturen (0,8 %) wurden operativ behandelt. Nur bei einem Unterarmschaftbruch kam es zur Ausbildung einer Pseudarthrose. KUNER (3) sowie SINGER (5) weisen auf die operative Versorgung der zweit- und drittgradig offenen Unterarmfrakturen hin sowie auf die Operation bei nicht reponierbaren Frakturen.

Eigenes Krankengut

Im Zentralklinikum Augsburg wurden in den Jahren 1979 bis 1984 insgesamt 103 kindliche Unterarmfrakturen stationär behandelt. Dabei handelte es sich um 6 distale Radiusfrakturen, 54 distale Unterarmfrakturen, 39 Unterarmschaftfrakturen, 1 Galeazzi-Fraktur und 3 Monteggia-Frakturen. Entsprechend dem Thema soll hier auf die 39 kindlichen Unterarmschaftbrüche eingegangen werden. Diese teilen sich wiederum in 6 Grünholzfrakturen, 30 geschlossene Frakturen und 3 offene Frakturen auf. 34 dieser Frakturen wurden konservativ behandelt und 5 mußten operativ angegangen werden.

Bei der konservativen Therapie war bei 2 Kindern keine Reposition erforderlich. 32 Unterarmschaftfrakturen mußten in Vollnarkose primär reponiert weden. Daraufhin erfolgte die stationäre Aufnahme und die Verlaufskontrolle. Von den 32 reponierten Unterarmen kam es bei 2 Verletzten zum Abrutschen der Fraktur und zur deutlichen Fehlstellung, so daß sekundär ein operativer Eingriff notwendig wurde. Die Indikationen zur primären Osteosynthese wurde nur bei den 3 offenen Frakturen festgestellt.

Von den insgesamt 39 kindlichen Unterarmschaftfrakturen konnten 22 nachuntersucht werden. Die Nachuntersuchung erfolgte frühestens nach einem, spätestens nach 3 Jahren. 17 Kinder waren wegen Wohnortwechsels nicht kontrollierbar. Die Ellenbogenbeweglichkeit fand sich bei allen 22 Kindern im Normbereich. Am Handgelenk bestand ebenfalls bei allen 22 Untersuchten eine normale Dorsal- und Volarflexion sowie eine physiologische Radial- und Ulnarabduktion, siehe Tabelle 1.

Tabelle 1: Nachuntersuchung kindlicher Unterarmschaftfrakturen.

Beweglichkeit		
Ellenbogengelenk	10–0–140	n = 22
Handgelenk d–v	70–0– 80	n = 22
Handgelenk r–u	30–0– 40	n = 22

Tabelle 2: Nachuntersuchung kindlicher Unterarmschaftfrakturen.

Beweglichkeit Supination	90°	n = 22	
Beweglichkeit Pronation	90°	n = 19	
	80°	n = 1	Osteosynthese
	70°	n = 1	konservativ
	60°	n = 1	

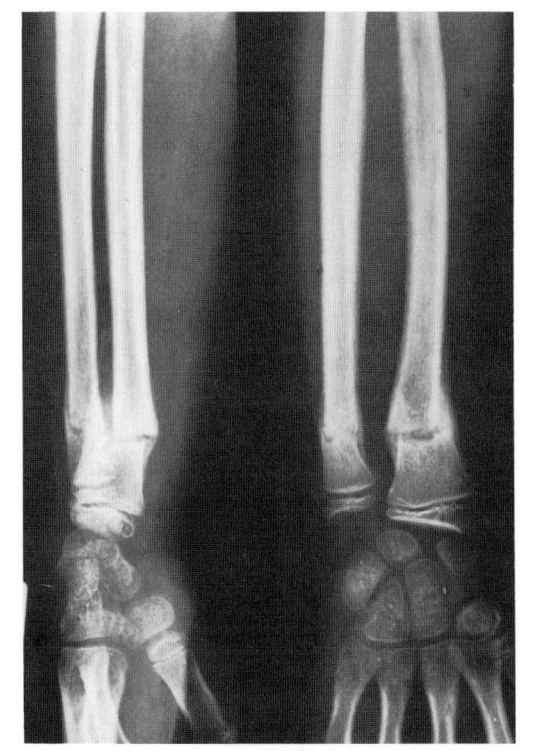

Abb. 1: In Fehlstellung verheilte distale Unterarmfraktur beim 9jährigen Mädchen.

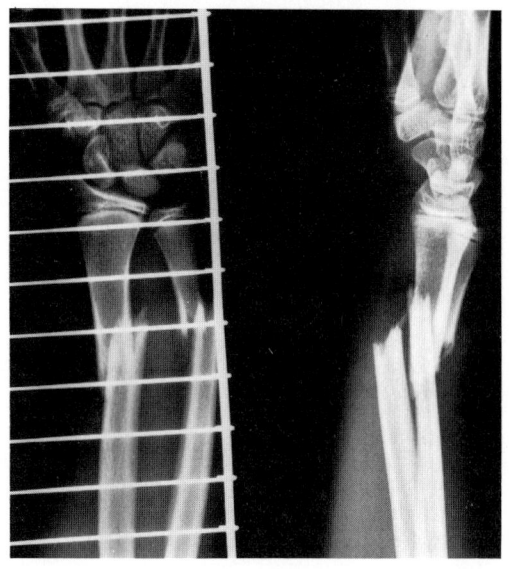

Abb. 2: Spontane Korrektur der primär tolerierten Achsenfehlstellung. Jetzt zweitgradig offene Unterarmschaftfraktur.

Die Supination war bei allen 22 Kindern bis zu 90 Grad ohne Beschwerden möglich. Bei der Pronation erreichten nur 19 90 Grad. Bei einem Kind war die Pronation nur bis zu 80 Grad möglich; dieses war mit einer Plattenosteosynthese versorgt worden. Bei einem Kind war die Pronation 70 Grad und bei einem weiteren nur bis 60 Grad möglich (Tabelle 2). Die Pronationseinschränkung war subjektiv unbekannt, da der Bewegungsverlust durch Abduktion im Schultergelenk kompensiert wird.

Verbleibende Achsenfehler bei der Reposition werden im Kindesalter im Gegensatz zum Erwachsenen spontan ausgeglichen, wobei zu beachten ist, daß der Achsenfehler natürlich nur in altersabhängigen Grenzen korrigierbar ist. Das 2jährige Kleinkind toleriert Achsenfehlstellungen bis zu 30 Grad, der 12jährige Schüler dagegen keine Fehlstellung von mehr als 10 Grad. Nicht ausgleichbar sind die Rotationsfehlstellungen.
An einem klinischen Beispiel soll die Korrekturmöglichkeit dargestellt werden. Die Abb. 1 zeigt eine in Fehlstellung verheilte distale Unterarmfraktur bei einem 9jährigen Mädchen. 2½ Jahre später zog sich das Kind eine zweitgradig offene Unterarmschaftfraktur derselben Seite zu (Abb. 2).

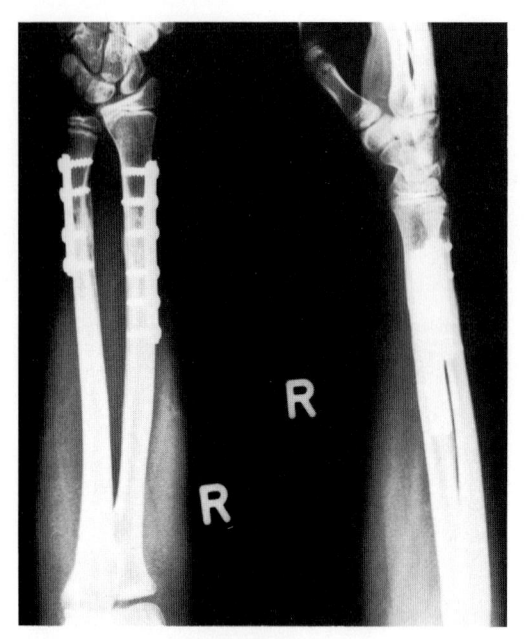

Abb. 3: Therapie der zweitgradig offenen Unterarmschaftfraktur, Plattenosteosynthese an Ulna und Radius.

Auf dem Unfallbild ist die ursprüngliche Achsenfehlstellung komplett korrigiert. Da es sich jetzt um eine offene Fraktur handelte, erfolgte die operative Versorgung mit Plattenosteosynthese (Abb. 3).

Diskussion und Schlußfolgerungen

Die Ergebnisse belegen unseres Erachtens, daß die kindliche Unterarmschaftfraktur bis auf wenige einzeln begründete Ausnahmen eine Domäne der konservativen Therapie ist. Eine längere Ruhigstellung hinterläßt beim Kind im Gegensatz zum Erwachsenen keine Funktionseinschränkung. Ein primär verbleibender Achsenfehler kann in altersabhängigen Grenzen spontan korrigiert werden und hinterläßt ebenfalls keine Funktionseinschränkung. Die Operationsindikation muß daher kritisch überprüft werden. Es bleibt nur ein kleines Patientengut für die operative Therapie übrig, wobei es sich im wesentlichen um offene Frakturen und um Brüche handelt, die sich nicht in einem tolerierbaren Achsenzustand halten lassen.

Zusammenfassung

Die kindliche Unterarmschaftfraktur ist im wesentlichen konservativ zu behandeln. Nur offene Frakturen bleiben wegen der Infektionsgefahr der primären Osteosynthese vorbehalten. Frakturen, die mehrfach nachreponiert werden müssen und sich dennoch im Gipsverband nicht in einer ausreichend physiologischen Achse halten lassen, stellen eine erweiterte Operationsindikation dar.

Literatur

1. JACKMANN, K.: Unterarmbrüche im Kindesalter. Klinik-Journal Nr. 7, Juli 1984, 6–12.
2. JONASCH, E., BERTEL, E.: Verletzungen bei Kindern bis zum 14. Lebensjahr. Hefte zur Unfallheilkunde. Springer-Verlag, Berlin-Heidelberg-New York 1981.
3. KUNER, E. H.: Wann muß man von der konservativen Behandlung bei Frakturen im Kindesalter abweichen? Langenbecks Archiv Chir. 361, Kongreßbericht 1983.
4. LAER, L. VON: Frakturen und Luxationen im Wachstumsalter. Thieme-Verlag, Stuttgart-New York 1986.
5. SINGER, H.: Grundregeln für die Behandlung von Frakturen im Kindesalter. Chirurgische Praxis 30, 271–295 (1982).
6. WEBER, B. G., BRUNNER, CH., FREUDLER, F.: Die Frakturbehandlung bei Kindern und Jugendlichen. Springer, Berlin-Heidelberg-New York 1978.

Anschrift der Verfasser
R. BRUTSCHER, A. RÜTER, Klinik für Unfall- und Wiederherstellungschirurgie, M. BOLKENIUS, Zentralklinikum Augsburg, Stenglinstr. 2, D-8900 Augsburg.

Operationsindikation bei distalen Unterarmfrakturen

R. Daum, Heidelberg

Die Operationsindikation distaler Unterarmfrakturen im Kindesalter wirft zwei Fragen auf, die scheinbar propädeutischen Charakter haben:
Die Abgrenzung, was ist eine distale Unterarmfraktur – und die Diskrepanz zwischen histoanatomischem Aufbau und dem klinischen Aspekt.
Der Begriff der distalen Unterarmfraktur, der sog. metaphysären Fraktur, ist ungenau, verschwommen, relativ.
Eine Metaphyse, die in der klinischen Nomenklatur und somit in der Verständigung bzw. der operativen Indikation eine Rolle spielt, ist histoanatomisch unbekannt.
Aus Gründen der operativen Indikation muß in diesem Zusammenhang kurz auf die verschiedenen Einteilungsprinzipien der Epiphysenfrakturen eingegangen werden, die sich jedoch alle einer Kritik unterziehen müssen.
Bei der Klassifikation nach AITKEN (1, 8, 10, 17) fehlt eine Position, die reine Lyse, die am Handgelenk etwas häufiger vorkommt als anderswo.
Beim Einteilungsprinzip nach SALTER und HARRIS (10, 13, 14) ist die Form V, die CRUSH-Verletzung umstritten, ja sie wird abgelehnt, da Wachstumsstörungen als Gefäßverletzungen und nicht als eine direkte Zerstörung des Stratum germinativum angenommen werden.
Die von MISCHKOWSKI et al. (10) herausgebrachte Einteilung hat mehr theoretischen Charakter, da sie alle Möglichkeiten darlegt.
Man sollte für den klinischen Gebrauch der einfachen Einteilung nach v. LAER (8, 14) den Vorzug einräumen: Epiphysenfrakturen einerseits, Schaftfrakturen andererseits, wobei auch der metaphysäre Keil, AITKEN I, SALTER II, zu den Schaftfrakturen gerechnet wird, da diese Formen im Grunde genommen keine epiphysären Verletzungen darstellen. Nach proximal reicht die distale Fraktur etwa 2–3 cm, also in den Bereich der Diaphyse hinein.
Im folgenden werden 3 Gebiete angesprochen:
1. in denen distale Unterarmfrakturen operativ angegangen werden sollten,
2. chirurgische Interventionen, die überflüssig sind im Sinne einer Übertherapie, und schließlich
3. Korrekturoperationen nach Wachstumsstörungen.

Operationsindikation bei distalen Frakturen ohne Epiphysenbeteiligung

An erster Stelle sehen wir hier die drittgradig offene Fraktur, wie Abb. 1 demonstriert.
Der 9-jährige Junge war von einem Kirschbaum gefallen und hatte sich eine drittgradig offene Fraktur mit erheblicher Verschmutzung des proximal vorstehenden Radius zugezogen. Nach Säuberung und exakter Reposition erfolgte eine Minimalfixation, außerdem wurde wegen der erheblichen Infektionsgefahr eine PMMA-Kette eingelegt. 3 Monate nach dem Unfall schien sich eine drohende Pseudarthrose des Radius anzubahnen, bedingt durch eine Sperrwirkung der Ulna. Es bestand eine Abwinkelung des Radius um 10° und ein geringer Ulnavorschub von 2 mm. 7 Monate nach dem Unfallereignis war der Radiusfrakturspalt verschlossen. Der Ulnavorschub hatte sich ausgeglichen. Die Speiche war jetzt einige mm vor der Elle. Außer einer Supinationseinschränkung ist der Junge beschwerdefrei. Inwieweit sich

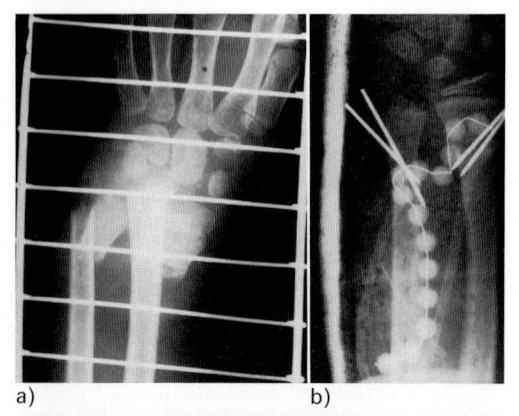

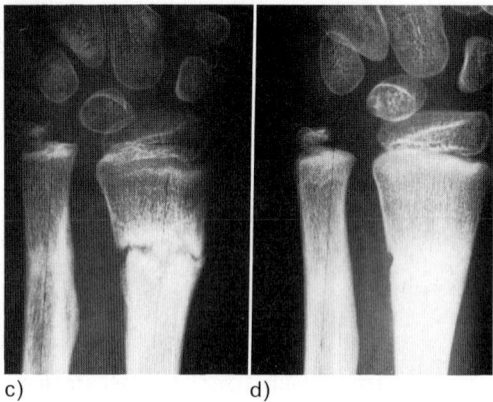

Abb. 1: U.B. 9 Jahre. Sturz vom Baum.
a. 3. gradig offene Unterarmfraktur (Unfallbild)
b. Op.-Versorgung mit Kirschnerdrähten fixiert, PMMA-Kette
c. li. 3 Monate später; drohende Pseudarthrose durch Sperrwirkung der Ulna; geringgradiger Ulnavorschub
d. 6 Monate nach dem Unfall: Frakturen fest; Ulnavorschub ausgeglichen.

künftig ein Radiusvorschub einstellen wird, bleibt abzuwarten.
Die Bildsequenz läßt erkennen, daß eine zu schnelle operative Reintervention fehl am Platze ist, da trotz Sperrwirkung der Ulna mit verzögerter Bruchheilung und Wachstumsdifferenz ein spontaner Ausgleich möglich ist.
Ist ein operativer Eingriff indiziert, so sollten Reposition und Fixation lege artis durchgeführt werden, auch wenn die spontane Korrekturpotenz im Kindesalter enorme Ausmaße annehmen kann (Abb. 2).
Ein 11-jähriger Junge kam 14 Tage nach einer drittgradig offenen Fraktur links mit einer schlechten Primärversorgung zur stationären Aufnahme. 7 Jahre nach dem Unfall zeigte sich ein überraschendes Bild. Der jetzt 18-jährige klagt nur noch über gelegentliche Beschwerden, meist beim Geräteturnen. Es findet sich eine geringe Einschränkung der Supination und der Radialabduktion von 10°. Auffallend ist die erhebliche Demineralisierung des distalen Radius und auch der Ulna.

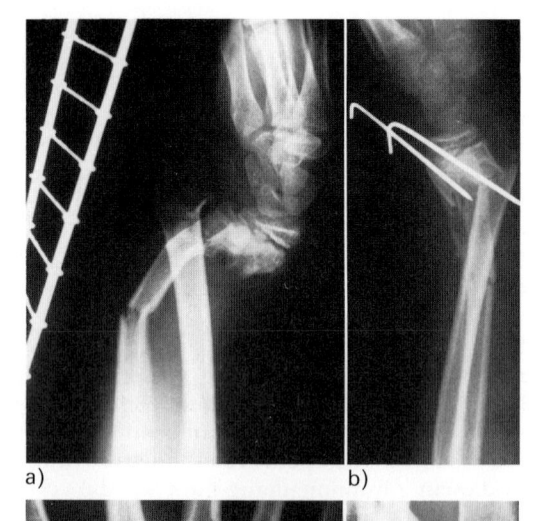

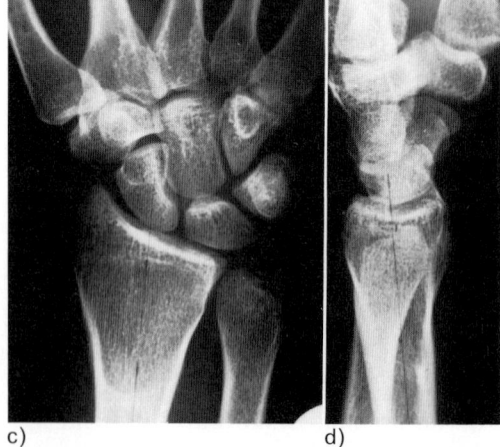

Abb. 2: K.O., 11 Jahre. 3. gradig offene Unterarmfraktur.
a. Unfallbild,
b. schlechtes Primärergebnis durch ungenügende Reposition und mangelhafte Minimalfixation,
c. 6½ Jahre nach dem Unfall (a.p.) enorme Korrektur; erhebliche Demineralisierung von Radius und Ulna,
d. auch im Seitenbild anatomische Stellung.

Eine weitere Operationsindikation stellt die Interposition der Sehne des M. pronator quadratus dar. Die Frakturen sind bekanntlich im Bereich des Übergangs der Metaphyse zur Diaphyse. Wenn trotz intensiven Repositionsmanövers eine spontane Retraktion des Sehnenstumpfes nicht gelingt, sollte eine operative Freilegung und Befreiung der Sehne aus dem Frakturspalt durchgeführt werden. Zur Stabilisierung kann man 2 Kirschnerdrähte vom Processus styloides radii einbringen, und zwar bei älteren Kindern. Bei jüngeren Kindern ist eine Fixation nicht erforderlich, da selbst bei Abwinkelung bis zu 30° eine Remodellierung erfolgt (5, 10, 17). Die Periostinterposition bei distalen Frakturen ohne Epiphysenbeteiligung stellt nach den Literaturangeben nicht unbedingt eine Operationsindikation dar.

Eine dritte Operationsindikation sehen wir in den Mehrfachfrakturen einer Extremität (Abb. 3).

Ein 8-jähriger Junge hatte sich eine distale Humerusfraktur und distale Unterarmfraktur zugezogen. Die distale Humerusfraktur wurde nach Reposition mit percutan eingeführten Spickdrähten versorgt, die Radiusfraktur freigelegt, da ein Periostlappen interponiert war und durch Bohrdrähte fixiert. Die Nachuntersuchung 5½ Jahre später ergab eine geringe Einschränkung der Pro- und Supination unter Radialabduktion von 10°. Überraschenderweise konnte jedoch eine Ulnaverkürzung von 5 mm gemessen werden. Eine Korrekturoperation zum jetzigen Zeitpunkt ist nicht erforderlich, da die ulnare Neigung der Radiusgelenkfläche noch keine Seitendifferenz aufweist.

Inwieweit die Unterarmetagenfrakturen eine Operationsindikation abgeben, hängt einmal vom Alter des Kindes, von der Dislokation und vom Repositionserfolg ab. Meistens ist eine chirurgische Intervention nicht erforderlich.

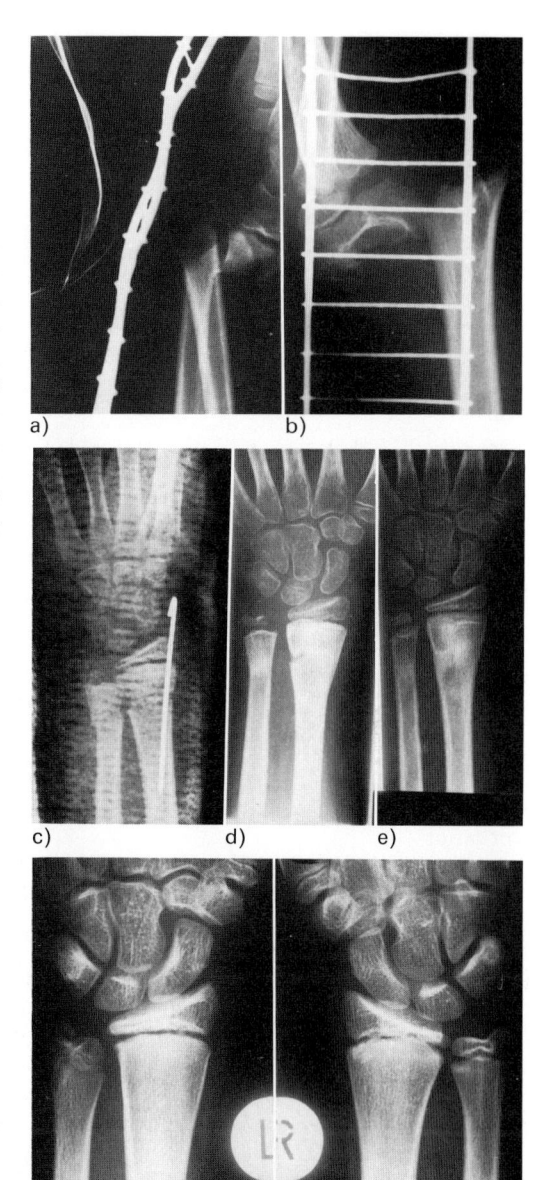

Abb. 3: P.K., 8 Jahre – Doppelfraktur. Supracondyläre Humerusfraktur li. und distale Unterarmfraktur li.
a. Unfallbild Unterarm; b. Unfallbild distaler Oberarm; c. Freilegung (Periostinterposition) Bohrdrahtfixation; d. 3 Monate später; e. 7 Monate später; f. 5½ Jahre nach dem Unfall; g. (re. Vergleichsaufnahme)

Operationsindikation von Frakturen mit Epiphysenbeteiligung

Reine Lysen stellen im Prinzip keine Operationsindikation dar, da die Reposition in den meisten Fällen keine Schwierigkeiten bereitet. Gelingt bei älteren Kindern die Reposition nicht, sollte wegen des Verdachtes einer Periostinterposition eine Freilegung mit Entfernung des eingeschlagenen Periostlappens, der in der Regel dem distalen Fragment angehört, durchgeführt werden (17). Eine Bohrdrahtfixation über dem Processus styloides radii ist nicht erforderlich. Bei kleineren Kindern ist bei einer solchen Situation eine Freilegung nicht zwingend, da durch die Korrekturpotenz anfängliche Wachstumsstörungen ausgeglichen werden können. Selbst bei reinen Lysen kann eine Stufenbildung von etwa 2 mm schadlos hingenommen werden.

Epiphysenfrakturen mit metaphysärem Fragment, SALTER II

Diese Frakturen machen zusammen mit den reinen Lösungen den weitaus häufigsten Teil der Verletzungen aus (10). Eine Operationsindikation ist nur dann gegeben, wenn bei älteren Kindern eine exakte Reposition nicht möglich ist und der dringende Verdacht vorliegt, daß ein Periostanteil interponiert ist. Die Diagnose einer Epiphysenfraktur mit metaphysärem Keil wird nicht selten primär verkannt.
Epiphysenfrakturen vom Typ SALTER III und IV sind im Bereich des Handgelenkes außer-

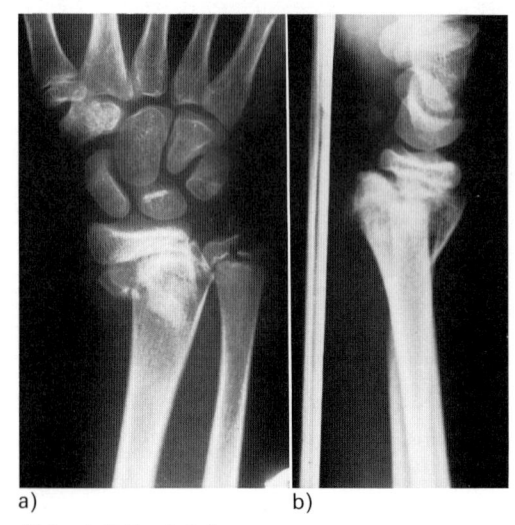

Abb. 4: P. R., 9 Jahre.
a. SALTER II distaler Radius
b. SALTER III Ulna

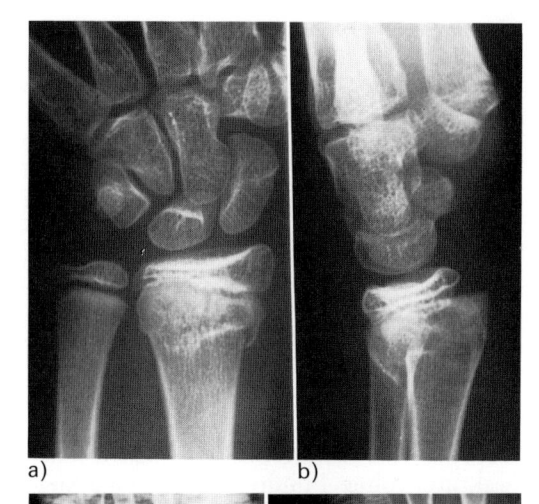

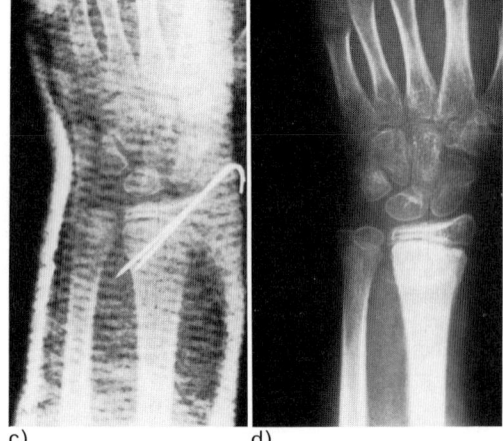

Abb. 5: H. E., 12 Jahre. SALTER II Radius.
a. a.p.-Aufnahme
b. seitliche Aufnahme mit metaphysärem Keil
c. Korrektur und Fixation durch Bohrdraht, percutan
d. 5 Jahre nach dem Unfall

ordentlich selten, so daß der Einzelne kaum über Erfahrungen bzw. nur über geringe Erfahrungen verfügt (7, 14, 17). In unserem Krankengut – ein 1. Kollektiv von 76 Fällen der Jahre 1964–1971 – konnten wir nicht einen einzigen Fall registrieren. Unter 110 Fällen eines 2. Kollektivs der Jahre 1977–1984 fand sich nur 1 Patient mit einer Epiphysenfraktur vom Typ SALTER III, allerdings an der Ulna (Abb. 4). Da jedoch seltene Dinge einmal vorkommen können, sollte man eine Behandlung in Analogie zur Epiphysenfraktur anderer Lokalisation, z. B. an der distalen Tibiaepiphyse anstreben. Dies bedeutet, daß eine Operationsindikation gegeben ist, wobei der sog. wasserdichte Schluß der Fraktur vorgenommen werden sollte. Bei kleineren Kindern genügen dünne Bohrdrähte, die sowohl parallel zur Epiphysenfuge als auch zusätzlich über dem Processus styloides radii eingeschossen werden können (5, 6, 7, 17). Bei älteren Kindern ist bekanntlich die Zugschraubenosteosynthese die Methode der Wahl (14, 17).

Nicht selten wird eine falsche Operationsindikation gestellt bzw. eine operative Übertherapie betrieben. So sind Bohrdrahtosteosynthesen beim SALTER-Typ II (Abb. 5) ebenso überflüssig wie eine Plattenosteosynthese. Vor der kritiklosen Übernahme der Prinzipien aus der Erwachsenentraumatologie muß gewarnt werden. Bei jüngeren Kindern bis zum 6./7. Lebensalter ist eine Spontankorrektur bis 30° möglich, bei Kindern zwischen dem 6. und 12. Lebensjahr bis 15°, bei Fugenschluß ist selbstverständlich eine Korrekturpotenz nicht zu erwarten.

Korrekturoperationen nach distalen metaphysären und epiphysären Frakturen sind in wenigen Fällen erforderlich (3, 11, 14, 15).

Bei einem 14-jährigen Jungen kam es 2 Jahre nach einer Unterarmfraktur – sog. GALEAZZI-Äquivalent – zu einem Radiusvorschub, der möglicherweise bei weiterem Radiuswachstum eine Korrektur erforderlich macht (Abb. 6).

Bei einem 12-jährigen Jungen mit einer distalen Radius- und proximalen Unterarmfraktur konnte 8 Jahre nach dem Unfall eine erhebliche Ulnaneigung des Radius festgestellt werden (Abb. 7), die einer operativen Korrektur bedarf (7, 17).

In rund 90% werden die distalen metaphysären und epiphysären Frakturen am Unterarm konservativ behandelt. Nach Angaben der Literatur liegt der prozentuale Anteil der operativen Indikation einschließlich der halbkonservativen oder halboperativen Therapie bei 7–10%.

Zusammenfassung

Am distalen Unterarm wird der Klassifizierung der Epiphysenverletzungen nach SALTER und HARRIS der Vorrang eingeräumt, da das Einteilungsprinzip nach AITKEN keine Position für die reine Lyse vorsieht.

Metaphysäre Frakturen sollten dann operativ angegangen werden, wenn eine drittgradig offene Fraktur vorliegt, die Interposition der Sehne des M. pronator quadratus ein Repositionshindernis darstellt oder Mehrfachfrakturen wie distale Humerusfraktur und distale Radiusfraktur bestehen.

Die Reposition reiner Lysen – SALTER I – gelingt so gut wie immer, es sei denn bei einer Periostinterposition. Bei kleineren Kindern ist eine chirurgische Intervention nicht zwin-

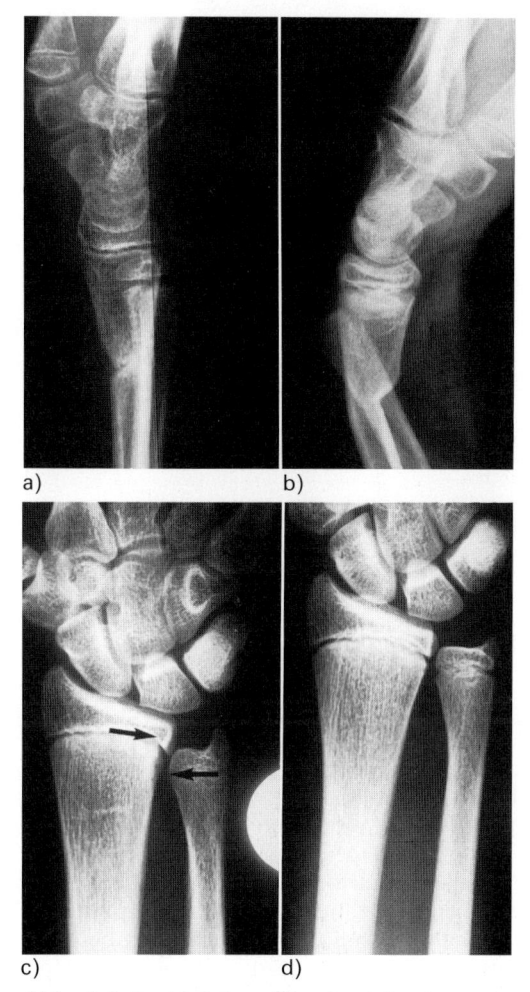

Abb. 6: I.K., 12 Jahre. Übertherapie.
a–b. distale Unterarmfraktur mit Galeazzi-Äquivalent
c–d. 2 Jahre nach dem Unfall Radiusvorschub (Bild d Vergleich zu rechts)

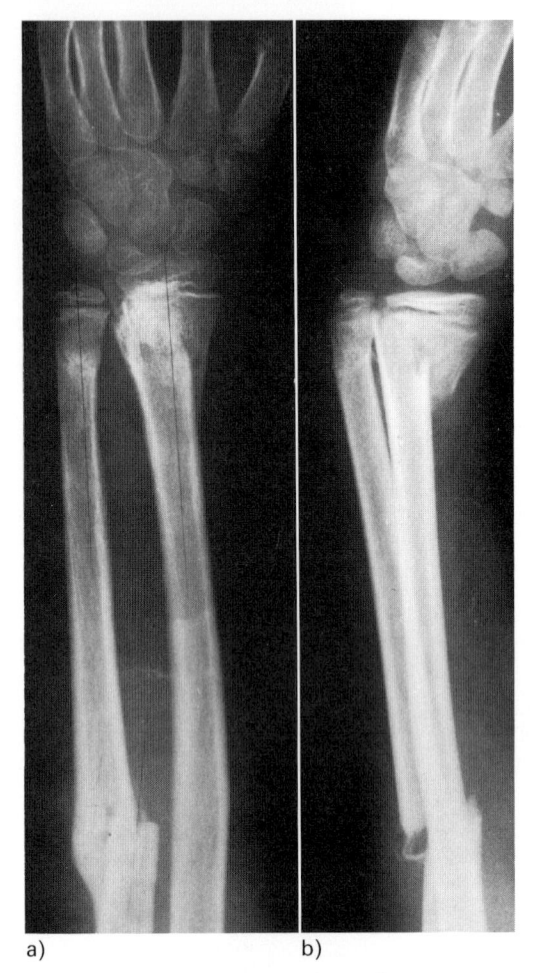

Abb. 7: A.M., 12 Jahre. 2-Etagenfraktur.
a. Unfallbild
b. 6 Wochen später
c. 8 Jahre später: erhebliche Ulnaneigung des Radius
d. Vergleich gesunde Seite

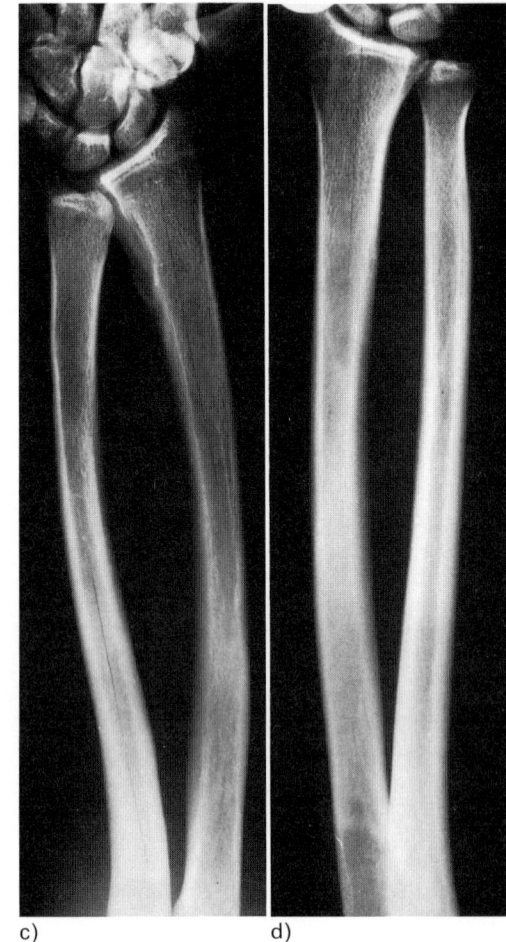

gend. Bei großen Kindern ist eine Freilegung wegen des bevorstehenden Fugenschlusses indiziert.
Dasselbe gilt für SALTER II-Frakturen. SALTER III und IV-Formen sind extrem selten. Hier ist eine Operationsindikation wegen potentieller Wachstumsstörungen angezeigt.
Bei kleineren Kindern sollte der sog. wasserdichte Verschluß mit Bohrdrähten, bei älteren Kindern in Analogie zu distalen Tibiaepiphysenfrakturen mit einer horizontal zur Fuge verlaufenden Zugschraube durchgeführt werden.
Nicht selten erfolgt bei distalen Radiusfrakturen im Kindesalter eine operative Übertherapie, weil die Prinzipien aus der Erwachsenentraumatologie kritiklos übernommen und der Korrekturpotenz des wachsenden Organismus mit einer Remodellierung bis 30° bei kleineren Kindern nicht Rechnung getragen wird.
In etwa 7–10% wird in der Literatur eine operative Freilegung oder eine perkutane Spickdrahtosteosynthese (halb konservativ bzw. halb operativ) durchgeführt.
In einigen Fällen kommt es bei distalen Unterarmfrakturen mit und ohne Epiphysenbeteiligung zu einem Ulna- oder Radiusvorschub, so daß eine Korrekturoperation erforderlich wird.

Literatur

1. AITKEN, A. P.: Fractures of the epiphysis. Clin. Orthop. 41 (1965), 19.
2. BECK, E.: Die Bedeutung der Periostinterposition bei Epiphysenlösung. Teil I. Unfallheilk. 85 (1982), 226–231.
3. CONNOLLY, J.F., EASTMAN, T., HUURMAN, W.W.: Torus fracture of the distal radius producing growth arrest. Nebr. Med. J. 70 (1985), 204–207.
4. ENGBER, W.D., KEENE, J.S.: Irreducible fracture-separation of the distal ulnar epiphysis. J. Bone Joint Surg. (Am) 67 (1985), 1130–1132.
5. JANI, L.: Beurteilung und Behandlung von Kinderfrakturen. Therap. Umschau/Revue Thérap. 32 (1975), 800–812.
6. JANI, L., DICK, W.: Osteosynthesen bei Epiphysenfrakturen und Behandlung auffälliger Wachstumsstörungen am Beispiel der distalen Tibia und des distalen Radius. Z. Kinderchir. 18 (1976), 401–410.
7. JANI, L.: Prinzipien der Behandlung von posttraumatischen Wachstumsstörungen. Z. Orthop. 115 (1977), 586–592.
8. LAER, L.R. v.: Klinische Aspekte zur Einteilung kindlicher Frakturen, insbesondere zu den traumatischen Lösungen der Wachstumsfuge. Unfallheilk. 84 (1981), 229.
9. MANOLI, A.: Irreducible fracture-separation of the distal radial epiphysis. J. Bone Joint Surg. (Am) 64 (1982), 1095–1096.
10. MISCHKOWSKY, T., DAUM, R., RUF, W.: Injuries of the distal radial epiphysis. Arch. Orthop. Traumat. Surg. 96 (1980), 15–16.
11. NELSON, O.A., BUCHANAN, J.R., HARRISON, C.S.: Distal ulnar growth arrest. J. Hand Surg. (Am) 9 (1984), 164–170.
12. RECKLING, F.W.: Unstable fracture-dislocations of the forearm (Monteggia and Galeazzi Lesions). J. Bone Joint Surg. (Am) 64 (1982), 857–863.
13. SALTER, R.B., HARRIS, W.R.: Injuries involving the epiphyseal plate. J. Bone Joint Surg. (Am) 45 (1963), 587.
14. SAUER, H.: Das verletzte Kind – Lehrbuch der Kindertraumatologie. Thieme, Stuttgart-New York 1984, S. 468–474.
15. SUMNER, J.M., KHURI, S.M.: Entrapment of the median nerve and flexor pollicis longus tendon in an epiphyseal fracture-dislocation of the distal radioulnar joint: A case report. J. Hand Surg. (Am) 9 (1984), 711–713.
16. TRUETA, J., MORGAN, J.D.: The vascular contribution to osteogenesis. J. Bone Joint Surg. (Br) 42 (1960), 97.
17. WEBER, B.G., BRUNNER, CH., FRAULER, F.: Die Frakturen bei Kindern und Jugendlichen. Springer, Berlin-Heidelberg-New York 1978, S. 206–220.
18. WILLMEN, H.R., EGGERATH, A.: Die percutane intramedulläre Bohrdrahtspickung dislocationsgefährdeter Radiusfrakturen loco typico. Chirurg 54 (1983), 98–102.

Anschrift des Verfassers
Prof. Dr. R. DAUM, Kinderchirurgische Abt., Zentrum Chirurgie, Universität, D-6900 Heidelberg.

S. Hofmann-v. Kap-herr (Hrsg.), Operationsindikationen bei Frakturen. Gustav Fischer Verlag. Stuttgart · New York · 1987

Die Galeazzi-Fraktur – eine seltene Frakturform

A. Müller, H.-G. Breyer, M. Faensen, Berlin

Einleitung

Unterarmbrüche zählen zu den häufigsten Verletzungen im Kindesalter. Hierunter fällt aber auch eine sehr seltene Kombinationsverletzung im Handgelenksbereich, die Galeazzi-Fraktur (4).
Diese wurde erstmals 1822 von A. Cooper beschrieben und 1934 von Ricardo Galeazzi mit 18 Patienten veröffentlicht (3).
Es handelt sich hierbei um eine Fraktur des distalen Radius und eine gleichzeitige Sprengung und Dislokation im Radioulnargelenk. Diese Verletzung entsteht bei einem Sturz auf die hyperextendierte und gleichzeitig radialabduzierte Hand.
Zusätzlich kann auch der Proc. styloideus ulnae mit abgebrochen sein (3).
Als sogenannte atypische Galeazzi-Frakturen finden sich bei Kindern Frakturen des Radiusschaftes in Kombination mit Epiphysenlösungen der distalen Ulna bei intaktem Radioulnargelenk (5).

Literaturübersicht

Über die Häufigkeit von Galeazzi-Frakturen bei Kindern liegen in der Literatur keine Angaben vor. Nach Freuler et al. (1) soll sie extrem selten vorkommen. Allenfalls sei sie bei Jugendlichen zu beobachten.

Krankengut

Wir haben in einem Zeitraum von mehr als zehn Jahren lediglich 2 Fälle einer Galeazzi-Fraktur bei Kindern beobachtet. Das sind ca. 0,3 % der bei uns behandelten kindlichen Unterarmbrüche. Bei unseren beiden Patienten handelte es sich um 2 Knaben im Alter von 12 und 14 Jahren. Der Ältere war beim Sportunterricht während eines Laufes gestürzt und hatte sich mit der rechten Hand abgestützt. Dabei hatte er sich eine Radiusschaftfraktur im distalen Drittel und eine Sprengung des Radioulnargelenkes zugezogen. Zusätzlich war der Proc. styl. ulnae mitabgebrochen. Der Jüngere war beim Spielen in einem Park vom Baum gefallen. Bei diesem Sturz aus 3–4 Meter Höhe zog er sich am Arm eine Radiusepiphysenfraktur vom Typ Aitken I, eine Radioulnarsprengung und einen Abriß des Proc. styl. ulnae zu. Zusätzlich wurde eine mediale Schenkelhalsfraktur diagnostiziert, die mit einer Zugschraubenosteosynthese versorgt wurde.

1975 – 1985

Pat.	Alter	M/W	Verletzungskombination	Therapie
T.K.	14	m	Radiusfr. dist. Drittel Abriß Proc. styl. ulnae Spreng. dist. RU-Gelenk	operativ offene Reposition
G.S.	12	m	Radiusepiphysenfr. Aitken I Abriß Proc. styl. ulnae Spreng. dist. RU-Gelenk	operativ geschloss. Reposition

Abb. 1: Galeazzi-Frakturen im Kindesalter

Die zunächst konservative Therapie des jüngeren Knaben mußte verlassen werden, da es zu einer sekundären Dislokation der Radiusepiphyse gekommen war. Es erfolgte daraufhin die erneute geschlossene Reposition und Fixation der Fraktur mit einem perkutanen Kirschner-Draht. Anschließend Ruhigstellung im Oberarmgipsverband. Nach 5 Wochen wurde der Gips entfernt und der Kirschner-Draht gezogen.

Die Radiusfraktur des älteren Patienten mußte wegen eines Repositionshindernisses nach zunächst geschlossenem Repositionsversuch durch eine offene Reposition gestellt und anschließend mit zwei Kirschner-Drähten fixiert werden. Zusätzlich erfolgte eine Blockade der Rotation mittels zweier weiterer Bohrdrähte. Auch bei diesem Jugendlichen wurden die Kirschner-Drähte nach 5 Wochen entfernt und krankengymnastische Übungen angeschlossen. Die Funktion im Handgelenk war nach Ausheilung bei beiden Jugendlichen ausgezeichnet.

Diskussion

Die Therapie einer GALEAZZI-Fraktur beim Erwachsenen ist überwiegend operativ. KRAUS (3) bevorzugt die Stabilisierung der Radiusfraktur mit einer DC-Platte. RECKLING (5) gibt als operative Verfahren mit anschließender Ruhigstellung im Gipsverband für 6–8 Wochen die Verplattung, die Kirschner-Draht-Fixation und bei offenen Frakturen die externe Fixation nach ausgiebigem Debridement an, führt aber auch bei einem Drittel seiner Patienten eine konservative Therapie durch.
Auch MOORE (4) favorisiert eine operative Behandlung mit einer Plattenosteosynthese und anschließender Ruhigstellung über 4 Wochen zur Ausheilung der Bandverletzung des Radioulnargelenkes.
Die Therapie bei Kindern sollte zunächst sicher konservativ sein. Hierbei ist eine primäre geschlossene Reposition der Radiusfraktur anzustreben. Wenn die Fraktur stabil retiniert werden kann, reicht die Transfixation des distalen Radioulnargelenkes durch einen oder zwei Kirschner-Drähte, die transkutan eingebracht werden, und eine gleichzeitige Ruhigstellung im Oberarmgipsverband aus. Läßt sich die Fraktur nicht primär stabil halten, so ist unserer Meinung nach die operative Stabilisierung der Fraktur notwendig.
Wir halten bei Kindern die Bohrdrahtfixation für die Methode der Wahl. Zusätzlich ist die Ruhigstellung im Oberarmgips für 4 Wochen notwendig.
RILEY (6) beschreibt bei einem 6jährigen Jungen die Versorgung einer GALEAZZI-Fraktur mittels einer externen Fixation mit Bohrdrähten, die transkutan durch den Radius in die Ulna eingebracht sind.

Schlußfolgerung

Die GALEAZZI-Fraktur wird als eine sehr seltene Verletzung bei Kindern leicht übersehen. Die Therapie sollte zunächst stets konservativ sein. Nur in Ausnahmefällen ist die Indikation zur offenen Reposition und operativen Fixation individuell zu stellen. Richtlinien lassen sich schon aufgrund der Rarität dieser Verletzung nicht aufstellen.
Um diese Frakturen nicht zu übersehen, sind bei kindlichen Unterarmbrüchen stets Röntgenaufnahmen unter Einschluß beider benachbarter Gelenke in zwei exakten Ebenen erforderlich.
Bei schlechter Qualität sind die Bilder zu wiederholen. Auch sollten zum Ausschluß von Normvarianten im Zweifelsfall Aufnahmen der Gegenseite angefertigt werden.

Zusammenfassung

GALEAZZI-Frakturen sind bei Kindern und Jugendlichen selten. Wir sahen in 10 Jahren nur 2 Kinder mit dieser Verletzung. Eine konservative Behandlung sollte stets angestrebt werden. In Ausnahmefällen ist die Indikation zur Operation individuell zu stellen.
Als Verfahren der Wahl bietet sich bei Kindern die Bohrdraht-Fixation an.
Unsere beiden Patienten wurden operativ behandelt.
Zum Ausschluß einer GALEAZZI-Fraktur sollten bei kindlichen Unterarmfrakturen stets beide benachbarten Gelenke mitgeröntgt werden. Im Zweifelsfall ist die Anfertigung von Aufnahmen der Gegenseite hilfreich.

Literatur

1. FREULER, F., WEBER, B. G., BRUNNER, C.: Vorderarmschaftfrakturen. In: Die Frakturbehandlung bei Kindern und Jugendlichen (Hrsg: WEBER, B. G., BRUNNER, C., FREULER, F.). Springer, Berlin-Heidelberg-New York (1974).

2. GALEAZZI, R.: Über ein besonderes Syndrom bei Verletzungen im Bereich der Unterarmknochen. Arch. orthop. Unfallchir. 35: 557 (1935).
3. KRAUS, B., HORNE, G.: Galeazzi Fractures. J. Trauma 25: 1093 (1985).
4. MOORE, T., KLEIN, J.P., PATZAKIS, M.J., HARVEY, P.: Results of Compression-Plating of Closed Galeazzi Fractures. J. Bone Jt. Surg. 67-A: 1015 (1985).
5. RECKLING, F.: Unstable Fracture-Dislocations of the Forearm (Monteggia and Galeazzi Lesions). J. Bone Jt. Surg. 64-A: 857 (1982).
6. RILEY, D., HULSE, W., DICKSON, R.A.: External fixation of unstable Galeazzi fracture. J. Royal Coll. Surg. Edinburgh 28: 245 (1983).

Anschrift der Verfasser
Dr. ANDREAS MÜLLER, PD. Dr. HANS-GEORG BREYER, Prof. Dr. MICHAEL FAENSEN, Abt. für Unfall- und Wiederherstellungschirurgie, Klinikum Steglitz FU, D-1000 Berlin 45.

Operationsindikationen bei Handskelettfrakturen

G. Brandesky, Klagenfurt

Einleitung

Frakturen des Handskeletts sind im Kindesalter überwiegend konservativ zu behandeln. Eine beträchtliche Regenerations- und Korrekturfähigkeit läßt im weiteren Wachstum einen Ausgleich von Achsenfehlern – abhängig vom Alter des Patienten, der Lokalisation der Fraktur, aber auch der Art der Fehlstellung – erwarten. Dabei spielt die funktionelle Belastung der Wachstumsfuge eine wesentliche Rolle. So werden etwa nach den Untersuchungen von v. Laer u. M. Fehlstellungen der Mittelhandknochen in der Sagittalebene bis zu einem Achsenknick von 40 Grad korrigiert. Achsenfehler in der Frontalebene hingegen werden – unabhängig vom Alter – praktisch nicht ausgeglichen. Daraus ergeben sich die Grenzen der konservativen Behandlung von Frakturen des Handskelettes bei Kindern: Konservativ nicht reponier- oder retinierbare Frakturen bedürfen daher unter Berücksichtigung der genannten Gesichtspunkte der operativen Revision und Fixation, was insbesondere auch für die Epiphysenfrakturen und für die Frakturen mit Verwerfung der Gelenksfläche gilt. Damit ist die Hauptindikation zur Osteosynthese bei Frakturen des kindlichen Handskeletts umrissen. Stets muß man sich jedoch vor Augen halten, daß die offene Reposition und Osteosynthese die Heilungszeit einer Fraktur verlängert.

Literaturübersicht

Nach v. Laer sind auch Frakturen im Bereich des Handskeletts vorwiegend konservativ zu behandeln. An der Mittelhand wird bei multiplen Frakturen, bei bereits geschlossenen Epiphysenfugen oder bei multiplen dislozierten Frakturen bei noch offenen Fugen wie beim Erwachsenen vorgegangen und osteosynthetisiert (Nigst). An den Phalangen sind Achsenfehler in der Frontalebene zu korrigieren und nötigenfalls mit einem oder zwei Kirschnerdrähten zu stabilisieren.

Offene Frakturen der Metakarpalien sind selten. So beobachtete Vinz unter 78 derartigen Frakturen nur eine offene, dagegen unter 104 Fingerfrakturen 23 offene, wobei häufig eine Stabilisierung mit einem intramedullären Draht oder einem «schienenden Weichteildraht» nötig war.

Auch Periost- oder Knochennähte mit Draht oder einem anderen, nicht resorbierbaren – oder auch resorbierbaren Material, sind bei Kindern angezeigt (Millesi). Knochennähte, durch Bohrlöcher eingebracht, können in Form einfacher Nähte oder einer Zuggurtung erfolgen. Schärli zieht eine solche einer Stabilisierung mit Kirschnerdrähten vor und hat in entsprechenden Fällen bei insgesamt 47 Handskelettfrakturen damit gute Erfahrungen gemacht.

Insgesamt wird in der Literatur über gute Ergebnisse mit Osteosynthesen bei Handskelettfrakturen des Erwachsenen berichtet (Dingels u. M., Gropper u. Bowen, Schottle u. M., Segmüller u. v. a.). Sie dürfen, eine entsprechende Technik vorausgesetzt, wohl auch auf das Kindesalter übertragen werden, wobei allerdings die eingeschränkte Indikationsstellung zu berücksichtigen bleibt.

Krankengut und eigenes Vorgehen

Größere Serien operativ behandelter Frakturen des kindlichen Handskeletts fehlen. So finden sich auch in unserem Krankengut von rund 2000 Unfallpatienten jährlich mit einer entsprechend großen Zahl von Mittelhand- und Fingerfrakturen nur einzelne, etwa 3–5 pro Jahr, die einer operativen Intervention bedurften. Unter 52 derartigen, im letzten Halbjahr beobachteten Frakturen waren nur 2 offene Endgliedfrakturen mittels axialer Stiftelung zu versorgen. Im Bereich der Handwurzel kommen Frakturen praktisch nur am Navikulare vor. In einem Zeitraum von 12 Jahren haben wir 2 derartige Frakturen beobachtet, von denen eine konservativ und eine durch Verschraubung behandelt wurde.

Tabelle 1: Indikationen zur Osteosynthese am kindlichen Handskelett.

1. ungenügende Reposition
2. ungenügende Retention
3. offene Frakturen zweiten und dritten Grades

Die Indikation (Tab. 1) zur Osteosynthese bei kindlichen Handskelettfrakturen stellen für uns konservativ nicht reponier- oder retinierbare Frakturen dar, wobei insbesondere bei Epiphysenfrakturen und bei Frakturen mit Verwerfung der Gelenksfläche auf eine exakte Reposition und Stabilisierung zu achten ist. Gefäß- und Nervenläsionen, die allgemein als Indikation zu offener Reposition und Osteosynthese anzusehen sind, finden sich an der Hand überwiegend zusammen mit offenen Frakturen. Dabei gilt auch hier, daß zweit- und drittgradig offene Frakturen operativ zu versorgen sind. In diesen Fällen kann die Osteosynthese einen wesentlichen Faktor zur Infektionsverhütung und ungestörten Wundheilung darstellen. Die Indikation zur Adaptationsosteosynthese wird auch bei Mehrfragment- und Trümmerbrüchen, bei ausgedehnten Verletzungen mehrerer Finger und bei kombinierten Band- und Sehnenverletzungen, bei Haut- und schweren Weichteilquetschungen sowie Replantationen zu stellen sein, worauf auch Towfigh hingewiesen hat.

Handskelettfrakturen im Rahmen eines Polytraumas oder in Kombination mit einem schweren Schädel-Hirn-Trauma stellen für uns nur eine bedingte Indikation zur Osteosynthese dar. Ohne Erschwerung pflegerischer Maßnahmen wird in der Regel auch konservativ eine ausreichende Ruhigstellung zu erzielen sein.

Der Zeitpunkt der Operation hängt von der Art der Verletzung ab. Offene Frakturen werden im Rahmen der Erstversorgung so rasch wie möglich stabilisiert. Auch Epiphysen- und Gelenksfrakturen sind frühzeitig zu versorgen. Die meisten übrigen Handverletzungen lassen sich gegebenenfalls mit aufgeschobener Dringlichkeit behandeln. Überwiegend sind sie auch, etwa bei Mehrfachverletzten, soweit im Gipsverband zu retinieren, daß keine pflegerischen Probleme resultieren. Gerade bei diesen Patienten darf aber der optimale Zeitpunkt einer definitiven Versorgung nicht übersehen werden (Wagner u. Poigenfürst).

In der Regel ist im Kindesalter eine Adaptationsosteosynthese ausreichend. Auf stabile Osteosynthesen kann meist auch im Hinblick auf das Fehlen von Immobilisationsschäden bei Kindern verzichtet werden. Auch ist zu berücksichtigen, daß bei der Kleinheit der Verhältnisse Fragmente beim Osteosyntheseversuch zerbrechen können. Zur Stabilisierung nach geschlossener Reposition dienen vor allem dünne Kirschnerdrähte, die sich zur Fixierung einzelner Fragmente oder gekreuzt zur Stabilisierung von Frakturen eignen. Dabei kann auch ein Kirschnerdraht in Längsrichtung und der zweite in schräger Richtung gelegt werden. Allgemein gilt, daß ein schräg eingebrachter Kirschnerdraht besser stabilisiert, als ein axialer, der eine Rotation zuläßt, während in den übrigen Kriterien keine Unterschiede der einzelnen Anwendungsformen bestehen (Black u. M.). Mitunter kann auch ein «schienender Weichteildraht» sinnvoll sein. Bei offener Reposition erfolgt die Retention vorwiegend ebenfalls mit Kirschnerdrähten. Die einmalige Durchbohrung einer Epiphysenfuge mit einem dünnen Kirschnerdraht, wenn möglich im Zentrum, führt zu keiner Wachstumsstörung. Wiederholte Spickungsversuche allerdings können die Epiphysenfuge verletzen und Wachstumsstörungen verursachen.

Knochendrähte oder Zuggurtungen haben wir selbst kaum verwendet, ebenso ist in der Regel auf Kleinfragmentplatten zu verzichten. Dagegen sind Minischrauben mitunter zweckmäßig, etwa bei Navikularefrakturen. Bei Vorliegen großer Knochen- oder Weichteildefekte kann der Mini-Fixateur externe gute Dienste leisten.

Bei ausgedehnten Weichteilverletzungen ist die einfache Reposition und Schienung der Fraktur meist ungenügend und hat im weiteren Verlauf fast immer das Abrutschen der Fragmente zur Folge. Eine entsprechende Stabilisierung ist daher notwendig. Mit der Knochenreposition hat auch die Rekonstruktion offener Gelenke, etwa mit Kirschnerdrähten, zu erfolgen.

Diskussion

Voraussetzung für die operative Behandlung ist strengste Asepsis bei allen Operationen an der Hand. Allgemeine Wundversorgungsräume oder OP-Säle, die auch für unreine, bzw. halbreine Operationen benutzt werden, sind zu meiden. Eine entsprechende instrumentelle Ausrüstung mit Osteosynthesematerial aller Größen ist ebenso Voraussetzung, wie die Möglichkeit intraoperativer Röntgenaufnahmen. Kompromisse sind häufig Ursache von Mißerfolgen. Die allgemeinen Grundsätze der operativen Versorgung von Handskelettfrakturen sind nach BUCK-GRAMCKO u. M. in Tab. 2 zusammengefaßt.

Frakturen der Handwurzelknochen kommen praktisch nur in Form von Läsionen des Os naviculare bei älteren Kindern vor. So fand MÜSSBICHLER unter 107 Verletzungen von Handwurzelknochen 100 Navikularefrakturen. Nach WATSON-JONES heilt jede Navikularefraktur bei ausreichender Ruhigstellung, so daß vor allem bei Kindern die primär konservative Behandlung bei weitem im Vordergrund steht (V. LAER). Einzige Indikation für die Osteosynthese sind dislozierte Frakturen, vor allem im proximalen, schlechter ernährten Drittel, wenn sie geschlossen nicht zu reponieren sind, etwa im Rahmen einer perilunären Luxationsfraktur. Zur Anwendung kommt die von MCLAUGHLIN 1954 eingeführte Verschraubung, die allerdings exakt durchgeführt werden muß. Wenn bei einem Trümmerbruch oder kleinem proximalen oder distalen Fragment eine Verschraubung nicht möglich ist, kann als Notlösung eine Kirschnerdrahtosteosynthese durchgeführt werden, die jedoch eine zusätzliche, äußere Fixation erfordert (NIGST).

Frakturen der Mittelhandknochen finden sich am häufigsten als metaphysäre Stauchungsfrakturen oder Epiphysenlösungen, meist mit metaphysärem Keil. Dementsprechend sind sie am Metakarpale I am häufigsten proximal lokalisiert. Hier entspricht die Epiphysenlösung mit Ausbruchkeil der Bennett-Fraktur, die eigentlich bei Kindern mit offenen Epiphysenfugen ebensowenig wie die Rolando-Fraktur vorkommt. Bei instabilen, nicht retinierbaren Frakturen empfiehlt sich die perkutane Kirschnerdrahtspickung, die in verschiedenen Methoden, vor allem axial nach WIGGINS u. M. oder schräg nach WAGNER zur Anwendung kommt.

Am Metakarpale II–V handelt es sich mehrheitlich um subkapitale Frakturen, wobei Achsenabweichungen in der Sagittalebene bis zu 30 Grad tolerierbar sind, sofern die Epiphysenfugen noch nicht geschlossen sind. Bei geschlossenen Fugen sowie bei seitlicher Abweichung nach radial oder ulnar ist eine exakte Korrektur anzustreben, gegebenenfalls ist das Repositionsergebnis mit einem axialen Kirschnerdraht zu fixieren.

Geschlossene Schaftfrakturen haben wir nie operativ stabilisieren müssen. Dies kann, so wie bei Erwachsenen, bei offenen oder multiplen Frakturen bei geschlossenen Epiphysenfugen oder multiplen, dislozierten Frakturen, auch bei noch offenen Fugen, notwendig werden. Die meisten Metakarpalefrakturen

---

Tabelle 2: Allgemeine Grundsätze der operativen Versorgung von Handskelettfrakturen (modifiziert nach BUCK-GRAMCKO u. M.).

1. entsprechende Operationsindikation (s. Tab. 1).
2. sofortige Versorgung offener Frakturen
3. gewebeschonende Freilegung der Fraktur, wobei kleinere Kortikalisfragmente ohne Gewebsverbindung wegen der Gefahr einer Sequestrierung verworfen werden
4. Aussparung benachbarter Gelenke bei der inneren Fixation (Ausnahme: Knöcherne Sehnenausrisse im Mittel- und Endgelenk).
5. Adaptationsosteosynthese
6. sofortige postoperative Röntgenkontrolle
7. Gipsverbände gegebenenfalls spalten

lassen sich jedoch konservativ behandeln. Unter den operativen Methoden bewährt sich die Kirschnerdrahtspickung, dies gilt besonders auch für offene Frakturen.

Bei *Frakturen der Phalangen* stehen Epiphysenlösungen mit und ohne metaphysärem Keil im Vordergrund. Seltener sind Schaftbrüche oder subkapitale Frakturen. Nicht dislozierte Brüche sind natürlich konservativ zu behandeln. Achsabweichungen in der Frontalebene und Drehfehler sind zu korrigieren. Zur Retention ist gegebenenfalls eine Kirschnerdrahtspickung notwendig, wobei vor allem bei Rotationsfehlern zwei gekreuzte Drähte einzubringen sind.

Der ulnare, knöcherne Seitenbandausriß am Daumen ist als Epiphysenfraktur zu werten, wobei dislozierte Frakturen geschlossen oder gegebenenfalls offen zu reponieren sind. Das Fragment wird mit einer Lengemann-Naht oder einem dünnen Kirschnerdraht fixiert.

Typische Frakturen der Endphalanx sind der knöcherne Strecksehnenausriß und die Fraktur des Processus unguicularis. Der Strecksehnenausriß – als Epiphysenlösung oder -fraktur – erfordert bei Dislokation der Fragmente eine schräge Kirschnerdrahttransfixation in Überstreckung des Endgliedes. Bei starker Dislokation kann die offene Reposition und Transfixation notwendig sein. Brüche des Nagelfortsatzes und Epiphysenlösungen werden reponiert und meist durch den Nagel ausreichend geschient. Wenn dies nicht der Fall ist, ist eine Fixierung mittels Kirschnerdraht vorzunehmen.

Schlußfolgerung

Auch am kindlichen Handskelett gibt es Indikationen zur Osteosynthese, die jedoch, so wie in der übrigen Kinder-Traumatologie, nur eine Adaptationsosteosynthese zu sein braucht. In der Mehrzahl der Fälle ist mit axialen oder gekreuzten Kirschnerdrähten das Auslangen zu finden. Hauptindikation sind nicht reponierbare bzw. retinierbare Mittelhand- und Fingerfrakturen, wobei jedoch die spontane Korrekturfähigkeit des wachsenden Skeletts zu berücksichtigen ist. Osteosynthesen sollten mit exakter Technik, nur von dem durchgeführt werden, der auch die konservativen Methoden entsprechend beherrscht. Nur dann sind notwendige, sparsame Indikationsstellungen und gute Operationsergebnisse zu erwarten.

Zusammenfassung

Anhand der Literatur und eigener, zwölfjähriger Erfahrungen werden die seltenen Indikationen zur Osteosynthese bei Frakturen am kindlichen Handskelett diskutiert. Hauptindikation stellen konservativ nicht zu reponierende oder retinierende Frakturen mit Achsabweichungen in der Frontalebene, die spontan im Verlauf des Wachstums nicht mehr korrigiert werden, dar. Selbstverständlich stellen auch zweit- und drittgradig offene Frakturen sowie Gefäß- und Nervenläsionen eine Indikation zur Osteosynthese dar. Frakturen der Handwurzelknochen sind Raritäten, praktisch werden nur Frakturen des Navikulare beobachtet, die gegebenenfalls zu verschrauben sind. Ansonsten kommen überwiegend Spickungen mit axialen oder gekreuzten Kirschnerdrähten zur Anwendung. Bei ausgedehnten Weichteilverletzungen ist die Verwendung eines Mini-Fixateur externe zweckmäßig.

Literatur

1. BLACK, D., R.J. MANN, R. CONSTINE, A.U. DANIELS: J. Hand Surg. (Am) 10, 466–472 (1985).
2. BUCK-GRAMCKO, D., R. HOFFMANN, R. NEUMANN: Der handchirurgische Notfall. Hippokrates, Stuttgart 1983.
3. DINGELS, W.R., E. FAR, J. ROLLE: Handchirurgie 12, 239–244 (1980).
4. GROPPER, P.T., V. BOWEN: Clin. Orthop. 188, 203–207 (1984).
5. LAER, L. v.: Frakturen und Luxationen im Wachstumsalter. Thieme, Stuttgart-New York 1986.
6. LAER, L. v.: B. HERZOG, R. GRUBER: Z. Kinderchir. Suppl. Bd. 30, 110–113 (1980).
7. MC.LAUGHLIN, H.L.: J. Bone Jt. Surg. 35-A, 765 (1954).
8. MILLESI, H.: Verletzungen der Hand. In: Das verletzte Kind, Hrsg. H. SAUER. Thieme, Stuttgart-New York 1984.

9. Müssbichler, H.: Acta radiol (Stockh.) 56, 361 (1961).
10. Nigst, H.: Frakturen der Karpalknochen. In: Handchirurgie, Hrsg. H. Nigst, D. Buck-Gramcko, H. Millesi. Bd. II. Thieme, Stuttgart-New York 1983.
11. Schärli, A.F.: Unfallchirurgie 6, 24–27 (1980).
12. Schottle, H., G.B. Stier, H.U. Langendorf: Unfallchirurgie 11, 76–83 (1985).
13. Segmüller, G.: Handchirurgie 13, 209–211 (1981).
14. Towfigh, H.: Z. Kinderchir. Suppl. Bd. 30, 103–105 (1980).
15. Vinz, H.: Zbl. Chir. 105, 1483–1493 (1980).
16. Wagner, C.L.: Am. J. Surg. 80, 230 (1950).
17. Wagner, M., J. Poigenfürst: Z. Kinderchir. Suppl. Bd. 30, 114–116 (1980).
18. Watson-Jones, R.: Fractures and Joint Injuries. Livingstone, Edinburgh 1952.
19. Wiggins, H.E., W.D. Bundens, B.J. Park: J. Bone Jt. Surg. 35-A, 810 (1954).

Anschrift des Verfassers
Prof. Dr. G. Brandesky, Kinderchirurgische Abt. des Landeskrankenhauses, A-9020 Klagenfurt.

Indikationen zur operativen Behandlung der Epiphysenläsion am Finger

J.R. Rether, P. Mailänder, M. Wannske, Hannover

Einleitung

Die Epiphysenläsionen am Finger gehören zwar zu den peripheren, keineswegs jedoch zu den unbedeutenden kindlichen Verletzungen. Sie machen nahezu ein Drittel der kindlichen Fingerfrakturen aus (1) und stehen bezüglich der Lokalisation an erster Stelle. Die Behandlung wirft nicht selten Probleme auf:
Zwar erlaubt die Korrekturpotenz des wachsenden Skeletts häufig ein konservatives – und damit kindgerechtes – Vorgehen, jedoch kann die Mißachtung der seltenen Operationsindikationen ebenso wie eine unzureichende Diagnostik zu fatalen Defektheilungen führen.

Literaturübersicht

Das operative Vorgehen wird weitgehend übereinstimmend empfohlen zur Korrektur bestimmter Fehlstellungen, zur möglichst anatomischen Wiederherstellung der Fuge nach Fraktur, zur Versorgung bestimmter epiphysärer Bandausrisse und schließlich zur Infektprophylaxe bei offener Läsion.
Fehlstellungen werden in der Hauptbewegungsebene der Phalanx, der Sagittalebene, sehr weitgehend während des späteren Wachstums korrigiert (5, 8), ähnliches gilt für Seitversetzungen. Dagegen werden Achsenabweichungen in der Frontalebene nur minimal (5), in der Horizontalebene überhaupt nicht (8) im späteren Wachstum ausgeglichen, so daß ulnare bzw. radiale Abduktion sowie Drehfehler primär beseitigt werden müssen.

Die *anatomische Wiederherstellung der Epiphysenfuge* nach Fraktur soll das Risiko eines vorzeitigen Fugenschlusses mit konsekutivem Fehlwachstum minimieren (4, 9) und Gelenkinkongruenzen infolge Stufenbildung vermeiden (8). Im deutschsprachigen Schrifttum wird hierzu im allgemeinen die «wasserdichte» Osteosynthese für erforderlich gehalten (9), während anglo-amerikanische Autoren Fugendefekte bis zu einem gewissen Grad tolerieren (2).
Dislozierte epiphysäre Bandausrisse weden nicht nur wegen der Instabilität, sondern auch wegen einer gleichzeitigen Gelenkstufe für operationspflichtig gehalten (3, 4), wobei auch hier einige anglo-amerikanische Autoren die Indikation großzügiger stellen (2), teilweise allerdings unter Inkaufnahme von Defektheilungen (1).
Bei *offenen Epiphysenläsionen* wird die Operationsindikation weitgehend übereinstimmend zur Infektprophylaxe gestellt (7, 10), es ist ein schonendes Debridement erforderlich mit Entfernung von Schmutz und irreversibel geschädigtem Gewebe.
Repositionshindernisse in Form von interponierten Weichteilen können gelegentlich zur Operation zwingen (6).

Eigene Ergebnisse

In den Jahren 1980–1983 wurden bei 59 Patienten im Alter zwischen 2 und 14 Jahren 66 Epiphysenläsionen am Finger behandelt, davon 8 (12%) operativ. Indikation und Art der Versorgung sind in Tabelle 1 dargestellt. Die Behandlungsdauer betrug 41 ± 7 Tage bei operativer gegenüber 28 ± 11 Tage bei konservativer Behandlung.

Tabelle 1: Operativ behandelte Epiphysenläsionen am Finger.

Pat. Nr.	Alter (Jahre)	Geschl.	Diagnose	operative Versorgung	Operationsindikation
1	13	w	epiphysärer Strecksehnenausriß (Typ III)[1] P3D2	offene anatomische Reposition, LENGEMANN-Naht	starke Dislokation, Gelenkstufe
2	14	w	Epiphysenfraktur (Typ III) P1D4	offene Reposition, Spickdrahtosteosynthese	anatomische Wiederherstellung der Fuge
3	14	m	konservativ vorbehandelte Epiphysenlösung (Typ II) P1D5	geschlossene Reposition, percutane Spickdrahtosteosynthese	Instabilität mit Fehlstellung unter Gipsbehandlung
4	13	m	konservativ vorbehandelte Epiphysenlösung (Typ II) MC5	geschlossene Reposition, Spickdrahtosteosynthese	Instabilität mit Fehlstellung unter Gipsbehandlung
5	12	m	Epiphysenlösung (Typ II, ulnar) MC1	geschlossene Reposition, Spickdrahtosteosynthese	Instabilität
6	14	m	Epiphysenlösung (Typ II, ulnar) MC1	offene Reposition, Spickdrahtosteosynthese	Instabilität nach geschlossener Reposition
7	6	w	III° offene Epiphysenlösung (Typ II) P2D1	Debridement, Reposition, Spickdrahtosteosynthese	Infektprophylaxe, Dislokation
8	13	m	II° offene Epiphysenlösung (Typ II) P1D5	Debridement, Spülung, Reposition, Spickdrahtosteosynthese	Infektprophylaxe, Instabilität

[1] Klassifikation nach SALTER und HARRIS (8)

Tabelle 2: Nachuntersuchungsergebnisse operativ behandelter Epiphysenläsionen am Finger.

Pat. Nr.	Alter bei NU (Jahre)	Zeitraum seit Verletzung (Jahre)	Ergebnis	Bemerkungen
1	17	4	keine Verletzungsfolgen	—
2	18	4	keine Verletzungsfolgen	—
3	19	5	keine Verletzungsfolgen	—
4	19	6	Verkürzung MC5 um 1,5 cm funktionell keine Beeinträchtigung, Gelenkbeweglichkeit frei	unvollständige Aufrichtung des volar abgekippten MC-Köpfchens
5	—	—	—	keine Nachuntersuchung
6	17	3	keine Verletzungsfolgen	—
7	12	6	kosmetische Beeinträchtigung durch Nageldeformität, freie Funktion, radiologisch Verkürzung P2D1 um 0,2 cm	vorzeitiger Fugenschluß
8	17	4	Verkürzung MC5 (!) um 1 cm, freie Funktion	Wachstumshemmung der benachbarten Fuge

Die Metallentfernung erfolgte meist in der 3. postoperativen Woche. Der Behandlungsverlauf war seitens der Wundheilung in allen Fällen ungestört.
7 der 8 operierten Patienten konnten nachuntersucht werden, die Ergebnisse sind in Tabelle 2 aufgeführt.

Diskussion

Die kritische Würdigung der eigenen Ergebnisse zeigt in einem Fall eine funktionell unbedeutende Verkürzung des 5. Mittelhandknochens infolge einer primär unvollständigen Aufrichtung des volar abgekippten Köpfchens.
Zwei weitere Defektheilungen durch Verkürzung betreffen jeweils offene Epiphysenlösungen mit ausgedehnter Gewebszerstörung (Patient 8) bzw. weit disloziertem peripherem Fragment (Patient 7). Interessanterweise fand sich in einem Fall (Patient 8) die Verkürzung nicht an der ursprünglich betroffenen Grundphalanx, sondern am benachbarten Metacarpale. Offensichtlich muß dies auf eine Minderdurchblutung infolge einer Irritation des epiphysären Gefäßsystems zurückgeführt werden.
Während die Operationsindikation bei den offenen Verletzungen und bei weit dislozierten Fugenfragmenten unstreitig sein dürfte, erhebt sich die Frage, ob die instabilen Epiphysiolysen (Pat. Nr. 3–6) unter einer optimierten Gipsruhigstellung nicht auch konservativ ausbehandelt werden könnten. Dies hängt im Einzelfall natürlich auch sehr weitgehend von der Mitarbeit des Patienten ab. Der beste Gips ist einer aktiven Teilnahme an Kampfsportarten nicht lange gewachsen, außerdem werden durch besonders rigide Fixation nicht selten Weichteilprobleme provoziert, vor allem bei der Epiphysenlösung am 1. Mittelhandknochen. Jede Nachreposition birgt überdies die Gefahr einer Schädigung des Stratum germinativum mit konsekutivem Fehlwachstum.
Wir halten es daher in diesen Fällen für schonender, das Repositionsergebnis durch einen percutan eingebrachten Spickdraht zu halten. Der Eingriff wird unter strenger Asepsis ambulant durchgeführt, eine Allgemein- oder Leitungsanaesthesie ist ohnehin schon zur Reposition erforderlich. Die Metallentfernung sollte spätestens in der dritten postoperativen Woche erfolgen, einer Anaesthesie bedarf es hierzu nicht. Bei entsprechender Reposition ist mit einer Restitutio ad integrum zu rechnen.

Schlußfolgerung

Die große Mehrzahl der Epiphysenläsionen am Finger ist konservativ zu behandeln.
Bei folgenden ausgewählten Indikationen halten wir ein operatives Vorgehen für erforderlich: (Tab. 3).

Tabelle 3: Operationsindikation bei Epiphysenläsion am Finger.

1. offene Verletzung
2. Repositionshindernis
3. ungenügende Reposition oder Fixation in der Frontal- oder Horizontalebene
4. Epiphysenfrakturen und konservativ irreponible epiphysäre Bandausrisse

Zusammenfassung

Berichtet wird über 8 Patienten mit operativ versorgter Epiphysenläsion am Finger. Anhand der Ergebnisse und einer Literaturübersicht werden die besonderen Operationsindikationen dieser Verletzung dargestellt.

Literatur

1. BARTON, N.J.: Fractures of the Phalanges of the Hand in Children. Hand 11, 134–143 (1979).
2. O'BRIEN, E.T.: Fractures of the Hand and Wrist Region. In: ROCKWOOD, C.A., WILKINS, K.E., KING, R.E.: Fractures Vol. III. Lippincott, Philadelphia (1984).
3. GREEN, D.P.: Hand Injuries in Children. Paediatr. Clin. North Amer. 24, 903–918 (1977).
4. LAER, L. VON: Klinische Aspekte zur Einteilung kindlicher Frakturen, insbesondere zu den traumatischen Läsionen der Wachstumsfuge. Unfallheilkunde 84, 229–236 (1981).

5. LAER, L. VON: Frakturen und Luxationen im Wachstumsalter. Thieme, Stuttgart-New York (1986).
6. RAFFLER, W. VON: Irreducible Juxta-Epiphyseal Fracture of a Finger. J. Bone Jt. Surg. 46 B, 229 (1964).
7. SANDZEN, S. C.: Growth Plate Injuries of the Wrist and Hand. Amer. Fam. Phys. 29, 153–168 (1984).
8. SALTER, R. B., HARRIS, W. R.: Injuries Involving the Epiphyseal Plate. J. Bone Jt. Surg. 45 A, 587–622 (1963).
9. SEGMÜLLER, G., SCHÖNENBERGER, F.: Frakturen am Handskelett. In: WEBER, B. G., BRUNNER, CH., FREULER, F.: Die Frakturbehandlung bei Kindern und Jugendlichen. Springer, Berlin (1978).
10. WAGNER, M., POIGENFÜRST, J.: Indikationen zur Osteosynthese bei Handverletzungen im Kindesalter. Z. Kinderchir. 30 (Suppl.), 114–116 (1980).

Anschrift der Verfasser
Dr. J. R. RETHER, Dr. P. MAILÄNDER, Dr. M. WANNSKE, Klinik für Plastische, Hand- und Wiederherstellungschirurgie im Krankenhaus Oststadt, D-3000 Hannover 51.

III. Operationsindikationen bei Frakturen an Becken und Wirbelsäule

Überblick

Beckenfrakturen

Operationsindikationen bei kindlichen Beckenfrakturen ergeben sich nur selten. MAIER sieht eine prinzipielle Ausnahme in den Abrißfrakturen von Crista ilica und Beckenapophysen. Hier empfiehlt er generell eine offene Reposition und Refixation durch Spickdrähte und Fibrinklebung bei Abrissen der Crista ilica bzw. Spongiosaschrauben bei Apophysenabrissen. Von anderen Referenten wird allerdings auch über gute Ergebnisse nach konservativer Therapie bei nur mäßig dislozierten Apophysenabrissen berichtet. Einigkeit herrscht über die Operationsindikation bei stark dislozierten und verdrehten Fragmenten.

Bei ein oder beidseitigen vorderen Beckenringbrüchen ergibt sich die Indikation zur operativen Versorgung lediglich bei Begleitverletzungen der Beckenorgane. Unterschiedliche Auffassungen bestehen hier bezüglich der Implantatwahl. Nach Platten- und Zuggurtungsosteosynthese ist gehäuft mit Infektionen, vor allem im Zusammenhang mit Verletzungen von Hohlorganen, zu rechnen. Alternativen bestehen hier in der Naht der ligamentären Strukturen mit resorbierbaren Materialen (Dexon, PDS). Therapie der Wahl bei offenen und infektionsgefährdeten Frakturen ist die äußere Stabilisierung durch den Fixateur externe (EGBERS, NEUGEBAUER). Voraussetzung ist eine sichere Verankerung der Schanz-Schrauben, möglichst nah am Azetabulum.

Die Versorgung der kombinierten vorderen und hinteren Beckenringfrakturen mit erheblicher Verschiebung ist am problematischsten. Befriedigende Resultate nach geschlossener Reposition oder konservativer Therapie sind hier selten. Die offene Reposition des verschobenen hinteren Beckenringes kann von ventral oder – falls dies nicht gelingt – von dorsal durchgeführt werden. Die Stabilisierung der Iliosakralfuge erfolgt durch Verplattung von ventral, transartikuläre Verschraubung, PDS-Banding oder Fixateur externe. Wichtig ist bei letzterem die ventrale Verankerung an der unverschobenen Beckenhälfte, um eine Reluxation zu verhindern. Das Problem ist hier weniger die Fixation als die Reposition. Brüske Manöver sind für die nervale Versorgung gefährlich, dislozierte Ausheilungsergebnisse in der Regel erstaunlich gut.

P. STACHEL (Mainz)

Operationsindikationen bei Beckenfrakturen

W. A. Maier, Karlsruhe

Einleitung

Bei der Vielzahl von Frakturen im Kindesalter sind solche im Bereich der Beckenknochen eine Seltenheit. Indessen sind sie trotz allem sicher nicht so selten, daß man diesem Vorkommnis damit Genüge tun könnte, knöcherne Verletzungen im Beckenbereich einfach nur summarisch zu erwähnen. Vielfach aber ist das Krankengut des Einzelnen bestenfalls dazu in der Lage, Übersichten mit wenigen Einzelbeispielen zu untermauern. Beides sollte hier nicht geschehen. Zu dem klar definierten Thema «Operationsindikation bei kindlichen Beckenfrakturen» muß man aber sagen, daß die Domäne der Knochenbruchbehandlung am kindlichen Becken mit absoluter Sicherheit nicht auf dem operativen Sektor liegt, sondern die konservative kindertraumatologische Versorgung weit im Vordergrund steht.

Literaturübersicht

Es gibt nur wenige Darstellungen für die Operationsindikationen bei Frakturen des kindlichen Beckens, so u. a. in der zusammenfassenden Darstellung von Burri und Rüter (1979) oder die Abhandlung unter Berücksichtigung des eigenen Krankengutes von W. A. Maier (1984). In der jüngsten Literatur findet man über die kindlichen Beckenfrakturen etwas im Anhang zu dem Buch über Frakturen im Wachstumsalter von L. v. Laer und S. T. Canale erstellte eine Übersicht in der letzten Ausgabe des Werkes «Fractures in children» von Ch. Rockwood, jr., K. E. Wilkins und R. E. King. Was im Schrifttum natürlich am meisten interessieren würde, sind Betrachtungen über Spätergebnisse und auch hier ist, wenn man von Einzelbeiträgen wie von Th. Stuhler (1977) absieht, relativ wenig zu finden. So bleibt nichts anderes übrig als sich in Anlehnung an das Vorhandene, des eigenen Krankengutes anzunehmen, Parallelen herzustellen und einige wenige Gesichtspunkte aufzustellen, nach denen es vielleicht dann möglich wird, das Thema der Operationsindikationen bei kindlichen Beckenfrakturen so einzuengen, daß es wenigstens einige Anhaltspunkte liefert.

Eigenes Krankengut

Das Beobachtungsmaterial der Kinderchirurgischen Klinik Karlsruhe aus einem 20-Jahreszeitraum von 1965 bis 1984 mit insgesamt 75 Beckenfrakturen im Kindesalter bis zum 14. Lebensjahr wurde durch das Krankengut der Unfallchirurgischen Abteilung der Chirurgischen Klinik am Srädtischen Klinikum Karlsruhe aus 10 Jahren mit 48 Beobachtungen bei Jugendlichen zwischen dem 14. und 18. Lebensjahr ergänzt. Somit ergibt sich immerhin eine Gesamtzahl von 123 Frakturen des Beckens, von denen wiederum – wie nicht anders zu erwarten war – die wenigsten einen Anlaß zu einer operativen Indikation gaben. Selbstverständlich sind Operationsindikationen aus anderen Ursachen, wie z. B. bei der Versorgung innerer Organe, ganz besonders an ableitenden Harnwegen, aus dieser Betrachtungsweise ausgenommen. Hier geht es also einzig und allein um die operativen Anlässe bei Beckenrandbrüchen, Beckenringbrüchen, Acetabulumfrakturen und Hüftluxationsbrüchen. In

Tabelle 1: Beckenfrakturen n = 123.

	Altersgruppe I Kinder 0–14 Jahre	Altersgruppe II Jugendliche/ Adolescenten
Beobachtungszeitraum	1965–1985	1973–1983
Beckenrandbrüche	37	21
Beckenringbrüche	31	19
Acetabulumfrakturen	7	2
Hüftluxationsbrüche	–	6
	75	48

der Tabelle 1 sind die beiden Altersgruppen, jene der Kinder und die der jugendlichen Adoleszenten einander gegenübergestellt und man wird feststellen, daß Beckenrandbrüche wohl in der Altersgruppe der Kinder bis zum vollendeten 14. Lebensjahr nicht häufiger auftreten als bei Jugendlichen. Dies hängt damit zusammen, daß die unfallverursachenden Situationen für das radfahrende Kind, wie für den ein Moped steuernden Jugendlichen, aus der Situation unseres Straßenverkehrs gesehen, etwa gleich sind. Auch die Beckenringbrüche halten sich wohl in beiden Altersgruppen etwa die Waage. Hingegen trifft man im Kindesalter auf eine offenbar größere Zahl von isolierten Acetabulum-Frakturen, während die echten Hüftluxationsbrüche nur bei besonders schweren Traumen, wie Sturz aus großen Höhen oder Verkehrsunfällen, in der Gruppe der Jugendlichen stark vertreten sind.
In der Tabelle 2 werden die isolierten Beckenschaufelfrakturen weiter aufgegliedert und

Tabelle 2: Beckenrandbrüche n = 58 und isolierte Beckenschaufelfrakturen.

	Kinder	Jugendliche
Frakturen durch die Beckenschaufel Os ilium	18	4
Abriß der Crista ilica	7	1
Abscherfraktur Spina ilica anterior superior u./o. inferior	6	11
Abrißfraktur Tuber ossis ischii	6	5
	37	21

sie finden sich erstaunlicherweise – zumindest im eigenen Krankengut – in der ersten Lebensphase häufiger als bei den Jugendlichen jenseits der Pubertät. Wenn die Abrißfraktur der Crista ilica nur im Kindesalter angetroffen wurde, so liegt das wahrscheinlich daran, daß der lange Zeit knorpelig bleibende Rand des Beckenkammes für bestimmte Verletzungsmodalitäten stärker in Anspruch genommen wird. Die vielen bekannten Abscherfrakturen an der Spina ilica anterior superior und/oder inferior hingegen gehören wesentlich mehr in die Gruppe der jungen Spitzensportler. Sie sind im Bereich der Leichtathletik, so z. B. beim Start für Kurzstreckenläufe, aber auch bei den Springern, ja sogar bei Tischtennisspielern anzutreffen. Der Abriß des Tuber ossis ischii hat seinen Gipfel nach unseren Beobachtungen zwischen dem 8. und 14. Lebensjahr.
Die Tabelle 3 gliedert die Beobachtungen der vorderen und hinteren Ringbrüche und hier liegen die Zahlen, wenn man die Unterschiedlichkeit der Beobachtungszeiträume vergleicht, eigentlich nur wenig auseinander. Für die Beckenringbrüche können sich am älteren Kind oder beim Jugendlichen bei sehr schweren Verletzungen tatsächlich Indikationen ergeben, die eine operative Versorgung ratsam erscheinen lassen. Eine Symphysensprengung allein ist ohne Verletzung von

Tabelle 3: Beckenringbrüche n = 50.

	Kinder	Jugendliche
1. vordere Ringbrüche (oberer und unterer Schambeinast – vorderer und hinterer Sitzbeinast – Symphysensprengung)	21	12
2. hintere Ringbrüche (Längsbruch am Os ilium, Sprengung des Iliosacralgelenkes – Längsbruch des Kreuzbeines)	8	4
3. Malgaigne'sche Fraktur (Iliumfraktur + Schambeinfraktur u./o. Symphyseolyse u./o. Iliosacralfugenlockerung)	2	3
	31	19

Urogenitalorganen wohl keine Indikation für eine operative Intervention. Auch die Lösung der Iliosacralfuge für sich allein muß ähnlichen Überlegungen folgen; aber die Situation ändert sich, wenn beispielsweise bei der Malgaigne'schen Fraktur, besonders bei Verletzten weiblichen Geschlechtes, die Höhenverschiebung in den Vordergrund der Überlegungen rückt.

Therapiekonzept

Indikation zur Osteosynthese bei Beckenrand- und -schaufelfrakturen (Tab. 4).

1. Für die Abrißfraktur der Crista ilica, vorwiegend im Kindesalter zwischen 8 und 12 Jahren von uns gesehen, ist eine operative Reposition unerläßlich. Sie ist indessen verhältnismäßig einfach zu bewältigen und es sollte der abgerissene Beckenkamm, neben der Fixation durch Kirschner-Drähte, zusätzlich mit Fibrin-Gewebeklebung exakt an die Beckenschaufel adaptiert werden. Der Kirschner-Draht erfüllt seine Aufgabe gut, Zugschrauben sind hingegen meistens weniger geeignet.
2. In der Tabelle 5 sind als nächstes die Frakturen der Beckenschaufel zusammengestellt. Sie wurden am eigenen Krankengut beim Kind niemals zur Indikation zu einer Osteosynthese. Beim jugendlichen Heranwachsenden im allgemeinen wohl auch nicht, wohl aber für einige wenige hier zu beschreibenden Sonderformen:
Eine offene und stark distrahierte Querfraktur, ganz besonders wenn sie zu einer Stufenbildung oder zu einer Rotation der Fragmente führt, muß man in manchen Situationen mit einer schmalen, kurzen DC-Platte versorgen. Eine Modellierplatte zur adäquaten Anpassung ist evtl. vorzuziehen. Der Zugang zur operativen Versorgung erfolgt immer von ventral. Für die Versorgung einer großen Längsfraktur, auch wenn sie parallel zur Ileosacralfuge verläuft, verwendet man besser zwei kurze, schräg übereinanderliegende DC-Platten. Manchmal findet man ein zusätzliches dorsales Fragment und man sollte dieses stets durch eine Schraube absichern.
3. Die Abscherfraktur stellt an der Spina ilica anterior superior oder inferior (nicht selten beide!) eine ebenso sichere Indikation für eine Minimalosteosynthese dar, wie beispielsweise die Verletzung eines Condylus oder Epicondylus humeri. Hier gilt die Forderung im Rahmen der Minimalosteosynthese im Sinne der Verwendung von gekreuzten Kirschner-Drähten oder kleinen Schrauben. Zusätzliche Nähte sind entscheidend wichtig und in der postoperativen Phase muß man für eine adäquate Entlastungslagerung Sorge tragen.

Tabelle 4: Indikationen zur Osteosynthese bei Beckenrand- und Beckenschaufelfrakturen.

1. Abrißfraktur an der Crista ilica:
Kirschnerdrahtfixation, gekreuzt
Zugschrauben meistens weniger geeignet
zusätzliche Gewebeklebung

2. Frakturen der Darmbeinschaufel:
Operative Indikation beim Kind: so gut wie nie!
beim Adolescenten: möglich, doch selten!

Offene und stark distrahierte
Querfraktur: Stufenbildung oder Rotation!
schmale kurze DC-Platte
evtl. Modellierplatte zur adäquaten Anpassung

Längsfraktur: zwei kurze, schräg übereinander liegende DC-Platten

Absicherung zusätzlicher dorsaler Fragmente durch Schraube

Zugang: *immer* von ventral!

3. Abscherfrakturen der Spina ilica anterior superior und inferior
immer: Minimalosteosynthese
Kirschnerdrahtkreuzung
Schrauben
Nähte!
Entlastungslagerung

4. Abrißfraktur des Sitzbeinknorrens
konservativ? Einwand andererseits:
Sitzt ein Leben lang auf seiner Narbe nach operativer Reposition!!??
Gefahren: Pseudarthrose, chronischer Schmerzzustand!
Deshalb: Klebung + Kirschnerdrähte!

In der Tabelle 4 ist unter
4. die Abrißfraktur des Sitzbeinknorrens, des Tuber ossis ischii, erwähnt und man wird sie wohl in sehr vielen Fällen konservativ

versorgen können. Es sollte nur kein Prinzip daraus werden und der Einwand, ein operativ versorgter Sitzbeinknorren würde seinen Träger ein Leben lang, wenn er auf seiner Narbe säße, an dieses Ereignis erinnern, ist wohl nicht ganz gerecht. Man sollte niemals apodiktisch behaupten, ein abgerissener Tuber ossis ischii heile ohne wesentliches Zutun schmerzfrei aus, wenn man auch verhältnismäßig junge Patienten erlebt hat, die nach dem Eintritt einer Pseudarthrose an diesem Knochen doch in ihrem Allgemeinbefinden recht wesentlich gestört waren.

Tabelle 5: Indikationen zur Osteosynthese bei Beckenringbrüchen.

1. a) vordere Ringfrakturen:
 – einseitig: keine Indikation
 – doppelseitig: so gut wie keine Indikation

 b) dislozierte Schambeinastfraktur·
 Ausnahme: Schweres Kombinationstrauma mit Blasen- oder Urethraverletzung, aber keine Fixation am Os pubis!

2. hintere Ringbrüche
Längsfraktur des Darmbeines nahe der Ileosacralfuge, ohne Höhenverschiebung:
im allgemeinen konservativ

Sprengung der Iliosacralfuge beim Adolescenten:
Verplattung von ventral: zwei kurze Platten, schräg angesetzt, übereinander
auch: Zugschrauben zur Stabilisierung der Fuge!

3. Malgaigne'sche Fraktur (Höhenverschiebung des lateralen Beckenfragmentes)
 a) Operative Reposition im Rahmen schwerer Begleitverletzungen
 b) Herstellung einer symmetrischen Beckeneingangsebene bei Mädchen!
 c) äußere Fixation bei gleichzeitiger Höhendifferenz an der gesprengten Symphyse

Indikation zur Osteosynthese bei Beckenringbrüchen (Tabelle 5).

1. Unter den Beckenringbrüchen geben im Kindesalter die vorderen Ringfrakturen, einseitig wie doppelseitig, keine oder so gut wie keine Indikation zu einem operativen Vorgehen ab. Hier bildet nur das schwere Kombinationstrauma mit Blasen- und Urethraverletzungen, aber auch mit Verletzungen des Rectums und der inneren weiblichen Genitalorgane, wie wir dies erlebten, eine Ausnahme. Im allgemeinen gilt für den Beckenringbruch beim Kind und Jugendlichen die Überlegung, unter keinen Umständen zu viel zu tun.
2. Betrachtet man die hinteren Ringbrüche, so mag eine Längsfraktur des Darmbeines nahe der Iliosacralfuge ohne eine Höhenverschiebung wohl berechtigt einem rein konservativen Vorgehen zugeordnet werden. Die Sprengung der Iliosacralfuge beim Adoleszenten (Tabelle 5) ist mit einer Verplattung von ventral, am besten mit zwei kurzen Platten, schräg übereinander angesetzt, zu versorgen. Im Einzelfall vermag eine Zugschraube zur Stabilisierung der Iliosacralfuge dabei vorteilhaft zu sein.
3. Auf die Besonderheit in der Versorgungstechnik einer Malgaigne'schen Fraktur wurde bereits an anderer Stelle hingewiesen und hier gelten neben der doch meistens notwendigen Behandlung schwerer innerer Begleitverletzungen die besonderen Überlegungen beim weiblichen Geschlecht gewiß für die Herstellung einer symmetrischen Beckeneingangsebene, um einem späteren Geburtshindernis aus dem Wege zu gehen. Eine äußere Fixation bei gleichzeitig bestehender Höhendifferenz an der gesprengten Symphyse gehört bei der Malgaigne'schen Fraktur mit in den Kreis der Überlegungen.

Tabelle 6: Indikationen zur Osteosynthese bei Symphysensprengung.

Symphysensprengung
im allgemeinen: nein!
konservativ: gekreuzte Schlingen
Gefahr bei OP: vorzeitige Ossifizierung!
keine starre Osteosynthese!
keine Druckosteosynthese!

in Ausnahmefällen bei urologischen Begleitverletzungen

 bei älteren Adoleszenten: Zuggurten über Schraubenköpfe

Indikation zur Osteosynthese bei Symphysensprengung (Tabelle 6)

Für die Handhabung isolierter Symphysen-

Tabelle 7: Indikation zur Osteosynthese bei Acetabulum-, Hüftluxations- und Kreuzbeinfrakturen.

Acetabulumfrakturen	bei Kindern: so gut wie immer konservativ!
Epiphysenlösung an der Y-Fuge	bei Adoleszenten: Achtung auf Fragmente z. B. Abriß des hinteren
Metaphysäre Beteiligung	Pfannenrandes mit Interposition
ja – nein	Möglichkeit zu einer Zugschraubenosteosynthese
	posttraumatische Gefahr: Luxationstendenz
Hüfluxationsfraktur	Wiederherstellung der Gelenkkongruenz
	a) Plattenosteosynthese
	b) vor dem 12. Lebensjahr: Einzelschrauben
	c) bei zu flach werdender Pfanne (als Spätfolge!): quere Beckenosteotomie nach Chiari
Kreuzbeinfraktur längs und quer:	Gefahr für den Plexus! *Keine* Osteosynthese!

sprengungen im Kindesalter hat die größte Zurückhaltung zu gelten:
Eine starre Osteosynthese hat ebenso wie die Druckosteosynthese am Kind ganz allgemein keinen Platz. Jede operative Maßnahme, welche der Zusammenziehung oder Fixation der Symphysenfragmente gilt, ist von der Gefahr einer vorzeitigen Ossifizierung im Kindesalter bedroht. Die Verwendung von gekreuzten Lagerungsschlingen zur konservativen Therapie stehen hier weit im Vordergrund. Ausnahmen bilden natürlich auch bei der Symphysensprengung – wie immer – insbesondere bei Verletzten des zu Ende gehenden zweiten Lebensjahrzehntes die urologischen Begleitverletzungen.
In manchen Fällen kann eine «diskrete» Zuggurtung über Schraubenköpfe (SCHAUWECKER) von einem gewissen Nutzen sein.

Indikation zur Osteosynthese bei Acetabulum-, Hüftluxations- und Kreuzbeinfrakturen (Tabelle 7).

Acetabulumfrakturen sind im Kindesalter zumeist nur *In*fraktionen und kaum von *Dis*lokationen gefolgt. Erst beim Adoleszenten kommt es unter schwerer Gewalteinwirkung auch einmal zu einer Fragmentbildung, insbesondere am hinteren Pfannenrand. Ein solches Fragment kann sich dann im Gelenk interponieren. Es ist entscheidend wichtig, solche Vorkommnisse richtig zu erkennen und zu werten, damit man ihnen vernünftig begegnen kann: Jedes Interponat ist dabei zu entfernen! Von der Möglichkeit einer Zugschraubenosteosynthese zu ihrer Fixation sollte man Gebrauch machen.
Jede Hüftgelenksfraktur aber ist von der Luxationstendenz im späteren Verlauf bedroht und hier muß die Wiederherstellung der Gelenkkongruenz so exakt wie möglich erfolgen. Vor dem 12. Lebensjahr ist dies durch Einzelschrauben, beim älteren Verletzten durch die Plattenosteosynthese mit gutem Erfolg möglich.
Kreuzbeinfrakturen sind prinzipiell nicht operativ zu versorgen. Die Gefahr für den Plexus lumbo-sacralis ist viel zu groß. Die Frage stellt sich auch kaum jemals, denn im Vordergrund steht fast immer die begleitende Lösung der Iliosacralfuge!
Die Besonderheit einzelner Frakturtypen, die Möglichkeit zur Behandlung dislozierter Beckenfrakturen mit dem Fixateur externe und die Versorgung offener Beckenbrüche bei kindlichen Polytraumen wurden am eigenen Krankengut geübt, aber bewußt im Hinblick auf die nachfolgenden Einzeldarstellungen aus dieser Übersicht zur allgemeinen Operationsindikation herausgelassen.

Zusammenfassung

Die Indikation zur operativen Versorgung einer kindlichen Beckenfraktur ist im allgemeinen sehr eng zu stellen. Eine Ausnahme bilden im Kindesalter die Beckenrandbrüche und in der Adoleszentengruppe die schweren vorderen und hinteren Ringbrüche, vor allem unter dem Gesichtspunkt der Begleitverletzungen von Beckenorganen, seltener ohne diese. Dem spärlichen Schrifttum werden die eigenen Erfahrungen angereiht bzw. gegenübergestellt. Damit wird auf das Krankenmaterial der Kinderchirurgischen Klinik Karlsruhe und der Unfallchirurgischen Abteilung der Chirurgischen Klinik am Städtischen Klinikum Karlsruhe mit 123 Beckenfrakturen aus zwei Beobachtungszeiträumen von 20 bzw. 10 Jahren hingewiesen.

Literatur

1. BURRI, C., A. RÜTER: Frakturen und Luxationen im Beckenbereich. Hefte zur Unfallheilkunde, Beihefte zur Zeitschrift «Unfallheilkunde/Traumatology», 140, hrsg. v. J. REHN und L. SCHWEIDERER.
2. CANALE, S. T., R. E. KING: Pelvic and hip fractures. In: Fractures in children, hrsg. v. CH. A. ROCKWOOD, jr., K. E. WILKINS, R. E. KING., J. B. Lippincott Company, Philadelphia 1984.
3. LAER, L. VON: Frakturen und Luxationen im Wachstumsalter. Georg Thieme-Verlag, Stuttgart-New York (1986).
4. MAIER, W. A.: Beckentrauma, Beckenfrakturen, Beckenorgane, Perineum- und Pfählungsverletzung. In: «Das verletzte Kind» – Lehrbuch der Kindertraumatologie, hrsg. v. H. SAUER. Georg Thieme-Verlag, Stuttgart-New York (1984).
5. SCHAUWECKER, F.: Osteosynthesepraxis, ein Atlas zur Unfallchirurgie, 2. Auflage. Georg Thieme-Verlag, Stuttgart-New York (1981).
6. STUHLER, TH., P. STANKOVIC, P. KRAUSE, A. KOCH: Kindliche Beckenfrakturen. Klinik, Spätergebnisse, Biomechanik. Arch. orthop. Unfall-Chir. 90, 187 (1977).

Anschrift des Verfassers
Dr. WOLFGANG A. MAIER, Kinderchirurgische Klinik, Karl-Wilhelm-Str. 1, D-7500 Karlsruhe 1.

Der Stellenwert der Operation bei Beckenfrakturen

P. STACHEL, S. HOFMANN-V. KAP-HERR, Mainz

Einleitung und Problemstellung

Die Therapie der kindlichen Beckenfrakturen ist nach Ansicht der meisten Autoren (10, 11, 16, 18) konservativ. Trotzdem ergeben sich in Ausnahmefällen Indikationen zur operativen Versorgung. Diese seltenen Operationsindikationen sind Gegenstand der vorgelegten Untersuchung, welche das eigene Patientengut der letzten 16 Jahre analysiert.

Eigenes Patientengut

In der Kinderchirurgischen Universitätsklinik Mainz wurden zwischen 1970 und 1985 108 Kinder im Alter von 1–14 Jahren mit Frakturen im Bereich des Beckenskeletts behandelt. Die Verletzungsursache lag in der überwiegenden Mehrzahl der Fälle (78 %) im Straßenverkehr (Tab. 1). Zu besonders schwerwiegenden Verletzungen mit Begleitverletzungen der Beckenweichteile kam es dabei im Zusammenhang mit Überrolltraumen. Stürze aus großer Höhe (n = 16) und Sportfälle (n = 8) waren weitere Ursachen.
Nur in 18 Fällen handelte es sich um alleinige Beckenfrakturen (Tab. 2). Bei den übrigen 90 Kindern lagen in 59 Fällen Kombinations-

Tabelle 1

Ursachen

Anfahrtrauma als Fußgänger	50
Radfahrer, PKW-Insasse	18
Überrolltrauma	16
Sturz aus großer Höhe	16
Sportfälle	8

Tabelle 2

Verletzte Regionen

Beckenfraktur allein	18
Beckenfraktur und Verletzung anderer Körperregionen	90
davon Polytrauma	31
Kombinationsverletzungen	59

Tabelle 3

Verletzungsmuster

Randbrüche	26
vordere Ringbrüche	70
vordere und hintere Ringbrüche	11
Symphysenbeteiligung	16
Iliosakralfugensprengung	15

verletzungen vor. 31 mal handelte es sich um Polytraumen in dem von uns definierten Sinn (9).
Nach dem Verletzungsmuster (Tab. 3) handelte es sich in 26 Fällen um Beckenrandbrüche, wozu auch die Apophysenabrisse gezählt werden, 70 mal lagen isolierte vordere Ringbrüche und 11 mal kombinierte vordere und hintere Ringbrüche vom Typ Malgaigne vor. Die seltenen isolierten hinteren Ringbrüche wurden nicht beobachtet. Zusätzliche ligamentäre Verletzungen betrafen in 16 Fällen die Symphyse und in 15 Fällen die Iliosacralgelenke. Eine Beteiligung der Hüftpfanne konnte bei 14 Kindern beobachtet werden.
Lokale Begleitverletzungen der Beckenweichteile machten bei 8 Kindern ein chirurgisches Vorgehen erforderlich (Tab. 4a). Stets handelte es sich dabei um massive Quetschungen durch überrollende Fahrzeuge. Am meisten

Tabelle 4a

Lokale Begleitverletzungen

Verletzungen	n = 8
Darmperforation	3
Dammriß IV. Grades	3
Urethralabriß	3
Blasenruptur	5

Tabelle 4b

Beckenfrakturmuster bei lokaler Begleitverletzung

Beckenfrakturart	n = 8
kompletter vorderer Ringbruch bds. mit/ohne Symphysensprengung	8
zusätzlich: Iliosakralfugensprengung	6
zusätzlich: Y-Fuge	2

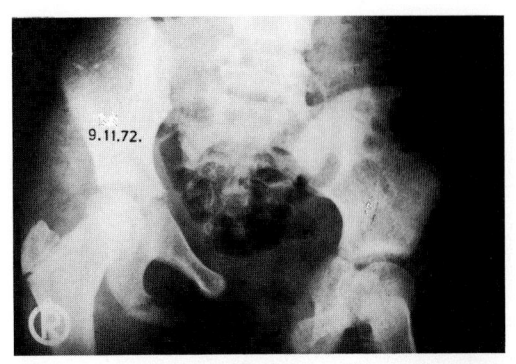

Abb. 1a: 9-jähriges Mädchen, Überrolltrauma. Unfallaufnahme vom 09. 11. 72: Kombinierte Sprengung von Symphyse und rechter Iliosakralfuge mit erheblicher Dislokation der rechten Beckenhälfte nach cranial.

gefährdet ist in diesem Zusammenhang naturgemäß der Urogenitaltrakt. Sigma- und Rektumperforationen wurden bei 3 Kindern beobachtet. Bei den zugrundeliegenden Frakturmustern handelte es sich immer um dislozierte vordere Ringbrüche, in drei Viertel der Fälle kombiniert mit Iliosacralfugenverletzungen und in einem Viertel mit Hüftpfannenverletzungen (Tab. 4b).

Die Indikation zur Osteosynthese wurde in unserer Klinik nur bei 3 von 108 kindlichen Beckenfrakturen der letzten 16 Jahre gestellt (Tab. 5). In einem Fall handelte es sich um ein 9-jähriges Mädchen mit einer grob dislo-

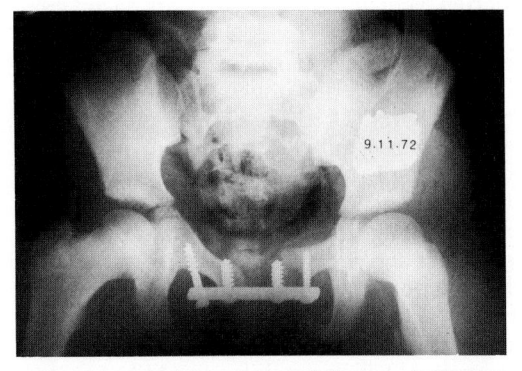

Abb. 1b: Aufnahme vom Unfalltag nach Verplattung der Symphyse: Rechtes Iliosakralgelenk nicht vollständig reponiert, daher noch deutliche Dehiszenz der Symphyse.

Tabelle 5

Osteosynthesen n = 3

Pat.	Indikation	Osteosynthese
U.H. 9 J. weibl.	instabiler Beckenring schweres Weichteiltrauma	Symphysenverplattung
B.T. 13 J. weibl.	grob dislozierte Schambeinfraktur	Spickdrahtung
O.K. 14 J. männl.	dislozierter Abriß der Spina il. ant. inf. mit erheblicher Schmerzsymptomatik	Zugschraube

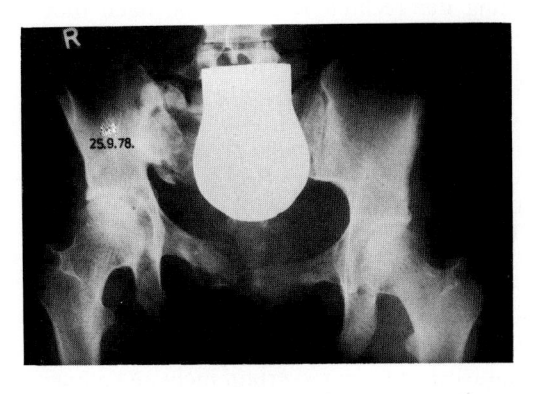

Abb. 1c: Kontrolle nach 6 Jahren (25.09.78)

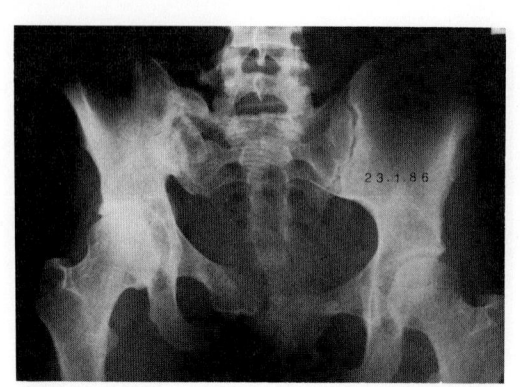

Abb. 1d: Kontrolle nach 13 Jahren (23.01.86). Deutliche Beckenasymmetrie mit Hochstand der rechten Beckenhälfte um 2 cm, Synostose von Symphyse und rechter Iliosakralfuge.

zierten Malgaigne-Fraktur rechts nach Überrolltrauma (Abb. 1a). Die Indikationsstellung basierte hier zum einen auf den erheblichen Begleitverletzungen der Beckenweichteile (Vagina, Urethra, Damm und Sigma), zum anderen auf der vertikalen Instabilität der rechten Beckenhälfte. Die Reposition der nach cranial verschobenen rechten Beckenhälfte gelang nur unvollständig, da der Angelpunkt der Verletzung – die Sprengung und Dislokation der rechten Iliosacralfuge – nicht behoben werden konnte. Das nicht befriedigende Repositionsresultat wurde durch eine 4-Loch-AO-Platte stabilisiert (Abb. 1b). Somit kam es, wie die Aufnahmen 5 Jahre (Abb. 1c) bzw. 13 Jahre (Abb. 1d) nach dem Unfall zeigen, zu einer Konsolidierung des Beckenringes mit deutlicher Asymmetrie, Beckenhochstand rechts um 2 cm, Verdrehung der rechten Beckenhälfte nach innen und Synostose von Symphyse und rechter Iliosacralfuge. Im Kontrast zu dem röntgenologisch sicher unbefriedigenden Resultat steht der gute klinische Befund. Subjektiv ist die mittlerweile 22-jährige Patientin beschwerdefrei, der Beckenschiefstand ist durch Schuhsohlenerhöhung rechts um 15 mm ausgeglichen, funktionell bestehen keine Einschränkungen bis auf eine Fußheberschwäche nach inkompletter, traumatischer Ischiadicusparese rechts. Im Fall einer Schwangerschaft ist allerdings mit einem natürlichen Geburtsverlauf nicht zu rechnen. Bei einem weiteren 13-jährigen Mädchen wurde die Indikation zur offenen Reposition und Spickdrahtosteosynthese einer grob dislozierten linksseitigen Schambeinfraktur gestellt. Das Resultat ist röntgenologisch und klinisch einwandfrei.

Schließlich erfolgte noch die Verschraubung einer abgerissenen und dislozierten Spina iliaca anterior inferior bei einem 14-jährigen Jungen. Hier kam es ebenfalls zur residuenlosen Einheilung des Fragments.

Tabelle 6a

Ergebnisse
(Beobachtungszeitraum 1–14 Jahre)

– Restitutio ad integrum	97
– Restschäden	8
– Todesfälle	3

Tabelle 6b

Restschäden n = 8

Klinik	Röntgen	n
Beckenschiefstand mit relativer Beinverkürzung bis 2 cm	Cranialverschiebung einer Beckenhälfte mit Iliosacralsynostose	4
	Synostose der Symphyse	3
subjektive Beschwerden	knöcherne Wulstbildungen	2
Blasenfistel		1
Harninkontinenz		1

Die überwiegend konservative Therapie führte in 90% der Fälle zur klinisch und röntgenologisch kompletten Ausheilung der Verletzung (Tab. 6a). Die drei Todesfälle sind auf schwere begleitende Hirntraumen zurückzuführen. Bei 8 Kindern verblieben mehr oder weniger gravierende Restschäden (Tab. 6b). Bei den unter funktionellen Gesichtspunkten am kritischsten zu beurteilenden erheblichen Beckenasymmetrien mit Beckenschiefstand und relativer Beinverkürzung (n = 4) handelte es sich stets um Folgezustände nach kombinierten vorderen und hinteren Ringbrüchen mit erheblicher vertikaler Primärverschiebung.

Diskussion und Schlußfolgerungen

Ziel aller therapeutischen Bemühungen sollte die möglichst exakte Wiederherstellung der Beckenringkontinuität sein. Entscheidend für die Beantwortung der Frage, ob dieses Ziel durch konservative oder operative Maßnahmen erreicht werden kann, ist die zu erwartende Instabilität im hinteren Beckenringanteil. POIGENFÜRST (12) unterteilt sie in 4 Schweregrade (Tab. 7). Frakturen mit Instabilitäten der Grade I – III können nach unseren Erfahrungen bei Kindern mit gutem Resultat konservativ behandelt werden, wenn die exakte geschlossene Reposition im hinteren Ringanteil gelingt. Ausnahmeindikationen zur Osteosynthese ergeben sich bei Begleitverletzungen der Beckenbodenweichteile (2,5). Von manchen Autoren (4, 12, 15) wird bei Frakturen mit Instabilitätsgrad III die Stabilisierung des Repositionsresultates mit dem Fixateur externe empfohlen. Eigene Erfahrungen mit diesem Verfahren liegen nicht vor.

Die größten therapeutischen Probleme bereiten Frakturen des Instabilitätsgrades IV mit abnormer Verschieblichkeit einer Beckenhälfte in Körperlängsrichtung. Es handelt sich um doppelte Vertikalbrüche vom Typ Malgaigne oder kombinierte ligamentäre Verletzungen von Symphyse und Iliosacralfuge. Hier ergibt die konservative Therapie in etwa 2/3 der Fälle unbefriedigende Resultate (13) mit den oben beschriebenen Residualzuständen (Tab. 6b). Gelingt hierbei – was selten der Fall ist – die geschlossene, exakte anatomische Reposition, so kann die konservative Weiterbehandlung mit Beckenschwebe und dosiertem Längszug an der unteren Extremität der nach cranial verschobenen Beckenhälfte erfolgen. Gelingt jedoch, wie in unserem Beispiel (Abb. 1a – d) die Reposition im hinteren Ringanteil nicht oder nur unvollständig, können alle weiteren konservativen Bemühungen das Resultat nicht mehr verbessern. Hier wird von allen Autoren (1, 3, 8, 12, 13, 17) die Indikation zur offenen Reposition gestellt. Das Hauptaugenmerk sollte hierbei auf die exakte Reposition und eventuelle Stabilisierung der Iliosacralfuge gerichtet werden (12, 13, 17). Ob diese tatsächlich operativ besser als konservativ gelingt, bleibt offen. Die anschließende Reposition der vorderen Ringanteile erfolgt meist spontan und kann durch eine Platte über der Symphyse fixiert werden. Neben den gebräuchlichen Osteosyntheseverfahren (Platte, Zugschraube und Zuggurtung) wird neuerdings, der äußere Spanner mit Verankerung an der unverschobenen Beckenhälfte empfohlen (1, 6, 7, 12, 14, 15).

Die Angaben zur Behandlung von Apophysenabrissen im Bereich des Beckens sind uneinheitlich. Während MAIER (11) eine operative Refixation durch Spickdrähte oder Spongiosaschrauben in der Regel für angebracht hält, empfehlen andere Autoren (18) eher konservatives Verhalten. Unsere eigenen Erfahrungen mit der konservativen Therapie von Apophysenabrissen, insbesondere denen des Tuber ossis ischii sind durchweg gut. Lediglich bei stärkerer Dislokation des abgerissenen Fragmentes und erheblichen subjektiven Beschwerden sehen wir die Indikation zur Osteosynthese, sofern es sich nicht um das Tuber ossis ischii handelt.

Tabelle 8

Operative Therapie

1. *erforderliche:*
   Beckenringsprengung mit starker Halbseitendislokation
2. *nötig in Ausnahmefällen:*
   instabiler Beckenring mit schwerer Symphysensprengung und Organverletzungen im Beckenboden
3. *möglich:*
   Abriß der Spina iliaca ant. sup. et inf. Pfannenrandabrisse
4. *nicht:*
   Abriß des Tuber ossis ischii

Tabelle 7: Schweregrade der hinteren Beckenringinstabilität (nach POIGENFÜRST 1979).

Grad I:	Bandverletzung ohne hintere Instabilität
Grad II:	Drehbarkeit einer oder beider Beckenhälften um eine longitudinale Achse ohne abnorme Verschieblichkeit
Grad III:	Zusätzlich abnorme Verschieblichkeit in der Frontalebene
Grad IV:	Zusätzlich abnorme Verschieblichkeit in der Körperlängsrichtung

Zusammenfassung

Beckenfrakturen im Kindesalter gelten als selten. Als typischen Straßenunfall findet man sie gehäuft in verkehrsdichten Zonen (84 von 108 Kindern im eigenen Krankengut). Große Übersichten sind selten. Am meisten kommen Beckenfrakturen auch bei Kindern im Rahmen von Kombinationsverletzungen und Polytraumen vor. Isolierte Beckenbrüche sind selten. Dies sind meist Kantenabbrüche oder Apophysenausrisse.
Weiterhin wurden im vorliegenden Krankengut von 108 Kindern nur 3 operativ behandelt. Dies zeigt, daß die Behandlung im wesentlichen konservativ sein darf. Problematisch ist der instabile Beckenringbruch mit Cranialverschiebung einer oder gar beider Beckenhälften. Solche Fälle bieten aber immer, ob konservativ oder operativ behandelt, bezüglich der Reposition große Probleme. Gelingt hier die Einrichtung des Bruches, bleibt die Situation aber instabil, dann sollte die DC-Osteosynthese oder, vielleicht besser, die Fixation mit äußeren Spannern erfolgen. Bei nicht völlig gelungener Einrichtung, was leider meist der Fall ist, muß weiter extendiert werden.
So kann in Ausnahmefällen eine Operation notwendig werden, die aber nur den instabilen Beckenring, gelegentlich stark dislozierte Knochen des vorderen Beckenrings, gelegentlich Apophysenabrisse und die seltenen dislozierten Pfanneneinbrüche betrifft. Die Behandlungsergebnisse sind gut.
Im eigenen Patientenklientel kam es 97 mal zur restitutio ad integrum, 8 mal verblieben Restschäden, 3 Kinder verstarben infolge eines verlaufsbestimmenden Schädelhirntraumas.

Literatur

1. ALBRECHT F., BRUG, E.: Indikation und Verfahrenswahl bei der Osteosynthese dislozierter Beckenringverletzungen. Unfallheilkunde 85 (1982) 431–40
2. BECK, E.: Beckenfrakturen und Luxationen. H. Unfallheilk. 124 (1975) 156–60.
3. BERNER, W., OESTERN, H.-J., SORGE, J.: Ligamentäre Beckenringverletzungen: Behandlung und Spätergebnisse. Unfallheilkunde 85 (1982) 377–87.
4. BONNEL, F.: Biomechanische Betrachtungen über Beckenverletzungen und die Anwendung des Fixateur externe bei Zerreißungen der Symphyse und des Sakro-Iliakalgelenkes. H. Unfallheilk. 124 (1975) 161–63.
5. EBERLE, H.: Unsere Erfahrungen bei konservativ und operativ behandelten Symphysenrupturen. H. Unfallheilk. 124 (1975) 209–12.
6. GUNTERBERG, B., GOLDIE, I., SLÄTIS, P.: Fixation of pelvic fractures and dislocations. Acta Orthop. Scand. 49 (1978) 278 f.
7. HAVEMANN, D., SCHROEDER, L.: Behandlung von Beckenringfrakturen mit Fixateur externe. Akt. Traumatol. 12 (1982) 83–85.
8. HERTEL, P., KLAPP, F.: Die Luxatio iliosacralis H. Unfallheilk. 124 (1975) 291–92.
9. HOFMANN, S., REISMANN, D., DICK, W., VOTH, D., EMMERICH, P., LILL, G.: Probleme der Mehrfachverletzungen beim Kind. Z. Kinderchir. Suppl. 1 (1972) 345–71.
10. HOFMANN-V. KAP-HERR, S., STEINBORN, R.: Beckenfrakturen im Kindesalter: Übersichtsreferat. 10. Kinderchirurgenkongreß der DDR, Leipzig 1982.
11. MAIER, W.A..: Beckentrauma. In: SAUER, H. (Hrsg.): Das verletzte Kind. Stuttgart-New York 1984, 378–412.
12. POIGENFÜRST, J.: Beckenringbrüche und ihre Behandlung. Unfallheilkunde 82 (1979) 309–19.
13. RÜTER, A., HENKEMEYER, H., BURRI, C.: Ligamentäre Verletzungen des Beckens. H. Unfallheilk. 124 (1975) 212–215.
14. SLÄTIS, P., KARAHARJU, E.O.: External fixation of the pelvic girdle with a thrapezoid compression frame. Injury 7 (1974) 53 f.
15. STARKE, W., MEHMET, T., SCHILLING, H.: Versorgung von instabilen Beckenringverletzungen mit äußerem Spanner. Unfallchirurgie 5 (1979) 220–24.
16. STUHLER, TH., STANKOVIC, P., KRAUSE, P., KOCH, A.: Kindliche Beckenfrakturen: Klinik, Spätergebnisse, Biomechanik. Arch. orthop. Unfall-Chir. 90 (1977), 187–198.
17. TERBRÜGGEN, D., DIETRICH, H., MÜLLER, J.: Instabile Beckenringfrakturen, Problematik der inneren Fixation mit Osteosynthesematerial. H. Unfallheilk. 124 (1975) 215–17.
18. ZILKENS, K.W., DEFRAIN, W.: Apophysenabrißfrakturen beim Jugendlichen: Eine typische Sportverletzung. Akt. Traumatol. 15 (1985) 260–63.

Anschrift der Verfasser
Dr. P. STACHEL, Prof. Dr. S. HOFMANN-V. KAP-HERR, Kinderchirurgische Universitätsklinik, D-6500 Mainz

S. Hofmann-v. Kap-herr (Hrsg.), Operationsindikationen bei Frakturen. Gustav Fischer Verlag. Stuttgart · New York · 1987

Zur Behandlung der dislozierten Beckenfraktur mit Fixateur externe

H.-J. EGBERS, T. DRESCHER, Kiel

Als häufigste Ursache einer kindlichen Beckenfraktur ist der direkte Stoß, meistens Angefahrenwerden, bekannt. Im Gegensatz zu den häufig erheblichen Deformationen beim Beckenbruch des Erwachsenen werden beim Kind die deformierenden Kräfte wahrscheinlich durch die im Beckenring interponierten Knorpelfugen aufgefangen. Die bei Kindern selten vorkommenden schweren Beckenringbrüche mit teilweise erheblicher Dislokation können entstehen durch Überfahrenwerden oder durch Sturz aus großer Höhe. Bei der ersten Beurteilung von Verletzungen des knöchernen Beckens muß die Frage der Stabilität des Beckenringes überprüft werden. Besonderes Augenmerk ist dabei auf das statisch belastete dorsale Segment zu richten, da bei Frakturen bzw. Luxationen in diesem Bereich unzureichende Ruhigstellung Instabilität des Beckenringes und damit funktionelle Auswirkungen zur Folge haben könnte.

Die Notwendigkeit und Dringlichkeit der Versorgung von dislozierten Beckenbrüchen unterliegen bei Kindern wie bei Erwachsenen den gleichen Kriterien wie die Behandlung von Extremitätenfrakturen:

Reposition und Ruhigstellung durch konservative oder operative Maßnahmen sobald als möglich. In den meisten Fällen führt die konservative Behandlung mit Ruhigstellung evtl. in der Beckenschlinge bei kindlichen Beckenfrakturen ohne wesentliche Dislokation zum Erfolg wir z.B. bie Sitz- und Schambeinwulstungsbrüchen oder parasymphysärer Fraktur. Der dislozierte Beckenbruch muß jedoch in eine stabile fixationsfähige Repositionsstellung übergeführt werden.

Experimentelle Untersuchungen und auch klinische Erfahrungen haben gezeigt, daß bei dislozierten Luxations- und Malgaigne-Frakturen nach entsprechender Reposition und Schließung des Beckenringes durch äußere Stabilisation mit dem Fixateur externe funktionell gute Ausheilungsergebnisse erreicht werden können. Anhand der nachfolgenden Fallschilderung soll die Anwendung des Fixateur externe bei der kindlichen, erheblich dislozierten Beckenfraktur gezeigt werden.

Das 10-jährige Mädchen wurde an der Bushaltestelle auf dem Weg von der Schule nach Hause vom Bus überrollt.

Bei der Aufnahme in der Klinik bestand dringender Verdacht auf intraabdominelle Verletzung. Die Röntgenuntersuchung ergab eine erheblich dislozierte Beckenfraktur (Abb. 1) mit vorderer Beckenringfraktur beiderseits und beiderseitiger Iliosacralfugensprengung. Bei der umgehend durchgeführten Laparotomie wurde eine Dünndarmruptur und eine Blasenruptur mit Urethraabriß operativ versorgt. Es mußte ein Anus praeter angelegt werden. In gleicher Sitzung wurde unter Bildwandlerkontrolle das Becken reponiert und durch Fixateur externe ruhiggestellt (Abb. 2). Die Schanz-Schrauben wurden supraacetabulär in der Beckenschaufel und links parasymphysär eingebracht. Schon 3 Tage nach Unfall konnte auf der Intensivstation mit funktioneller Übungsbehandlung begonnen werden. Von Seiten der Darm- und Blasenverletzung traten keine Komplikationen auf. Der Anus praeter konnte pflegerisch gut versorgt werden. 6 Wochen nach Unfall wurde der Fixateur entfernt und die Patientin im Gehbad bzw. Gehwagen mobilisiert. Der Anus praeter wurde nach 1/2 Jahr zurückverlagert, die Patientin 7 Monate nach Unfall aus der stationären Behandlung entlassen. Die Nachuntersuchung nach 5 Jahren ergab rönt

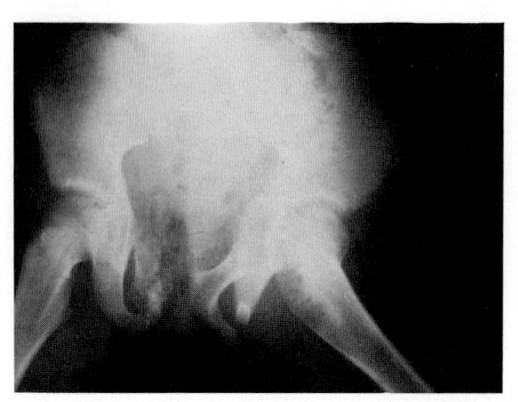

Abb. 1: Dislozierte kindliche Beckenfraktur

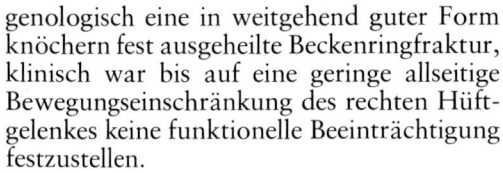

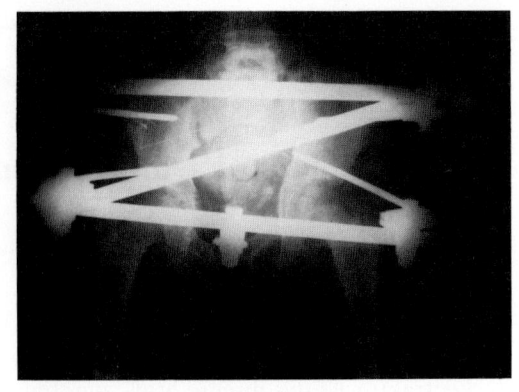

Abb. 2: Stabilisierung mit Fixateur externe

genologisch eine in weitgehend guter Form knöchern fest ausgeheilte Beckenringfraktur, klinisch war bis auf eine geringe allseitige Bewegungseinschränkung des rechten Hüftgelenkes keine funktionelle Beeinträchtigung festzustellen.

Die Anwendung des Fixateur externe zur Retention einer instabilen Beckenringfraktur ist bei Kindern in gleicher Weise wie bei Erwachsenen zu empfehlen. Die Verbesserung der Patientenpflege, frühzeitige Mobilisierung und Verringerung der retroperitonealen Hämatomausbildung sind als wesentliche Vorteile anzusehen.

Zusammenfassung

Die Behandlung der Beckenfrakturen ist abhängig von Dislokation und noch vorhandener Stabilität des verletzten Beckenringes. In gleicher Weise wie beim Erwachsenen sollten auch bei Kindern dislozierte Luxations- und Malgaigne Frakturen reponiert und operativ fixiert werden. Anhand einer Fallschilderung wird dargelegt, daß durch äußere Stabilisierung einer instabilen Beckenringverletzung mit dem Fixateur externe pflegetechnische Erleichterungen, frühzeitige Mobilisierung und funktionell gute Ausheilungsergebnisse möglich sind.

Literatur

1. EGBERS, H.-J., L. SCHRÖDER, D. HAVEMANN, H. BÖMER: Indikationen für die äußere Stabilisation von Beckenringfrakturen. Hefte Unfallheilkunde 164 (1984) 292–293.
2. TILE, M.: Fractures of the pelvis and acetabulum. Williams and Wilkins, Baltimore-London 1984.
3. WEBER, B.G., CH. BRUNNER, F. FREULER: Die Frakturenbehandlung bei Kindern und Jugendlichen. Berlin-Heidelberg, Springer 1978.

Anschrift der Verfasser
Dr. H.J. EGBERS, Abteilung für Unfallchirurgie, Chirurgische Klinik, D-2300 Kiel 1.

S. Hofmann-v. Kap-herr (Hrsg.), Operationsindikationen bei Frakturen. Gustav Fischer Verlag. Stuttgart · New York · 1987

Die Versorgung von offenen Beckenfrakturen beim Polytrauma

R. Neugebauer, Chr. Ulrich, O. Wörsdörfer, Ulm

Einleitung

Frakturen im Beckenbereich sind bei Kindern wegen der hohen Elastizität äußerst selten und kommen nur bei schweren Verkehrsunfällen und Stürzen aus großer Höhe vor. Frakturen des Acetabulums sind dabei noch weniger zu beobachten, da die Y-Fuge eine erhebliche Widerstandskraft und Verformungsmöglichkeit bei Traumata besitzt. (6, 14). Im Vordergrund stehen schwere Organ- und Weichteilverletzungen mit inneren Blutungen und folgenschwerem Schock, die zu Noteingriffen führen. Bei jeder Beckenverletzung ist besonderes Augenmerk auf das Urogenitalsystem zu richten. Während bei geschlossenen Frakturen die konservative Therapie im Vordergrund steht, sollte bei offenen Verletzungen eine möglichst sichere osteosynthetische Stabilisierung durchgeführt werden.

Literaturübersicht

Eine spezielle Einteilung der Beckenfrakturen beim Kind gibt es nicht, man kann sich an die Erwachsenenfrakturen anlehnen unter Berücksichtigung der Besonderheiten des wachsenden Skelettes (1, 12). Danach werden die Brüche eingeteilt in solche mit und ohne Beteiligung des Beckenringes und den Acetabulumfrakturen, als Gelenkfrakturen im Kindesalter eine Verletzung der Epiphysenfuge. Beckenrandbrüche sind Beckenschaufelfrakturen und Abrißfrakturen, die eine typische Verletzung der jugendlichen Sportler mit Abriß der Apophysen durch Muskelzug darstellen(9). Bei den Beckenringbrüchen wird unterschieden zwischen vorderen und hinteren Beckenring sowie dem Malgaignetyp, bei dem der vordere und hintere Beckenring betroffen ist und es zu erheblichen Dislokationen der Beckenhälften kommt. Die Symphysenruptur stellt ebenfalls eine Unterbrechung des Beckenringes dar. Sie kommt mit kompletter und teilweiser Sprengung des Iliosacralgelenkes vor (11, 12).

In der Diagnostik genügen in der Regel die Beckenübersichtsaufnahmen. Bei V. a. Epiphysenlösung in der Y-Fuge zeigen Schrägaufnahmen die Verschiebungen. (1). CT-Untersuchungen lassen insbesondere eine Beurteilung des dorsalen Beckenringes sowie Frakturen des Sacrums mit Impression der Massa lateralis zu (13).

Die Therapie der kindlichen Beckenfraktur ist konservativ, in der Hüftschlinge oder mit redressierenden Gipsverbänden unter zusätzlicher Extension wie sie Blount angegeben hat (1, 2, 3). Liegen größere Verschiebungen der Beckenhälften vor, so muß innerhalb von 24 Stunden ein Repositionsmanöver erfolgen, da eine Extensionsbehandlung nach dieser Zeit in der Regel keinen Erfolg zeigt (5). Die operative Versorgung ist dann angezeigt, wenn größere Dislokationen mit konservativen Mitteln nicht erfolgreich behandelt werden können. Insbesondere sollten Beckenverschiebungen operativ eingerichtet und stabilisiert werden, da sie keine Korrektur mit dem Wachstum erfahren (3, 5). Als Osteosynthesematerial finden Kirschnerdrähte, Schrauben und gelegentlich Platten Verwendung (1, 3, 11). Bei offenen Frakturen kommen Platten, jedoch vorzugsweise der Fixateur externe als seltene Anwendungsform dieser Osteosynthese vor (7, 8, 10, 11).

Da es sich bei ausgedehnten Beckenfrakturen um schwerste Verletzungen unter Einbeziehung der Weichteile und Bauchorgane handelt, hängt die Prognose vorwiegend auch von den Begleitverletzungen ab. Insbesondere bei den offenen Frakturen kommen ausgedehnte Gefäßnervenzerreißungen, intraabdominelle Verletzungen, Zerreißungen von parenchymatösen und Hohlorganen vor. Besonderes Augenmerk gilt dem unteren Urogenitaltrakt und dem Rektum, die bei den häufigen Pfählungsverletzungen im Beckenbodenbereich vorkommen und einer entsprechenden Versorgung bedürfen. Die Patienten werden fast durchweg im Kreislaufschock in den Kliniken aufgenommen (4, 6, 11, 14). In ganz extremen Fällen muß notfallmäßig eine Hemipelvektomie als lebensrettende Maßnahme erfolgen (4).

Eigenes Krankengut

Bei unseren 5 Fällen handelt es sich ausschließlich um schwerst polytraumatisierte Patienten mit offenen Beckenverletzungen. Die Kinder verunfallten als Fußgänger oder Radfahrer. 3 mal wurden sie von einem Pkw, einmal von einem Lkw und einmal von einer Eisenbahn überrollt. Multiple Begleitverletzungen lagen vor, wobei ausgedehnte Verlet-

Tabelle 1: Patienten mit offener Beckenfraktur.

Patient	Unfallursache/ Datum	Beckenfraktur	Begleitverletzung	Therapie
V.D. geb. 4.8.72	PKW/ Fußgänger 21.7.83	Dislozierte instabile Beckenringfraktur	Thorax-Lungenkontusion, ausgedehnte Weichteilverletzung, retroperitoneales Hämatom, Schock	Intensivmedizin, Lagerung – Operation 9.8.83 Reposition, Kirschnerdrahtfixation, Spongiosa Folgeoperation – Weichteildeckung, Metallentfernung
K.D. geb. 21.10.74	PKW/Fahrrad 11.10.83	Instabile Beckenringfraktur	Schädelhirntrauma, Thoraxtrauma, Claviculafraktur links, Urethraeinriß, Vaginaeinriß, subtotale Rektumamputation, Oberschenkelfraktur links, Schock	Operative Versorgung der Pfählungsverletzung, AP-Anlage, – 25.10.83 Symphysenplatte Folgeoperation – AP-Rückverlagerung, Metallentfernung
H.E. geb. 17.12.66	LKW/Fahrrad 13.4.84	Hüftgelenksluxationsfraktur, Acetabulumfraktur, Symphysensprengung, Sacrumlängsfraktur	Mesenterial- und Peritonealeinrisse, retroperitoneales Hämatom, Blasenruptur (Urethraabriß), Sphinkteranzerreißung, Schock	Laparotomie, AP-Anlage, Sphinkterrekonstruktion, Hüftreposition, Fixateur externe Stabilisierung Folgeoperation – Perianale Fisteloperation, AP-Rückverlagerung
B.S. geb. 6.1.78	PKW/ Fußgänger 29.7.85	Wenig dislozierte Iliosacralfugensprengung, Symphysenruptur, Beckenschaufelfraktur	Vaginaeinriß, Urethraeinriß, retroperitoneales Hämatom, drittgradig offene Oberschenkelfraktur beidseits, drittgradig offene Unterschenkelfraktur links, zweitgradig offene Calcaneusfraktur links	Laparotomie, Extremitätenstabilisierung Oberschenkelplatten, Unterschenkel Fixateur externe, Becken konservativ Folgeoperation – Weichteilsanierung
K.K. geb. 21.8.68	Eisenbahn/ Fußgänger 27.9.77	Acetabulumfraktur, traumatische Amputation Hüftgelenksbereich	Asystolie, Reanimation, ausgedehnte Weichteilverletzung, Hodenverlust bds.	Nachamputation, Weichteilversorgung Folgeoperation – Weichteildeckung

zungen des Abdomens, vorwiegend des Unterbauchs und des kleinen Beckens vorherrschten. Bei dem von der Eisenbahn überrollten Kind war nur noch eine Nachamputation als lebenserhaltende Maßnahme möglich, da es bereits am Unfallort asystolisch angetroffen und reanimiert worden war und zudem eine komplette Durchtrennung sämtlicher Nerver und Gefäße der betroffenen Extremität vorlag. Eine Patientin konnte am Unfalltag sofort mit Fixateur extern versorgt werden, eine Patientin zeigte nach Reposition der Beckenfraktur ausreichende Stabilität und wurde konservativ durch Lagerung behandelt. Die ausgedehnten Urogenitalverletzungen und Extremitätenverletzungen standen im Vordergrund. Alle Patienten wurden im Volumenmangelschock aufgenommen und bedurften konzentrierter intensivmedizinischer Therapie. Bei 2 Patienten wurde eine verzögerte Beckenstabilisierung durchgeführt, wobei in einem Fall eine ideale Reposition des Beckens nicht erreicht werden konnte. Als stabilisierende Maßnahme wurde bei der Malgaignetypfraktur eine Kirschnerdrahtosteosynthese mit Spongiosaplastik der Massa lateralis des Sacrum und eine Verschraubung des Schambeinastes mit Platte durchgeführt. Im anderen Fall lag eine openbook Verletzung mit Symphysenruptur vor, die sich mit einer Symphysenplatte stabilisieren ließ. Bei 2 Patienten mußte ein Anus praeter wegen der Pfählungsverletzung angelegt werden. Bei allen Patienten waren ausgedehnte Weichteileingriffe zur Sanierung in der Folgezeit der Behandlung notwendig. (Tabelle 1).

Nachuntersuchung

Bei der Nachuntersuchung waren alle Kinder wohlauf, die Behandlung war abgeschlossen bei 4 Patienten, wobei der Patient mit der Amputation mit einer Prothese versorgt worden war, die er jedoch selten trug. Seine Probleme waren vorwiegend psychisch, jedoch klagte er auch über gewissen Stumpfbeschwerden. Eine Beinverkürzung sahen

Tabelle 2: Nachuntersuchungsergebnis der Patienten mit offener Beckenfraktur.

Patient	Nachuntersuchungsintervall	Beschwerden	Beinlänge	Umfangsmaß OS	Hüftbeweglichkeit	Hilfsmittel	Röntgen
V.B. Behandlung abgeschlossen	24 Mon.	geringe Schmerzen bei starker langer Belastung	Verkürzung 2 cm links	seitengleich	endgradig eingeschränkt	Schuheinlage	erhebliche Beckendeformierung
K.D. Behandlung abgeschlossen	20 Mon.	keine	seitengleich	seitengleich	seitengleich voll	keine	knöcherner Symphysendurchbau symmetrisches Becken
H.E. Behandlung abgeschlossen	14 Mon.	geringe Schmerzen bei starker langer Belastung	seitengleich	seitengleich	seitengleich voll	keine	knöcherne Konsolidierung in geringer Fehlstellung
B.S. Behandlung nicht abgeschlossen	8 Mon.	Belastungsschmerzen, vorwiegend Extremitätenverletzung	seitengleich	− 4 cm rechts	erhebliche Einschränkung bds. Weichteilschaden	keine	geringe Beckenasymmetrie
K.K. Behandlung abgeschlossen	8 Jahre	Stumpfbeschwerden, psychische Probleme	−	−	−	prothetische Versorgung	−

wir bei einer Patientin, bei die sekundäre Versorgung mit Kirschnerdrähten der Iliosacralfugensprengung erfolgt war. Alle Kinder bewegten sich in der Zwischenzeit frei und bedurften keiner besonderen Hilfsmittel. Der Gang war bei den 3 Kindern mit abgeschlossener Behandlung unauffällig. Die Frakturen waren alle knöchern konsolidiert, einmal fand sich eine erhebliche Beckendeformierung, einmal ein knöcherner Durchbau der Symphyse und einmal lag nur eine geringe Beckenasymmetrie vor (Tabelle 2).

Diskussion

Über die Behandlung kindlicher offener Beckenfrakturen liegen nur wenige Berichte vor, so daß die Aussagen nur begrenzt anwendbar sind und jeder Fall individuell beurteilt werden muß. Es kommt jedoch klar zum Ausdruck, daß sekundäre Operationen, bei denen eine Verschiebung der Beckenhälfte nicht innerhalb der ersten Stunden reponiert wurde, sehr problematisch sind (5). Wird eine operative Therapie durchgeführt, so sollte sie so sicher und stabil sein, daß eine Frühmobilisation und funktionelle Nachbehandlung möglich ist, ohne daß die Wachstumsfugen zu sehr tangiert werden. Es muß gefordert werden, daß Verschiebungen des Hemibeckens anatomisch reponiert werden, da diese Fehlstellung nicht vom wachsenden Skelett ausgeglichen werden und zu Beinverkürzungen und zu kosmetisch störenden Entstellungen führen können (3). Bei Mädchen ist darauf zu achten, daß der Geburtskanal unbehindert passiert werden kann, da sonst während der Schwangerschaft erhebliche Probleme auftreten können (1, 3, 5).

Bei offenen Frakturen stehen häufig die Begleitverletzungen und der Weichteilschaden im Vordergrund. Auch hier ist eine gute Blutstillung und Prophylaxe der Infektion durch eine operative Stabilisierung zu erreichen (10, 11). Als Mittel der Wahl ist der Fixateur externe anzusehen, der richtig angebracht ausreichende Stabilität gewährleistet, um eine Frühmobilisation und Lagerung zu ermöglichen, wie wir an unseren Fällen zeigen konnten. Sekundäre Rekonstruktionen sind wie gezeigt äußerst problematisch. Zudem verbietet sich bei offenen Verletzungen mit Weichteildefekten und oberflächlichen Infekten ein sekundärer Eingriff mit Einbringen von Implantaten, da hier ein hohes Infektionsrisiko besteht. Die Versorgung der Beckenfrakturen beim polytraumatisierten Kind sollte wenn immer möglich, innerhalb der ersten 24 Stunden mit einem Fixateur externe erfolgen, da durch die stabile Versorgung eine optimale postoperative Therapie möglich ist.

Zusammenfassung

Offene Beckenfrakturen im kindlichen Alter kommen praktisch nur bei polytraumatisierten Patienten vor. Im Vordergrund stehen Begleitverletzungen, vorwiegend des Urogenitaltraktes, abdominelle und ausgedehnte Weichteilschäden. Bei unseren 5 nachuntersuchten Fällen handelt es sich durchwegs um schwerst verletzte Kinder mit multiplen Weichteilschäden des Urogenitaltraktes und dislozierten Beckenfrakturen, die alle ein Überrolltrauma erlitten. Bei einem Patienten mußte notfallmäßig die Amputation als lebenserhaltende Maßnahme durchgeführt werden. Bei 3 Patienten wurde eine operative Stabilisierung des Beckens vorgenommen. Die Stabilität konnte bei zwei Kindern durch eine innere und bei einer Jugendlichen durch eine externe Fixierung erreicht werden. Bei der Nachuntersuchung waren alle Kinder wohlauf und konnten ohne Hilfsmittel gehen. Das beste Ergebnis zeigte die Jugendliche mit der Fixateur externe-Versorgung. Die Versorgung von ausgedehnten kindlichen Beckenfrakturen beim polytraumatisierten Patienten sollte deshalb durch diese Osteosynthese am Unfalltag erfolgen. Der Eingriff kann in kurzer Zeit ausgeführt werden, ausreichende Stabilität zur intensivmedizinischen Betreuung mit Lagerung und Frühmobilisation wird erreicht.

Literatur

1. BLATTER, R.: Frakturen des Beckens und des Acetabulums. In: Die Frakturenbehandlung bei Kindern und Jugendlichen. Hrsg: B. G WEBER et al. Springer-Verlag, Berlin-Heidelberg-New York, 1978.

2. BLOUNT, W.D.: Knochenbrüche bei Kindern, Thieme Verlag, Stuttgart, 1957.
3. LAER, L. v.: Frakturen und Luxationen im Wachstumsalter. Thieme-Verlag, Stuttgart-New York, 1986,
4. LIPKOWITZ, M.D., PHILLIPS, M.D., COREN, M.D., CHARLES SPERO, M.D., KENNETH GLASSBERG, M.D. and FRANCISCA TOLETE-VELCEK, M.D.: Hemipelvectomy, a lifesaving operation in severe open pelvic injury in childhood. J. Trauma, 25 (9), 823–7, 1985.
5. MÜLLER, M.E., GANZ, R.: Luxationen und Frakturen: Untere Gliedmaßen und Becken. In: Unfallverletzungen bei Kindern. Hrsg: JÖRG REHN, Springer-Verlag, Berlin-Heidelberg-New York, 1974.
6. REED, M.H.: Pelvic fractures in children, J. Can. Assoc. Radiol. 27, 255, 1976.
7. REFF, R.B.: The Use of External Fixation Devices in the Management of Severe Lower-Extremity, Trauma and Pelvic Injuries in Children. Chir. Orthop. and Rel. Research. 188, 21, 1984.
8. SCHARF, W., HERTZ, H., WAGNER, M.: Seltene Anwendungsbereiche für den Fixateur externe. Act. Traumatol. 14, 252, 1984.
9. SCHWÖBEL, M.G.: Apophysenfrakturen bei Jugendlichen. Chirurg 56, 699, 1985.
10. SLATIS, P.: External fixation of pelvic fractures. In: JONSTON, R.: Advances in External Fixation, Chicago, Year Book Medical Publishers 1980.
11. TSCHERNE, H., OESTERN, H.J., STURM, M.D.: Osteosynthesis of Major Fractures in Polytrauma. World J. Surg. 7, 80, 1983.
12. VASEY, H.: Frakturtypen des Beckenringes. Hefte zur Unfallheilkunde 140, 7, 1979.
13. WETZEL, E., STRAUSS, L.R., GÖPFRICH, M., OELBERS, B.: Möglichkeiten der radiologischen Diagnostik. Fortschr. Röntgenstr. 142, 3, 291, 1985.
14. WATTS. H.G.: Fractures of the pelvis in children. Orthop. chir. North Am. 7 (3) 615, 1976.

Anschrift der Verfasser
PD Dr. med. R. NEUGEBAUER, Abt. für Chirurgie III, Steinhövelstraße 9, D-7900 Ulm

Apophysenabrißfrakturen im Bereich des Beckens

W. Mothes, L. Bollmann, Schwerin

Einleitung und Literatur

Apophysenabrißfrakturen im Beckenbereich zählen zu selten diagnostizierten und publizierten Unfallfolgen. Ihre Entstehung beruht auf dem Versagen der «Knorpelfestigkeit» im Apophysenbereich gegenüber einer einwirkenden Muskelkraft. In klassischen Lehrbüchern der speziellen Chirurgie (7, 8) finden sie nur teilweise Berücksichtigung. Am bekanntesten war unter den Apophysenabrißfrakturen des Beckens die der Spina ilica anterior superior (7, 8), die zugleich als häufigste Abrißlokalisation vermutet wurde.

Mit Entwicklung der Kinderchirurgie ist aus den fachbezogenen Publikationen eine Trendwende zur Problematik der Apophysenfrakturen unverkennbar. Diese betrifft:
1. die Häufigkeit: Nach Düben (4) und Maier (6) gehören Apophysenabrisse des Beckenbereiches keineswegs zu den seltenen Verletzungen. Sie werden offenbar häufig als «Muskelfaserriß» verkannt und auf Standardübersichtsaufnahmen des Beckens übersehen.
2. die Lokalisation: Nach Maier (6) und auch unseren Erfahrungen überwiegen Apophysenabrisse des Tuber ossis ischii, unter den Spinaapophysenabrissen die Spina ilica anterior inferior gegenüber superioren.
3. die Therapie: Über Jahrzehnte bestand die empfohlene Therapie in Bettruhe für wenige Tage (7) oder Wochen, ohne oder mit einer muskelgruppenentlastenden Lagerung (1, 2, 4, 5, 8). Aus den Erfahrungen von Maier (4) resultiert die Empfehlung zur operativen Therapie für alle Abrisse mit deutlicher Dislokation: Pseudarthrosen und funktionelle Spätbeschwerden, mit denen ein wesentlicher Teil der konservativ Behandelten belastet sein soll, lassen sich so vermeiden.

Tabelle 1: Apophysenabrißfrakturen am Becken

Lokalisation	Zahl	Sportart
Spina ilica ant. sup.	n = 2	Sprint (2)
Spina ilica ant. inf.	n = 2	Fußball (1)
		Weitsprung (1)
Tuber ossis ischii	n = 5	Volleyball (3)
		Fußball (1)
		Segeln (1)

Kasuistik

Im Verlauf von 6 Jahren behandelten wir 9 Patienten mit Apophysenabrissen des Beckens, davon 6 allein in den letzten zwei Jahren (Tabelle 1). Unter fünf mit richtiger Diagnose eingewiesenen Patienten befanden sich nur 3 Patienten mit frischen Abrissen. Drei Patienten wurden uns unter Verdacht einer Myositis ossificans Wochen nach dem Trauma, ein Patient unter Verdacht auf einen Knochentumor zugewiesen. Stets handelte es sich um athletische junge Leistungssportler zwischen 13 und 16 Jahren. Das Geschlechtsverhältnis betrug 8 : 1 zu Lasten der Jungen.

Alle Patienten wurden konservativ behandelt: Bettruhe für 2–3 Wochen bei den frischen Abrissen, Trainingsunterbrechung und körperliche Schonung für 2–3 Monate bei den Spätfällen. Ein Mal erfolgte zum Tumorausschluß eine Knochenbiopsie. Alle Patienten haben ihren Leistungssport wieder aufnehmen können, nur ein Patient klagt bei längerem Sitzen über Beschwerden im Sitzbeinbereich. Röntgenkontrolluntersuchungen ließen Pseudarthrosen nicht erkennen.

Diskussion

Die Apophysenabrißfrakturen des Beckenbereiches sind typische Verletzungen des Adoleszentenalters. Sie werden nicht selten fehldiagnostiziert oder übersehen, so daß eine hohe Dunkelziffer bestehen dürfte (4). Nur ein Drittel unserer Patienten wurde primär mit richtiger Diagnose überwiesen. Die Lokalisation des Abrisses zeigt eine gewisse Beziehung zur betriebenen Sportart (siehe Tabelle). Wie MAIER (6) sahen auch wir eine Bevorzugung des Tuber ossis ischii. Die Wahl des therapeutischen Vorganges ist von der Frische der Verletzung und der Dislokation abhängig zu machen. BLOUNT (3) macht auf die schlechten Ergebnisse aufmerksam, die bei operativer Therapie nicht mehr frischer Abrisse zu erwarten sind. Aus unseren bisherigen Erfahrungen gehört die Zuweisung eines frischen Abrisses noch zu den Ausnahmen. Pseudarthrosen und funktionelle Spätschäden haben wir bei unserem kleinen Erfahrungsgut nicht nachweisen können. Zumindest für nicht mehr ganz frische Apophysenabrisse stellt die konservative Therapie eine gebliebene echte und erfolgreiche Alternative dar.

Zusammenfassung

Apophysenabrisse im Beckenbereich gehören nicht zu den seltenen Verletzungen im Adoleszentenalter.
Das «daran denken» und die Anfertigung spezieller Röntgenaufnahmen wird die Zahl nicht oder fehldiagnostizierter Patienten reduzieren. Für frische Abrisse mit deutlicher Dislokation ist die primäre Osteosynthese zu erwägen. Verspätet diagnostizierte Fälle, im eigenen Patientengut die Mehrzahl, zeigen bei konservativer Therapie ebenfalls günstige Behandlungsergebnisse.

Literatur

1. BERNBECK, R. u. G. DAHMEN: Kinderorthopädie. 2. Aufl., S. 488. Stuttgart: Georg Thieme Verlag, 1976.
2. BLATTER, R.: Frakturen des Beckens und Acetabulums. In: WEBER, B.G., BRUNNER, CH., FREULER, F. (Hrsg.): Die Frakturbehandlung bei Kindern und Jugendlichen, S. 248–251. Berlin–Heidelberg–New York: Springer Verlag, 1978.
3. BLOUNT, W.P.: Knochenbrüche bei Kindern, S. 186. Stuttgart: Georg Thieme Verlag, 1957.
4. DÜBEN, W.: Abrißfrakturen der Becken- und Beinapophysen. päd. prax. 30 (1984), 333–344.
5. DUTOIT, M.: Frakturen und Epiphysenlösungen der unteren Extremitäten. In: BETTEX, M., GENTON, N., STOCKMANN, M. (Hrsg.): Kinderchirurgie. 2. Aufl., S. 11–87. Stuttgart–New York: Georg Thieme Verlag, 1982.
6. MAIER, W.A.: Beckentrauma. In: SAUER, H. (Hrsg.): Das verletzte Kind, S. 382–386. Stuttgart–New York: Georg Thieme Verlag, 1984.
7. SAEGESSER, M.: Spezielle chirurgische Therapie. 7. Aufl., S. 1299. Bern und Stuttgart: Medizinischer Verlag Hans Huber, 1963.
8. STICH, R. u. K.H. BAUER: Lehrbuch der Chirurgie. 16./17. Aufl., S. 549. Berlin–Göttingen–Heidelberg: Springer Verlag, 1958.

Anschrift der Verfasser
Dr. med. WINRICH MOTHES und Dr. med. LUTZ BOLLMANN, Kinderchirurgische Abteilung, Chirurgische Klinik des BKH, Wismarsche Str. 397, DDR-2758 Schwerin.

S. Hofmann-v. Kap-herr (Hrsg.), Operationsindikationen bei Frakturen. Gustav Fischer Verlag. Stuttgart · New York · 1987

Die Operationsindikation bei Frakturen der Wirbelsäule

J. HARMS, Karlsbad

Einleitung

Anatomische Besonderheiten

Wirbelfrakturen des Kindes machen unter der Gesamtzahl der Wirbelsäulenfrakturen nur 5 % aus. Neben dieser relativ geringen Anzahl zeichnet sich die Wirbelsäule des Kindes durch einige Besonderheiten aus, die therapeutische und diagnostische Schwierigkeiten aufwerfen.

Die kindliche Wirbelsäule besitzt drei Ossifikationszentren. Dabei findet der Schluß der Bögen in der Regel bis zum Ende des zweiten Lebensjahres statt, der Bogenschluß beginnt lumbal nach cranial ansteigend.

Eine Fusion der Bögen mit dem Körper ist in der Regel mit Ende des dritten Lebensjahres abgeschlossen.

Es bleiben dann die Randleisten im Bereich der Wirbelkörperplatten noch bis zum 14./16. Lebensjahr offen, im HWS-Bereich kann die bis zum 7. Lebensjahr offene Densapophyse zu diagnostischen Schwierigkeiten Anlaß geben.

Eine genaue Kenntnis der fortschreitenden Ossifikation der Wirbelsäule ist von Bedeutung, da die Variation der Ossifikation eine Fraktur vortäuschen kann. Auf der anderen Seite dürfen die vielfachen Variationsmöglichkeiten nicht dazu führen, eine Fraktur zu übersehen, die klinische Untersuchung muß den Weg zu einer exakten röntgenologischen Diagnostik aufweisen.

Dies ist deswegen von besonderer Wichtigkeit, da AUFDERMAUER 1974 nachweisen konnte, daß es sich bei den Frakturen im Wirbelkörperbereich meistens um osteochondrale Frakturen handelt, d. h. Frakturen, die sich im Bereich der knorpeligen Endplatte am Übergang zum Ossifikationszentrum des Corpus abspielen. Aufgrund der Untersuchungen von JANI (1982) wissen wir, daß bei Verletzungen der Wachstumszone die Entwicklung schwerer Wirbelsäulendeformitäten möglich ist, sofern keine oder nur eine ungenügende Repositionsbehandlung erfolgt. Dies entspricht auch den Fehlstellungen von HUBBARD (1974).

Ist die Wachstumszone nicht geschädigt, so ist mit einem gutartigen Verlauf zu rechnen, auch die Wiederherstellung der normalen Wirbelkörperhöhe kann häufig beobachtet werden.

Lokalisation der Wirbelsäulenverletzung

Aufgrund der Arbeiten von HUBBARD, deren Ergebnisse auch mit unserem Krankengut übereinstimmen, kann davon ausgegangen werden, daß in ca. 12 % die obere HWS zwischen C1 und C2 in etwa 13 % die HWS zwischen C3 und C7 getroffen ist. Der obere und mittlere Thorakalabschnitt ist ebenso wie der thorakolumbale Übergang und die lumbale Wirbelsäule in ca. 25 % der Fälle von Verletzungen betroffen. Im Bereich der HWS finden sich doch auch recht altersspezifische Verletzungspunkte: So finden sich zwischen C1 und C3 80 % der Verletzungen unterhalb des 8. Lebensjahres, nach dem 8. Lebensjahr liegt die bevorzugte Lokalisation zwischen C4 und TH1 (DENTON 1982, ASHER 1985).

Zwischen dem ersten und vierten Lebensjahr kann häufig eine Subluxation C1/2 beobachtet werden, die ja nicht nur bei Frakturen sondern häufig auch im Laufe von entzündlichen Erkrankungen beobachtet wird.

Außerdem ist unterhalb des 8. Lebensjahres nicht selten eine Fraktur der Densendplatte zu beobachten, wobei es sich hier auch meistens um eine osteochondrale Verletzung

handelt und eine entsprechende alledings meist konservative Behandlung notwendig ist, um eine Wiederaufrichtung des Dens zu erreichen.
Die zu diesem Zeitpunkt noch häufige Densapophyse gibt häufig zu Verwechslungen Anlaß. Bis zum 7. Lebensjahr ist fast immer eine Pseudosubluxation zwischen C 2 und C 3 vorhanden, wobei hier der Übergang in pathologische Werte auch für den erfahrenen Untersucher sehr schwierig ist. Weiterhin kann die bis zum 10. Lebensjahr meist vorhandene physiologische Keilform zwischen C 3 und C 7 Anlaß für Verwechslungen sein.

Diagnostik der Wirbelsäulenverletzung

Neben den anatomischen Besonderheiten unterscheidet sich die kindliche und jugendliche Wirbelsäule durch eine sehr hohe Flexibilität und eine hohe Festigkeit der Ligamente und Bandscheiben.
Aufgrund dieser Besonderheiten ist gerade der Begriff der Stabilität bzw. Instabilität, der schon bei der erwachsenen Wirbelsäule in sehr unterschiedlicher Weise diskutiert wird, bei der kindlichen Wirbelsäulenverletzung noch schwieriger zu definieren.
In diesem Zusammenhang soll auf die Einteilungsmöglichkeiten von MCAFEE und HOLDSWORTH und ROY CAMILLE verwiesen werden, die mit Einschränkung auch auf die kindliche Wirbelsäule anwendbar sind. MAGERL und HARMS haben vor etwa einem Jahr eine Klassifikation der Wirbelsäulenfrakturen vorgestellt, die als eine Weiterentwicklung der Einteilungen von MCAFEE anzusehen ist. Dieser Einteilung kann entnommen werden, daß die Flexion/Kompressionsfraktur in der Regel eine höhere Stabilität als die Flexions/Distraktionsfrakturen haben, wobei letztere immer potentiell gefährdet sind, in Translationsverletzungen überzugehen. Die Beobachtung und Unterscheidung zwischen Flexion/Kompressionsfrakturen und Flexions/Distraktionsfrakturen verhindert, eine instabile Fraktur zu übersehen, die ja in einem wesentlich höheren Maße von neurologischen Komplikationen begleitet sind, als dies bei stabilen Frakturen der Fall ist.

OP-Indikation bei Wirbelsäulenverletzungen im HWS-Bereich

Ein Großteil der Verletzungen im HWS-Bereich kann konservativ behandelt werden, wobei sich das Halo-Body-Jacket als korrigierendes und stabilisierendes Element sehr bewährt hat. Nach unserem Dafürhalten ist es dem Minerva-Gips weit überlegen. Eine Indikation zum operativen Vorgehen ist bei dem Vorliegen neurologischer Ausfallserscheinungen, bei persistierender Instabilität, zuweilen aber auch aus einer pflegerischen Indikation herausgegeben. Bei allen operativen Maßnahmen sollte darauf geachtet werden, möglichst mit einer ein- oder zweisegmentalen Instrumentation auszukommen, da ansonsten eine Wachstumsschädigung und Sekundärfolgen nicht auszuschließen sind.

Atlanto-occipitale Dislocation

Wird diese sehr seltene Verletzung überlegt, so ist eine zwingende OP-Indikation gegeben. Wir erachten diese Fusion von dorsal als ungenügend und beschwerlich. Die transorale Reposition und Fixation ist der dorsalen Stabilisierung weitgehend überlegen.
Eine zusätzliche externe Fixation in einem Halo-Body-Jacket ist infolge der unterschiedlichen Gewichtsverteilung Kopf-Halswirbelsäule nicht zu vermeiden.
C 1-Frakturen:
Die alleinige C 1 Fraktur stellt meistens eine Fraktur im Bereich des Wirbelbogens dar, die in der Regel einer konservativen Behandlung zugänglich ist und nur in Ausnahmefällen, z. B. in Verbindung mit atlanto-occipitalen Dislocationen einer operativen Therapie bedarf.
C 2-Frakturen:
Die Densfraktur wird sehr häufig übersehen, da sie meist nur als kleine Knickbildung im Bereich der Vorderkante des Dens zur Darstellung kommt. Da es sich jedoch auch hier meist um eine osteochondrale Verletzung handelt, ist eine sorgfältige Aufrichtung des Dens erforderlich, um eine Wachstumsschädigung mit Instabilitäten im atlanto-axialen Gelenk zu vermeiden. Auch hier wird man in der Regel mit einer Halo-Body-Extension in

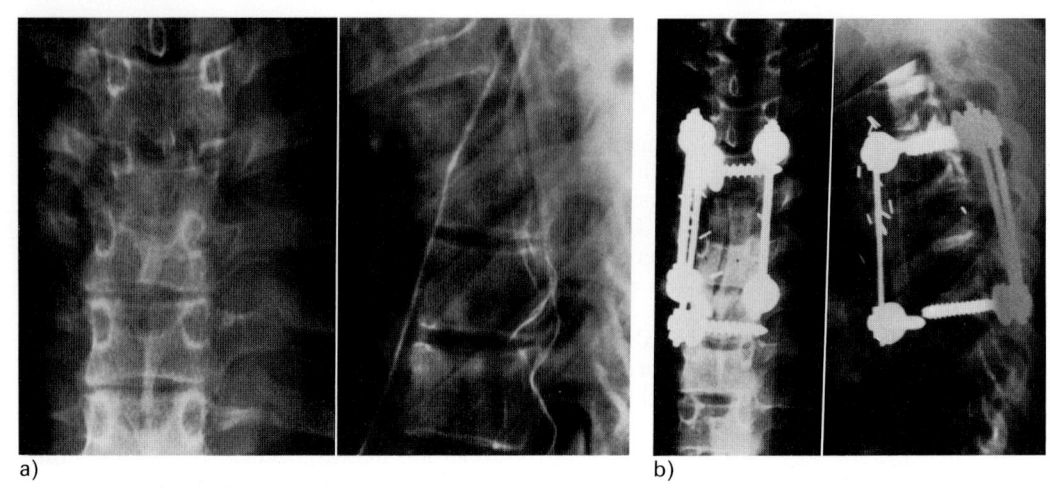

Abb. 1 a: Rotationsschrägbruch D 5, ap und seitlich. **b:** Zustand nach zweisegmentaler dorsoventraler Spondylodese mit dem USI-System.

Dorsalextension des Kopfes auskommen, bei schwerwiegenderen Mißbildungen kann allerdings eine dorsale temporäre Fusion der Bögen zwischen C 1 und C 2 notwendig werden, um eine gute Aufrichtung zu erzielen und zu erhalten. Die Drahtschlingen sollten dann nach etwa 3 Monaten entfernt werden um eine dauerhafte Fusion zwischen C 1 und C 2 zu vermeiden.

C 2/3-Luxation:

Wegen der bestehenden «physiologischen Pseudoluxation» zwischen C 2 und C 3 werden Subluxationen dieses Gelenkes häufig übersehen.

Hier kann die sorgfältige Anamnese und die klinische Untersuchung den diagnostischen Weg weisen.

Bei rechtzeitiger Diagnostik und Therapie kann häufig durch eine konservative Reposition und Retention dieser Stellung eine vollständige Ausheilung erzielt werden.

Bei verzögerter Diagnosestellung muß eine operative Lösung der Gelenkfacette und Reposition vorgenommen werden, eine interne Fixation mit Drahtschlingen ist erforderlich, um eine dauerhafte und stabile Ausheilung zu erreichen. Auch hier sollten die Drahtschlingen nach zwei bis dreimonatiger Retention entfernt werden, um wieder ein normales Bewegungsspiel im Bereich der Gelenke zu erreichen (Abb. 1a u. 1b).

Frakturen unterhalb von C 3:

Die Frakturen unter C 3, die häufig erst nach dem 8. Lebensjahr auftreten unterscheiden sich nicht wesentlich von den Frakturen, die wir auch im Erwachsenenalter finden. Bei der guten Aufrichtungstendenz der Wirbelkörper und der meist, im Gegensatz zum Erwachsenen noch intakten Bandscheiben, ist ein konservatives Vorgehen durchaus indiziert.

Bei stärkeren Kompressionsfrakturen vor allen Dingen bei disco-ligamentären Zerreißungen empfehlen wir jedoch auch hier die operative Spondylodese, wobei es für die Heilung nicht entscheidend ist, ob hier eine ventral oder dorsale Stabilisierung angestrebt wird. Allerdings sollte immer darauf geachtet werden, die Fusion einsegmental durchzuführen, um Wachstumsschäden zu vermeiden.

OP-Indikation bei Frakturen im thorakolumbalen Abschnitt

Wie die meisten operativen Maßnahmen gibt es gerade im Bereich der Wirbelsäule absolute und relative Indikationen. Bei der OP-Indikation kindlicher Wirbelsäulenverletzungen sind folgende Gesichtspunkte zu beachten:
1. Die neurologische Situation.
2. Die primäre und sekundäre Instabilität.
3. Die spätere Fehlhaltung der Wirbelsäule.

Neurologische Situationen

Eine zwingende OP-Indikation ist, genau wie beim Erwachsenen, zunehmende neurologische Ausfallserscheinungen, da hier eine dauernde Kompression nervaler Strukturen anzunehmen ist. Das gleiche gilt für das Sistieren einer anfänglichen Besserung, da das Erreichen eines Plateaus nach anfänglicher Besserung auf weiterhin bestehende, komprimierende Faktoren hinweisen. Bei der OP-Indikation ist sicherlich auch mit der Entstehung einer späteren sekundären Spinalstenose zu rechnen.

Sehr kontrovers wird, genau wie beim Erwachsenen, OP-Indikation bei vorliegend primär kompletter Querschnittslähmung diskutiert. Wir sind der Meinung, daß gerade die komplette Lähmung beim Kind eine sofortige OP-Indikation darstellt, da bei Beseitigung von Fehlstellungen und die Entfernung von komprimierenden Knochenstücken häufig noch Besserung der neurologischen Situation beobachtet werden kann.

Primäre und sekundäre Instabilität

Eine primäre Instabilität ist bei Flexion/Distraktionsverletzungen sowie bei Rotationsverletzungen anzunehmen, selbstverständlich ist die Luxation als hoch instabil anzusehen.

Gerade die Flexion/Distraktionsverletzung mit rotatorischer Komponente, die sich sehr häufig im Bereich zwischen TH 5 und TH 8 findet, wird häufig übersehen und deswegen auch falsch behandelt. Infolge der ausgeprägten Instabilität kann bei falscher Belastung das Auftreten sekundärer Querschnittslähmungen beobachtet werden. Hier ist eine dorsale Revision mit dorsolateraler oder dorso-ventraler Fusion erforderlich, um neben der Besserung der neurologischen Ausfallserscheinungen auch eine hohe Stabilität und rasche Belastbarkeit der Wirbelsäule zu erzielen (Abb. 2a und 2b).

Die sekundäre Instabilität wird als Folge einer discoligamentären Zerreißung aufgefaßt. Ab dem 13./14. Lebensjahr ist die Ausheilungstendenz solcher discoligamentären Verletzungen stark reduziert, so daß beim Vorliegen einer solchen Verletzung die OP-Indikation als gegeben angesehen werden muß. In der Regel wird hier eine ein- bis zweisegmentale, meist dorsale Fusion ausreichen, um ein gutes Ausheilungsergebnis zu erreichen.

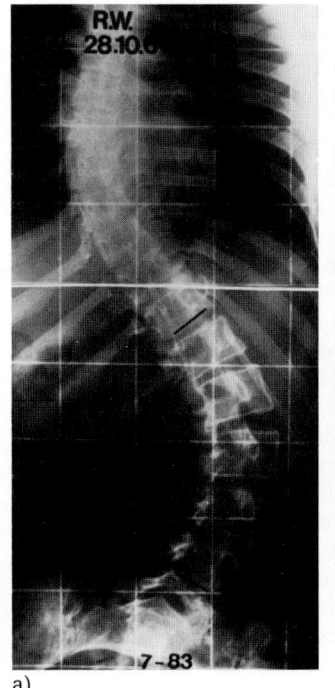

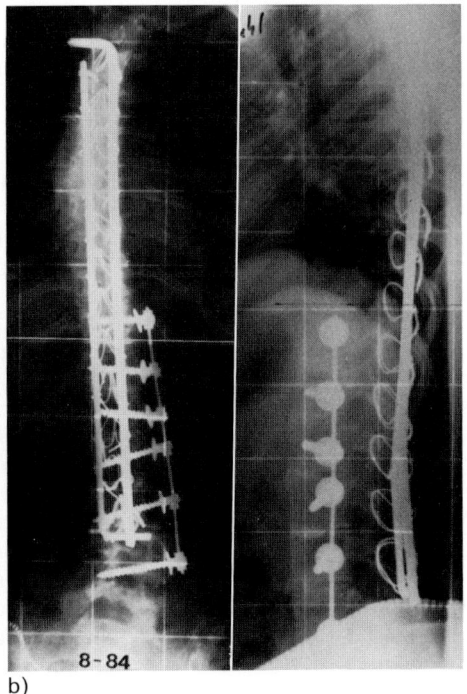

Abb. 2a: Lähmungsskoliose mit Bassin oblique nach Luxation D 11/12, ap Ansicht
b: Korrektur mit VDS und Luqué, ap und seitlich

Posttraumatische Fehlhaltungen

JANI konnte nachweisen, daß posttraumatische Kyphosen und Skoliosen häufig bei nicht reponierten Frakturen mit Verletzungen der Wachstumszentren beobachtet werden. Trotz guter Reposition kann bei Zerstörung des Wachstumszentrums die Ausbildung schwerer Fehlhaltungen nicht vermieden werden.

In diesen Fällen ist eine Korrektur der Skoliose oder Lordose zwingend, da durch das weitere Wachstum mit einer Progression der Fehlhaltung zu rechnen ist.

Sehr schwierig ist hier die Festlegung des richtigen Operationszeitpunktes, da ja die ventrale oder dorsale Fusion immer mit einer Schädigung noch vorhandener Wachstumsreserven einhergeht und auch nach guter Korrektur erneut mit einem Fehlwachstum gerechnet werden muß. Als therapeutische Richtlinie kann angegeben werden, daß der Zeitpunkt zwar so lange als möglich hinausgeschoben werden soll, daß aber beim raschen Fortschreiten einer Fehlhaltung auch eine frühere, möglichst kurzstreckige Fusion nicht zu vermeiden ist. Bei der Korrektur einer solchen Fehlhaltung muß meist ein kombiniertes dorsales und ventrales Verfahren angewandt werden. Die segmentale Instrumentierung mit dem USI-System (ZIELKE/HARMS) hat sich hierbei bewährt.

Im Rahmen einer posttraumatischen Fehlhaltung ist die Collapsing Spine besonders aufzuführen: Es handelt sich hier um eine meistens ausgeprägte, langstreckige Lähmungskoliose, die als folge einer posttraumatischen Lähmung auftritt. Sie ähnelt den Lähmungen, denen wir bei der Poliomyelitis begegnen können und ist durch eine große, c-förmige Skoliose mit erheblicher Rotation sowie durch einen Beckenschiefstand gekennzeichnet. Ebenso wie bei der Polioskoliose ist meistens durch eine passive Extension schon eine sehr gute Ausgradung der Wirbelsäule zu erreichen.

Da die Kinder mit einer solchen Collapsing Spine häufig auch die Sitzbalance verlieren ist hier die Indikation zur operativen Aufrichtung gegeben. Es gelten hier die gleichen Richtlinien wie bei der Skoliosekorrektur. In der Regel wird ein kombiniertes dorso-ventrales Verfahren anzuwenden sein (ventral VDS, dorsal Luque-Instrumentation oder Cortel Dubouset-Instrumentation). Dies ermöglicht neben einer sehr guten Korrektur der Verkrümmung eine rasche Mobilisierbarkeit des Patienten, zusätzliche äußere Abstützmaßnahmen sind nicht erforderlich.

Zusammenfassung

Allgemein gültige Richtlinien zur operativen Behandlung von Wirbelfrakturen des Erwachsenen liegen bis heute nicht vor, dieses gilt mit noch stärkerer Betonung auch für die kindlichen Frakturen.

Die anatomischen Besonderheiten und insbesondere die Abschätzung der Schädigung des Wachstumszentrums machen hier die Indikationsstellung schwierig, da sowohl eine volle Ausheilung, als aber auch die Entwicklung schwerer Fehlbildungen beobachtet werden kann.

Auch bei schwerer Schädigung der Wirbelkörper soll eine gute Aufrichtung angestrebt werden, da nur so eine posttraumatische Fehlbildung vermieden werden kann. Daneben muß insbesondere auch die neurologische OP-Indikation beim Kind überdacht werden, wobei auch bei weitgehend kompletter Querschnittslähmung häufig gute Erholung beobachtet wird, was bei den Frakturen Erwachsener wesentlich seltener der Fall ist. Die Unterscheidung in stabile und instabile Frakturen stößt trotz der vorhandenen Einteilungen immer wieder auf Schwierigkeiten, wichtig ist das Erkennen einer Flexion/Distraktionsfraktur, da es sich hier um eine potentielle instabile Fraktur handelt, Gelenkluxationen und Rotationsschrägbrüche werden in der Regel nicht übersehen. Gerade die instabilen Frakturen bedürfen auch im Kindesalter in der Regel einer operativen Behandlung, da bei Nichtbehandlung sie häufig mit der Ausbildung sekundärer neurologischer Komplikationen einhergehen.

Die sekundären Fehlhaltungen nach unzureichend behandelter Fraktur, insbesondere die Collapsing Spine, bilden eine weitere, wichtige Indikationsgruppe.

Bei Beachtung der anatomischen Besonderheiten im Kindesalter, der richtigen Unterscheidung in stabile und instabile Frakturen sowie richtiger Abschätzung der Schädigung des Wachstumszentrums ist die Entscheidung zu einem konservativen oder operativen Vorgehen nicht allzu schwierig.

Bei der Wahl operativer Maßnahmen sollte immer darauf geachtet werden, möglichst eine kurzstreckige segmentale Fusion zu erreichen, auch hier muß darauf hingewiesen werden, daß eine alleinige dorsale oder ventrale Fusion zu späteren Fehlbildungen (Kyphose oder Lordose) führen kann, eine weitere engmaschige Kontrolle ist deswegen erforderlich.

Literatur

ASHER, M. A. u. JACOBS, R. R.: Pediatric tholacolumbar spine trauma. In: The pediatric spine. Ed: BRADFORD, u. HENSINGER, R. M.

AUFDERMAUER, M.: Spinal Injuries in Juveniles. J. Bone Jt. Surg. 56B: 513, 1974.

HUBBARD, D.: Injuries of the spine in Children and adolescents. Clin. Orthop. 100: 56, 1974.

HOLDSWORTH, F.: Fractures, Dislocations and Fracture-Dislocation of the Spine. J. Bone Jt. Surg. 45B: 6, 1963.

ROY CAMILLE, R.: Early Management of Spine Injuries. In: Recent Advances in Orthopaedics. Ed: B. McKIBBIN. Churchill-Livingstone, 1979.

JANI, L.: In: Wirbelfrakturen bei Kindern. Ed: U. WEBER. Ed: Thieme-Verlag, Stuttgart (1982).

DEMTOM, J. R.: Trauma and the Adolescent Spine. In: The Adolescent Spine. Ed: H. A. KEIM. Springer-Verlag, New York (1982).

MAGERL u. HARMS: Einteilung der BWS- u. LWS-Frakturen (in Vorbereitung).

McAFEE, P. C. et al.: The Value of Computed Tomography. In: Thoracolumbar Fractures. J. Bone Jt. Surg. 65-A: 461.

Anschrift des Verfassers
Prof. Dr. J. HARMS, Abt. für Orthopädie, Traumatologie 1, Rehabilitationskrankenhaus, D-7516 Karlsbad.

IV. Operationsindikationen bei Frakturen an der unteren Extremität

Überblick

Operationsindikation bei Schenkelhalsfrakturen

Sogenannte «transepiphysäre», cervicale und cervico-basale *Schenkelhalsfrakturen* haben eine hohe Komplikationsrate bis zu 60%.
Die schwerwiegendste Komplikation ist die aseptische Kopfnekrose, weil sie zu Gelenkinkongruenz und häufig irreversiblen Spätschäden führt.
Obgleich aus statistischen Gründen keine Aussage über einen Zusammenhang zwischen der Sofortversorgung der kindlichen Schenkelhalsfrakturen und der Komplikation der aseptischen Knochennekrose hergeleitet werden kann, wird doch aus theoretischen Überlegungen eine Sofortversorgung angestrebt. Dafür sind folgende Gründe maßgebend:
Die Gefäßversorgung des kindlichen Hüftkopfes erfolgt im Alter von 4–9 Jahren nahezu ausschließlich über die lateralen epiphysären Gefäße, deren Zerreißung oder irreversible Drosselung durch Ödem oder Hämatom zur Kopfnekrose führt.
Operativ werden folgende Ziele angestrebt:
1. Die sofortige Druckentlastung des Hüftgelenkes, um eine Drosselung der nutritiven Kopfgefäße aufzuheben,
2. die anatomische Reposition und Osteosynthese der Fraktur,
3. die Beschleunigung der Revaskularisierung zerrissener Gefäße.

Als geeignete Maßnahmen für diese Zielsetzungen werden angesehen:
ad 1: Notfallmäßige eventuell sonographisch kontrollierte Gelenkpunktion zur Hämatomentleerung und Druckentlastung des Gelenkes oder sofortige Operation mit Spaltung der Gelenkkapsel.
ad 2: Offene Reposition und Fixation mit Zugschrauben oder Kirschner-Drähten.
ad 3: Transepiphysäre Kirschner'Drahtspikkung, wenn aufgrund der Dislokation von einer Gefäßzerreißung ausgegangen werden muß und bei sogenannten transepiphysären Frakturen:
Diese Maßnahme basiert auf der Überlegung, daß sich im Verlaufe des Bohrkanals ein Havers'sches System mit einem neuen Gefäßsystem ausbildet. Die subcorticale Verankerung der Bohrdrähte wird gefordert um die kapillären Endstecken möglichst kurz zu halten.

Die nach Gefäßzerreißung zwangsläufig eintretende Kopfnekrose führt zu Kopfeinbrüchen und Gelenkinkongruenz, wenn zu früh belastet wird. Die Entlastung des Hüftgelenkes mit einer Thomasschiene wird für etwa 12 Monate empfohlen.
Da die Therapie und die Prognose der kindlichen Schenkelhalsfrakturen altersabhängig, lokalisationsabhängig und dislokationsabhängig ist, wird eine neue Einteilung der Schenkelhalsfrakturen vorgeschlagen:
Dabei werden die pertrochantären Frakturen nicht mehr berücksichtigt, weil ihre Operationsindikation nicht den Kriterien der Schenkelhalsfrakturen unterliegt und ihre Prognose nicht im Zusammenhang mit den nutritiven Hals und Kopfgefäßen zu sehen ist.

G. Pistor (Mainz)

Operationsindikation bei Schenkelhalsfrakturen

G. Pistor, S. Hofmann-v. Kap-herr, Mainz

Einleitung und Literaturübersicht

Schenkelhalsfrakturen im Kindesalter sind selten und nur wenige Autoren verfügen über größere Fallzahlen (Tab. 1).
Die Häufigkeit liegt unter 1 % aller Verletzungen der unteren Extremitäten (6). Die Komplikationsrate ist hoch und wird insgesamt mit etwa 60 % (30, 31) angegeben.
In den letzten Jahren wurden durch adäquate operative Maßnahmen Erfolge bei der Vermeidung von Pseudarthrosen, Coxa vara und septischen Arthritiden erkennbar. Weitgehend ungelöst ist jedoch das Problem der aseptischen Nekrosen, insbesondere der aseptischen Kopfnekrose, die nach transepiphysären Frakturen bis zu 67 % (5, 17, 18)

Tabelle 1: Fallzahlen und Autoren von 1929–1985.

Autor	Fallzahl	Jahr
Colonna	18	1929
Ingram	24	1953
Mc Dougall	24	1961
Imhäuser	291*	1963
Rettig	10	1967
Boitzy	12	1971
Ratliff	132	1974
Pförringer	34	1976
Canale	61	1977
Touzet	43	1979
Kramer	20	1982
Kujat	14	1984
Pistor	24	1984
Weber	110 (aus 10 Kliniken)	1985
weitere 31 Autoren	704	1954–1982
45	1521	1929–1985

* Sammelstatistik

Tabelle 2: Autorenstandpunkte zur Operationsindikation.

Operationsindikation	Autor	
notfallmäßig	Fornaro	(3)
	Lambiris	(11)
	Mass	(12)
	B.G. Weber	(30)
prinzipiell	Keller	(8)
	Kujat	(9)
	Pathak	(14)
	Pförringer	(15, 16)
	Reiter	(19)
	Rettig	(20)
	Steltmann	(24)
eingeschränkt	Daum	(2)
	Imhäuser	(5)
	Jungblut	(7)
	Schweizer	(22)
	Steltmann	(24)
	Titze	(25)
	U. Weber	(31)
lokalisationsabhängig	Canale	(1)
	Daum	(2)
	Jungbluth	(7)
	Kuner	(10)
	Monclair	(13)
	Touzet	(26)
dislokationsabhängig	Ratliff	(18)
	Rettig	(20)
	Touzet	(26)
	v. Laer	(29)
altersabhängig	Ratliff	(18)
	Solheim	(23)
	Titze	(25)

auftritt und durch Kopfeinbrüche zu Gelenkinkongruenz und Coxarthrose führt. Als Ursache der Kopfnekrose wird die frakturbedingte Unterbrechung der im Kindesalter besonders gefährdeten Gefäße des Schenkelhalskopfes angesehen (27, 28).

Die Indikation zur Operation wird nach unterschiedlichen Kriterien – so zum Beispiel nach dem Alter, nach der Frakturlokalisation, nach der Frakturdislokation, oder auch prinzipiell festgelegt (Tab. 2).

Auch für die Wahl der Operationsmethode werden unterschiedliche Kriterien angelegt: LAMBIRIS (11) und JUNGBLUT (7) bevorzugen die stabile Osteosynthese, JUNGBLUT durch Zugschrauben. TOUZET (26) empfiehlt die Schraubenosteosynthese und Bohrdrahtspickung bei transepiphysären und dislozierten transzervikalen Frakturen. v. LAER (29) schlägt vor, undislozierte Frakturen grundsätzlich konservativ im Beckengips zu behandeln und primär dislozierte Frakturen notfallmäßig zu operieren. Wo dies nicht sofort möglich sei, sollte zumindest erst einmal abpunktiert werden. Die Fixation erfolgt altersabhängig mit Steinmann-Nägeln oder 1–2 Spongiosaschrauben. Die Epiphysenfuge sollte nur nach Epiphysenlösungen von den Implantaten gekreuzt werden (29).

Nach den bisher vorliegenden Publikationen werden folgende operative Maßnahmen vorwiegend empfohlen:
Sofortige Behandlung,
notfallmäßige Entlastung des Frakturhämatoms,
exakte Reposition und Bevorzugung innerer Fixierung.

Eigenes Krankengut

Um die Priorität der Gefäßsituation auf ihren therapeutischen Stellenwert zu überprüfen, wurde unser Krankengut von 32 Fällen aus den Jahren 1956–1985 (Tab. 3 u. 4) hinsichtlich des Kapselzustandes kontrolliert und mit den entstandenen Komplikationen (Tab. 5) verglichen. 16 Kinder wurden operativ und 16 konservativ behandelt (Tab. 4). Die Operationsmethoden gehen aus Tab. 6 hervor. Die Ergebnisse nach konservativer und operativer Therapie in Abhängigkeit von der Frakturlokalisation sind aus Tab. 6 u. 7 zu entnehmen. Die Beurteilung erfolgte nach einem neuen Bewertungsschlüssel (17) (Tab. 8): Danach werden als Kriterium für die Einteilung in «gute», «mäßige» und «schlechte» Ergebnisse, Beweglichkeit, Beschwerden und röntgenologische Veränderungen beurteilt.

Damit werden die Kriterien differenziert. Die Summe der Punkte erlaubt die Beurteilung des Gesamtzustandes. Nach dem zugrunde gelegten Punkteschlüssel werden bis zu 2 Punkte mit «gut», 2,5 bis 3,5 Punkte mit «mäßig» und 4–6,5 Punkte mit «schlecht» beurteilt.

Danach waren bei allen Kindern mit pertrochantären Frakturen die Ergebnisse gut (Tab. 6 u. 7) und die Verläufe unkompliziert.

Tabelle 3: Einteilung der Schenkelhalsfrakturen im Kindesalter nach RATLIFF.

Typ I	transepiphysär
Typ II	transzervikal
Typ III	basal
Typ IV	pertrochantär

Tabelle 4: Frakturtyp und Therapie bei 32 Kindern.

Frakturlokalisation	konservativ	operativ
I	1	2
II	3	6
III	4	3
IV	8	5
∑	16	16

Tabelle 5: Komplikationen nach Schenkelhalsfrakturen der Typen I, II und III von 19 Kindern.

Frakturtyp	asept. Nekrose	Coxa vara	verzögerte Knochenheilung
I	2		
II	1	1	1
III	1	1	
∑	4	2	1

Tabelle 6: Ergebnisse nach operativer Behandlung von 14 kindlichen Schenkelhalsfrakturen.

Frakturtyp	Operative Therapie	Ergebnis	Punkte	Beobachtungszeitraum
transepiphysär	Kirschner-Drahtfixation	mäßig	2,5	7 Jahre
	Kirschner-Drahtfixation	mäßig	3,5	15 Jahre
transzervikal	3 Zugschrauben	gut	1	2 Jahre
	Kirschner-Drahtosteosynthese	gut	0	6 Jahre
	2 Zugschrauben	gut	1	9 Jahre
	Kirschner-Drahtfixation	gut	0	5 Jahre
	Kirschner-Drahtfixation	gut	0	1½ Jahr
zervikotrochantär	Kirschner-Drahtfixation	gut	0	1 Jahr
	Kirschner-Drahtfixation	gut	1	½ Jahr
pertrochantär	Plattenosteosynthese in Verbindung mit Zugschrauben	gut	0	5 Jahre
	Plattenosteosynthese in Verbindung mit Zugschrauben	gut	0	5 Monate
	Plattenosteosynthese in Verbindung mit Zugschrauben	gut	0	1 Jahr 9 Monate
	Kirschner-Drahtfixation	gut	0	6 Jahre
	Winkelplattenosteosynthese	gut	0	10 Jahre

Tabelle 7: Ergenisse nach konservativer Behandlung von 13 kindlichen Schenkelhalsfrakturen.

Frakturtyp	Konservative Therapie	Ergebnis	Punkte	Beobachtungszeitraum
transepiphysär	Spreizwicklung	gut	0	15 Jahre
transzervikal	Beckengips 16 Wochen	gut	0	11 Jahre
	Extension	schlecht	4,5 nach Umstellung 2	1 Jahr
	Extension	gut	0	4 Jahre
zervikotrochantär	Beckengips 8 Wochen	gut	0	12 Jahre
	Beckengips 12 Wochen	schlecht	5,5 nach Umstellung 4	5 Jahre
	Beckengips 6 Wochen	gut	0	½ Jahr
petrochantär	Extension, Gips	gut	0	5 Jahre
	Gips	gut	0	3½ Jahre
	Extension	gut	0	6 Jahre
	Extension, Gips	gut	0	3 Monate
	Extension, Gips	gut	0	3 Monate
	Gips	gut	0	½ Jahr

Alle weiteren Frakturen der Lokalisationstypen I, II und III (Tab. 6 u. 7) hatten nach Kapselzerreißung aseptische Nekrosen und zwar unabhängig, ob eine operative oder konservative Therapie erfolgte. Aber auch bei intakter Kapsel- und konservativer Therapie entstanden aseptische Nekrosen. Durchblutungsstörungen oder ihre Folgen wurden verhindert, wenn bei intakter Kapsel offen operativ vorgegangen wurde (Tab. 9 u. 10).

Diskussion und Schlußfolgerung

Das vorrangige Kriterium für die Operationsindikation der kindlichen Schenkelhalsfrakturen ist die Vermeidung von Komplikationen, deren schwerste die Hüftkopfnekrose ist, weil Kopfeinbrüche zu Gelenkinkongruenz und Coxarthrose führen. Die Indikation wird von den meisten Autoren eingeschränkt (Tab. 2): Dabei werden allerdings sehr unterschiedliche Standpunkte vertreten

Tabelle 8: Neuentwickelter Punkteschlüssel zur Beurteilung der Spätergebnisse nach Schenkelhalsfrakturen im Kindesalter.

Punktezahl	0	1	2
Röntgenbefund	geringe Veränderungen	deutlich sichtbare Veränderungen, Teilnekrose	schwere Veränderungen, Nekrose und/oder Sekundärveränderungen
Beweglichkeit	frei	Einschränkung nur unter erhöhten Anforderungen	Einschränkung bei normalen Anforderungen: Beinverkürzung ab 2 cm + ½ Punkt
Schmerzen	nein	gelegentlich	ständig

Bewertung: 0–2 Punkte – gut, 2,5–3,5 Punkte – mäßig, 4–6,5 Punkte – schlecht.

Tabelle 9: Komplikationsfreier Verlauf kindlicher Schenkelhalsfrakturen in Abhängigkeit von Frakturtyp, Dislokation, Kapselzustand und Therapie.

Dislokation	Kapselzustand	Frakturtyp	Therapieform
stark	zerrissen (?)	transepiphysär	konservativ (Geburtstrauma)
stark	zerrissen	transzervikal	offen, Zugschrauben
stark	zerrissen	zervikotrochantär	offen, Kirschner-Drähte
wenig	intakt	transzervikal	offen, Kirschner-Drähte, Hämatomentleerung
wenig	intakt (?)	transzervikal	offen, Kirschner-Drähte
wenig	intakt (?)	zervikotrochantär	geschlossen, Kirschner-Drähte transepiphysär
nein	intakt	zervikotrochantär	konservativ

Tabelle 10: Komplikationen bei kindlichen Schenkelhalsfrakturen in Abhängigkeit von Dislokation, Kapselzustand, Frakturtyp und Therapie.

Komplikationsart	Dislokation	Kapselzustand	Frakturtyp	Therapieform	Ergebnis
1. Kopfnekrose	stark	zerrissen	transepiphysär	Kirschner-Drähte	3,5 Punkte
2. Halsdeformierung	mittel	intakt (?)	transepiphysär	Kirschner-Drähte	2,5 Punkte
3. verzögerte Knochenheilung	keine	intakt	transzervikal	konservativ	0 Punkte
4. Coxa vara	gering	intakt (?)	transzervikal	konservativ	4,5 Punkte
5. Halsdeformierung	stark	zerrissen	transzervikal	Kompress. Schrauben	1 Punkt
6. Coxa vara und Kopfnekrose	stark	zerrissen	zervikotrochantär	konservativ	5,5 Punkte

N. B.: Nr. 1 zusätzlich zentrale Hüftluxation; Nr. 4 kam erst nach 3 Wochen in Behandlung

und die Indikation notfallmäßig, immer, eingeschränkt, lokalisationsabhängig, dislokationsabhängig oder auch altersabhängig gestellt. WEBER (31) weist in einer retrospektiv prolektiven Studie darauf hin, daß die Auswertung auch größerer Fallzahlen – wie seiner eigenen von über 100 Kindern mit Schenkelhalsfrakturen aus mehreren Kliniken – den statistischen Beweis für einen ursächlichen Zusammenhang nach Art des Einflußfaktors auch für die Merkmale, für die statistisch ein wechselseitiger Zusammenhang nachgewiesen wurde, nicht ermöglicht.
Konsequenterweise sind zur Vermeidung der og. Komplikationen Therapiemaßnahmen zu fordern, die die besten Voraussetzungen für eine Wiederherstellung der Zirkulation oder einer Beschleunigung der Revaskularisation bieten und eine gute anatomische Stellung erreichen.

Andernfalls ist die Vermeidung der schwersten Komplikationen – der aseptischen Hüftkopfnekrose – garnicht denkbar.

Die vaskulären Probleme sind zwar seit langem bekannt und in ihrer Altersabhängigkeit von TRUETA (27, 28) untersucht, wurden aber bisher bei der Behandlung kindlicher Schenkelhalsfrakturen nur ungenügend berücksichtigt. Da im Alter von 4–9 Jahren die Ernährung des Hüftkopfes lediglich über die lateralen epiphysären Gefäße erfolgt, ist eine nachfolgende Nekrose zu erwarten, wenn die Blutversorgung über diesen Gefäßstamm nicht erhalten oder auf anderen Wegen wieder hergestellt werden kann. Eine Reanastomosierung zerrissener lateraler epiphysärer Gefäße ist mikrochirurgisch noch nicht gelungen und in ihrem intraossären Verlauf (28) auch nicht möglich. Die Entwicklung einer Kopfnekrose ist daher nach vollständigem Zerreißen der lateralen epiphysären Gefäße in diesem Alter zwangsläufige Folge.

Jedoch kann eine Wiederherstellung der Zirkulation versucht werden, wenn die durch ein sonographisch zu sicherndes Kapselhämatom oder ödembedingte Drosselung der unverletzten Trueta-Gefäße beseitigt wird, und zwar durch Kapsulotomie oder ultraschallgeführte Gelenkdrainage. Eine alleinige Punktion des Gelenkes zur Entleerung des Hämatoms wird wegen der Gefahr der Nachblutung meist nicht ausreichen; eine ödembedingte Gefäßdrosselung läßt sich damit nicht aufheben. Konservative Maßnahmen sind in dieser Situation nicht erfolgversprechend.

Für die Operationsindikation ist die Beurteilung der Gefäßsituation vorrangig. Da prinzipiell nach jeder Fraktur des Typs I, II und III die Blutzufuhr über die lateralen epiphysären Gefäße, die die Kopfepiphyse vorwiegend ernähren, unterbrochen werden kann, besteht auch immer die Gefahr einer Kopfnekrose. Zu erwarten ist sie immer dann, wenn die Gelenkkapsel mit den Gefäßen gerissen ist.

Röntgenologisch muß entsprechend den intraoperativen Befunden von 5 Fällen der Frakturtypen I, II und III im Alter von 4–9 Jahren eine Kapsel- und Gefäßzerreißung angenommen werden, wenn eine Dislokation von mindestens 3 cm besteht (Tab. 9 u. 10).

Nach TRUETA (27, 28) läßt sich aufgrund des korkenzieherartigen Verlaufes der lateralen epiphysären Gefäße erklären, daß sie erst bei starker Dislokation abreißen. Bei geringerer Dislokation als 3 cm ist nach unseren Erfahrungen eine Aussage über den Kapselzustand und den Gefäßzustand nicht möglich.

In unserem Krankengut war der Krankheitsverlauf bei den pertrochantären Frakturen ausnahmslos unkompliziert. Alle weiteren Frakturen der Typen I, II und III hatten nach Kapselzerreißung mit operativer oder konservativer sowie bei intakter Kapsel mit konservativer Therapie aseptische Nekrosen. Durchblutungsstörungen oder ihre Folgen wurden verhindert, wenn bei intakter Kapsel offen operativ vorgegangen wurde. Deshalb ist eine transepiphysäre Osteosynthese, die die Bildung transepiphysärer Haver'scher Systeme induziert, erforderlich. Nach HÄRING (4) haben die die Epiphyse überquerenden Zapfen, solange nicht mehr als 8 Bohrungen auf einem Areal von 2,25 qcm eingebracht werden (entsprechend 10 % der Epiphysenoberfläche), keinen hemmenden Einfluß auf das Wachstum.

Die eigenen guten Ergebnisse nach transepiphysären Kirschner-Draht-Osteosynthesen (Tab. 6) wurden deshalb erreicht, weil eine Revaskularisierung aus dem metaphysären Bereich transepiphysär induziert wurde, weil nur so viele Haver'sche Systeme gebildet wurden, daß das Epiphysenwachstum nicht behindert wurde und weil schließlich die kapillaren Endstrecken über dem ganzen Kopfbereich durch subcorticale Drahtverankerung möglichst kurz gehalten werden konnten. Eine Aussage darüber, ob diese Maßnahmen eine frühere Belastung ohne Gefahr eines Kopfeinbruches erlauben, ist bisher nicht möglich.

Aus den vorliegenden Erfahrungen lassen sich folgende Indikationen zur operativen Therapie kindlicher Schenkelhalsfrakturen ableiten:

1. Bei Kindern bis 4 Jahren wird für die Frakturtypen I–III mit Ausnahme der geburtstraumatischen «transepiphysären» Frakturen die offene transepiphysäre Drahtspickung empfohlen, da dieser Eingriff eine gute Frakturstellung ermöglicht und eine größtmögliche Schonung erlaubt. Obgleich die Gefäßsituation in diesem Altersabschnitt

besser ist als bei den 4–9-Jährigen, ist ein konservatives Vorgehen mit einem nicht abschätzbaren Risiko einer aseptischen Knochennekrose verbunden. Die Komplikationsgefahr ist geringer, wenn die Fraktur lateral liegt und nicht den äußeren Eintrittspunkt der Gefäße kreuzt (27). Wenn der erhöhte Gelenkinnendruck durch ein (sonographisch nachweisbares) Hämaton bedingt ist, muß notfallmäßig und ggf. wiederholt abpunktiert werden.

2. Bei den 4–9-Jährigen bestehen die ungünstigsten Durchblutungsverhältnisse, da der Hüftkopf nahezu ausschließlich durch die lateralen epiphysären Gefäße versorgt wird. Daher muß auch nach jeder Fraktur des Typs I, II oder III in diesem Lebensalter das Risiko einer Kopfnekrose besonders hoch angesehen werden und daher nach Kapselspaltung und Klärung eines eventuell sonographisch nachgewiesenen Hämatoms der Knochenbruch reponiert und operativ fixiert werden, mit dem Ziel eines exakten Frakturstandes und einer Beschleunigung bzw. Besserung der Revaskularisierung. Die hierfür am besten geeignete Methode, die diesen Forderungen entspricht, ist die offene Reposition und transepiphysäre Fixation mit Kirschnerdrähten. Der Eingriff muß frühestmöglich durchgeführt werden, um einer irreversiblen Drosselung der Gefäße vorzubeugen. Eine geschlossene Reposition mit Innenrotations- und Abduktionsmanövern birgt die große Gefahr, die einzig versorgenden nutritiven Kopfgefäße abzuscheren und dadurch die Prognose erheblich zu verschlechtern.

3. Sind die Kinder älter als 9 Jahre, ist bei dem Frakturtyp I zur Vermeidung von Epiphysenfugenschäden die Kirschnerdrahtspickung, bei den Frakturen II und III sowohl die Spickung als auch die Zugschraubenosteosynthese anwendbar.

In allen diesen Fällen ist zur Vermeidung von Kopfeinbrüchen nach Kopfnekrosen eine Entlastung mit der Thomasschiene nach Entfernung des Beckengipses und des Osteosynthesematerials zu empfehlen.

4. Bei den immer extrakapsulär gelegenen pertrochantären Frakturen (IV) kann mit Zugschrauben oder Bohrdrähten und durch konservative Behandlung ein gleich gutes Ergebnis erzielt werden. Eine Kopfnekrose wurde im eigenen Krankengut nicht beobachtet.

5. Alle pertrochantären Frakturen, die röntgenologisch nicht eindeutig extrakapsulär liegen, sondern auch nur verdachtsweise zum Schenkelhals ziehen, bergen die Gefahr einer Verletzung oder Kompression der nutritiven Kopfgefäße. Diese Frakturen sind daher wie die Frakturtypen III zu behandeln.

Unter Einbeziehung morphologischer Besonderheiten der kindlichen Hüfte (Gefäßversorgung, Epiphysenfuge, Spongiosa), notwendiger therapeutischer Maßnahmen und der Prognose wird eine neue Einteilung der kindlichen Schenkelhalsfrakturen vorgeschlagen (Tab. 12), da nach der bisherigen Einteilung (Tab. 11) diese wachstumsabhängigen Merkmale nicht genügend berücksichtigt wurden:

1. Bei dem Frakturtyp I – bisher irreführend als transepiphysäre Fraktur bezeichnet – handelt es sich um eine traumatische Fugenläsion. Mit Ausnahme der geburtstraumatischen Fugenläsion, deren Behandlung konservativ ist (Typ I 1) wird bei allen anderen traumatischen Epiphysenfugenläsionen (Typ I 2) Notfallkapsulotomie, Reposition und transepiphysäre Kirschnerdrahtspickung empfohlen.

Tabelle 11: Beurteilungskriterien der Spätergebnisse nach Ratliff.

	Good	Fair	Poor
Pain	None or «ignores»	Occasional	«Disabling»
Movement	Full or terminal restriction	Greater than 50 percent	Less than 50 percent
Activity	Normal or avoids games	Normal or avoids games	Restricted
Radiographic indications	Normal or some deformity of the femoral neck	Severe deformity of the femoral neck. «Mild» avascular necrosis	Severe avascular necrosis. Degenerative arthritis. Arthrodesis

Tabelle 12: Einteilung der Schenkelhalsfrakturen im Kindesalter nach Therapie und Prognose.

Frakturtyp	Therapie	Prognose
Typ I$_1$ – traumatische Fugenläsion (geburtstraumatisch)	konservativ	gut
Typ I$_2$ – traumatische Fugenläsion (nicht geburtstraumatisch)	Notfallkapsulotomie Reposition Bohrdrähte postop. Entlastung	schlecht
Typ II – transcervicale und basale Fraktur des Schenkelhalses	Notfallkapsulotomie Reposition Bohrdrähte/ postop. Entlastung	unsicher

2. Für die Frakturtypen II und III der bisherigen Nomenklatur ist die Indikation zur Osteosynthese altersabhängig, dislokationsabhängig und lokalisationsabhängig. Günstigste Voraussetzungen für die Vermeidung einer avaskulären Knochennekrose, eine frühzeitige Revaskularisierung und eine gute Frakturstellung werden durch Notfallkapsulotomie, offene, schonende Reposition und transepiphysäre Spickung erreicht.

Die Operationsindikation bei pertrochantären Frakturen unterliegt nicht den Kriterien der Schenkelhalsfrakturen, da sie extrakapsulär liegen und ihre Prognose nicht im Zusammenhang mit den nutritiven Hals- und Kopfgefäßen zu sehen ist.

Zusammenfassung

Die Komplikationsrate nach Schenkelhalsfrakturen im Kindesalter liegt insgesamt bei etwa 60%. Die schwerwiegenste Komplikation ist die aseptische Kopfnekrose, die nach transepiphysären Frakturen in nahezu 70% entsteht. In den letzten Jahren wurden Pseudarthrosen, Fehlstellungen und septische Arthritiden infolge der gebesserten Therapie seltener. Die hohe Komplikationsrate nach transepiphysären Frakturen steht im Zusammenhang mit der im Kindesalter (insbesondere im Alter von 4–9 Jahren) besonders frakturgefährdeten Gefäßversorgung des Hüftkopfes. Therapeutisch müssen die vaskulären Besonderheiten des kindlichen Hüftkopfes konsquent berücksichtigt werden: Die Druckentlastung der Gefäße erfolgt notfallmäßig; für die Indikation der Osteosynthese und die operative Methode sind Maßnahmen zur Wiederherstellung der Zirkulation oder einer Beschleunigung der Revaskularisierung von entscheidender Bedeutung. Indirekte Zeichen zur Risikoabschätzung einer Gefäßzerreißung lassen sich aus der Lokalisation und der Dislokation der Fraktur und dem Alter des Kindes ableiten. Die Indikation zur Operation ist somit altersabhängig, lokalisationsabhängig und dislokationsabhängig zu stellen.

Literatur

1. CANALE, S. T., BOURLAND, W. L.: Fractures of the Neck and Intertrochanteric Region of the Femur in children. J. Bone Jt. Surg. A. 59 A (1977), 431–443.
2. DAUM, R.: Der Knochenbruch bei polytraumatisierten Kindern. Langenbecks Arch. Chir. 342, 1976, S. 323–328.
3. FORNARO, E., BRUNNER, CH., WEBER, B. G.: Die Behandlung des Schenkelhalsbruches im Kindesalter. Notfallmäßige Arthrotomie, Reposition und Verschraubung. Hefte zur Unfallheilkunde, Heft 158, 1982, 247–253.
4. HÄRING, M.: Zur Traumatologie der Wachstumsfuge. Fortschr., Med. 99 (1981), 1858–1862.
5. IMHÄUSER, G.: Der Schenkelhalsbruch des Kindes und seine Komplikationen. Arch. orthop. Unfall-Chir. 55 (1963), 274.
6. JONASCH, E., BERTEL, E.: Verletzungen bei Kindern bis zum 14. Lebensjahr. Hefte zur Unfallheilkunde, S. 84–86, 1981.
7. JUNGBLUT, K.-H., DAUM, E., METZGER, E.: Schenkelhalsfrakturen im Kindesalter. Z. Kinderchir. 6 (1968), 392.
8. KELLER, C.S., LAROS, G.S.: Indications for open Reduction of Fermoral Neck Fractures. Clin. Orthop. Relet. Res. 152 (1980), 131–137.
9. KUJAT, R., SUREN, E.-G., ROGGE, D., TSCHERNE, H.: Die Schenkelhalsfraktur im Wachstumsalter. Chirurg (1984), 55: 43–48.
10. KUNER, E.H.: Die Indikation zur Osteosynthese beim kindlichen Knochenbruch. Chirurg 46, 164–169, 1975.

11. LAMBIRIS, E., ZAPFE, E., GANDIN, B.: Schenkelhalsfrakturen im Kindesalter. Z. Orthop. 117 (1979), 825–829.
12. MASS, D.P., SPIEGEL, P.G., LAROS, G.S.: Dislocation of the hip with Traumatic seperation of the capital femoral epiphysis: Report of a case with succesful outcome. Clin. Orthop. Relat. Res. 146 (1980), 184–187.
13. MONCLAIR, T.: Fractures of the neck of the femur in children. Nor. Laegforen. (1977), 1215–1219.
14. PATHAK, R.H.: Fractures of the neck of femur in children. A Review of 90 cases of one unit of. K.S.M. Hospital sudian J. Source 42 (1980), 28–33.
15. PFÖRRINGER, W., ROSEMEYER, B.: Schenkelhalsfrakturen bei Jugendlichen. Arch. orthop. Unfall-Chir. 90 (1977), 169–185.
16. PFÖRRINGER, W., ROSEMEYER, B.: Langzeitergebnisse von Schenkelhalsfrakturen bei Kindern und Jugendlichen. Heft zur Unfallheilkunde, Heft 158, 259–271, 1982.
17. PISTOR, G., HOFMANN-V. KAP-HERR, S., BÄTZ, W.: Die Schenkelhalsfraktur im Kindesalter. Unfallchirurgie 10 (1984), 293–302 (Nr. 6).
18. RATLIFF, A.H.C.: Fractures of the neck femur in children. J. Bone Jt. Surg. 44B (1962), 528.
19. REITER, A.: Hefte Unfallheilk. 158 (1982).
20. RETTIG, H.: Die kindliche Schenkelhalsfraktur und ihre Spätfolgen. Unfallheilkunde 91 (1967), 70.
21. RETTIG, H., SCHAUSS, A.: Schenkelhalsfrakturen am wachsenden Skelett. Unfallchirurgie 10 (1984), 36–39 (Nr. 1).
22. SCHWEIZER, P.: Indikationen zur operativen Knochenbruch-Behandlung bei Kindern. Deutsches Ärzteblatt, Heft 3, 1976, S. 107–114.
23. SOLHEIM, K.: Fracture of the femoral Neck in Children. Acta orthop. Scandinav. 43, 523–531, 1972.
24. STELTMANN, W., BAYER, H.W., GHARIB, M.: Dringliche Osteosynthesen im Kindesalter. Akt. Traumatol. 9 (1979) 175–183.
25. TITZE, A.: Schenkelhalsbrüche des Wachstumsalters. 11 Hefte zur Unfallheilkunde, 97, 157–165.
26. TOUZET, PH.: Fractures of the neck of the femur in children. Rev. chir. Orthop. Repar. Appar (1979), 341–349.
27. TRUETA, J.: The normal vascular anatomy of the human femoral head during growth. J. Bone Jt. Surg. 39B (1957), 358.
28. TRUETA, J., HARRISON, M.H.M.: The normal vascular anatomy of the femoral head in adult man. J. Bone Jt. Surg. 35B (1953), 422.
29. LAER, L. v.: Frakturen und Luxationen im Wachstumsalter. Thieme Stuttgart 1985, S. 145–151.
30. WEBER, B.G.: Das Besondere bei der Behandlung der Frakturen im Kindesalter. Mschr. Unfallheilk. 78, 193–198, 1975.
31. WEBER, U., SCHAUSS, A.: Die Schenkelhalsfraktur im Kindesalter. Unfallchirurg (1985), 88: 505–517.

Anschrift der Verfasser
Dr. G. PISTOR, Prof. Dr. S. HOFMANN-V. KAPHERR, Kinderchirurgische Universitätsklinik, D-6500 Mainz.

Indikation und operative Versorgung von Frakturen des coxalen Femurendes

E. Zapfe, Berlin

Verletzungen des coxalen Femur nehmen in mehrfacher Hinsicht eine Sonderstellung ein. Es handelt sich um seltene Verletzungen, die im allgemeinen durch schwere Traumen verursacht werden. Hierfür kommen Verkehrsunfälle, Stürze aus größerer Höhe bzw. Sportverletzungen in Frage.

Sieht man von den Epiphysenlösungen ab, die besonderen Gesetzmäßigkeiten unterliegen, so erfahren die Frakturen am coxalen Femur eine Differenzierung in
1. Epiphysenfrakturen
2. Schenkelhalsfrakturen
    a) transcervical
    b) cervicobasal
3. Pertrochantäre Femurfrakturen
4. Subtrochantäre Frakturen

Literaturübersicht

Unter diesen liegen Mitteilungen über Frakturen der Epiphyse nur als Einzelmitteilungen vor, da es sich um eine außerordentlich seltene Verletzung handelt. Erste Veröffentlichungen über die besondere Problematik der kindlichen Schenkelhalsfraktur stammen von Whitman 1893 und Hoffa 1903. Hierin wird die Abgrenzung zu den Epiphysenlösungen einerseits und den pertrochantären Frakturen andererseits beschrieben. Spätere Mitteilungen von Schwarz 1914, Allende 1951, Green 1953 und Durbin 1959 berichten jeweils über wenig eigene Beobachtungen von kindlichen Schenkelhalsfrakturen. Über ein größeres Kollektiv wird von Ratliff (1962) berichtet, wobei es sich unter 71 Fällen nur um 19 eigene Fallbeobachtungen handelt. Die Häufigkeit kindlicher Schenkelhalsfrakturen ist während der letzten Jahrzehnte deutlich gestiegen. Betrug das Verhältnis des Schenkelhalsbruches des Erwachsenen zu dem des Kindes und Jugendlichen 1951 noch 300:1 (Allende), so wurde 1979 von uns bereits ein Verhältnis von 145:1 im eigenen Krankengut errechnet. Auch über pertrochantäre Frakturen im Kindesalter liegen nur Einzelbeobachtungen vor. Der Grund hierfür liegt darin, daß die Bruchlinien am coxalen Femur beim Kind anders verlaufen als beim Erwachsenen (Müller 1974). So werden wiederum subtrochantäre Frakturen insbesondere beim jüngeren Kind mit größerer Häufigkeit beobachtet.

Übereinstimmend wird von allen Autoren festgestellt, daß sich Zahl und Art der Komplikationen bei Frakturen des coxalen Femur beim Kind von denen des Erwachsenen unterscheiden (Böhler 1954). Von diesem wiederum wird die Art der Behandlung wesentlich abhängig gemacht.

Die besondere Gefäßversorgung des coxalen Femur beim Kind ist für die relativ häufige Entstehung der Kopfnekrose von Trueta 1960 50%, Ratliff 1962 50% und Durbin 1959 40% hervorgehoben worden, jedoch scheint auch der Druck des intraartikulären Hämatoms für die Durchblutungsstörung nicht ohne Bedeutung zu sein (Niethard 1985). Als weitere Komplikation ist beim Kind die Gefahr der posttraumatischen Fehlstellung insofern zu beobachten, daß bei noch bestehender Wachstumspotenz sich Achsenabweichungen noch verstärken können und damit biomechanisch ungünstige Bedingungen schaffen.

Die Indikation zur konservativen oder operativen Therapie wird unter den heute günstigeren Bedingungen der Osteosynthese anders gestellt als noch vor Jahrzehnten.

Eigenes Krankengut

Im OHH wurden von 1969 bis 1984 insgesamt 40 Frakturen am coxalen Femur behandelt. Eine Epiphysenfraktur wurde nicht beobachtet. Es fanden sich 14 Schenkelhalsfrakturen, 2 pertrochantäre Frakturen und 24 subtrochantäre Frakturen. Sowohl die transcervicalen als auch die basocervicalen Brüche wurden ausnahmslos operativ behandelt. Es erfolgte die sofortige offene Reposition mit Ablassen des intraarticulären Hämatoms und die Stabilisierung mit AO-Schrauben, Platten, in Einzelfällen auch mit Kirschnerdrähten. In keinem der Fälle wurde eine Kopfnekrose beobachtet. Nur einmal war eine geringe Varusfehlstellung nachweisbar. Beinverkürzungen wurden bei Nachuntersuchungen bis maximal 2 cm nachgewiesen. In jedem Fall erfolgte die Entlastung der Extremität über mindestens 6 Monate. Bei einem 3-jährigen Mädchen mußte nach einer andernorts übersehenen, in 45 Grad Außenrotation ausgeheilten basocervicalen Fraktur nach bereits eingetretenem knöchernen Durchbau eine Korrekturosteotomie durchgeführt werden.

Eine der beiden pertrochantären Femurfrakturen heilte unter Ruhigstellung im Gipsverband komplikationslos aus. Die andere wurde uns nach bereits verheilter Fraktur mit einer Außenrotation von 25 Grad wegen Gehbehinderung zugewiesen. Da sich das Kind kurz darauf eine subtrochantäre Fraktur am gleichen Bein zuzog, wurde die Gelegenheit zur Stabilisierung unter gleichzeitiger Durchführung der Derotation genutzt. Von den 24 subtrochantären Frakturen wurden nur 2 Patienten operativ stabilisiert, da sich unter Extension keine befriedigende Reposition erreichen ließ, die anderen heilten unter Extension komplikationslos aus.

Kopfnekrosen wurden in dem von uns behandelten Kollektiv nicht beobachtet. Ein 14-jähriges Mädchen wies eine ausgedehnte Durchblutungsstörung auf, als es bei uns zur Aufnahme kam, nachdem 1½ Jahre zuvor auswärts eine Verschraubung bei transcervicaler Schenkelhalsfraktur durchgeführt wurde. Eine Schraube war als Zeichen der nicht eingetretenen Fusion frakturiert.

Diskussion

Die Indikation zur konservativen oder operativen Behandlung der Frakturen am coxalen Femur beim Kind ist so zu stellen, daß die

Tabelle 1: Frakturen am coxalen Femur (n = 40).

	Zahl	Durchschnittsalter	operativ	konservativ	Kopfnekrosen	Kompl	BBF
Epiphysenfrakturen	∅						
Schenkelhalsfrakturen	14		14	∅	∅		
transcervical	6	12				1 Varusdeviation	1 Kirschner-Draht
basocervical	8	11					1 Kirschner-Draht
pertrochantär	2	3	1 zur Korrektur	1	∅	∅	2
subtrochantär	24	4	2	22	∅	∅	22 nach 4 Wochen Extension

Zahl der Komplikationen so klein wie möglich gehalten wird. Unter den heutigen Bedingungen der besseren Narkosetechnik und den guten Möglichkeiten der Osteosynthese halten wir die Reposition und stabile Osteosynthese mit Ablassen des intraarticulären Hämatoms bei den transcervicalen und basocervicalen Frakturen im Sinne einer Notfalloperation für indiziert. In Anbetracht der Tatsache, daß die Zahl der Kopfnekrosen mit zunehmender Entfernung von der Epiphyse abnimmt, sind trochantäre und subtrochantäre Frakturen hinsichtlich der Durchblutungsstörung weniger gefährdet und damit durchaus konservativ zu behandeln, vorausgesetzt, daß eine ausreichende Reposition erreicht werden kann. Im Gegensatz zu GERBER (1985) sind wir nach unseren Ergebnissen durchaus der Meinung, daß bei Schenkelhalsfrakturen der Zeitpunkt des operativen Vorgehens und die unmittelbare Druckentlastung des Gelenkes durch Ablassen des Hämatoms einen Einfluß auf das Auftreten der Hüftkopfnekrose hat. Eine zusätzliche Ruhigstellung nach Osteosynthese erscheint uns bei stabilen Verhältnissen nicht erforderlich, ist jedoch zwingend nach einer Stabilisierung mit Kirschnerdrähten. Eine mindestens 6-monatige Entlastung sollte regelmäßig durchgeführt werden.

Schlußfolgerung

Die Behandlung der Frakturen am coxalen Femur gehört in die Hand des Erfahrenen. Die Gefahr der Hüftkopfnekrose kann durch exakte Reposition, umgehende operative Maßnahmen und Druckentlastung im Gelenkbereich vermindert werden. Per- und subtrochantäre Brüche werden in der Regel konservativ behandelt, wobei Rotations- und Achsenfehlstellungen voll korrigiert werden müssen. Nur bei Fehlschlagen der konservativen Maßnahmen erfolgt die operative Stabilisierung.

Zusammenfassung

Die Indikation zur notfallmäßigen operativen Versorgung besteht ausschließlich bei kindlichen Schenkelhalsfrakturen, da diese hinsichtlich des Auftretens einer Kopfnekrose besonders gefährdet sind. Bei den übrigen Frakturen sollte nur bei Fehlschlagen der konservativen Maßnahmen eine wenn möglich stabile Osteosynthese vorgenommen werden, um Achsen- und Rotationsfehler zu vermeiden.

Literatur

ALLENDE, G., L.G. LEZAMA: Fractures of the neck of the femur in children. A clinical study. J. Bone Jt. Surg. 33A (1951), 387.

BÖHLER, L.: Die Technik der Knochenbruchbehandlung. Bd. II/1, Mandrich, Wien 1954.

DURBIN, F.C.: Avascular necrosis complicating undisplaced fractures of the neck of the femur in children. J. Bone Jt. Surg. 41B (1959), 758.

GERBER, C.: Schenkelhalsfrakturen beim Kind – eine multizentrische Nachkontrollstudie. Z. Orth. 123 (1985), 767.

GREEN, W.T.: Diskussion zur Arbeit von INGRAM und BACHYNSCY. J. Bone Jt. Surg. 35A (1953), 886.

HOFFA, A.: Über Schenkelhalsbrüche im kindlichen und jugendlichen Alter. Z. Orthop. 11 (1903), 528.

MÜLLER, M.E., R. GANZ: Unfallverletzungen bei Kindern. (Hrsg. J. REHN), Springer-Verlag, Berlin-Heidelberg-New York 1974.

NIETHARD, F.U., H. EGGER: Die Schenkelhalsfraktur im Kindesalter. Z. Orthop. 123 (1985), 539.

RATLIFF, A.H.C.: Fractures of the neck of the femur in children. J. Bone Jt. Surg. 44B (1962), 528.

SCHWARZ, E.: Was wird aus der Schenkelhalsfraktur des Kindes? Beitr. Klin. Chir. 88 (1914), 125.

WHITMANN, R.: Fracture of the neck of the femur in children. Medical Rekord (1891).

Anschrift des Verfassers
Dr. E. ZAPFE, Orthopädische Klinik der FU im Oskar-Helene-Heim, Clayallee 229,
D-1000 Berlin 33.

S. Hofmann-v. Kap-herr (Hrsg.), Operationsindikationen bei Frakturen. Gustav Fischer Verlag. Stuttgart · New York · 1987

Indikationen und Ergebnisse der Behandlung der Schenkelhalsfrakturen

C. VOIGT, H.-G. BREYER, R. TIEDTKE, Berlin

Die kindliche Schenkelhalsfraktur ist eine seltene Bruchform. Aufgrund der besonderen Blutversorgung des coxalen Endes des Femur treten häufig Komplikationen auf. Diese werden in der Literatur mit bis zu 60 % Häufigkeit angegeben. Da Epiphysen als Endstromgebiete anzusehen sind, kann es bei Zerstörung des zuführenden Gefäßes, wie es bei einem Bruch auftreten kann, zum Gewebeuntergang distal kommen. Diese gefürchtete Hauptkomplikation beim kindlichen Schenkelhalsbruch führt zur Hüftkopfnekrose oder zu einem stark deformen Wachstum mit der Konsquenz einer Arthrose im Hüftgelenk. Nach WEBER, RETTIG und SCHAUSS ist aufgrund von eingehenden Untersuchungen der Blutversorgung des proximalen Femurendes davon auszugehen, daß alle Frakturen in diesem Bereich bis zum 9. Lebensjahr als Epiphysenfugenverletzung zu gelten haben. Nach RETTIG und SCHAUSS bestimmen Ausmaß und Lokalisation der Verletzung letztlich die Prognose, der Endausgang der Verletzung ist nach Meinung dieser Autoren erst nach frühestens 4 bis 6 Jahren zu beurteilen. Aufgrund der bekannten Problematik bei der Gefäßversorgung sehen sie eine sofortige operative Behandlung für angezeigt.

Die AO-Sammelstudie (WEBER, RETTIG, BRUDET) stellt heraus, daß bei einer Beobachtung von mehr als zwei Jahren nur 23 % der ausgewerteten Schenkelhalsbrüche ohne Folgeschaden geblieben sind. Interessanterweise kann statistisch nicht aufgezeigt werden, ob eine Sofortversorgung oder eine Versorgung mit aufgeschobener Dringlichkeit die Zeit der gefürchteten Nekrosen senken kann. Selbst in dieser Sammelstatistik sind dazu die Zahlen der Behandlungsfälle zu gering.

Eigenes Krankengut

In den Jahren 1975 bis 1985 wurden an der Abteilung für Unfall- und Wiederherstellungschirurgie im Klinkum Steglitz der Freien Universität Berlin 13 kindliche Schenkelhalsfrakturen bei 12 Patienten behandelt. Im gleichen Zeitraum therapierten wir mehr als 1000 Schenkelhalsbrüche bei Erwachsenen.

Zur Entstehung der kindlichen Schenkelhalsfraktur ist eine erhebliche Gewalteinwirkung erforderlich: Unsere Patienten stürzten aus größerer Höhe ab, erlitten Verkehrsunfälle als Fußgänger, Radfahrer oder Beifahrer im PKW. 5 unserer Patienten waren polytraumatisiert.

Nach der Einteilung der Frakturen von COLONNA und RATLIFF erlitten 7 Patienten eine basozervikale Fraktur, 6 Patienten eine transzervikale Fraktur. Die Kalottenabrißfraktur sahen wir nicht. Wir sind der Meinung, daß eine sofortige notfallmäßige operative Versorgung bei dieser Bruchform angezeigt ist. Dabei wird eine offene Reposition vorgenommen, die Hüftgelenkskapsel eröffnet, das dort befindliche Hämatom ausgeräumt, die Fraktur mit zwei Zugschrauben stabilisiert. Postoperativ erlernen die Patienten das Gehen mit Gehstützen, vom 6. postoperativen Tag an werden sie mobilisiert, in den ersten 5 Wochen soll lediglich der Fuß der erkrankten Seite aufgesetzt und abgerollt werden. Im Laufe der nächsten Wochen wird die Belastung dann gesteigert, so daß mit Ablauf der 12. Woche die Patienten zur Vollbelastung kommen. Wir sahen keine Schwierigkeiten, den Patienten das Gehen mit zwei Gehstützen beizubringen. Eine Metallentfernung wird in der Regel nach 6–8 Monaten nach knöcherner Konsolidierung durchgeführt.

Als Komplikationen können wir über eine Hüftknopfnekrose bei einer Patientin berichten, die beidseits Schenkelhalsfrakturen erlitt. Die Versorgung dieser Brüche hatte wegen schwerster Pfählungsverletzung mit zusätzlicher Beckenfraktur und Vagina- und Harnröhrenriß, die primär versorgt wurden, erst am 6. Tag nach dem Unfall durchgeführt werden können. Die Patientin befindet sich z. Z. noch in Therapie. Ein polytraumatisierter Patient verstarb nach sofortiger operativer Versorgung der Schenkelhalsfraktur nach einigen Tagen an seiner schweren intrakraniellen Verletzung.

Einige Fallbeispiele:

Patient O.B.: Im Dezember 1983 erlitt er im Alter von 14 Jahren als Fahrzeuginsasse eine basozervikale Schenkelhalsfraktur rechts (Abb. 1). Die sofortige operative Versorgung wurde mit 2 Spongiosaschrauben als Zugschrauben durchgeführt. Die Wundheilung war primär, die Röntgenkontrollen vom Mai 1984 zeigten eine knöcherne Heilung (Abb. 2a) im Juli 1984 wurde die Metallentfernung durchgeführt (Abb. 2b). Klinisch bestand zu diesem Zeitpunkt eine freie Beweglichkeit beider Hüften.

Patient P.B.: Im April 1980 stürzte er als 13-jähriger aus 10 m Höhe durch ein Glasdach. Er erlitt eine basozervikale Schenkelhalsfraktur rechts, außerdem auf der gleichen Seite eine Oberschenkelschaftfraktur, eine Patellafraktur sowie eine Olecranonfraktur. Am 6. Tag nach dem Unfall wurde der Patient in unser Haus verlegt, die Frakturen waren durch Gips bzw. Extension versorgt. Die dann sofort durchgeführte operative Behandlung mit Plattenosteosynthese am Femurschaft sowie zwei Spongiosazugschrauben am Schenkelhals führten zur Ausheilung der Frakturen. Die Metallentfernung wurde im Oktober 1980 durchgeführt, die Beweglichkeit beider Hüften war seitengleich frei.

Patient J.S.: Das Kind wurde mit 9 Jahren auf dem Schulweg von einem LKW angefahren. Es erlitt ein Schädel-Hirn-Trauma 2. Grades, schwerste Weichteilverletzungen im Beckenbereich mit Vagina- und Urethraruptur, eine Oberarmfraktur links, eine Beckenringfraktur und Symphysensprengung. Nach Versorgung der Schenkelhalsbrüche am 6. Tag kam es im Verlauf zu einer Hüftkopfnekrose links, nach Metallentfernung wurde eine Valgisierung des linken Schenkelhalses durchgeführt, die jedoch mit der zusätzlichen Entlastung des Beines mit Thomas-Splint den Prozeß der Deformierung nicht aufhalten konnte.

Diese sehr seltene kindliche Knochenbruchverletzung (JONASCH) ist auch heute noch mit Problemen bei der Behandlung behaftet. Aufgrund der Gefäßversorgung des kindlichen Schenkelhalses sind bei Gefäßverlet-

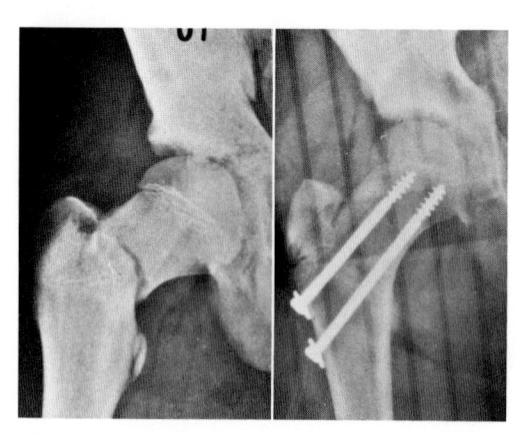

Abb. 1: Pat. O.B., männl. Laterale Schenkelhalsfraktur re. Osteosynthese mit zwei Epiphysenlösungsschrauben.

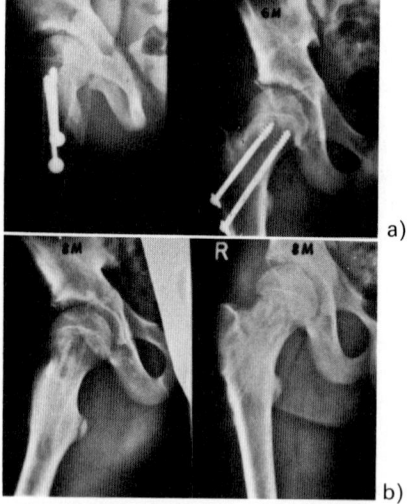

Abb. 2 a: Kontrolle nach fünf Monaten: Fraktur fest durchgebaut.
b: Kontrolle nach sieben Monaten: Zustand nach Metallentfernung.

zungen Wachstumsstörungen zu befürchten. Die Gefäße laufen teilweise im Bereich des Kapsel-Band-Apparates des Gelenkes, so daß bei Erhöhung des intraartikulären Druckes wie bei intrakapsulärem Hämatom die Durchblutung zusätzlich gedrosselt werden kann. Obwohl statistisch keine Aussage über einen Zusammenhang zwischen der Sofortversorgung der kindlichen Schenkelhalsfrakturen und der Komplikation der Nekrose hergeleitet werden kann, sind wir aus theoretischen Gründen der Meinung, daß eine Sofortbehandlung anzustreben ist. Wir streben eine übungsstabile Osteosynthese an, eine postoperative Ruhigstellung im Beckengips und weitere Entlastung (MAROSKE) ist unseres Erachtens nicht notwendig.

Wir hoffen, durch die sofortige Entlastung des intrakapsulären Hämatoms sowie die anatomische Reposition und übungsstabile Retention durch eine notfallmäßige Operation die Rate der Hüftkopfnekrosen bei der kindlichen Schenkelhalsfraktur senken zu können.

Zusammenfassung

Die Problematik des kindlichen Schenkelhalsbruches liegt an den Komplikationen, hervorgerufen durch die besondere Gefäßversorgung. Es wird über 13 kindliche Schenkelhalsfrakturen bei zwölf Patienten berichtet, dabei die Forderung nach sofortiger operativer Versorgung mit Entlastung des intrakapsulären Hämatoms sowie anatomischer Reposition und übungsstabiler Retention gestellt.

Literatur

1. JONASCH, E.: Der eingekeilte Schenkelhalsbruch bei Kindern. Unfallheilkunde (1982), 85: 319–320.
2. MAROSKE, D., K. THON: Schenkelhalsfrakturen im Kindesalter. Unfallheilkunde (1981), 84: 186–193.
3. RETTIG, H., A. SCHAUSS: Schenkelhalsfrakturen am wachsenden Skelett. Unfallchirurgie 10 (1984), 36–39.
4. WEBER, U., H. RETTIG, A. SCHAUSS: Die Schenkelhalsfraktur im Kindesalter, Teil 1. Unfallchirurg (1985), 88: 505–511.
5. WEBER, U., H. RETTIG, A. SCHAUSS: Die Schenkelhalsfraktur im Kindesalter, Teil 2. Unfallchirurg (1985), 88: 512–517.
6. ZAPFE, E.: Frakturen am coxalen Femurende. Z. Orthop. 123 (1985), 538–539.

Anschrift der Verfasser
Dr. CH. VOIGT, Dr. H.-G. BREYER, Dr. R. TIEDTKE, Unfall- und Wiederherstellungschirurgie der FU, Klinikum Steglitz, D-1000 Berlin 45.

Die Behandlung der Schenkelhalsfraktur am wachsenden Skelett

N. Schwarz, M. Leixnering, Wien

Einleitung

Die Prognose der Femurhalsfraktur bei Kindern und Jugendlichen hängt von der Häufigkeit avaskulärer Nekrosen ab. Pseudarthrosen und Fehlstellungen sind grundsätzlich vermeidbar (6, 14). Aufgrund experimenteller Untersuchungen der Druckverhältnisse im Hüftgelenk (18) wird heute die sofortige Druckentlastung des Hüftgelenkes bei jeder frischen Fraktur gefordert. Es scheint hier die Möglichkeit gegeben, die Nekroserate durch gezielte Maßnahmen zu beeinflussen. Die Vorstellungen über pathologische Druckwerte und deren Folgen auf die Durchblutung des Femurkopfes basieren auf Experimenten und Untersuchungen an Erwachsenen. Es wurden im Hüftgelenk Werte bis 360 mm Hg gemessen, die ausgeweitete Gelenkkapsel im CT dargestellt und die Reduktion der Kopfdurchblutung szintigraphisch nachgewiesen (15). Der Hydrops des Hüftgelenkes ist auch sonographisch darzustellen (17).

Eigenes Krankengut und Fälle aus der Literatur

In den Krankenhäusern der Österreichischen Unfallversicherungsanstalt wurden in den vergangenen 15 Jahren 50 Patienten mit transepiphysären (Typ I nach Delbet) bzw. Femurhalsfrakturen (Typ II, III) behandelt (Tabelle 1; 14). Sechs Frakturen wurden am Unfalltag offen reponiert; einmal wurde das Gelenk punktiert. Bei einem dieser Patienten kam es zu einer Kopfnekrose. In 27 Fällen erfolgte eine Osteosynthese durch Zugschrauben.

Tabelle 1: Therapie und Ergebnisse kindlicher Femurhalsfrakturen. Sammelstudie österreichischer Unfallkrankenhäuser.

Frakturform	I	II	III	n
n	5	21	24	50
Alter bis 12	0	9	8	17
Fraktur disloziert	5	14	19	38
Therapie				
konservativ	0	4	5	9
Dekomp. + Osteosynthese	1	4	2	7
Osteosynthese	4	13	17	34
Osteosynthese				
Zugschrauben	3	10	14	27
Bohrdrähte	2	6	2	10
Endernägel	0	0	1	1
Winkelplatte	0	0	1	1
Dreilamellennagel	0	1	1	2
Ergebnisse				
Femurkopfnekrosen	1	5	4	10/46
Coxa vara	0	1	4	5
(Differenz ab 10°)				
Pseudarthrosen	0	0	0	0
Epiphyseodese	5	3	3	11/43
Infektionen	0	2	0	2/41
Klinische Resultate				
gut	3	12	16	31
mittel	1	0	3	4
schelcht	1	4	3	8

Unter Einbeziehung detaillierter Angaben in der Literatur der vergangenen Jahre (2, 7, 9, 10, 12) und der eigenen Resultate läßt sich feststellen, daß die Nekroserate
- vom Ausmaß der primären Dislokation abhängt (ohne Dislokation 27 % Nekrosen beim Typ I und 0 % bei II und III; mit Dislokation 48 % Nekrosen beim Typ I und 41 % bei II und III),

- altersabhängig ist (II und III 6 % Nekrosen bei bis 5-Jährigen, 33 % bei bis 6- bis 17-Jährigen),
- von der Bruchform abhängt (I 43 %, II 43 %, III 30 % Nekrosen),
- nach Dekompression und Osteosynthese 10 % bei Frakturen II und III beträgt. Diese Zahl ergibt sich aus der Summation der eigenen (n = 5) und der in der Literatur (1, 3, 5, 8, 10, 13, 16) mitgeteilten (n = 62) Fälle.

Diskussion und Therapieempfehlungen

Fast einhellig wird in der jüngsten Literatur die notfallmäßige operative Versorgung kindlicher Schenkelhalsfrakturen gefordert. Nicht dislozierte Brüche können auch konservativ behandelt werden (4), jedoch ist die Möglichkeit der sekundären Dislokation zu beachten (6). Alle Frakturen werden offen reponiert; andernfalls wird das Hüftgelenk punktiert (6). Zur Fixation dienen Bohrdrähte oder der Zugschrauben (5, 6, 10, 11). Entlastungen werden für die Dauer von bis zu einem Jahr empfohlen (11). Die Szintigraphie gibt die Möglichkeit Nekrosen frühzeitig zu erkennen (6).
Die Forderung nach sofortiger, schonender und exakter Reposition bedarf keiner besonderen Begründung. Die Möglichkeit, daß ein Spannungshämarthros die Kopfdurchblutung beeinträchtigt ist theoretisch gegeben (6). Dieser muß also nachgewiesen oder ausgeschlossen werden, wozu sich am einfachsten die Gelenkspunktion als gleichzeitige Therapiemaßnahme eignet. Ob die einmalige Punktion den Druck auf Dauer reduzieren kann, ist unklar. Deshalb scheint im Fall eines Kapselhämatoms die Fenestrierung vor oder nach der Reposition sinnvoll. Tatsache ist lediglich, daß die Reduktion der Nekrose auf 10 % durch Dekompression und gleichzeitige Osteosynthese zu erreichen ist. Die Druckentlastung des Gelenkes allein ist deshalb bis zum Erhalt weiterer Informationen als insuffizient anzusehen. Die stabile Kompressionsosteosynthese ist anzustreben. Kleinstkinder bis zum Alter von 5 Jahren werden konservativ behandelt. Unverschobene Frakturen sollten u. E. auch operiert werden, da das Operationsrisiko im Vergleich zu den Folgen der sekundären Dislokation gering ist.

Zusammenfassung

An Hand einer eigenen Serie kindlicher Femurhalsfrakturen (50 Fälle) und Angaben der Literatur der letzten 15 Jahre läßt sich feststellen, daß die besten Resultate durch die frühzeitige Kompressionsosteosynthese zu erreichen sind. Die sofortige Dekompression des Hüftgelenkes mit gleichzeitiger Frakturstabilisation stellt derzeit die Grundlage der Therapie dar. Dieses Vorgehen läßt eine Reduktion der Hüftkopfnekroserate erwarten.

Literatur

1. BOITZY, A. (1978): Frakturen am proximalen Femur. In: WEBER, B.G., BRUNNER, C., FREULER, F.: Die Frakturbehandlung bei Kindern und Jugendlichen. Springer, Berlin-Heidelberg-New York.
2. CANALE, S.T., BOURLAND, W.L. (1977): Fracture of the neck and intertrochanteric region of the femur in children. J. Bone Joint Surg. 59 A, 431.
3. FORNARO, E., BRUNNER, C., WEBER, B.G. (1982): Die Behandlung des Schenkelhalsbruches im Kindesalter – Notfallmäßige Arthrotomie. Reposition und Verschraubung, H. Unfallheilk. 158, 247.
4. HEISER, J.M., OPPENHEIM, W.L. (19080): Fractures of the hip in children. A review of forty cases, Clin. Orthop. 149, 177.
5. KUJAT, R., SUREN E.-G., ROGGE, D., TSCHERNE, H. (1984): Die Schenkelhalsfraktur im Wachstumsalter. Chirurg 55, 43.
6. LAER, L. VON (1986): Frakturen und Luxationen im Wachstumsalter. Thieme, Stuttgart-New York.
7. LAM, S.F. (1971): Fractures of the neck of the femur in children. J. Bone Joint Surg. 53 A, 1165.
8. MAROSKE, D., THON, K. (1981): Schenkelhalsfrakturen im Kindesalter. Unfallheilk. 84, 186.
9. MILLER, W.E. (1973): Fractures of the hip in children from birth to adolescence. Clin. Orthop. 92, 155.

10. Pförringer, W., Rosemeyer, B. (1980): Fractures of the hip in children and adolescents. Act. Orthop. Scand. 51, 91.
11. Pistor, G., Hofmann-v. Kapp-Herr, S., Bätz, W. (1984): Die Schenkelhalsfraktur im Kindesalter. Unfallchirurgie 10, 293.
12. Ratliff, A.H.C. (1974): Fractures of the neck of the femur in children. Orthop. Clin. North America 5, 903.
13. Rüter, A., Kreuzer, U. (1982): Schenkelhalsfrakturen beim Kind – Therapie und Ergebnisse. H. Unfallheilk. 158, 233.
14. Schwarz, N., Leixnering, M., Frisee, H. (1986): Aktuelle Therapie und Prognose der Femurhalsfrakturen im Wachstumsalter. Unfallchirurg (im Druck).
15. Strömqvist, B., Wingstrand, H., Egund, N., Carlin, N.O., Gustafson, T., Herrlin, K., Nilsson, L.T., Thorngren, K.G., Önnerfält, R. (1985): Traumatic hip joint tamponade, Act. Orthop. Scand. 56, 81.
16. Swiontkowski, M.F., Winquist, R.A., Hansen, S.T. (1984): Fractures of the femoral neck in patients between the ages of twelve and forty-nine years. J. Bone Joint Surg. 66 A, 837.
17. Wingstrand, H., Egund, N., Carlin, N.O., Forsberg, L., Gustafson, T., Sunden, G. (1985): Intracapsular pressure in transient synovitis of the hip. Act. Orthop. Scand. 56, 204.
18. Woodhouse, Ch.F. (1962): Anoxia of the femoral head, Surgery 52, 55.

Anschrift der Verfasser
Dr. N. Schwarz, Dr. M. Leixnering, Allgemeine Unfallversicherungsanstalt, Unfallkrankenhaus Lorenz Böhler, A-1200 Wien

Die Schenkelhalsfraktur

F. U. Niethard, H. P. Kaps, Heidelberg

Einleitung

Die Schenkelhalsfrakturen im Kindes- und jugendlichen Alter ist ein seltenes Unfallereignis. Nach Ratliff (1974) ist auf 130 Schenkelhalsfrakturen des Erwachsenen nur mit einer im Kindesalter zu rechnen. Tucker (1949) und Streicher (1957) geben sogar ein Verhältnis von 300:1 an Trotz ihrer Seltenheit ist die Schenkelhalsfraktur des Heranwachsenden besonders gefürchtet. Die allgemein günstige Prognose kindlicher Frakturen trifft auf diese Verletzung nicht zu. Nach der Schenkelhalsfraktur im Kindesalter sind Komplikationen zumeist gleich häufig wie nach derjenigen im Erwachsenenalter.

Eigenes Krankengut

An der Orthopädischen Universitätsklinik Heidelberg überblicken wir die Verläufe von 21 kindlichen Schenkelhalsfrakturen. In abfallender Häufigkeit handelte es sich um transzervikale, basozervikale und pertrochantere Frakturen (Tab. 1). Die Verletzungen wurden teils konservativ, teils operativ versorgt. Als Spätkomplikationen konnte bei jeweils 8 Kindern eine Hüftkopfnekrose bzw. Coxa vara, bei 4 Kindern eine Schenkelhalspseudarthrose beobachtet werden (Tab. 2).

Tabelle 1: Klassifikation und Häufigkeit von Schenkelhalsfrakturen im Kindesalter (n = 21, eigenes Krankengut).

Komplikationen	n = 21
Nekrosen	8 (38%)
Coxa vara	8 (38%)
Pseudarthrosen	4 (19%)

Tabelle 2: Häufigkeit der Komplikationen nach kindlichen Schenkelhalsfrakturen (n = 21, eigenes Patientengut).

Lokalisation (n. Colonna, 1928)	n = 21
I traumat. Epiphysenlösung	0 (0%)
II transzervikale Fraktur	9 (43%)
III basozervikale Fraktur	7 (33%)
IV intertrochantere Fraktur	5 (24%)

Diskussion

Da die obengenannten Zahlen aufgrund der geringen Fallzahl nicht repräsentativ sind und wegen der teils sehr widersprüchlichen Ergebnisse in der Literatur, haben wir unsere Ergebnisse an einer Literaturrecherche kritisch gespiegelt.

Aus 70 Publikationen konnten über 1200 Beschreibungen von Schenkelhalsfrakturen im Kindes-, Jugendlichen- und Adoleszentenalter zusammengestellt werden. Eine differenzierte Betrachtung war allerdings nur bei 755 Fällen aus 36 Publikationen unter Einschluß von 21 Beobachtungen aus der Orthopädischen Universitätsklinik Heidelberg möglich. Es handelt sich hierbei ausschließlich um Verletzungen bei noch offenen Wachstumsfugen. Nach dieser Literaturübersicht ist bei ca. 60 % aller Schenkelhalsfrakturen im Kindesalter mit Komplikationen zu rechnen (Abb. 1). Die Komplikationsrate liegt damit deutlich über derjenigen nach Schenkelhalsfrakturen im Erwachsenenalter (Eigenthaler und Möseneder, 1968, Barnes et al., 1976). Ganz im Vordergrund steht die posttraumatische Hüftkopfnekrose, die im Durchschnitt bei 29 % aller Schenkelhalsfrakturen im Kindesalter beschrieben wird. Auffällig ist, wie stark die Nekroserate in den einzelnen Publikationen voneinander abweicht. So wird von KHATTAB (1968) bei 54 kindlichen Schenkelhalsfrakturen lediglich eine Nekroserate von 10% angegeben. RATLIFF (1974) findet in dem bisher größten publizierten Kollektiv von 132 Fällen in 45% Nekrosen, MCDOUGALL (1961) beschreibt bei 24 Fällen sogar eine Nekroserate von 58%.

Weit günstiger ist die Prognose hinsichtlich der Pseudarthrose. Sie wird durchschnittlich bei 13% der beschriebenen Fälle angegeben.

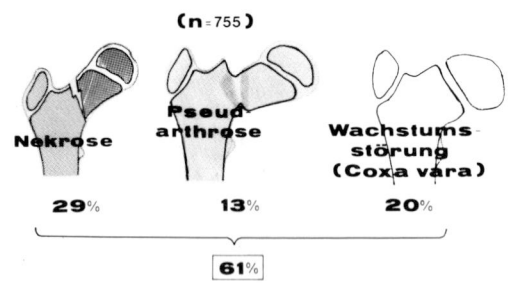

Abb. 1: Komplikationsrate nach kindlichen Schenkelhalsfrakturen (755 Fälle aus 36 Publikationen).

Unter dem Begriff der Coxa vara werden häufig Wachstumsstörungen und Fehlstellungen des coxalen Femurendes zusammengefaßt. Die Literaturangaben streuen daher sehr. Durchschnittlich wird die Komplikation bei 20% der kindlichen Schenkelhalsfrakturen beschrieben.

Nach der Klassifikation von COLONNA (1928) werden vier Formen der kindlichen Schenkelhalsfraktur voneinander unterschieden. Beim Typ I handelt es sich um die traumatische Epiphysenlösung, die nicht immer streng von dem akuten Abrutsch einer Epiphyseolyse unterschieden wird. Diese Verletzung ist sehr selten, wird bei den 694 zur Auswertung stehenden Frakturen in 8% beschrieben (Abb. 2). Der Typ II, die transzervikale, und der Typ III, die basozervikale Schenkelhalsfraktur, werden etwa gleich häufig mit jeweils 42% angetroffen. Der Typ IV, die intertrochantere Fraktur, ist dagegen mit 8% wieder ausgesprochen selten.

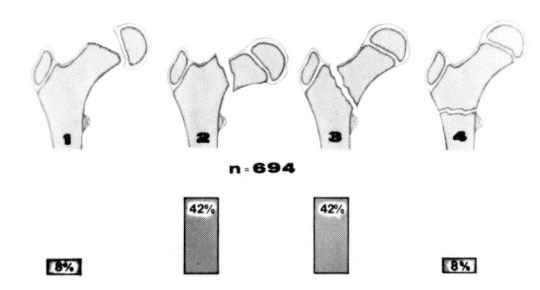

Abb. 2: Klassifikation und Häufigkeit der Schenkelhalsfrakturen im Kindesalter (n = 694 aus 36 Publikationen).
Typ I = transepiphysäre Fraktur
Typ II = transzervikale Fraktur
Typ III = basozervikale Fraktur
Typ IV = intertrochantere Fraktur.

Nach dieser Klassifikation muß bei den traumatischen Epiphysenlösungen mit einer besonders hohen Nekroserate gerechnet werden. Bei den umfangreichen Untersuchungen von RATLIFF (1974) trat die Nekrose in 50%, bei den von RIGAULT et al. (1966) sowie CANALE und BOURLAND (1977) beschriebenen Fällen sogar in 100% auf (Abb. 3). Für die transzervikalen Frakturen wird eine Nekrosehäufigkeit zwischen 20% (LAM, 1971) und 60% (CANALE und BOURLAND, 1977) angegeben. Bei den basozervikalen Frakturen liegt die Nekroserate zwischen 15% (LAM, 1971) und 35% (RATLIFF, 1974).

Außer der Frakturlokalisation sind auch der Frakturtyp, der Dislokationsgrad, die Zeit bis zur Versorgung, die Art der Versorgung und das Alter für die Häufigkeit der Hüft-

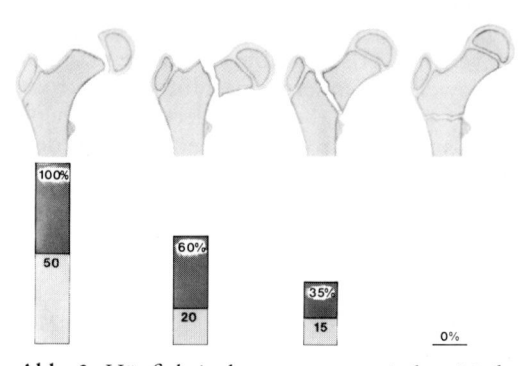

Abb. 3: Häufigkeit der posttraumatischen Hüftkopfnekrose in Abhängigkeit von der Frakturlokalisation.

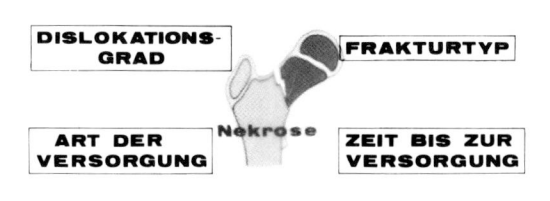

Abb. 4: Klinische Parameter, die die Nekrosehäufigkeit nach kindlichen Schenkelhalsfrakturen beeinflussen.

kopfnekrose verantwortlich gemacht worden (Abb. 4). Nach RATLIFF (1974) sollen die Abduktionsbrüche im Hinblick auf die Nekroseentstehung prognostisch günstiger sein, weil bei diesem Frakturtyp die lateralen Gefäße häufiger unverletzt bleiben. Bei dislozierten Frakturen ist die Nekroserate mit 70% doppelt so groß wie bei den nicht verschobenen Schenkelhalsbrüchen (RATLIFF, 1974).

Die intraarticuläre Lage der den Hüftkopf versorgenden Blutgefäße macht es wahrscheinlich, daß unphysiologische intraarticuläre Druckerhöhungen – wie sie z. B. durch ein Frakturhämatom entstehen – eine bereits gedrosselte Blutzufuhr weiter reduzieren können. Damit wird auf die Bedeutung des Zeitfaktors bei der Versorgung von kindlichen Schenkelhalsfrakturen hingewiesen. Dieser von PFÖRRINGER und ROSEMEYER (1977) betonte Zusammenhang hat zu der Forderung geführt, daß das «Spannungshämarthros» so rasch wie möglich behoben wird (BOITZY, 1978).

Infolge der besonderen Lädierbarkeit der intraarticulär gelegenen Gefäße wurde die Art der Versorgung von Schenkelhalsfrakturen beim Kind immer wieder diskutiert. Zahlreiche Autoren räumen der operativen Versorgung den Vorzug ein (BOITZY, 1971 und 1978, MAROSKE und THON, 1981), während RATLIFF (1974) keinen Einfluß der Behandlungsart auf die Nekroserate feststellte. Auch bei unserer Zusammenstellung konnte eine Überlegenheit der operativen Versorgung nicht festgestellt werden

(Abb. 5). Während die nach verschiedenen Verfahren operativ behandelten Schenkelhalsfrakturen eine Nekroserate von 36% aufwiesen, betrug sie bei konservativer Behandlung nur 26%. Es bleibt offen, ob neuere Operationsverfahren diese Resultate verbessern können (BOITZY, 1978, MAROSKE und THON, 1981).

Untersuchungen des Schweizer Arbeitskreises für Osteosynthese zeigen, daß das Schicksal der Schenkelhalsfraktur offenbar von der Art der Fraktur und dem Ausmaß der Dislokation abhängt, nicht aber von der Art der Versorgung. Die Nekroseart bei OP in dieser Studie war höher als in unserem Patientengut (GERBER et al., 1985).

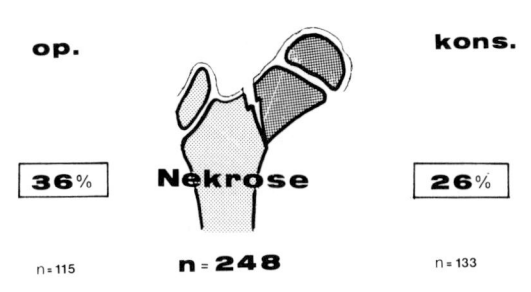

Abb. 5: Hüftkopfnekroserate nach kindlichen Schenkelhalsfrakturen in Abhängigkeit von der Art der Versorgung (n = 248, 36 Publikationen).

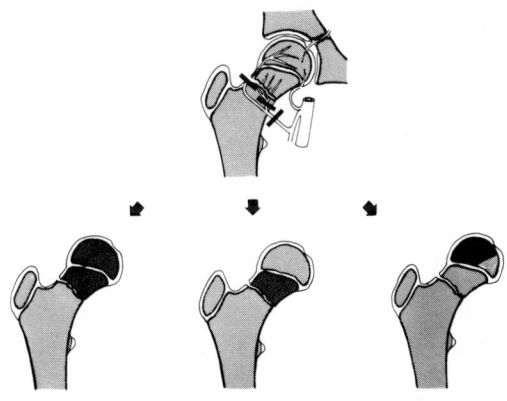

Abb. 6: Nekrosetypen in Abhängigkeit von dem Ort der durch die Fraktur gesetzten Durchblutungsstörung.

In Abhängigkeit von der Lokalisation der Durchblutungsstörung sind unterschiedliche Nekrosetypen zu beobachten. Ist bereits der extraarticulär gelegene Gefäßring unterbrochen, so kommt es zu einer Nekrose von Hüftkopf und Schenkelhals. Bei einer Läsion der aus dem extraarticulär gelegenen Gefäßring entspringenden metaphysären Gefäße ist eine isolierte Schenkelhalsnekrose möglich, während die Hüftkopfepiphyse vital bleibt. Am häufigsten jedoch ist die isolierte Nekrose der Epiphyse, die bei einer Unterbrechung der lateralen Schenkelhalsgefäße zu erwarten ist (Abb. 6).

Untersuchungen des Schweizer Arbeitskreises für Osteosynthese zeigen, daß das Schicksal der Schenkelhalsfraktur offenbar von der Art der Fraktur und dem Ausmaß der Dislokation abhängt, nicht aber von der Art der Versorgung. Die Nekroserate bei OP in dieser Studie war höher als in unserem Patientengut (GERBER et al., 1985).

In Abhängigkeit von der Lokalisation der Durchblutungsstörung sind unterschiedliche Nekrosetypen zu beobachten. Ist bereits der extraarticulär gelegene Gefäßring unterbrochen, so kommt es zu einer Nekrose von Hüftkopf und Schenkelhals. Bei einer Läsion der aus dem extraarticulär gelegenen Gefäßring entspringenden metaphysären Gefäße ist eine isolierte Schenkelhalsnekrose möglich, während die Hüftkopfepiphyse vital bleibt. Am häufigsten jedoch ist die isolierte Nekrose der Epiphyse, die bei einer Unterbrechung der lateralen Schenkelhalsgefäße zu erwarten ist (Abb. 6).

Das Ausmaß der Gefäßschädigung kann auch als wichtiger Faktor bei der Entstehung der posttraumatischen Pseudarthrose angesehen werden. Bei bestimmten Gefäßläsionen sind Nekrosen des metaphysären Schenkelhalsanteiles möglich. Die Unterbrechung der Vaskularisation proximal der Fraktur ist sicherlich der wichtigste Faktor für die Störung der Osteogenese in dieser Region. Die früher immer wieder vermutete Minderwertigkeit der periostalen Knochenneubildung scheint nach neueren Untersuchungen keine Rolle zu spielen (WEINER und O'DELL, 1979). Bereits NUSSBAUM (1923) hatte darauf hingewiesen, daß dem «viel geschmähten» Periost des Schenkelhalses eine weit bessere Kraft zukommt, als allgemein angenommen wird. Vorbedingung für die rasche Konsolidierung der Fraktur ist offenbar eine gute Reposition, die mit konservativen Maßnahmen nicht immer zu erreichen ist. TACHDJIAN (1972) hat bereits darauf hingewiesen, daß sich bei der kindlichen Schenkelhalsfraktur der Psoas häufig einschlägt und ein unüberwindbares Repositionshindernis darstellt. Die Entwicklung der Pseudarthrose ist wohl aus diesen Gründen von der Art der Versorgung abhängig. Sie trat in unserer Zusammenstellung bei konservativer Behandlung in 13 %, bei operativer Behandlung dagegen in 6 % auf (Abb. 7).

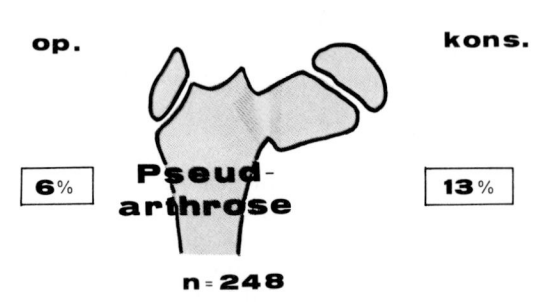

Abb. 7: Entwicklung der Schenkelhalspseudarthrose nach kindlichen Schenkelhalsfrakturen in Abhängigkeit von der Art der Versorgung (n = 248, 36 Publikationen).

Als typische Komplikation der Schenkelhalsfrakturen im Kindesalter ist die posttraumatische Wachstumsstörung anzusehen. Fälschlicherweise wird diese häufig gemeinsam mit der posttraumatischen Fehlstellung abgehandelt und unter dem Begriff der Coxa vara subsumiert. Auch für die Entstehung von Wachstumsstörungen ist die Vaskularisation von Bedeutung, denn eine durchblutungsgestörte Wachstumsfuge zeigt einen vorzeitigen Fugenschluß. Dieser wurde z. B. von PFÖRRINGER und ROSEMEYER (1980) bei 30 % beobachtet. Mit Ausnahme beim Typ IV durchkreuzt die Schenkelhalsfraktur des Kindes jedoch noch immer eine Wachstumsfuge. Die Epiphysenfuge hat im kindlichen Schenkelhals einen vom Diaphysenstachel bis zur Trochanterregion durchgehenden Verlauf. Bei den häufigen Schenkelhalsfrakturen des Typs II und III ist also immer die Wachstumsfuge der cranialen Schenkelhalspartie verletzt, die ganz wesentlich für das Breitenwachstum des Schenkelhalses verantwortlich ist. Bei einer Verödung dieser Fuge im cranialen Bereich kommt es zur Verkürzung und Valgusstellung des

Schenkelhalses, also einer Coxa valga. Bei ventral oder dorsal liegenden Läsionen der Fuge sind auch Torsionsfehler möglich. Die typische Coxa vara entsteht nach der Epiphysennekrose des Hüftkopfes selbst.

Von den Wachstumsstörungen zu trennen sind die reinen Fehlstellungen im Bereich des coxalen Femurendes, deren Prognose eher günstig einzuschätzen ist. Verminderungen des Schenkelhalsschaftwinkels bis auf 90 Grad können im Kleinkindesalter einer Verlaufsbeobachtung zugeführt werden. Die Revalgisierungstendenz ist meist ausreichend, um annähernd normale anatomische Verhältnisse wieder herzustellen. Im jugendlichen Alter ist wegen der nur begrenzt zur Verfügung stehenden Zeit der Wachstumsanpassung die Varusstellung prognostisch ungünstiger zu sehen. Hier sind operative Korrekturmaßnahmen unerläßlich.

Zusammenfassung

Die Schenkelhalsfraktur des Kindes und Jugendlichen ist wegen ihrer Komplikationsrate gefürchtet. Durch eine optimale Primärversorgung läßt sich die Prognose offenbar verbessern (BOITZY, 1978, MAROSKE und THON, 1981). Über die operativ technischen Kenntnisse hinaus erfordert die Behandlung der Schenkelhalsfraktur aber auch das Wissen um die Pathophysiologie dieser Verletzung, denn nur so kann den häufig drohenden Komplikationen rechtzeitig und wirkungsvoll begegnet werden.

Literatur

BARNES, R., R.S. GARDEN u. E.A. NICOLL: Subcapital fractures of the femur. J. Bone Jt. Surg. 58-B (1976), 2.

BOITZY, A.: La fracture du col du fémur chez l'enfant et l'adolescent. Masson, Paris 1971.

BOITZY, A.: Frakturen am proximalen Femur. In: WEBER, B.G., CH. BRUNNER, F. FREULER. Die Frakturbehandlung bei Kindern und Jugendlichen. Springer, Berlin-Heidelberg-New York (1978).

CANALE, S.T., W.L. BOURLAND: Fracture of the neck and intertrochanteric region of the femur in children. J. Bone Jt. Surg. 59-A (1977), 431.

COLONNA, P.C.: Fracture of the neck of the femur in childhood. Ann. Surg. 88 (1928), 902.

EIGENTHALER, L. u. H. MÖSENEDER: Ergebnisse der mit dem Böhler-Nagel operierten Schenkelhalsbrüche. Hefte Unfallheilk. 97 (1968), 67.

GERBER, C., A. LEHMANN, R. GANZ: Schenkelhalsfrakturen beim Kind – eine multizentrische Nachkontrollstudie. Z. Orthop. 123 (1985), 767.

KHATTAB, A.S.: Fractures of the neck of the femur in children. Egypt. Orth. J. 3 (1968), 68–84.

LAM, S.F.: Fractures of the neck of the femur in children. J. Bone Jt. Surg. 53-A (1971), 1165.

MAROSKE, D., K. THON: Schenkelhalsfrakturen im Kindesalter. Unfallheilkunde 84 (1981), 186.

McDOUGALL, A.: Fracture of the neck of the femur in childhood. J. Bone Jt. Surg. 43-B (1961), 16.

NUSSBAUM, A.: Die arteriellen Gefäße der Epiphyse des Oberschenkels und ihre Beziehungen zu normalen pathologischen Vorgängen. Beiträge Klin. Chir. 130 (1923), 495.

PFÖRRINGER, W., B. ROSEMEYER: Fractures of the hip in children and adolescents. Acta Orthop. Scand. 51 (1980), 91–108.

RATLIFF, A.H.G.: Fractures of the neck of the femur in children. Orthopedic Clinic of North America 5 (1974), 903.

RIGAULT, P., F. ISELIN, J. MOREAU, J. JUDET: Fractures du col du fémur chez l'enfant. Rev. Chir. Orthop. 52 (1966), 325.

STREICHER, H.-J.: Schenkelhalsfrakturen bei Kindern und Jugendlichen. Arch. Klin. Chir. 287 (1957), 716–721.

TACHDJIAN, M.O.: Pediatric orthopedics. W.B. Saunders, Philadelphia-London-Toronto 1972.

TUCKER, F.R.: Arterial supply to the femoral head and its clinical importance. J. Bone Jt. Surg. 31-B (1949), 82.

WEINER, D.S., H.W. O'DELL: Fractures of the hip in children. J. Trauma 9 (1969), 62–76.

Anschrift der Verfasser
Prof. Dr. med. F.U. NIETHARD und Oberarzt Dr. med. H.P. KAPS, Orthopädische Universitätsklinik Heidelberg-Schlierbach, Schlierbacher Landstr. 200a, D-6900 Heidelberg 1

V. Operationsindikationen bei Femurfrakturen

Überblick

Aus der Analyse der Behandlungswege verschiedener Kliniken lassen sich absolute und relative Indikationen für eine operative Therapie ableiten.

Absolut in diesem Sinne bedeutet «unbestritten» oder zumindest «von der Mehrzahl der Chirurgen anerkannt». Dazu gehören die offenen Frakturen, Grad II und III, Frakturen mit schweren Weichteilverletzungen oder pathologischen Frakturen. Eine Operation ist auch dringlich bei Mehrfachbrüchen derselben Extremität, bei Refrakturen nach Osteosynthese oder Extensionbehandlung. In diese Kategorie gehören auch Brüche, die mit konservativen Maßnahmen nicht reponibel sind.

Relative Indikationen zur Operation stellen Trümmerbrüche, Frakturen mit disloziertem Drehkeil oder bei einem Polytrauma dar. Kinder, die älter als 10 Jahre alt sind, werden ebenfalls mit Osteosynthese behandelt. Die größte Verbreitung mit den besten Erfahrungen hat bisher die Druckplattenosteosynthese erlangt. Eine Alternative kann in geübten Händen die Markschienung mit flexiblen Drähten darstellen (PRÉVOT). Die Küntschner-Nagelung sollte im Kindesalter nicht mehr durchgeführt werden (GNADIETZ). Für eine operative Therapie bei Querfrakturen und Patienten jenseits des 4. Lebensjahres stehen ZÜGEL und HOFMANN-V. KAP-HERR ein. Bei beidseitigen Schaftfrakturen liegt meist ein Polytrauma vor. Die Operation erfolgt in diesen Fällen erst nach der Stabilisation der vitalen Funktionen (KAUFNER, FASS). Nach einem Schädel-Hirn-Trauma sind die Hälfte der Patienten wegen motorischer Unruhe ebenfalls einer Osteosynthese zuzuführen (NUTZ, GIEBEL).

Da die Komplikation unter sachgerechter Anwendung der DCP-Osteosynthese außerordentlich gering sind, darf die Indikation zur Operation großzügig gestellt werden. Die lange Hospitalisationszeit und die oft schwere psychologische Belastung, besonders größerer Kinder unter konservativer Extensionstherapie, läßt sich erheblich reduzieren.

A. SCHÄRLI (Luzern)

Operationsindikationen bei Frakturen des Oberschenkelschaftes

A. F. SCHÄRLI, H. WINIKER, Luzern

Bis vor wenigen Jahren haben wir uns die Regel gegeben, daß kindliche Frakturen konservativ zu behandeln sind. Ungünstige Erfahrungen mit intraartikulären oder offenen Brüchen unter diesem Konzept führten zur Schaffung eines langen Ausnahmekataloges. In zahlreichen Büchern und Publikationen wird daher eine allgemein konservative Haltung durch hunderte von Illustrationen strotzend von Osteosynthese-Material untermauert. Neuere Studien haben die Grenzen der Behandlung mit Gips und Extensionen durch Spätkontrollen aufgezeigt (1,3). Die breite Erfahrung mit verschiedenen Operationsmethoden hat andererseits Nachteile und Komplikationen erkennen lassen. Konservative und operative Techniken der Frakturbehandlung sind dennoch nicht konkurrierende Verfahren, die durch Temperament und Willkür des Kinderchirurgen bestimmt sind. Für viele Indikationen sind sie wohl als alternativ anzusehen, für einzelne wiederum ergänzen sie sich. Deshalb ist eine Frakturbehandlung ohne Beherrschung operationeller Verfahren nicht möglich.

Das therapeutische Vorgehen aber ist nicht ein Entweder-Oder zwischen konservativ und operativ. Die Osteosynthese ist nicht einfach der letzte Ausweg, wenn konservativ alles schief gelaufen ist. Der Behandlungsweg soll durch klar umschriebene Indikationen bestimmt werden. Diese Überlegungen lassen sich besonders für Frakturen des Oberschenkelschaftes anwenden (1, 2, 3).

Krankengut, Methoden

In den Jahren 1972–1985 wurden an der Kinderchirurgischen Klnik Luzern 278 Oberschenkelschaftfrakturen bei 274 Kindern im Alter von 3 Monaten bis 14 Jahren behandelt.
Die Altersverteilung beschreibt eine Häufigkeitskurve mit einem Gipfel zwischen dem 3. und 7. Lebensjahr. Mehr als die Hälfte der Kinder ist bei einem Verkehrsunfall verletzt worden.

Therapie

Eine Untersuchung über Behandlungs-Richtlinien konzentriert sich auf 3 Fragen:
1. Welche konservativen oder operativen Techniken sind geeignet, eine Heilung zu erzielen?
2. Wie soll im Einzelfall behandelt werden: Konservativ oder operativ?
3. Sind die beiden Behandlungswege bezüglich Heilungserfolg oder Restschäden vergleichbar?

Konservative Maßnahmen

Für 209 Frakturen (75%) wurde primär ein konservatives Verfahren gewählt.
– Eine Gipsbehandlung wurde nur bei 6 Säuglingen angewandt, sofern keine Dislokation bestand.
– Mit der Overhead-Extension wurden 14 Kinder im Alter von 6–18 Monaten behandelt.
– In früheren Jahren gelangte die Extension auf einer Braun'schen Schiene gelegentlich zur Anwendung (7 Fälle).
– Für die Altersgruppe zwischen $1^{1}/_{2}$ und 10 Jahren setzten wir die Extension mit dem Webertisch für 182 Frakturen ein.

Operative Maßnahmen

Eine Sofortoperation erfolgte bei 65 Kindern (23 %). 12 Frakturen (6,4 %) ließen sich auf dem Weber-Tisch nicht reponieren und wurden sekundär chirurgisch behandelt.
- In früheren Jahren kam 3mal eine Rushpin zur Anwendung.
- Der Fixateur externe wurde für distale Schaftfrakturen oder bei schweren Weichteilverletzungen eingesetzt (8 Fälle).
- Bei einem Kind mit Osteogenesis imperfecta und rezidivierenden Frakturen gelang eine Stabilisation des Oberschenkels mit 2 Teleskopstäben.
- Als operative Routine-Maßnahme gilt für Oberschenkelschaftbrüche die Druckplatten-Osteosynthese (65 Fälle). Die Mobilisation der Patienten erfolgte am 10. postoperativen Tag. Eine Teilbelastung wurde für 6 bis 8 Wochen fortgesetzt. Die Osteosynthesematerialentfernung erfolgte nach 12–18 Monaten. In keinem Falle trat eine Osteomyelitis, eine Fettembolie oder eine andere schwere Komplikation ein.

Altersverteilung

Der Vergleich der Altersverteilung konservativ oder operativ behandelter Kinder läßt erkennen, daß vorwiegend jüngere Patienten (< 10 Jahre) mit Extension, ältere (> 10 Jahre) mit Plattenosteosynthesen behandelt wurden. (Abb. 1 + 2).
Es wäre jedoch nicht korrekt, aus diesen Diagrammen die Indikation für das eine oder andere Verfahren herauszulesen.

Osteosynthese-Indikationen

- Eine *absolute* Indikation für eine Osteosynthese ist immer dann gegeben, wenn ein konservatives Verfahren (Extension) zum vorneherein nicht zum Ziele führen kann, nach primärem Versuch versagt hat oder eine Heilung sogar gefährdet (Weichteilverletzungen) (Tab. 1).
- Als *relative* Indikationen zur Operation erachten wir jene Frakturen, bei denen

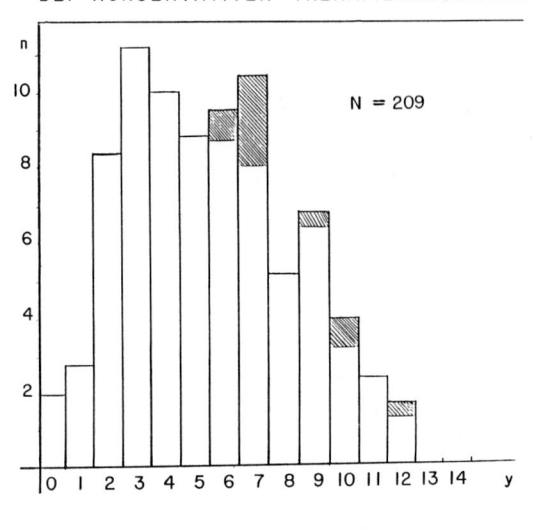

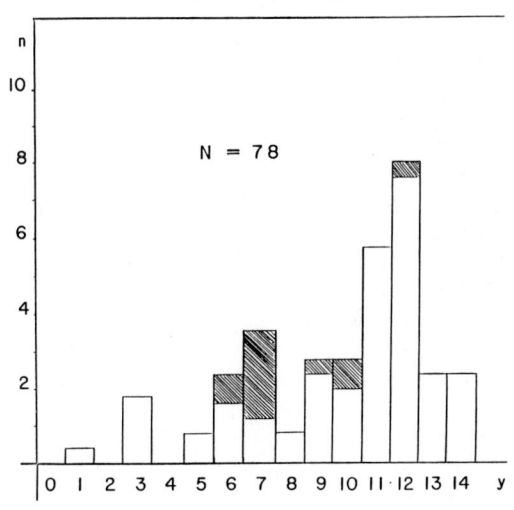

Abb. 1 + 2: Altersverteilung von 278 Oberschenkel-Schaftfrakturen bei 274 Kindern. Bei der konservativen Therapie überwiegt die jüngere Altersgruppe. Eine primär konservative Maßnahme war bei 12 Patienten nicht geeignet, um eine genügende Reposition zu erreichen. Hier erfolgte eine Platten-Osteosynthese.

Tabelle 1: Indikationen zur Osteosynthese.

Absolut	Relativ

– offene Frakturen (Grad 2 + 3)
– schwere Weichteilverletzungen
– zusätzliche Frakturen der gleichen Extremität
– Irreponibilität durch Extension
– Refrakturen
    nach Osteosynthese
    nach Extension
– pathologische Frakturen
– Pseudarthrosen
	– Polytrauma
	– Trümmerfrakturen
	– Drehkeile
	– über 10-Jährige

eine Heilung mit konservativen Mitteln zwar erzwungen werden kann, jedoch aus pflegerischen, sozialen, psychologischen und anderen Gründen nicht sinnvoll erscheint (Tab. 1).

Absolute Indikationen für eine Osteosynthese

– Offene Frakturen Grad 2 und 3 bedürfen eines sorgfältigen Débridements und der Stabilisation einer Fraktur.

– Schwere Weichteilverletzungen, Läsionen der Gefässe und Nerven bedürfen in der Behandlung einer zuverlässigen Osteosynthese, die durch eine Druckplatte oder durch einen Fixateur externe erreichbar ist.
– Mehrfache Frakturen der gleichen oder gegenseitigen Extremität sind oft konservativ nicht reponierbar. Die Osteosynthese gestattet zudem eine bessere Pflege dieser Mehrfachverletzten. (Abb. 3).
– Durch Extension irreponible Frakturen weisen meist Weichteilinterponate auf.

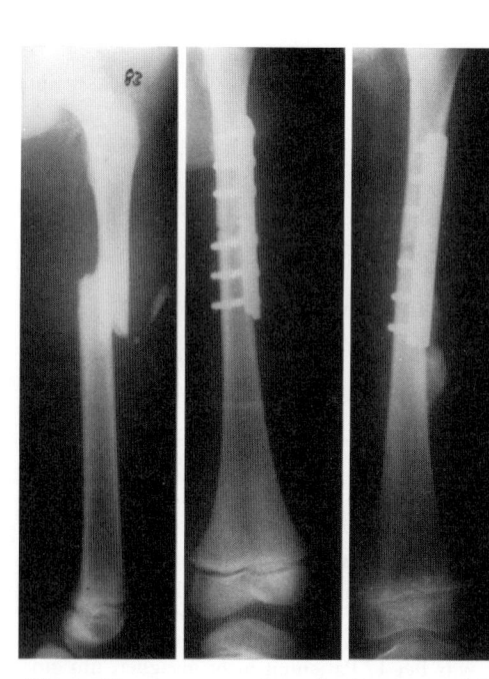

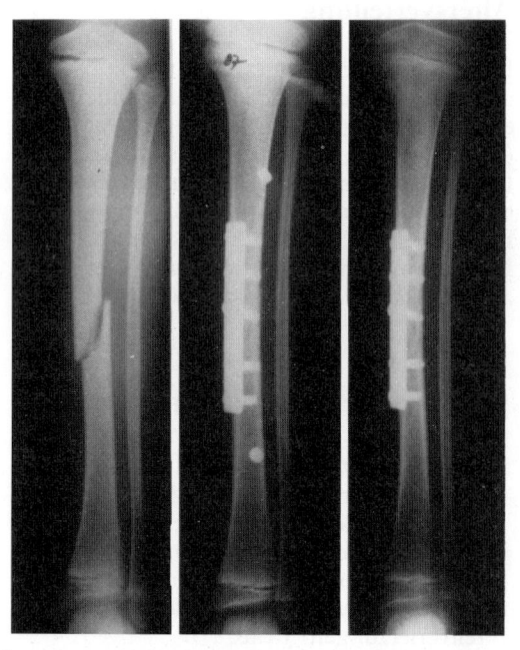

Abb. 3: Plattenosteosynthese für Femur und Tibia bei einem 5-jährigen Patienten mit Schädel-Hirntrauma und Querschnittsläsion. Relative Indikation aus pflegerischen Gründen.

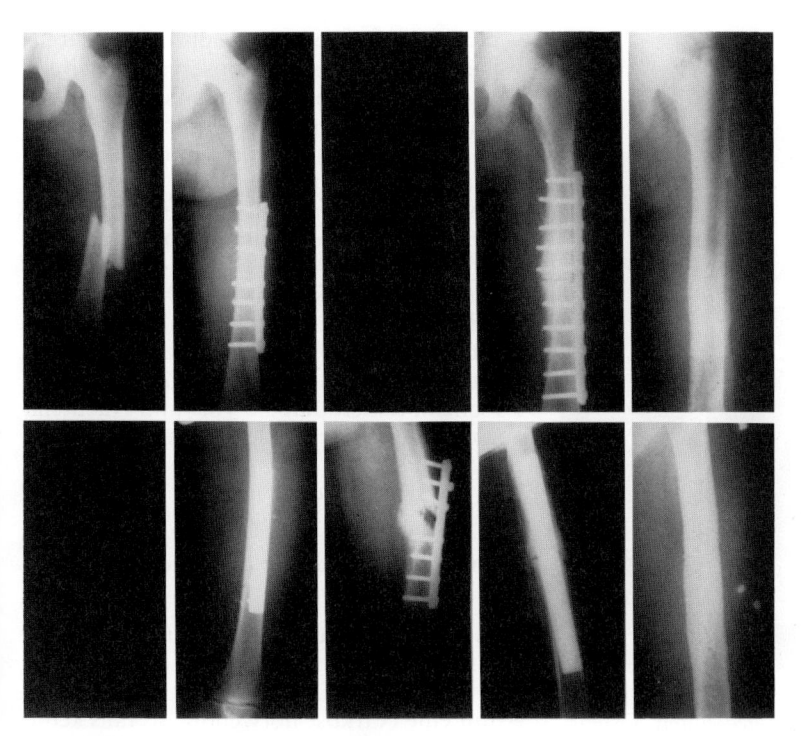

Abb. 4: Zuweisung wegen Refraktur als Folge einer kurzen Neutralisationsplatte (!). Heilung nach Glättung der Frakturränder unter Kompressionsosteosynthese.

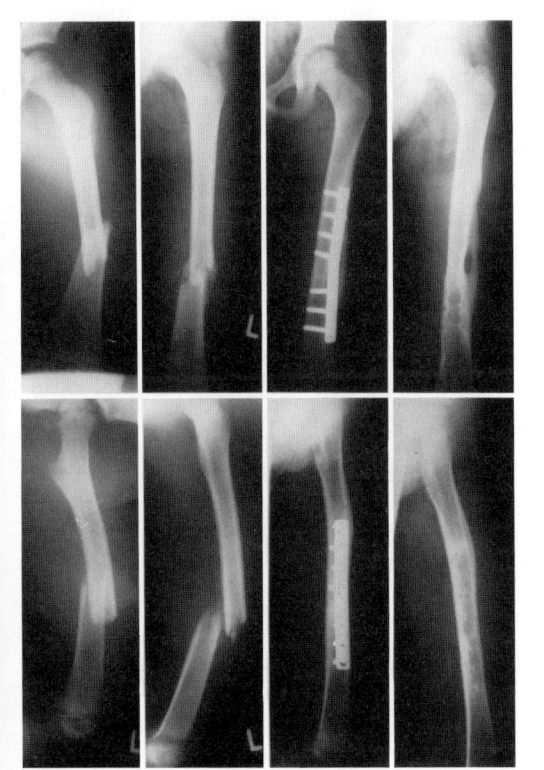

Eine frühzeitige Osteosynthese ist hier gewebsschonender und verhindert übermäßige Wuchsstörungen, die durch wiederholte Repositionsmanöver erzeugt werden.
- Refrakturen nach primärer Osteosynthese sind regelmäßig auf technische Mängel zurückzuführen. Die häufigsten Fehler bestehen in der Verwendung zu kurzer oder zu schwacher (Drittelrohr)-Platten (Abb. 4), in mangelhafter Kompression der Frakturenden und in der Entfernung eine Platte vor der vollständigen Restrukturierung des Knochens im Frakturbereich. Dafür sind auch im Kindesalter 12–18 Monate notwendig.

Nach einer Extensionsbehandlung sind besonders quere, unter heftiger Schlagwirkung entstandene Schaftbrüche für Refraktur gefährdet. Die Reposition einer Refraktur führt zur Pseudoarthrose und ist daher operativ zu versorgen. (Abb. 5)

Abb. 5: Refraktur 8 Wochen nach Extensions-Therapie bei primärer Querfraktur.

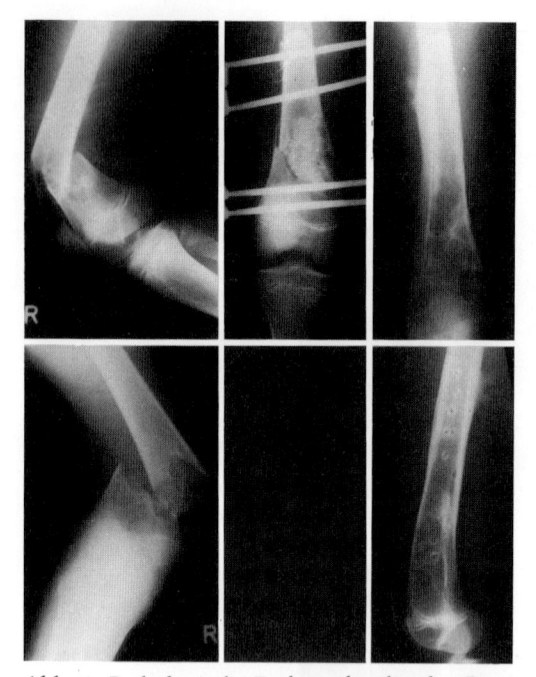

Abb. 6: Pathologische Fraktur des distalen Femurschaftes wegen eines ausgedehnten Osteofibroms. Osteosynthese durch Fixateur externe. Auffüllung des Knochendefektes mit homologer Spongiosa.

- Pathologische Frakturen auf der Basis von Knochenzysten oder Osteofibromen werden nach Kurettierung und Spongiosafüllung verplattet oder mit einem Fixateur externe stabilisiert (Abb. 6). Bei einem Kind mit Osteogenesis imperfecta konnte nach zahlreichen Frakturen erst durch einen beidseitigen Teleskopnagel eine Belastungsfähigkeit erreicht werden.
- Eine Pseudarthrose ist stets die Folge einer fehlerhaften Osteosynthese, einer Refraktur oder Osteomyelitis und bedarf stets einer Kompressionsosteosynthese nach Resektion des Falschgelenkes.

Relative Indikationen zur Osteosynthese

- Bei Mehrfachverletzten, besonders aber nach schweren Schädel-Hirn-Traumen ist eine Extensionstherapie aus pflegerischen und neurologischen Gründen (spastische Paresen) nicht möglich.
- Trümmerfrakturen und dislozierte Drehkeilausbrüche sind konservativ vielfach nicht befriedigend zu reponieren.
- Eine Druckplatten-Versorgung führen wir in der Regel bei Patienten durch, die mehr als 10 Jahre alt oder 30 kg schwer und 150 cm groß sind. Für Querfrakturen setzen wir die Alterslimite sogar um 1–2 Jahre tiefer.

Diese Notwendigkeit für eine Osteosynthese ist nicht unbestritten. Während einzelne Autoren bereits mit 5 Jahren für Platten sind, warten andere bis zum Alter von 13 Jahren. Es scheint daher, daß die Vor- und Nachteile einer konservativen, resp. operativen Therapie besonders für 8–12 Jährige unterschiedlich bewertet werden.

Wertung konservativer und operativer Methoden

Was spricht in diesem Alter für eine Extensionstherapie, was für eine DCP-Platte?
Die *Vorteile* der Extension liegen darin, daß
- nur eine Narkose notwendig ist (falls keine Nachrepositionsmanöver erfolgen),
- eine Operationsnarbe und eine Bluttransfusion ausbleibt.

Dennoch sind auch die *Nachteile* beträchtlich. Sie betreffen
- eine 6–8 wöchige Ruhigstellung und Hospitalisation
- die psychische und soziale Belastung von Kindern (Schule!) und Eltern ist erheblich,
- Achsenknicke, Seitabweichungen der Fraktur, Heilung mit Verkürzung führen zu langedauerndem Remodeling und zu vermehrtem Längenwachstum,
- Refrakturen und eine Nagelosteomyelitis gehören zu den wichtigsten Komplikationen,
- 4 Kinder haben als Folge einer Immobilisations Hypercalciurie Nierensteine entwickelt
- die Hospitalisationskosten sind im Durchschnitt doppelt so hoch wie bei der operativen Therapie.

Nachteile der operativen Therapie

Die Operation zieht für die Osteosynthese und die Plattenentfernung zweimal eine 10–

14-tägige Hospitalisation und zwei Narkosen nach sich. Am Ende wird immer eine lange Operationsnarbe zurückbleiben.

Vorteile der operativen Therapie

Der exakten Reposition und Verschraubung mit der DCP-Platte folgt eine Primärheilung der Fraktur, meist ohne meßbare Verstellungsverschiebungen. Infektiöse Komplikationen haben wir in 78 Fällen nicht beobachtet. Zwei Refrakturen in früheren Jahren waren durch technische Mängel bedingt, daher vermeidbar und seit 12 Jahren nicht mehr vorgekommen.

Diskussion

Es ist kaum bestritten, daß die Behandlung der kindlichen Oberschenkel-Fraktur in der Regel konservativ erfolgt. Dafür hat sich die Extension mit dem Weber-Tisch bei 182 Fällen bewährt.

Für eine Reihe von Frakturarten oder Knochenaffektionen besteht jedoch eine absolute Indikation für eine Osteosynthese.

Umstritten ist bislang, von welcher Altersstufe an ebenfalls eine Operation indiziert ist. Die Frage ist nicht geklärt, wann sich der Oberschenkel-Schaft in seinem Heilungsverhalten dem Erwachsenenknochen nähert.

Für eine Operation mag sprechen, daß nach dem 10. Lebensjahr die Heilungsdauer unter Extensionstherapie sehr lange dauert und 2–6 Wochen mehr Zeit beansprucht als beim Kleinkind. Ein vollständiges Remodeling ist beim 10-jährigen nur noch im begrenztem Maße gegeben. Eine Achsenfehlstellung über 10 Grad wird bis zum Wachstumsabschluß nicht mehr ausgeglichen. Ebenso vermag sich eine Verkürzung oder Verlängerung über 1,5 cm vielfach nicht mehr auszugleichen.

Mit exakten klinischen und röntgenologischen Kontrollen haben Hofmann-v. Kapherr (1) und von Laer (3) gemessen, daß Unterschiede in der durchschnittlichen Oberschenkelverlängerung nach der konservativen und operativen Therapie statistisch nicht bestehen. Die Operation verhindert jedoch

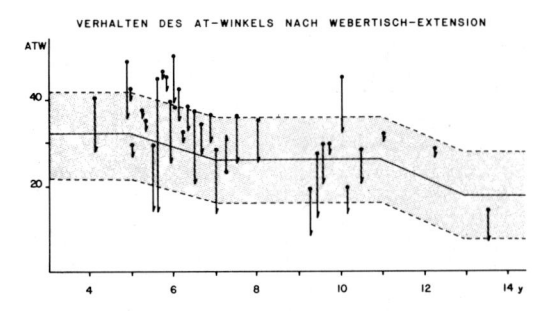

Abb. 7: Veränderung des Antetorsionswinkels bei 33 Patienten nach Extensionstherapie (Weber-Tisch). Messung der Unfallseite und Gegenseite 1 Jahr nach dem Trauma.

besonders starke Wachstumsreize, die durch Distraktions-, Verkürzungs- und Achsenfehlstellung oder durch wiederholte Repositionen verursacht werden.

Unter der Extensionstherapie mit dem Webertisch sind regelmäßig Rotationsfehler zu messen (Abb. 7). In 25 % unserer Patienten betrug die Retrotorsion mehr als 10° und in 10 % der Fälle sogar mehr als 20°. Alle Kinder haben aber eine normale Gehfähigkeit erreicht und sind beschwerdefrei. Diese Erfahrung deckt sich mit den Mitteilungen von Laers (3), daß Abweichungen in diesen Grenzen noch keinen Krankheitswert besitzen.

Besondere Probleme stellt die Querfraktur des Oberschenkelschafts dar, die unter großer Gewalteinwirkung (Verkehrsunfall) entstanden ist. Im Frakturgebiet bestehen Nekrosezonen, die auch unter Kompression sich abbauen und zu einer neuen Spaltbildung führen können. Dadurch wird die Knochenheilung verzögert und erfolgt unter Ausbildung eines erheblichen Unruhekallus. Bei der Extensions-Therapie hingegen wirkt sich der fehlende oder meist geringe Knochenkontakt verzögernd auf die Heilung aus. Für die Belastbarkeit der Extremität wird ein kräftiger Stützkallus benötigt, der bis zur Entwicklung 6–8 Wochen bedarf. Eine Refraktur unter Extensionstherapie ist auch in unserem Krankengut bei Querfrakturen und bei Kindern zwischen 8–10 Jahren beobachtet worden.

Diese Überlegungen legen nahe, daß für diese Fälle eine primäre Osteosynthese vorteilhafter ist als die Extension.

Wenn immer zwei Methoden – konservativ oder operativ – fast gleichwertig anwendbar sind, werden die Eltern in die Entscheidungsfindung miteinbezogen. Dabei zeigt sich in der Regel, daß eher eine längere Hospitalisation als eine Operation in Kauf genommen wird.

Von großer Bedeutung für die Durchführung einer langdauernden konservativen Therapie ist auch die geeignete Pflege in kindlicher Umgebung, die Möglichkeit für Schul- und Kindergartenbesuch und eine lockere Besuchsregelung. Psychische Spätfolgen sind so fast immer vermeidbar.

Zusammenfassung

Aufgrund der Erfahrungen bei 278 Oberschenkelfrakturen bei 274 Kindern lassen sich die Indikationen für den geeigneten Behandlungsweg abgrenzen.

Die konservative Extensionstherapie und die operative Plattenosteosynthese stellen nicht eigentliche konkurrierende Maßnahmen dar. Für offene Frakturen Grad 2 + 3, Weichteilläsionen, Mehrfachfrakturen und irreponible Brüche mit Weichteilinterponaten besteht eine Indikation für eine Osteosynthese.

Diese trifft auch für Refrakturen, Pseudarthrosen und pathologische Frakturen zu.

Eine relative Indikation erachten wir bei Schädel-Hirntraumen, Trümmerfrakturen oder nach dem 10. Lebensjahr als gegeben. Die Entscheidung für die Wahl einer operativen Methode wird erleichtert durch das Fehlen postoperativer Komplikationen und die exakte Reposition der Frakturelemente ohne ein lange dauerndes Remodeling der ossären Struktur. Die Verkürzung der Hospitalisationszeit und die einfachere Patientenpflege sind zudem von sozialer und psychologischer Bedeutung.

Literatur

1. S. HOFMANN-VON KAP-HERR: Fractures of the Femur in Children. In: Fractures in Children. Ed. G. Chapchal. Thieme, Stuttgart, 1981 (P. 224–228).
2. E. H. KUNER: Die Indikationen zur Osteosynthese beim kindlichen Knochenbruch. Chirurg 46: 164–169 (1975).
3. L. VON LAER: Frakturen und Luxationen im Wachstumsalter, Thieme, Stuttgart 1986.

Anschrift der Verfasser
Prof. Dr. A. F. SCHÄRLI, Dr. H. WINIKER, Kinderchirurgische Kantonsklinik, CH-6004 Luzern.

Indikationen für eine Osteosynthese der Oberschenkelfraktur

J. PREVOT, J. N. LIGIER, Nancy

Die überlieferten Vorgehen zur Behandlung der Oberschenkelfraktur beim Kind bestehen in Dauerzug und Gipsverband. Der spontane posttraumatische Knochenumbau und die Komplikationsfreiheit sind die Hauptgründe für die Haltung. Solche Art Therapie ist aber nicht ohne Nachteile: Langdauernder Krankenhausaufenthalt mit Trennung von Familie und Schule sowie unzureichende Repositionen der Fraktur. Die Notwendigkeit einer Osteosynthese ist deshalb nicht selten offensichtlich. So wurde in unserer Klinik in 123 von insgesamt 240 Kindern mit Oberschenkelfraktur zwischen Januar 1980 und Dezember 1985 eine stabile federnde Markschienung verwendet, deren Technik auf Seite 276 beschrieben ist.

Kasuistik

80 Jungen und 43 Mädchen wurden operativ behandelt. Das Alter der Kinder befand sich zwischen 5 und 16 Jahren (Durchschnitt 10 Jahre). 64 mal war die Fraktur rechts und 59 mal links, davon 6 mal doppelseitig.
Die Fraktur lag in 42 Fällen im proximalen Drittel, in 35 Fällen im mittleren und in 36 Fällen im distalen Drittel. 6 mal handelte es sich um pertrochantäre, 4 mal um mehrstufige Frakturen.
Die Frakturarten verteilen sich wie folgt:
Querbruch: 47
Spiralbruch: 28
Schrägbruch: 29
Dreistufenbruch: 12
Zweistufenbruch: 7.
Zusätzliche Verletzungen bestanden in 38 % der Fälle: (Schädel-Hirn-Trauma 35, Abdominaltrauma 4, Fraktur einer anderen Extremität 12).

Bei 8 Patienten mit Lähmungen bestand eine pathologische Fraktur (Meningomyelocele, Poliomyelitis).

Ergebnisse

a) Kurzfristig: Peroperative Komplikationen wurden nicht beobachtet. Der Blutverlust ist minimal und die Operation kurzdauernd. Die postoperative Hospitalisationsdauer betrug nur 5,4 Tage. Alle Frakturen waren in sehr kurzer Zeit (weniger als 2 Monate) konsolidiert, und es trat keine Refraktur nach Entfernung des Osteosynthesematerials auf. Gelegentlich ist eine Hautreizung auf der Höhe des Knies und eine Bewegungseinschränkung wegen der Klammern beobachtet worden. Eine Infektion ereignete sich 6 Wochen nach der Operation bei einem paraplegischen Kind, das mit einer schweren Urininfektion belastet war.
b) Langfristig: Längenveränderungen: Die durchschnittliche Verlängerung betrug 1,2 mm mit Spitzenwerten von + 17 mm bis − 12 mm. In 2 Fällen wurde eine distale Epiphysiodese wegen einer Verlängerung von 23 respektive 20 mm notwendig.
Achsenveränderung: In 14 Fällen wurde ein Achsenknick von mehr als 5 Grad, jedoch weniger als 10 Grad beobachtet. Es gab keine Rotationsstörungen.

Diskussion

Die stabile federnde Markschienung der Oberschenkelfraktur beim Kind ist eine einfache, wenig traumatisierende Methode. Sie führt zu einer guten und raschen Konsolidierung. Sie verringert besonders die Immobilisationszeit des Kindes und senkt die Kosten für die Frakturbehandlung. Der Eingriff führt nur zu einer kleinen Narbe.

Die Arbeiten von PANKOVICH und Mitarbeitern haben nachgewiesen, daß die Ergebnisse in vergleichbaren Fällen bei der Anwendung von Ender-Nägeln bei Erwachsenen ebenso günstig sind.

Indikationen

Wir begrenzen die Indikation für diese Methode auf Kinder über 7 Jahre. Von diesem Alter an wird die Schule bedeutungsvoll für das Kind und der Knochen weist eine genügende Struktur auf, um eine solide Fixation der Schienung zu gewährleisten.

Die stabile federnde Markschienung ist besonders indiziert beim Polytrauma sowie bei Mehrfachfrakturen. Eine weitere Indikation besteht bei komatösen Kindern, zur Erleichterung der Pflege sowie bei Spastikern und Epileptikern. Hingegen ist sie bei Paresen der unteren Extremitäten weniger geeignet, weil das stabilisierende muskuläre Element fehlt.

Zusammenfassung

Die stabile federnde Markschienung der Oberschenkelfraktur stellt ein leichtes, wenig traumatisierendes Mittel zur Osteosynthese dar, das auf das wachsende Skelett Rücksicht nimmt. Mit Dauerzug oder Gipsverband ist von einem gewissen Alter an eine genügende Reposition nicht möglich, hingegen die Hospitalisation und Pflege verlängert.

Literatur siehe Seite 279

Anschrift der Verfasser
Prof. Dr. J. PREVOT, Dr. J.N. LIGIER, Centre Hospitalier Régional de Nancy, Hôpital d'Enfants, F-54511 Vandoeuvre Cedex.

Rückschauende Bewertung der Indikationsstellung zur Küntscher-Nagelung bei Femurschaftfrakturen

K. GDANIETZ, D. KRUSKA, Berlin-Buch

Einleitung

Die Anwendung operativer Methoden bei der Behandlung von Oberschenkelfrakturen im Kindesalter ist nie unumstritten gewesen. Nachdem die von KÜNTSCHER 1940 inaugurierte Marknagelung 1951 durch die Aufbohrung noch verbessert wurde, war sie bei Erwachsenen die Methode der Wahl zur Stabilisierung einfacher Frakturen in Femurschaftmitte. Das relativ einfache technische Verfahren der Marknagelung konnte allerorten geübt werden. Der Eingriff selbst ist in kurzer Zeit ausführbar und die primären Heilungsergebnisse waren gut. Da das Infektionsrisiko bei Kindern keineswegs höher war, als bei Erwachsenen (REHBEIN und HOFMANN, VINZ, MÜLLER und GANZ, VON DER OELSNITZ, KÜNTSCHER, REDING) wurde die KÜNTSCHER-Nagelung als gleichberechtigte Methode in großem Umfang bei der Behandlung von Femurschaftfrakturen im Kindesalter eingesetzt.

Literaturübersicht

JUNGE veröffentlichte bereits 1952 seine Ergebnisse nach 104 Marknagelungen bei Kindern. Er hatte weder Störungen bei der Frakturheilung noch die damals vieldiskutierte Fremdkörperreizwirkung erkennen können. Allerdings hatte er 2 Hüftkopfnekrosen beobachtet. KÜNTSCHER selbst stand der Marknagelung bei Kindern skeptisch gegenüber. Berichte über gute Erfahrungen mit der Markraumschienung (VON DER OELSNITZ, REHBEIN, HOFMANN, REDING, VINZ) folgten und betonten die technische Einfachheit. Dichte und Elastizität der kindlichen Spongiosa erlaubten sogar die Benutzung drehrunder Nägel, so daß VINZ, KNITTEL und RÖMER sogar für die sonst allseits geforderte postoperative Schienung gegen nachträgliche Rotation des distalen Fragmentes keine Notwendigkeit sahen, was allerdings nicht unwidersprochen blieb (VON DER OELSNITZ und FRIEDRICH). J. BÖHLER formulierte 1976: «Bei jeder Osteosynthese kommt es zu einem Wettlauf zwischen der knöchernen Heilung des Bruches und der Lockerung des Osteosynthesematerials». Die Indikation zur operativen Behandlung mittels Markraumschienung wurden immer weiter gestellt, so rechnete VINZ 1972 per- und subtrochantäre sowie suprakondyläre Femurfrakturen zu den Frakturen mit «eindeutiger Operationsindikation» und trotz «eindeutiger Anerkennung der Berechtigung der konservativen Behandlung der kindlichen Oberschenkelschaftfrakturen» nagelte er von 1968 an alle «instabilen Oberschenkelschaftfrakturen bei Kindern jenseits des 2. Lebensjahres». Es mehrten sich mit zunehmender Erfahrung aber auch die wandernden Stimmen. Immerhin liegt die posttraumatische Osteomyelitisrate zwischen 1% (VON DER OELSNITZ) und 2% (TISCHER). HIERHOLZER beobachtete eine deutliche Verschiebung der Relation zwischen hämatogener und posttraumatischer Osteomyelitis auf 1:12. Auch Defektpseudoarthrosenbildung, die orthopädischer Korrekturoperationen bedürfen, wurden mitgeteilt (WITT, WALCHER, FISCHER und HAMBLEN, REHN, MITTELMEIER und NIZARD).
Eine schwerwiegende Komplikation nach Marknagelung ist die Hüftkopfnekrose, mit der man etwa in 1% rechnen muß (JUNGE, EHALT, VON DER OELSNITZ).

Neurath und van Lessen sahen 1972 bei 3 genagelten Femurfrakturen, Störungen an der Trochanterepiphyse und eine Valgisierung des Schenkelhalses. Ansorg und Graner untersuchten 1976 29 retrograd im Kindesalter genagelte Patienten nach und fanden in 20,69% eine Valgisierung des Schenkelhalses. Dabei wies die Hälfte dieser Patienten bereits «sichere Zeichen der Arthrose» am betroffenen Gelenk auf. Tischer berichtete im gleichen Jahr über 5,77% Trochanterepiphysenstörungen. Herzog, Affolter und Jani maßen 1976 exakt nach Rippstein die Zunahme des CCD-Winkels nach Küntscher-Nagelungen und fanden bei 26 nachuntersuchten Patienten eine Zunahme des CCD-Winkels von 5° bis 25°.

Die Dysplasien des Femurkopfes betrugen in ihrem Krankengut 11,54% und Veränderungen am Trochanter major in Form von Verplumpungen und schnabelförmigen Ausziehungen sahen sie bei 53,85% ihrer Patienten. Sie bestätigten auch die von anderen Autoren (von Laer, Weber, B. G.) gemachte Erfahrung, daß die Marknagelung kein sicherer Schutz vor Rotationsfehlern ist. Ob die von Stock 1978 und von Campen 1980 vorgeschlagene Form der subtrochantären Markraumschienung z. B. mittels Rush-pin breitere Anwendung finden wird, bleibt abzuwarten.

Die Markraumschienung durch den Trochanter, ob ante- oder retrograd wurde von von der Oelsnitz und Friedrich als obsolet erklärt.

Eigenes Krankengut

In der Kinderchirurgischen Klinik im Klinikum Berlin-Buch wurden in den vergangenen 20 Jahren von 1965 bis 1985 301 Kinder mit Oberschenkelschaftfrakturen behandelt. Es waren 185 Knaben und 116 Mädchen. Dabei betrug das Durchschnittsalter unserer Patienten 3½ Jahre.

34 Oberschenkelschaftfrakturen haben wir operativ versorgt. In 32 Fällen führten wir eine retrograde offene Markraumschienung mit einem Tibianagel nach Küntscher durch. In einem Fall erfolgte eine Bündelnagelung nach Hackethal und in einem Fall die Osteosynthese mittels Rush-pin und Drahtcerclage. Das jüngste operativ versorgte Kind war 2½ Jahre, das älteste 14 Jahre alt. Das Durchschnittsalter betrug 5½ Jahre.

Tab. 1: Ehemalige Indikationen zur retrograden Markraumschienung in der Kinderchirurgischen Klinik im Klinikum Berlin-Buch von 1965–1985 (n = 34).

Indikation	primär	sekundär
Querfrakturen im mittleren und oberen Femurschaftdrittel	16	∅
Polytrauma ohne zusätzliche Frakturen an den unteren Extremitäten	3	7
Polytrauma mit zusätzlichen ipsilateralen Frakturen der Extremität	2	1
Zusätzliche Frakturen der unteren Extremitäten	1	1
Schädelhirntrauma mit motorischer Unruhe	1	∅
Mißhandlung	1	∅
Pathologische Fraktur bei Osteomyelitis	1	∅

Tabelle 1 zeigt die Indikationsgruppen, die uns in der Vergangenheit zu operativem Vorgehen bewogen. 16mal entschlossen wir uns zur primären Küntscher-Nagelung wegen Querfrakturen im mittleren und oberen Schaftdrittel.

Zur besseren Versorgung der polytraumatisierten Kinder, von denen 10 gleichzeitig ein schweres SHT hatten, und von denen 3 Kinder ipsilaterale Frakturen der mittleren Extremität aufwiesen, haben wir 5 Kinder primär mit einem Küntscher-Nagel versorgt und 8 sekundär genagelt, nachdem die anfängliche Extensionsbehandlung Schwierigkeiten machte.

2mal nagelten wir einen Oberschenkel wegen einer ipsilateralen Unterschenkelfraktur. 1mal zwang uns die motorische Unruhe eines schweren Schädelhirntraumas zur operativen Versorgung mit dem Nagel. 1 mißhandeltes Kind mit Querfraktur im oberen Schaftdrittel bei Luxatio coxae congenita und eine pathologische Fraktur bei Osteomyelitis wurden ebenfalls genagelt.

Diskussion

Bei der rückschauenden Bewertung unserer Operationsindikationen fällt auf, daß der Anteil von rund 11% operierter Femurschaftfrakturen bei dem geringen Durchschnittsalter der operierten Patienten von 5½ Jahren doch sehr hoch erscheint. Vor allem die primär genagelten Patienten bei Querfrakturen im mittleren und oberen Femurdrittel, die ja fast die Hälfte (47%) ausmachen, stellen nach unserem heutigen Verständnis – vor allem bei dem Durchschnittsalter von 5 Jahren – keine Operationsindikation mehr dar. Offenbar war unsere damalige Haltung durch den allgemeinen Trend zur operativen Therapie beeinflußt (Abb. 1 + 2).

Aber nicht nur bei den unkomplizierten Querfrakturen sind wir zurückhaltender mit Osteosynthesen geworden, auch die operative Versorgung der Femurschaftfrakturen bei polytraumatisierten Patienten erscheint uns nicht mehr so erforderlich. Sei es, daß die pflegerischen Möglichkeiten und Erfahrungen bei Versorgung dieser Patientengruppe größer geworden sind, oder daß wir es durch Erfahrung besser gelernt haben, konservativ versorgte Frakturen auch im Operationsprogramm und unter schwierigen Pflegebedingungen besser zu beherrschen. Es hat sich zum Beispiel bei 3 Patienten gezeigt, daß eine Nagelung nicht immer den gewünschten Effekt hatte. Es handelte sich um 3 Querfrakturen des Femurschaftes im Rahmen von Polytraumen bei Verkehrsunfällen. Wir behandelten 1974 2 dieser Patienten anfänglich mit Tibiadrahtextensionen auf Braun-Schiene und nagelten sie zur «Pflegeerleichterung» am 6. bzw. am 2. Tag, 1 Patient wurde primär genagelt. Bei einem dieser 3 Patienten kam es zur extremen Lockerung des Nagels, bei einem zu einer Verbiegung des Nagels und bei dem 3. zu einer Refraktur.

Alle 3 wurden anschließend mittels erneuter Drahtextension bis zur Konsolidierung ohne Komplikationen behandelt. Wir haben zwar noch keinen Patienten auf unserem transportablen Webertisch operiert, doch könnte diese Möglichkeit schon unter Umständen in Betracht gezogen werden. Der Nagelung einer pathologischen Fraktur im Rahmen einer Osteomyelitis würden wir heute nicht mehr durchführen. Sie ist komplikationslos gegangen. Ebenso komplikationslos wie alle anderen Nagelungen bis auf die 3 erwähnten.

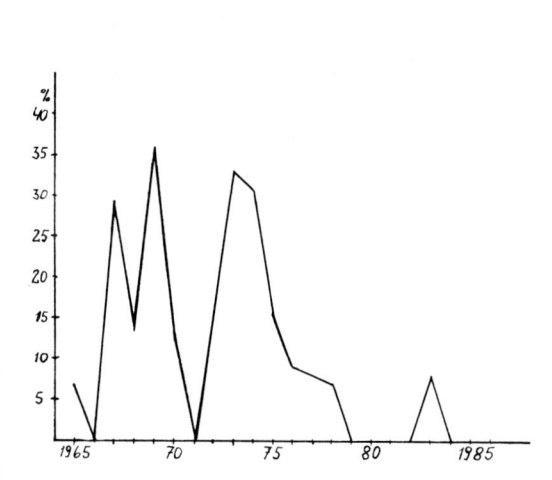

Abb. 1: Prozentualer Anteil der operierten Femurschaftfrakturen an den gesamten Femurschaftfrakturen pro Jahr aufgetragen. Vor 1965 und nach 1983 wurden keine Femurschaftfrakturen operativ behandelt.

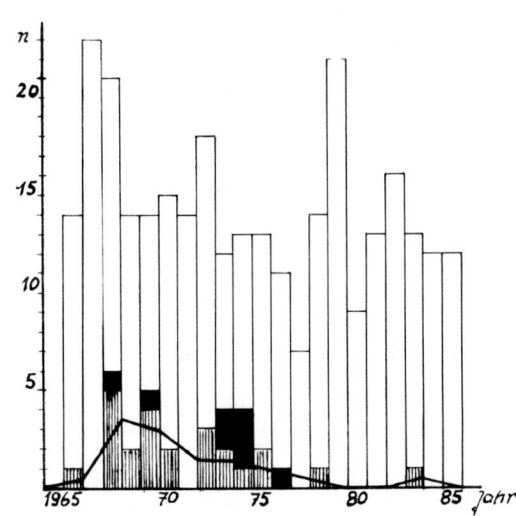

Abb. 2: Darstellung des Anteils der primär und der sekundär operativ versorgten Femurschaftfrakturen im Kindesalter in Bezug auf den Gesamtanteil an Femurfrakturen in der Kinderchirurgischen Klinik im Klinikum Berlin-Buch. Die Kurve zeigt den Trend zur operativen Versorgung.

Literatur

1. ANSORG, P.; GRANER, G.: Valgisierung des Schenkelhalses nach Nagelung kindlicher Oberschenkelschaftfrakturen. Zbl. Chirurgie 101 (1976) 16.-S. 969–973.
2. BÖHLER, J.: Behandlung offener Frakturen im Kindesalter. Zbl. Chirurgie 101 (1976) 3.-S. 140–145.
3. CAMPEN, K.: Concerning the treatment of fractures of the femur in children. Arch. Orthop. Traumat. Surg. 96 (1980) 4.-S. 305–308.
4. EHALT, W.: Verletzungen bei Kindern und Jugendlichen.-Stuttgart: Ferdinand Enke, 1961.-432 S.
5. FISCHER, W.D.; HAMBLEN, D.L.: Problems and pitfalls of compresion fixation of long bone fractures: a review of results and complications. Injury 10 (1978) 2.-S. 99–107.
6. HERZOG, B.; AFFOLTER, P.; JANI, L.: Spätbefunde nach Marknagelung kindlicher Femurfrakturen. Z. Kinderchir. 19 (1976) 1.-S. 74–80.
7. HIERHOLZER, G.: Posttraumatische Osteomyelitis. In: Unfallverletzungen im Kindesalter/hrsg. von Jörg Rehn. Berlin–Heidelberg–New York: Springer, 1974.-408 S.
8. JUNGE, H.: Spätbefunde bei Marknagelung am wachsenden Knochen. Mschr. Unfallheilk. 54 (1952) 1.-S. 51–59.
9. KNITTEL, G.; RÖMER, K.: Erfahrungen mit der intramedullären offenen Rush-pin-Schienung kindlicher Femurschaftfrakturen. Z. Kinderchir. 39 (1984) 2.-S. 165–174.
10. KÜNTSCHER, G.: Marknagelung. In: Bier-Braun-Kümmel, Chirurgische Operationslehre, 8. Auflage Bd. 6, Leipzig: Johann Ambrosius Barth, 1975.
11. LAER, L. VON: Beinlängendifferenzen und Rotationsfehler nach Oberschenkelschaftfrakturen im Kindesalter. Arch. orthop. Unfall-Chir. 89 (1977) 3.-S. 121–137.
12. LAER, L. VON: Besonderheiten der Frakturheilung im Kindesalter. In: Das verletzte Kind/hrsg. von Hugo Sauer, Stuttgart; New York: Georg Thieme, 1984.-766 S.
13. MEISSNER, F.: Kinderchirurgische Erkrankungen; Grundzüge der Diagnostik. Leipzig: VEB Georg Thieme 1965, Bd. 1.
14. MITTELMEIER, H.; NIZARD, M.: Wiederherstellungsoperationen von kindlichen Frakturfolgen. In: Frakturen im Kindesalter: Symposium Giessen 1981/hrsg. von Joachim Eichler und Ulrich Weber.-Stuttgart-New York: Thieme 1982-137 S.
15. MÜLLER, M.E.; GANZ, R.: Luxationen und Frakturen – untere Gliedmaßen und Becken. In: Unfallverletzungen im Kindesalter./hrsg. von Jörg Rehn Berlin-Heidelberg-New York: Springer 1974. -408 S.
16. NEURATH, F.; VAN LESSEN, H.: Die unter Verkürzung geheilte kindliche Oberschenkelfraktur. Z. Kinderchir. 11 (1972) Suppl.-S. 791–802.
17. REHBEIN, F.; HOFMANN, S.: Knochenverletzungen im Kindesalter. Langenbecks Arch. klin. Chir. 304 (1963).-S. 539–562.
18. REHN, J.: Pseudarthrosen. In: Unfallverletzungen bei Kindern/hrsg. von Jörg Rehn.-Berlin: Springer 1974.-408 S.
19. STOCK, H.-J.: Die Marknagelung der kindlichen Oberschenkelschaftfraktur unter Schonung der Wachstumszonen. Zbl. Chirurgie 103 (1978) 16.-S. 1072–1075.
20. TISCHER, W.: Indikationen und Gefahren der Osteosynthese im Kindesalter. Zbl. Chirurgie 101 (1976) 3.-S. 129–139.
21. VINZ, H.: Operative Behandlung von Knochenbrüchen bei Kindern. Zbl. Chirurgie 97 (1972) 3.-S. 90–95.
22. VON DER OELSNITZ, G.: Marknagelung kindlicher Oberschenkelfrakturen. Z. Kinderchir. 111 (1972) Suppl.-S. 803–814.
23. VON DER OELSNITZ, G.; FRIEDRICH, B.: Komentar zu KNITTEL, G. und RÖMER, K.H.: Erfahrungen mit der intramedullären offenen Rush-pin-Schienung kindlicher Femurschaftfrakturen. Z. Kinderchir. 39 (1984) 1.-S. 59–64.
24. WEBER, B.G.: Frakturheilung am ausgereiften und am wachsenden Skelett. In: Die Frakturheilung bei Kindern und Jugendlichen./hrsg. von B.G. WEBER; CH. BRUNNER und F. FREULER – Berlin-Heidelberg-New York: Springer 1978.-414 S.
25. WEBER, U.; GERLACH, H.J.: Schenkelhalsfrakturen im Kindesalter. In: Frakturen im Kindesalter: Symposium Giessen 1981/hrsg. von Joachim Eichler und Ulrich Weber-Stuttgart: Thieme 1982.-137 S.
26. WITT, A.N.; WALCHER, K.: Korrekturoperationen nach kindlichen Verletzungen. Z. Kinderchir. 11 (1972) Suppl.-S. 841–861.

Anschrift der Verfasser
MR Prof. Dr. K. GDANIETZ, Dr. D. KRUSKA, Kinderchirurgische Klinik, Städtisches Klinikum Berlin-Buch, DDR-115 Berlin-Buch.

Operationsindikationen mit der Druckplattenosteosynthese bei Oberschenkelfrakturen

N.P. ZÜGEL, S. HOFMANN-V. KAP-HERR, Mainz

Persistierende Fehlstellungen können erhebliche Schäden an den benachbarten Gelenken verursachen. Für das Wachstumsalter ist nicht exakt bekannt, welche Fehlstellung und welches Fehlstellungsmaß tatsächlich eine ‹präarthrotische Deformität› darstellt (7). So ist grundsätzlich als Ziel der Therapie einer kindlichen Oberschenkelfraktur zu fordern, alle Fehlstellungen primär zu beseitigen. Für derartige Frakturen wird angesichts der schnellen Konsolidierung und der spontanen Korrekturmöglichkeiten im Wachstumsalter vorrangig die konservative Behandlung empfohlen (5, 6, 7, 8, 9, 10, 11).
Die Anwendung der dynamischen Kompressionsplatte wird heute für nachfolgende Indikationen weitgehend akzeptiert (2, 3, 7, 8, 11):
1. Polytrauma und Kombinationsfrakturen
2. Kombination mit Schädel-Hirn-Trauma
3. Offene Frakturen 2. bis 3. Grades
4. Konservativ nicht reponierbare Frakturen (kurzes proximales oder distales Fragment, Weichteilinterponat)
5. Oberschenkelfraktur nach dem zweiten Wachstumsschub.

Im vorliegenden Krankengut wurde zusätzlich für Querfrakturen die Operationsindikation gestellt und der früheste Operationszeitpunkt auf das 4. Lebensjahr (in Einzelfällen auch jünger) gesenkt (Tab. 1a + b). Diese erweiterte Indikation beruht auf der Erfahrung, daß insbesondere Querbrüche unabhängig vom Alter sehr leicht Drehfehler und andere Fehlstellungen nach einer konservativen Therapie hinterlassen.
Querbrüche sind bekanntlich schwer reponierbar, so daß meist eine Versetzung um Schaftbreite mit entsprechender Beinverkürzung resultiert. Dies wiederum bedeutet eine

Tabelle 1a: Oberschenkelschaftfrakturen im Kindesalter, 1978–1983, Kontrolluntersuchung (n = 74).

Endgültige Therapie in Abhängigkeit von der Frakturart

Fraktur-arten	Operative Behandlung	Konservat. Behandlung	Summe
Querfr.	22	8	30
Spiral-/Schrägfr.	11	12	23
Stück-/Trümmerfr.	10	0	10
Summe	43	20	63*

* 11 Patienten: keine genauen Angaben

Tabelle 1b: Oberschenkelschaftfrakturen im Kindesalter, 1978–1983, Kontrolluntersuchung (n = 74).

Endgültige Therapie in Abhängigkeit vom Lebensalter

Kindes-alter = Frakturalter	Behandlung operativ	konservativ	Summe
bis 3. Lj.	3	12	15
4.–9. Lj.	31	12	43
über 10. Lj.	15	1	16
Summe	49	25	74

Lj. = Lebensjahr

Inkaufnahme nicht voraussehbarer verbliebener Fehlstellungen, ja gegebenenfalls auch Verkürzung. So wird erfahrungsgemäß bei dieser Bruchform besonders häufig ein- oder mehrfach nachreponiert, um ein bestmögliches Ergebnis zu erzielen. Dies und die Instabilität nachfolgender konservativer Maßnahmen sind unseres Erachtens für das weitere Wachstum heute nicht mehr duldbare Unsicherheitsfaktoren.

Eigene Untersuchungen und Ergebnisse

Zur Absicherung dieser Überlegungen wurde das Krankengut der Kinderchirurgischen Universitätsklinik Mainz von 1978 bis 1983, das insgesamt 126 Kinder mit Oberschenkelschaftfrakturen umfaßte, hinsichtlich dieser erweiterten Indikation zur operativen Versorgung kontrolliert. Das Alter dieser Kinder lag zwischen 6 Monaten und 15 Jahren, wobei jedoch unter 4 Jahren nur 3 besonders gelagerte Fälle für die operative Therapie in Betracht kamen.

21 das Ergebnis verfälschende Fälle mußten aus der Serie ausgeschlossen werden. Es handelte sich um auswärts vorbehandelte, beidseitige, gleichseitige Kombinations- und pathologische Frakturen (Tab. 2a).

Somit verblieben 105 Kinder, von denen 74 eineinhalb bis 6 Jahre nach dem Unfallereignis zur Kontrolluntersuchung kamen. Von diesen wurden 49 operativ mit einer dynamischen Kompressionsplatte versorgt, 25 konservativ behandelt (Tab. 2b).

Die Begründung für erweiterte Operationsindikation ergibt sich aus den Ergebnissen der Kontrolluntersuchung (Tab. 3).

Die *primäre Operation* wird folgendermaßen definiert: Eine operative Versorgung erfolgt sofort (innerhalb von 24 Stunden) oder nach konservativer Ruhigstellung über 5 bis 7 Tage ohne Manipulation am Frakturgebiet. Als *sekundäre Operation* wurde festgelegt, die operative Versorgung nach erfolgloser primärer konservativer Therapie (ein oder mehrere Repositionsversuche und Operation später als 8 Tage nach dem Unfall).

Unter diesen Gesichtspunkten zeigen die Kontrollergebnisse, daß die operative Primärversorgung und Extensionsbehandlung eine gleiche durchschnittliche Beinverlängerung von 1,5 cm, die sekundäre operative

Tabelle 2a: Ausschluß ergebnisverfälschender Fälle (n = 21).

	n
Pathologische Frakturen	7
Auswärts vorbehandelte Frakturen	5
Beidseitige Oberschenkelfrakturen	3
Gleichseitige Kombinationsfrakturen	6

Tabelle 2b: Übersicht des Krankengutes, 1978–1983 (n = 105).

	Behandlung		Summe
	operativ	konservativ	
Gesamtpatientengut	65 (62%)	40 (38%)	105
Zahl der Kontrolluntersuchten	49 (66%)	25 (34%)	74

Tabelle 3: Verbliebene Fehlstellungen bei Kontrolluntersuchung 1978–1983 (n = 74).

Fehlstellungen	Primär operativ	Sekundär operativ	Summe pr. Op + sk. Op	Extension
Durchschnittliche Beinverlängerung	1,5 cm	1,7 cm	1,6 cm	1,5 cm
Beinlängendifferenz über 1 cm	15% (n = 33)	31% (n = 16)	20% (n = 49)	17% (n = 12)
Achsabweichung	13% (n = 30)	21% (n = 14)	16% (n = 44)	27% (n = 11)
Rotationsfehler über 10°	23% (n = 26)	10% (n = 10)	19% (n = 36)	50% (n = 10)

Versorgung eine stärkere Verlängerung aufwies. Zusätzlich ist die Zahl der Kinder mit Verlängerung bei den primär operierten am geringsten.

Auffälliger waren die Ergebnisse bei den Achsabweichungen. Sehr eindrucksvoll zeigen die primär Operierten doppelt so gute Resultate wie die Extendierten bei anterior/posterior und seitlicher Achsabweichungskontrolle. Die niedrige Rotationsfehlerrate bei den sekundär Operierten liegt wahrscheinlich in der geringen Fallzahl begründet, die hohe Drehfehlerrate bei primär Operierten am altersbedingten vorauseilenden Wachstum.

Komplikationen waren: ein Metallbruch, eine Osteomyelitis und zwei Refrakturen, die einen längeren Krankenhausaufenthalt, aber einen komplikationslosen Verlauf aufwiesen (Tab. 4).

Tabelle 4: Oberschenkelfrakturen im Kindesalter (n = 126) 1978–1983; Operiertes Krankengut (n = 65).

Operiertes Krankengut (n = 65) Komplikationen während der stationären Behandlung	
Metallbruch	1
Refraktur	2
Osteomyelitis	1
Ohne Komplikationen	61
Summe	65

Diskussion

75 % aller Menschen haben unterschiedlich lange Extremitäten (1), was aber erst bei einer Differenz von mehr als 1 cm einen Ausgleich erforderlich macht. Die angewandte Therapie hat besonders dann einen Einfluß auf das Längenmehrwachstum, wenn durch wiederholte Manipulationen ein Wuchsreiz ausgeübt wird. So hatten hier 15 % der primär operativ und 31 % der sekundär operativ behandelten Kinder eine Beinlängendifferenz von über 1 cm. Die Meinungen über tolerierbare Achsabweichungen und ihre Ausgleichsmöglichkeiten sind uneinheitlich. Eindeutig nehmen die Erfolgsaussichten der Korrektur von Achsfehlstellungen mit zunehmendem Unfallalter ab. Durch eine präzise und erweiterte Indikation zur Operation konnten entsprechende Fehlstellungen weitgehend vermieden werden (2, 3). Aufgrund und während der physiologischen Detorquierung von 40 auf 15 Grad wird eine Korrekturpotenz vermutet (1, 5). Extreme Rotationsfehler von mehr als 20 Grad traten nach operativer Therapie nicht auf. Auch hier belegt der geringe Anteil an Torsionsfehler die Vorzüge des primär operativen Vorgehens (2, 3).

Vorzüge und Nachteile der operativen Frakturenversorgung im Kindesalter mit der DC-Platte sind denen der konservativen Behandlung gegenübergestellt (Tab. 5). Die Vorzüge sind frühe Mobilität und funktionelle Freiheit der Kinder, bessere Pflegemöglichkeit, geringe Traumatisierung, die Möglichkeit der exakten Frakturstellung und vor allem eine geringe Strahlenbelastung. Nachteile sind die zwei operativen Eingriffe (weswegen man gelegentlich versucht mit dem Fixateur extern zu arbeiten), die Notwendigkeit einer hohen operationstechnischen Qualität (weil sonst die Gefahr der Refraktur und des Metallbruches hoch ist) und die (durchaus aber heute zu vernachlässigende) Infektionsgefahr, die unter 1 % liegt (2, 3)).

Aus den vorliegenden Untersuchungen ergibt sich, daß, um so schlechter die Endergebnisse sich darstellen, je später operiert wird und je mehr Repositionsmanöver vorausgegangen sind. Dies sind also jene Fälle, die sekundär operiert werden. Obgleich die Indikation zur konservativen Behandlung in diesem Kran-

Tabelle 5: Vorzüge und Nachteile der operativen Behandlung.

Vorzüge
Frühzeitige Mobilisierung/funktionelle Freiheit
Gute Pflegebedingungen
Geringe Traumatisierung (der Fragmente und Weichteile)
Exakte Frakturstellung
Geringe Strahlenbelastung

Nachteile
Zwei operative Eingriffe in Narkose
Hohe operativ technische Qualität erforderlich
  (Gefahr: Refraktur/Metallbruch)
Infektionsgefahr (gering: unter 1%)

kengut fast nur noch unproblematische Fälle betraf, die nicht oder nur wenig disloziert waren, ist es erstaunlich, daß die Ergebnisse dennoch erst an zweiter Stelle rangieren, also schlechter als bei den primär Operierten sind.

Zusammenfassung

In den Jahren zwischen 1978 und 1983 wurden 126 Patienten wegen einer Oberschenkelfraktur behandelt. 74 Kinder konnten in dem Zeitraum zwischen 1 $^1/_2$ und 6 Jahren nach dem Unfall kontrolliert werden. 49 waren operativ mit der DC-Platte versorgt und 25 konservativ mit einem Extensions- bzw. Gipsverfahren behandelt worden. Die Operationsindikation wurde über das übliche Maß hinaus auf Querfrakturen und eine Herabsetzung der Operationsaltersgrenze auf das 4. Lebensjahr erweitert. Anhand der guten Ergebnisse konnte der sinnvolle Einsatz einer primären operativen Versorgung mit der Druckplattenosteosynthese bestätigt werden, während die Operation als Notlösung nach mißlungener konservativer Therapie die schlechtesten Resultate zeigt. Deshalb sollte möglichst sofort die Entscheidung zur endgültigen Therapie getroffen werden. Damit stellt sich aber die Indikation zur primär operativen Behandlung im Zweifelsfall zwangsläufig großzügiger.

Anschrift der Verfasser
Dr. N.P. ZÜGEL, Prof. Dr. S. HOFMANN-V. KAP-HERR, Kinderchirurgische Universitätsklinik, D-6500 Mainz.

Literatur

1. BROUWER, K.J., MOLENAAR, J.C., LINGE, B. VAN: Rotational deformities after femoral shaft fractures in childhood. Acta Orthop. Scand. 52, 81–89, (1981).
2. HOFMANN-V. KAP-HERR, S.: Oberschenkelfrakturen im Kindesalter. Zweites Wörthersee-Symposion «Kinderchirurgie im Wandel zweier Jahrzehnte». Klagenfurt, Juni 1984.
3. HOFMANN-V. KAP-HERR, S., FISCHER, B., ZÜGEL, N., ENGELSKIRCHEN, R.: Spätergebnisse nach Oberschenkelschaftfrakturen im Kindesalter. Unfallchirurgie 11, 28–32 (1985).
4. KUNER, H., HENRICH, V., SCHIEL, E.: Der Oberschenkelschaftbruch im Wachstumsalter, operative Therapie-Indikation und Ergebnisse. Unfallheilkunde, Heft 158, 102–105 (1982).
5. LAER, L. VON: Beinlängendifferenzen und Rotationsfehler nach Oberschenkelschaftfrakturen im Kindesalter. Arch orthop. Unfallchir. 89, 121–137 (1977).
6. Laer, L. VON: Neue Behandlungskriterien für die Oberschenkelschaftfraktur im Kindesalter. Z. Kinderchir. 24, 165–174 (1978).
7. LAER, L. VON: Skelett-Traumata im Wachstumsalter. Hefte zur Unfallheilkunde, 166, 61–67 (1984).
8. SAXER, U.: Femurschaftfrakturen bei Kindern und Jugendlichen. Springer Verlag, Berlin-Heidelberg-New York, 272–296 (1978).
9. SCHEDL, R., FASOL, P.: Spätergebnisse nach der Behandlung von kindlichen Oberschenkelschaftbrüchen. Unfallchir. 7, 249–255 (1981).
10. WEBER, B.G., BRUNNER, CH., KÄGI, F.: Oberschenkelschaftbruch im Wachstumsalter. Konservative Behandlung – Indikationen – Ergebnisse. Heft zur Unfallheilkunde 158, 97–111 (1982).
11. WILDE, CH., KÖHLER, A.: Oberschenkelschaftfrakturen im Kindes- und Wachstumsalter. Unfallchir. Nr. 3, 13–142 (1978).

Die Oberschenkelschaftfraktur, Indikationen zur operativen Behandlung

G. SCHMIDT, H. TOWFIGH, Essen

Einleitung

Die Therapie der kindlichen Femurschaftfraktur ist im allgemeinen konservativ: unter den Besonderheiten der kindlichen Frakturheilung, der Spontankorrektur von Achsenfehlern und der beim Kind praktisch nicht vorkommenden Frakturkrankheit werden mit den bekannten Extensionsverfahren risikoarm gute Ergebnisse erzielt. Die operative Therapie der kindlichen Femurschaftfrakturen wird durch Infektrisiko, zwangsläufig herbeigeführtem Beinlängenausgleich und damit resultierender größerer Beinlängendifferenz sowie durch zweimaliges Operationsrisiko belastet. Trotz dieser allgemein bekannten Tatsachen werden die Operationsraten sehr unterschiedlich zwischen 4,8 % (JONASCH) und 43,7 % (DAUM) angegeben, so daß die eigenen Operations-Indikationen zu überprüfen waren, nachdem bei uns 18,7 % der Frakturen operiert wurden.

In der Zeit von 1976 bis 1985 wurden in unserer Klinik von 126 Oberschenkelhalsfrakturen 24 Frakturen = 18,7 % operativ versorgt.

Eine absolute Indikation zur Operation bestand bei
– offenen Frakturen 2. und 3. Grades,
– geschlossene Frakturen mit Verletzung von Gefäßen oder Nerven und
– subtrochanteren und supracondylären Querfrakturen.

Als relative Indikationen wurden angesehen
– Polytrauma mit Schädel-Hirnverletzungen II.–III. Grades,
– Mehrfachverletzung (doppelseitige Fraktur oder Serienfraktur einer Extremität) und
– Frakturen älterer Kinder ab dem 12. Lebensjahr.

Die folgende Tabelle zeigt die Frakturlokalisation, die in beiden Patientenkollektiven etwa identisch sind (Tab. 1).

Tabelle 1: Frakturlokalisationen

	konservativ behandelt (n = 104)		operativ behandelt (n = 24)	
	n	%	n	%
proximales Drittel	17	16,4	4	16,7
mittleres Drittel	68	65,6	16	66,6
distales Drittel	19	18,0	4	16,7

Ebenso ergeben sich keine wesentlichen Unterschiede bei der Differenzierung nach den Frakturtypen: Quer-, Schräg-Dreh-, Mehrfragment- oder Trümmerfraktur sind in beiden Patientengruppen etwa gleich vertreten (Tab. 2).

Tabelle 2: Verteilung der Frakturtypen

	konservativ behandelt (n = 104)		operativ behandelt (n = 24)	
	n	%	n	%
Querfraktur	51	49,0	13	54,2
Schrägfraktur	30	28,9	7	29,1
Drehfraktur	9	8,7	2	8,3
Mehrfragmentfraktur	8	7,7	1	4,2
Fissuren + Grünholzfrakturen	5	4,8	–	–
Trümmerfrakturen	1	0,9	1	4,2

In der operativ behandelten Patientengruppe fehlen allerdings Fissuren und Grünholzfrakturen, da diese Frakturtypen auf Grund der geringen Gewalteinwirkung höchstens einen I.° Weichteilschaden aufwiesen und daher die genannten Kriterien der Operationsindikation nicht erfüllten.

Die durchschnittlich höhere Gewalteinwirkung wird ebenfalls durch die Auflistung der Unfallursachen belegt:

Tabelle 3: Unfallursachen

	konservativ behandelt (n = 104)		operativ behandelt (n = 24)	
	n	%	n	%
Straßenverkehr	56	53,9	16	66,7
Hausunfall	23	22,1	–	–
Spielunfall	20	19,2	7	29,2
Spontanfraktur	3	2,9	1	4,1
Mißhandlung	1	0,96	–	–
Geburtstrauma	1	0,96	–	–

Der Verkehrsunfall steht bei den operierten Patienten mit 66,7 % im Vordergrund, wobei am häufigsten wiederum das Anfahrtrauma des Kindes durch PKW ist. In dieser Gruppe ist das Anfahrtrauma ausschließlich Ursache der Polytraumatisation. Alle polytraumatisierten Patienten erlitten eine Schädel-Hirn-Verletzung, kombiniert mit etwa gleicher Anzahl von Thorax- oder Bauchtraumen, einmal mit Thorax- und Bauchtraumata. Bei 75 % der polytraumatisierten Kinder bestand zusätzlich zur Oberschenkelschaftfraktur eine weitere Extremitätenverletzung, die entsprechend dem Unfallmechanismus bei seitlichem Anfahrtrauma auf derselben Körperseite lag.

Ursachen der offenen Femurschaftfrakturen waren Spielunfall (Schlitten), die der doppelseitigen Frakturen Trauma als PKW-Insasse oder durch Absturz.

Die operative Therapie der Schaftfrakturen war die Plattenosteosynthese mit schmaler bzw. breiter DC-Platte, eine subtrochantere Fraktur wurde durch K-Draht-Osteosynthese versorgt. 92 % der Frakturen wurden primär innerhalb der 8- bis 10-Stundengrenze operiert, die übrigen 8 % sekundär nach durchschnittlich 3 Tagen. Von Seiten der Operation ergaben sich keine wesentlichen Komplikationen. Ein oberflächlicher Wundinfekt wurde beobachtet, der folgenlos ausheilte. Ein Vergleich der stationären Aufenthaltsdauer zwischen beiden Patientenkollektiven wurde nicht durchgeführt, da bei den mehrfachverletzten Kindern die Dauer des stationären Aufenthaltes durch das Polytrauma bedingt war. Außerdem wurde die Indikation zur Operation nicht gestellt, um den stationären Aufenthalt zu verkürzen.

Alle operativ behandelten Frakturen heilten knöchern fest und zeitgerecht ohne Fehlstellung aus, die Metallentfernung wurde durchschnittlich nach 13 Monaten durchgeführt.

Die durchschnittlich resultierende Beinlängendifferenz der operierten Frakturen betrug 1–2 cm, einmal 3 cm.

Rotationsfehler wurden bei den operierten Kindern nicht gesehen. Bei 45 von 80 *konservativ* therapierten und nachuntersuchten Patienten bestand eine Beinlängendifferenz zwischen 0,5 und 2,5 cm, die in 15 % der Fälle so gravierend war, daß ein Schuhausgleich verordnet werden mußte. Bei den konservativ behandelten Patienten bestand klinisch kein Drehfehler, die röntgenologische Abweichung des Antetorsionswinkels betrug maximal 10° und liegt damit im Rahmen der Spontankorrekturmöglichkeit.

Diskussion und Schlußfolgerung

Durch die operative Behandlung der kindlichen Femurschaftfrakturen bis zum 12. Lebensjahr wird nach unseren Unterlagen kein besseres Ergebnis erzielt als unter konservativer Therapie, so daß sie – wegen der den invasiven Osteosynthesen eigenen Risiken – einer strengeren Indikationsstellung bedarf. Im eigenen Krankengut haben wir unter den angegebenen Indikationen in allen Fällen gute Ergebnisse erzielt. Darüberhinaus sollten jedoch die Frakturen vor allem im Schaftbereich konservativ angegangen werden.

Zusammenfassung

In den Jahren 1976 bis 1985 wurden von 128 kindlichen Oberschenkelschaftfrakturen 18,7 % operativ unter folgenden Indikationen versorgt:
- offene Frakturen 2. und 3. Grades,
- geschlossene Frakturen mit Verletzung von Gefäßen oder Nerven und
- subtrochanteren und supracondylären Querfrakturen.
- Polytrauma mit Schädel-Hirnverletzungen II.–III. Grades,
- Mehrfachverletzung (doppelseitige Fraktur oder Serienfraktur einer Extremität) und
- Frakturen älterer Kinder ab dem 12. Lebensjahr.

Der Vergleich mit den konservativ behandelten kindlichen Oberschenkelschaftfrakturen ergab keinen Unterschied für Frakturlokalisation, Verteilung der Frakturtypen sowie der Unfallursachen. Da in beiden Gruppen gute Behandlungsergebnisse erzielt wurden, werden wegen der den Osteosynthesen eigenen Risiken strenge Indikationen angestellt.

Literatur

1. DAUM, R., METZGER, E., KÜRSCHNER, J., HECKER, W.CH.: Analyse und Spätergebnisse kindlicher Femurschaftfrakturen. Arch. orthop. Unfall-Chir. 66 (1969), 18.
2. JONASCH, E., BERTEL, E.: Verletzungen bei Kindern bis zum 14. Lebensjahr. Hefte zur Unfallheilkunde 150 (1981), 87.
3. LAER, L. VON: Die klinische Bedeutung des posttraumatischen Rotationsfehlers nach Oberschenkelschaftfrakturen im Wachstumsalter. Hefte zur Unfallheilkunde 158 (1982), 159.
4. WEBER, B.G.: Das Besondere bei der Behandlung der Frakturen im Kindesalter. Mschr. Unfallheilkunde 78 (1975), 193.
5. WILDE, C.D., KÖHLER, A.: Oberschenkelschaftfrakturen im Kindes- und Wachstumsalter. Unfallchirurgie 4 (1978), 133.

Anschrift der Verfasser
Dr. med. G. SCHMIDT, Priv.-Doz. Dr. med. H. TOWFIGH, Abteilung für Unfallchirurgie, Klinikum der GHS Essen, Hufelandstr. 55, D-4300 Essen.

Operationsindikationen und Ergebnisse bei der beidseitigen Oberschenkelschaftfraktur

H.-K. Kaufner, J. Fass, Aachen

Beidseitige Oberschenkelschaftfrakturen bei Kindern sind äußerst seltene Verletzungen und werden in der Literatur generell nur im Rahmen der Behandlung kindlicher Oberschenkelschaftbrüche als Einzelbeobachtungen erwähnt (2, 6, 7).
Dementsprechend beziehen sich die Therapieempfehlungen auch vorwiegend auf die einseitigen Femurschaftfrakturen, wobei die früher grundsätzlich verlangte konservative Therapie (1) doch einer differenzierteren Betrachtungsweise gewichen ist (3, 4, 5, 7). So wird die übungsstabile Osteosynthese vor allem beim polytraumatisierten Kind zunehmend empfohlen, aber auch ohne Zusatzverletzungen sehen z. B. Weber et al. (6) in der beidseitigen Femurschaftfraktur des älteren Kindes eine primäre Operationsindikation.

Krankengut

Von Januar 1980 bis März 1986 wurden an der Abteilung Chirurgie der RWTH Aachen 79 Kinder mit Oberschenkelschaftfrakturen behandelt. 6 dieser Kinder hatten beidseitige Femurschaftfrakturen, hinzu kam noch ein Kind mit einer Schaftfraktur auf der einen und einer Schenkelhalsfraktur auf der anderen Seite.
Dieser vergleichsweise hohe Prozentsatz beidseitiger Frakturen ist wohl dadurch bedingt, daß gerade schwerverletzte Kinder bevorzugt aus den umliegenden Krankenhäusern an das Klinikum Aachen überwiesen werden. Demzufolge waren auch 5 der 6 Kinder mit beidseitiger Oberschenkelschaftfraktur polytraumatisiert: 5 Kinder hatten ein Schädelhirntrauma 1.–2. Grades, 3 mal fanden wir eine Milzruptur, je einmal eine Leber- und inkomplette Aortenruptur, eine Mesenterialruptur, eine Lungenkontusion sowie zusätzliche Frakturen der oberen Extremitäten und des Gesichtsschädels.
Das jüngste unserer Kinder war $2^{1}/_{2}$ Jahre alt, das älteste 13 Jahre und 8 Monate. Alle sechs waren Opfer von Verkehrsunfällen, zwei waren als Fußgänger beim Überqueren der Straße angefahren worden, drei waren als Fahrradfahrer mit einem Kraftfahrzeug kollidiert, und das jüngste Kind war bei einem Frontalzusammenstoß von der hinteren Sitzbank aus dem Auto geschleudert worden.

Therapie

Bei den polytraumatisierten Kindern hat sich die Behandlung natürlich zunächst auf die Erhaltung der Vitalfunktionen konzentriert: die drei Kinder mit intraabdomineller Blutung wurden notfallmäßig laparotomiert, die Aortenruptur wurde wegen zunehmender Verschlechterung der cardiopulmonalen Situation zwei Tage nach dem Unfall von unseren Cardiochirurgen, sozusagen auch noch notfallmäßig, versorgt. In diesen drei Fällen wurden die Oberschenkelschaftfrakturen natürlich primär konservativ mittels Tibiakopfextension und Gipsschiene behandelt. Nach Stabilisierung des Allgemeinzustandes haben wir diese Frakturen dann am 4. bzw. 6. und 10. Tag nach dem Unfall operativ versorgt.
Zwei Kinder mit weniger gravierenden Zusatzverletzungen (Schädelhirntrauma, Ober-

armschaftfraktur, distale Unterarmfraktur) wurden beide noch am Unfalltag operiert.
Die Versorgung erfolgt bei uns, wenn eben möglich, durch zwei parallel arbeitende Operationsteams. Für die unbedingt zu fordernde übungsstabile Osteosynthese empfehlen sich unseres Erachtens dynamische Kompressionsplatten, wobei wir, entsprechend der Zartheit des kindlichen Skeletts, nicht die für den Erwachsenenoberschenkel konzipierte Platte verwenden, sondern in der Regel Unterschenkelplatten; einmal haben wir auch 3,5 mm Kleinfragmentplatten bei einem 5-jährigen Kind verwendet.
Alle Frakturen waren übungsstabil versorgt und nach durchwegs komplikationsloser primärer Wundheilung konnte frühzeitig postoperativ mit einer krankengymnastischen Bewegungstherapie, zunächst im Bett, später im Bewegungsbad begonnen werden.
Die Dauer der stationären Behandlung betrug zwischen 36 und 52 Tagen. Zu diesem Zeitpunkt waren alle 5 operierten Kinder bei freier Hüft- und Kniegelenksbeweglichkeit mit Hilfe von Unterarmgehstützen, die bis zur 8. Woche postoperativ benutzt werden sollten, gut gehfähig.
Ein 2 $1/2$-jähriges Kind mit beidseitiger Oberschenkelschaftfraktur, bei dem schon auswärts eine Extensionsbehandlung auf dem Webertisch begonnen worden war, haben wir bei befriedigender Fragmentstellung auch nach der Verlegung zu uns konservativ weiterbehandelt. Die Gesamtdauer der stationären Behandlung betrug hier 48 Tage, bei der Entlassung bestand ein Längenunterschied rechts zu links von mehr als 1 cm.
Bei durchwegs komplikationslosem Primärverlauf sahen wir doch eine schwerwiegende Spätkomplikation: Drei Monate postoperativ kam ein 13-jähriger Junge mit einem fluktierendem Abszeß im Bereich des linken Oberschenkels wieder zur stationären Behandlung. Da er bis zu diesem Zeitpunkt das Bein voll belastet hatte und die Fraktur auch röntgenologisch ausreichend fest erschien, wurde die septische Metallentfernung durchgeführt, nach geschlossener Saug-Spüldrainage über 10 Tage war der weitere Heilverlauf komplikationslos. Der Junge ist bis jetzt, ein Jahr nach dem Unfall, rezidivfrei, nun soll auch das Osteosynthesematerial aus dem anderen Oberschenkel entfernt werden.

Diskussion und Schlußfolgerung

Beidseitige Femurschaftfrakturen sind seltene Verletzungen, die ganz überwiegend im Rahmen eines Polytrauma auftreten. Dementsprechend hat sich die Primärbehandlung natürlich zunächst auf die Erhaltung der Vitalfunktionen zu konzentrieren. Unmittelbar nach dieser ersten Operationsphase stellt sich jedoch die Frage der Stabilisierung der Oberschenkelfrakturen, da diese bei konservativer Behandlung ja nicht nur die Pflegefähigkeit der Verletzten erheblich beeinträchtigen. Gerade beim Polytraumatisierten können die andauernden Schmerzreize bei der unvermeidbaren Instabilität zu einer nur schwer beeinflußbaren Verstärkung der Schocksymptomatik führen. Während die einseitige Femurschaftfraktur hier nur eine relative Indikation für die operative Versorgung darstellt (3, 4, 6) gilt die beidseitige Oberschenkelschaftfraktur, unabhängig vom Grad der weiteren Traumatisierung, zumindest beim älteren Kind zunehmend als Operationsindikation (6, 7).
Grundsätzlich ist dabei eine übungsstabile Osteosynthese zu fordern, die bei den infolge der Elastizität des kindlichen Oberschenkelknochens meist einfachen Bruchformen durch Plattenosteosynthese auch immer zu erreichen ist. Zusätzliche Spongiosaplastiken sind erfahrungsgemäß nicht erforderlich (3, 4, 6). Durch die so mögliche frühzeitige postoperative Mobilisierung ist generell eine schnellere Rehabilitation, besonders der polytraumatisierten Kinder zu erwarten.
Diese insgesamt sehr guten Erfahrungen mit der operativen Stabilisierung beidseitiger Femurschaftfrakturen bei Kindern fanden wir in unserem Krankengut durchaus bestätigt: Fünf von sechs Kindern mit beidseitigen Femurschaftfrakturen haben wir seit 1980 durch übungsstabile Plattenosteosynthese versorgt.
Dabei hat es sich uns bewährt, diese Versorgung, wie auch beim Erwachsenen, so früh wie möglich durchzuführen. Zwei Kinder mit weniger gravierenden Zusatzverletzungen wurden deshalb noch am Unfalltag operiert, die drei anderen schwer polytraumatisierten Kinder im Rahmen der «Zweiten Operationsphase» zwischen dem 4. und 10. Tag.

Gerade bei diesen polytraumatisierten Kindern war die Besserung des Allgemeinzustandes nach der Stabilisierung der Femurfrakturen auffallend; so konnte z. B. ein 12-jähriges Mädchen mit Leber-, Milz- und Aortenruptur schon zwei Tage nach Plattenosteosynthese der Femurfrakturen (10 Tage nach dem Unfall) von der Intensivstation auf die Allgemeinstation verlegt werden. Alle Operationswunden heilten primär, fraktur- bzw. operationsbedingte Frühkomplikationen traten nicht auf, alle Kinder konnten frühzeitig mobilisiert werden und waren bei der Entlassung nach durchschnittlich 44-tägiger stationärer Behandlung gut gehfähig.

Bei dem jüngsten unserer 6 Kinder mit beidseitiger Oberschenkelschaftfraktur, einem 2 1/2-jährigen Jungen, war schon auswärts eine Extensionsbehandlung auf dem Webertisch begonnen worden und wir haben bei befriedigender Fragmentstellung diese Behandlung auch nach der Verlegung in unsere Klinik weitergeführt. Die Gesamtdauer der stationären Behandlung betrug 48 Tage, bei der Entlassung bestand ein Längenunterschied rechts zu links von etwas mehr als 1 cm.

Insbesondere bei älteren Kindern könnte dies auch ein, wenn auch sicherlich nicht ausschlaggebendes Argument für die operative Versorgung sein: die ja immer zu erwartende posttraumatische Längendifferenz (4) ist sicher am geringsten bei gleichseitiger, gleichzeitiger und gleichartiger anatomischer Reposition und Stabilisierung.

So sehr wir jedoch insgesamt von den Vorteilen der operativen Stabilisierung beidseitiger Femurschaftfrakturen bei älteren Kindern überzeugt sind, so ist unseres Erachtens in Übereinstimmung mit anderen Autoren (5, 6) gerade bei Kleinkindern diese Operationsindikation besonders streng zu stellen, und hier sollte in der Regel zunächst ein konservativer Behandlungsversuch gemacht werden.

Ein einseitiger Spätinfekt, 3 Monate nach dem Unfall, war die einzige, aber natürlich schwerwiegende Komplikation, die wir sahen. Auch wenn diese Infektion nach frühzeitiger Materialentfernung und kurzfristiger Anlage einer Saug-Spüldrainage bisher folgenlos ausheilte, muß sie Anlaß sein, die Indikation zur operativen Behandlung immer wieder zu überdenken.

Zusammenfassung

Von 79 Kindern mit Oberschenkelschaftfrakturen, die seit 1980 an der Abteilung Chirurgie der RWTH Aachen behandelt wurden, hatten 6 beidseitige Frakturen. Die meisten dieser Kinder waren als Opfer von Verkehrsunfällen polytraumatisiert und nach Sicherung der Vitalfunktionen haben wir bei 5 Kindern möglichst frühzeitig beide Oberschenkelfrakturen durch übungsstabile Plattenosteosynthesen versorgt. Trotz einer (Spät-)Infektion brachte die verbesserte Pflegefähigkeit und die Möglichkeit der frühzeitigen Übungsbehandlung gerade für die polytraumatisierten Kinder so wesentliche Vorteile mit sich, daß unseres Erachtens bei der beidseitigen Oberschenkelschaftfraktur des Kindes die frühzeitige übungsstabile Plattenosteosynthese die Therapie der Wahl sein sollte.

Literatur

1. BLOUNT, W. P.: Fraktures in Children. Krieger, Huntington (1977).
2. FASS, J., H.-K. KAUFNER: Verlaufsbeobachtungen und Spätergebnisse nach Behandlung kindlicher Oberschenkelschaftbrüche. Zbl. Chirurgie 110, 1436 (1985).
3. KLEMS, H., M. WEIGERT: Stabile Osteosynthese kindlicher Oberschenkelfrakturen. Indikation und Methode. Chirurg 44, 511 (1973).
4. LAER, L. v.: Frakturen und Luxationen im Wachstumsalter. Thieme, Stuttgart-New York (1986).
5. PACHUCKI, A., J. A. DREMSEK: Oberschenkelschaftfrakturen im Kleinkindesalter. Unfallchirurgie 10, 303 (1984).
6. WEBER, B. G., CH. Brunner, F. FREULER: Die Frakturbehandlung bei Kindern und Jugendlichen. Springer, Berlin-Heidelberg-New York (1978).
7. WILDE, C. D., A. KÖHLER: Oberschenkelschaftfrakturen im Kindes- und Wachstumsalter. Unfallchirurgie 4, 133 (1978).

Anschriften der Verfasser
PD Dr. H.-K. KAUFNER, Dr. J. FASS, Abt. Chirurgie, Medizinische Fakultät der Rhein.-Westf. Techn. Hochschule, D-5100 Aachen.

S. Hofmann-v. Kap-herr (Hrsg.), Operationsindikationen bei Frakturen. Gustav Fischer Verlag. Stuttgart · New York · 1987

Operative Versorgung der Oberschenkelfraktur mit Schädelhirntrauma

V. NUTZ, G. D. GIEBEL, Bonn

Einleitung

In den weit überwiegenden Fällen ist das Schädelhirntrauma die Todesursache beim kindlichen Polytrauma (2, 6, 7). Auch im Bonner Krankengut war die Schädelhirnverletzung die häufigste Einzelverletzung beim mehrfach verletzten Kind (9). Primäre herdförmige Schädigungen des Hirns haben beim Kind oft ein kleineres Ausmaß, und Raumforderungen im Schädel führen zu einer langsameren Steigung des Schädelinnendruckes als beim Erwachsenen. Umso höher ist die Bedeutung sekundärer, öfter diffuser Schädigungen des Hirns infolge eines Traumas. Insgesamt scheint das kindliche Cerebrum, sowohl direkt durch ein Schädelhirntrauma als auch indirekt im Schock, besonders zu intracranieller Druckentwicklung infolge eines Ödems zu neigen. Die therapeutischen Maßnahmen zur intracraniellen Drucksenkung stehen daher im Vordergrund (3). Gelingt es, diese sekundären Schäden des Gehirns zu verhindern, zeigt das kindliche Cerebrum eine enorme Kompensationsfähigkeit nach primären herdförmigen Schädigungen (1).
Durch Begleitverletzungen verschlechtert sich allerdings die Prognose des Schädelhirntraumas drastisch. Abweichend von einigen anderen Statistiken ist im Bonner Krankengut das kindliche Schädelhirntrauma am häufigsten mit Extremitätenfrakturen kombiniert (2, 9). Der Oberschenkel ist am häufigsten betroffen. Die Oberschenkelfraktur stellt von allen Extremitätenfrakturen zugleich die höchste pflegerischen Anforderungen und bereitet die größten Probleme in der Begleitung eines Schädelhirntraumas.

Isolierte Extremitätenschaftfrakturen des Kindes werden nur in wenigen bestimmten Fällen operativ versorgt (13). Über die endgültige Beinlängendifferenz, z. B. nach Oberschenkelbrüchen liegen immer noch keine einheitlichen Daten vor (5, 8, 12, 13). Bei einer gleichzeitigen Schädelhirnverletzung bietet die konservative Behandlung einer Femurfraktur besondere Schwierigkeiten. Eine Extensionsbehandlung ist bei erforderlicher Kopf-hoch-Lagerung oft insuffizient. Umgekehrt wirken sich die Schmerzen an der Extremität insbesondere bei instabilen Knochenbrüchen und nach häufigen Manipulationen ungünstig auf das Schädelhirntrauma aus (10, 11). Eine operative Versorgung der Femurfraktur bei kindlichem Schädelhirntrauma wird aber nur von wenigen Autoren empfohlen (4, 14). Diese Autoren berücksichtigen bei ihren Untersuchungen lediglich das funktionelle Ergebnis der verletzten Extremität, während der Einfluß der Osteosynthese auf die Prognose des Schädelhirntraumas nicht zur Geltung kommt. Gerade aus neurochirurgischer Sicht wurden wir aber zur operativen Stabilisierung solcher Femurfrakturen ermutigt.

Eigene Untersuchungen

50 Kinder mit schwerem Schädelhirntrauma kombiniert mit Oberschenkelschaftfrakturen, die wir in der Zeit vom 1.1.1974 bis 31.12.1984 behandelten, wurden einer katamnestischen Studie unterzogen. Zum Zeitpunkt des Traumas waren die Kinder 2–14 Jahre alt (Tab. 1). Zum Vergleich der neuro-

Tabelle 1: Schweregrad der Schädelhirnverletzungen nach FROWEIN bei 50 Kindern (Alter 2–14 Jahre) mit zusätzlicher Oberschenkelfraktur.

Grad	n	überlebt	Femur-Osteosynthese	nachuntersucht
I/II	13	13	4	9
III	25	19	15	18
IV	12	0	0	
	50	32	19	27

(Chirurgische Klinik der Universität Bonn, 01.10.1974–31.12.1984)

Tabelle 2: Krankenhausaufenthalt bei Schädelhirntrauma (Grad III nach FROWEIN) und Oberschenkelfraktur (Alter 2–14 Jahre) in Tagen.

	mit Femurosteosynthese	ohne Femurosteosynthese
Intensivstation (n = 25)	14,5 (4–21)	34,0 (18–60)
Gesamtaufenthalt der Überlebenden (n = 19)	63 (47–83)	120 (49–223)

chirurgischen und orthopädischen Ergebnisse wurden die verletzten Kinder dazu in drei Gruppen je nach Schweregrad des Schädelhirntraumas eingeteilt, wobei wir uns der Klassifizierung nach FROWEIN bedienten. Von den 32 überlebenden Kindern konnten 27 ca. 2–11 Jahre nach dem Unfall nachuntersucht werden.

Alle 12 Kinder aus der Komagruppe IV verstarben, ebenso wie 4 von 25 Kindern aus der Komagruppe III. 15 Oberschenkelfrakturen der Komagruppe III und 4 der Gruppe I/II wurden operativ behandelt. Als direkte Komplikation der operativen Versorgung trat eine Osteomyelitis nach Küntschernagelung auf, die erfreulicherweise schnell beherrscht wurde. Ein sinnvoller Vergleich der konservativen und operativen Femurfrakturbehandlung war besonders in der Komagruppe III nach FROWEIN möglich. Hier wurden 10 Kinder konservativ und 15 operativ behandelt. Von den 18 nachuntersuchten Patienten dieser Gruppe waren 11 operativ und 7 konservativ behandelt worden.

Bei den operativ versorgten Kindern findet sich eine deutlich verkürzte Intensivliegezeit und ein deutlich verkürzter Krankenhausaufenthalt auch unter Berücksichtigung der Zeit zur Implantatentfernung (Tab. 2). Bei der Nachuntersuchung gaben die konservativ behandelten Kinder einen durchschnittlichen Verlust von 1,75 Schuljahren, die operativ behandelten den durchschnittlichen Verlust eines Schuljahres an.

Das funktionelle Ergebnis der Femurfraktur 2–11 Jahre nach dem Unfall war bei den operierten Kindern ebenfalls besser. Bei ihnen betrug die durchschnittliche Beinlängendifferenz 1,3 cm, bei den konservativ behandelten 2,2 cm (Tab. 3). Bei den operierten Kindern zeigte sich erwartungsgemäß kein wesentlicher Achsenfehler und ebenso auch kein Drehfehler. Bei den konservativ behandelten Kindern war es einmal zu einer deutlichen Außenrotation des betroffenen Beines gekommen. Die Achsenstellung war zum Zeitpunkt der Nachuntersuchung bei allen Untersuchten tolerabel. Die konservativ behandelten Patienten wiesen in $1/3$ der Fälle eine gewisse Streckhemmung, in einzelnen Fällen bis zu 20°, auf.

Tabelle 3: Ergebnisse beim Kind mit Schädelhirntrauma und Oberschenkelfraktur (2–11 Jahre nach dem Unfall).

	mit Femurosteosynthese (n = 12)	ohne Femurosteosynthese (n = 15)
Beinlängendifferenz	1,3 cm	2,2 cm
Rotationsfehler	0	1
Streckhemmung im Kniegelenk	0	5

(Chirurgische Klinik der Universität Bonn, 01.01.1974–31.12.1984)

Diskussion

Während bei der Versorgung polytraumatisierter Erwachsener relative Einigkeit über die Therapie herrscht, ist dies bei ähnlich verletzten Kindern, zumindest was die Versorgung der beteiligten Extremitäten betrifft, anders. Als Gegenargument zur Osteosynthese wachsender Knochen wird auch das vermehrte Längenwachstum nach Frakturen angeführt. Bei der Femurfraktur in Begleitung eines Schädelhirntraumas liegen die Verhältnisse aber anders. Ab einem gewissen Schweregrad steht die Behandlung des Schädelhirntraumas eindeutig im Vordergrund. Darunter leidet die konservative Bruchbehandlung beträchtlich. Sie ist bei sehr unruhigen Kindern, die zudem mit dem Kopf hochgelagert werden müssen, oft nicht nach den Regeln der Kunst durchführbar. Die sonst so gute Prognose bei konservativer Behandlung wird hier deutlich verschlechtert. Die Überlegungen über das zu vermehrende Längenwachstum werden relativiert, da die endgültige Länge bei insuffizienter Extensionsbehandlung nicht abzuschätzen ist. Wenn ZIV (14) bei konservativ behandelten Kindern häufiger Achsabweichungen und deutliche Beinlängendifferenzen als bei den operierten fand, können wir das durch unsere Ergebnisse bestätigen. Noch aussagekräftiger als die durchschnittliche Beinlängendifferenz ist die Betrachtung der Einzelwerte. Bei den einzelnen Kindern schwankte die Beinlängendifferenz nach konservativer Behandlung zwischen 0 und 4 cm, bei operierten Kindern lediglich zwischen 0 und 2 cm. Dabei scheint die Differenz umso kleiner auszufallen, je früher die Osteosynthese erfolgte. Bei den 7 primären Osteosynthesen, die innerhalb von 12 Stunden nach Einlieferung erfolgten, betrug die durchschnittliche Differenz nur 0,8 cm bei Nachuntersuchung.

Am häufigsten erfolgte die Osteosynthese mit AO-Platten. Der Nachteil der Plattenosteosynthese am Femur gegenüber der intramedullären Stabilisierung dürfte beim Kind mit seiner guten Knochenbruchheilung nicht so schwer wiegen wie beim Erwachsenen. Wir beobachteten nur einen Fehlschlag mit Ausbruch der Platte, den wir aber eindeutig auf eine zu klein gewählte Platte (schmale 4-Loch-DC-Platte) zurückführen. Nachdem wir auch bei Kleinkindern Platten mit wenigstens 3 Schrauben beiderseits der Fraktur benutzen, haben wir keine Pseudarthrose gesehen.

Bedeutsamer noch als die besseren funktionellen orthopädischen Ergebnisse erscheint uns aber der positive Einfluß der Femurosteosynthese auf das Schädelhirntrauma. Hirnherdbedingte Spätfolgen haben bei Kindern mit der besseren Kompensationsfähigkeit eine geringere Bedeutung als die psychoreaktiven und psychoorganischen Allgemeinveränderungen (1, 2, 10, 11). Letztere sind aber gerade Ausdruck einer diffusen sekundären Hirnschädigung, die eben nicht im Moment der Verletzung, sondern später durch Kompression infolge Hirnschwellung oder -blutung entstehen. Während die primären Hirnschädigungen kaum beeinflußbar sind, müssen alle therapeutischen Anstrengungen darauf hinzielen, die sekundären Schäden so niedrig wie möglich zu halten. Zur Vermeidung eines posttraumatischen Hirnödems gehört aber gerade beim Kind ganz wesentlich die Ausschaltung peripherer Schmerzreize und motorischer Unruhe und die Ermöglichung einer für das Hirntrauma optimalen Lagerung und Pflege des Patienten. Bei Femurschaftfrakturen ist dies nur durch eine möglichst frühe Osteosynthese zu erreichen.

Eine Beurteilung von Folgeschäden nach einem Hirntrauma ist problematisch und unterliegt subjektiven Einflüssen. Neurologische und psychoreaktive Primärveränderungen bilden sich gut zurück. Wir beobachteten einen Fall mit einer Fokalepilepsie 7 Jahre nach Trauma. Aufschlußreicher sind bleibende psychoorganische Symptome. Konzentrationsschwäche und Leistungsabfall wurden von Operierten und Nichtoperierten etwa gleich häufig angegeben, sind aber nicht objektiv vergleichbar. Schon genauer verwertbar sind die Leistungsabfälle in der Schule. Bei den Hirnverletzten der Komagruppe III nach FROWEIN mit konservativ behandelter Femurfraktur war es deutlich häufiger zum Verlust eines Schuljahres gekommen als bei Kindern mit operativ stabilisierter Fraktur. Die unterschiedlichen Liegezeiten im Krankenhaus ließen das schon erwarten.

Schlußfolgerung

Die vorliegenden orthopädischen und neurologischen Ergebnisse bei Kindern mit Schädelhirntrauma und Femurfraktur bestätigen uns in dem Trend zur operativen Versorgung solcher Frakturen. Für den Oberschenkelschaftbruch beim schweren Schädelhirntrauma sehen wir eine gute Indikation zur Plattenosteosynthese, wobei auch beim Kleinkind die Platte nicht zu klein gewählt werden soll.

Zusammenfassung

Kindliche Femurfrakturen stellen in Begleitung eines schweren Schädelhirntraumas ein therapeutisches Problem dar. 50 Fälle von kindlichem Schädelhirntrauma mit Oberschenkelfraktur wurden untersucht. 18 Kinder verstarben an den direkten Folgen des Schädelhirntraumas. Bei 18 Kindern erfolgte eine Femurosteosynthese. 27 Patienten konnten 2–11 Jahre später nachuntersucht werden. Bei gleich schweren Schädelhirnverletzungen zeigten die Kinder mit Femurosteosynthese eine deutlich kürzere Liegezeit (63 Tage gegenüber 120 Tage), aber auch das bessere funktionelle Ergebnis der betroffenen Extremität.

Literatur

1. Bruce, D. A., Shut, L., Bruno, L. A., Wood, J. H., Sutton, L. N. (1978): Outcome following severe head injuries in children. J. Neurosurg., 48, 679.
2. Eichelberger, M. R., Randolph, J. G. (1985): Progress in Pediatric Trauma. World J. Surg. 9, 222.
3. Frowein, R. A., Reichmann, W., Terhang, D., Rosenberger, J. (1978): Die Schädel-Hirnverletzung beim Polytraumatisierten. Chirurg 49, 663.
4. Fry, K., Hoffer, M. M., Brink, J. (1976): Femoral shaft fractures in brain injured children. Journ. Trauma 16, 371.
5. Heisel, J., Kopp, K. (1983): Spätergebnisse nach Küntscher-Marknagelung von Unter- und Oberschenkelbrüchen bei noch wachsendem Knochenskelett. Akt. Traumatol. 13, 5.
6. Hofmann-v. Kap-Herr, S. (1984): Polytrauma. In: Sauer, H: Das verletzte Kind, S. 102. Georg Thieme Verlag, Stuttgart-New York.
7. Hofmann-v. Kap-Herr, S., Reismann, D., Dick, W., Voth, D., Emmrich, P., Lill, G. (1972): Probleme der Mehrfachverletzungen beim Kind. Z. Kinderchir. Suppl. Bd. 11, 345.
8. Hofmann-v. Kap-Herr, S., Fischer, U., Zügel, N., Engelskirchen, R. (1985): Spätergebnisse nach Oberschenkelschaftfrakturen im Kindesalter. Unfallchirurgie 11, 28.
9. Kühr, J., Jaeger, K. (1981): Das kindliche Polytrauma. Vortrag der 148. Tagung der Vereinigung Niederrheinisch-Westfälischer Chirurgen. 24.–26. Sept. 1981 in Köln.
10. Lausberg, G. (1981): Pathophysiologische Aspekte des Hirnstammes beim gedeckten Schädelhirntrauma. Z. Kinderchir. 33, 200.
11. Palleske, H. (1981): Diagnose und Therapie der kindlichen Schädelhirnverletzungen. Z. Kinderchir. 33, 191.
12. Reynolds, D. A. (1981): Growth changes in fractured long-bones. J. Bone Joint Surg. 63 B, 83.
13. Saxer, U. (1978): Femurschaftfrakturen. In: Weber, B. G., Brunner, C., Freuler, F. (Hrsg.): Die Frakturbehandlung bei Kindern und Jugendlichen, S. 272. Springer Verlag, Berlin-Heidelberg-New York.
14. Ziv, I., Rang, M. (1983): Treatment of femoral fracture in the child with head injury. Journ. Bone Joint Surg. 65 B, 276.

Anschrift der Verfasser
Dr. med. V. Nutz, Chirurgische Universitätsklinik, Sigmund-Freud-Str. 25, D-5300 Bonn-Venusberg.

Supracondyläre und Epiphysenfrakturen des distalen Femurs

A. M. Holschneider, G. Platzbecker, M. Gharib, D. Vogl, Köln und München

Frakturen der distalen Femurmetaphyse sowie Femurepiphyse im Kindesalter sind selten. Die Angaben in der Literatur schwanken zwischen 3,7 (Weber 1967) und 8 % (Ansorg und Graner 1976, Romlova und Vogl 1983), wobei lediglich die Untersuchungen von Jonasch und Bertel (1981) mit 18 % auf Grund einer umfassenden gesamtösterreichischen Erhebung von 62348 Extremitäten- und 1153 Oberschenkelfrakturen im Kindesalter aus dem Rahmen fallen (Tabelle 1).

Bei diesen Autoren ist allerdings auch die Häufigkeit der Oberschenkelfrakturen mit 1,85 % gegenüber anderen Angaben in der Literatur mit 2,6 % (Sauer 1984), 3,6 % (Ehalt 1961) und 12,0 % (Weber 1967) ungewöhnlich (Tabelle 2).

Tabelle 1: Häufigkeit distaler Femurfrakturen im Kindesalter in der Literatur.

Autor	Zeitraum	Anzahl distaler Femurfrakturen	alle Femurfrakturen	% der distalen Femurfrakturen
Weber (1967)	1961–66	4 (nur suprakond.)	107	3,7
Gruss et al. (1972)	1952–66	26 (nur suprakond.)	413	6,3
Küsswetter/Beck (1973)	1953–68	30	o. A.	–
Ansorg/Graner (1976)	1960–73	16	201	8,0
Lombardo et al. (1977)	1963–75	34 (nur epiphysär)	o. A.	–
Jonasch/Bertel (1981)	11 Jahre	207	1153	18,0
Czitrom et al. (1981)	16 Jahre	42 (nur epiphysär)	o. A.	–
Hubert/Evrard (1982)	12 Jahre	14	o. A.	–
Riseborough et al. (1983)	o. A.	66	o. A.	–
Rumlova/Vogel (1983)	1970–81	24	301	8,0
Höllwart/Hausbrandt	1970–74	9 (nur epiphysär)	163	5,5
Linhardt/Höllwart (1985)	1970–84	11 (nur epiphysär)	o. A.	–

Tabelle 2: Unterteilung der Extremitätenfrakturen bei Kindern in der Literatur.

Autor	alle Brüche	Oberarm	Unterarm	Oberschenkel	Unterschenkel
Ehalt (1961)	6905 (100%)	965 (14,0)	1693 (24,5%)	252 (3,6%)	1024 (14,8%)
Weber (1967)	891 (100%)	128 (14,4%)	178 (20,0%)	107 (12,0%)	407 (45,7%)
Sauer (1984)	6248 (nur Extremit.)	371 (5,9%)	2121 (33,9%)	163 (2,6%)	1894 (30,3%)
Jonasch/Bertel (1981)	62348 (100%)	6025 (9,7%)	26159 (42,0%)	1153 (1,85%)	19789 (31,7%)

An der kinderchirurgischen Klinik der städtischen Kinderklinik Köln wurden im Zeitraum von 1976–1985 340 Oberschenkelfrakturen, an der Münchener Universitäts-Kinderchirurgie in den Jahren 1975–1981 145 Oberschenkelfrakturen beobachtet. Dabei fanden sich in 6,9 bzw. 8,2% supracondyläre, in 1,4 bzw. 2,4% der Fälle distale Epiphysenfrakturen (Tabelle 3).

Tabelle 3: Oberschenkelfrakturen im Kindesalter – Übersicht –

Lokalisation	München (1975–1981)	Köln (1976–1985)
proximale Epiphyse	1 (0,7%)	– –
Schenkelhals	3 (2,1%)	5 (1,5%)
pertrochanter	3 (2,1%)	2 (0,6%)
subtrochanter	4 (2,7%)	16 (4,7%)
Femurschaft	122 (84,1%)	281 (82,6%)
supracondylär	10 (6,9%)	28 (8,2%)
distale Epiphyse	2 (1,4%)	8 (2,4%)
Gesamt:	145 (100,0%)	340 (100,0%)

Insgesamt wurden 38 supracondyläre Frakturen, 2 Epiphysenlösungen und 8 Epiphysenfrakturen beobachtet (Tabelle 4).

Tabelle 4: Unterteilung der 48 distalen Femurfrakturen im Kindesalter.

Frakturtyp	München	Köln	Gesamt
supracondylär	10	28	38
Epiphysenlösung	–	2*	2
Epiphysenfraktur	2	6	8
Gesamt	12	36	48

*) bds. bei einem Kind

Altersverteilung

Die distalen Femurfrakturen zeigten einen Häufigkeitsgipfel mit 23 supracondylären Femurfrakturen, 2 Epiphysenlösungen und einer Epiphysenfraktur innerhalb der ersten zwei Lebensjahre. Mit zunehmendem Alter blieb die Verteilung der epiphysären und supracondylären Frakturen gleich, um erst in der Pubertät wieder eine geringe Zunahme der Epiphysenfrakturen aufzuweisen (Abb. 1).

Unfallursachen

Als Unfallursache lag 2mal ein Geburtstrauma, 18mal ein Sturz aus geringer Höhe, 2mal ein Sturz aus großer Höhe, 17mal ein Verkehrsunfall, 1mal ein Schlittenunfall, 1mal ein banales Trauma bei einer Osteogenesis imperfecta vor. In 7 Fällen konnte die Unfallursache nicht eindeutig eruriert werden (Tabelle 5). Bedenkenswert ist hierbei,

Tabelle 5: Unfallursachen bei 48 distalen Femurfrakturen.

Unfallursachen	n	%
Geburtstrauma	2	4,2
Sturz aus geringer Höhe	18	37,5
Sturz aus großer Höhe	2	4,2
Verkehrsunfall	17	35,4
Schlittenunfall	1	2,1
banales Trauma bei Osteogen. imp.	1	2,1
unbekannt oder unklar	7	14,5
Gesamt	48	100,0

Abb. 1: Altersverteilung und Korrelation zum Frakturtyp bei 48 distalen Femurfrakturen.

Tabelle 6: Unfallursachen bei 48 distalen Femurfrakturen.

Unfallursachen		n	%
Geburtstrauma:		2	4,2
Sturz aus geringer Höhe:			
– vom Arm des Vaters/der Mutter	4		
– vom Wickeltisch	5		
– «hingefallen»	3		
– aus dem Bett	2		
– aus dem Rollstuhl	1		
– vom Schaukelpferd	1		
– aus dem Hochstuhl	1		
– Treppensturz	1	18	37,5
Sturz aus großer Höhe:			
– 1. Stockwerk	1		
– 3. Stockwerk	1	2	4,2
Straßenverkehr:			
– als Fußgänger von Fahrrad angefahren	1		
– mit Fahrrad mit anderem Fahrrad zusammengestoßen	1		
– Fahrradsturz	1		
– mit dem Fahrrad von PKW angefahren	3		
– als Fußgänger von PKW angefahren	5		
– als Autoinsasse	6	17	35,4
Schlittenunfall		1	2,1
banales Trauma bei Osteogenesis imp.		1	2,1
unbekannt oder unklar		7	14,5
Gesamt		48	100,0

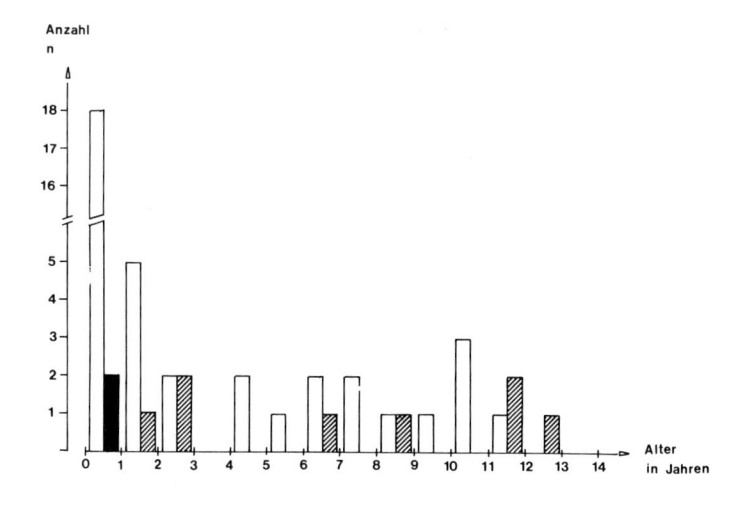

daß bei 18 Kindern (37,5%) die Eltern unmittelbar an den Unfall beteiligt waren. Nur bei 17 Kindern (35,4%) lag ursächlich ein Verkehrsunfall vor (Tabelle 6).

Zusatzverletzungen

Insgesamt 10mal wurde zusätzlich ein Schädelhirntrauma, 2mal eine Thoraxkontusion, 2mal eine ipsilaterale Femurschaftfraktur, 2mal eine kontralaterale Femurschaftfraktur, 3mal eine ipsilaterale Unterschenkelfraktur, 1mal eine kontralaterale Unterschenkelfraktur, 1mal eine ipsilaterale Humerusfraktur, 1mal eine ipsilaterale Radiusfraktur sowie 1 Hüftluxation und multiple andere Frakturen bei dem Patienten mit Osteogenesis imperfecta beobachtet. Da bei allen 8 epiphysären Frakturen Zusatzverletzungen vorlagen, hingegen nur bei 18 der 38 supracondylären Frakturen läßt dies auf die größere Wucht des Verletzungstraumas bei Epiphysenfrakturen schließen. (Tabelle 7).

Unter den 10 Epiphysenfrakturen (bei 9 Patienten) fanden sich allerdings keine Trümmerfrakturen, wie sie beim Erwachsenen beobachtet werden. Bei einem Kind lag eine Salter-I-Fraktur beidseits, bei 3 Kindern eine Salter-II-Fraktur mit medialem metaphysärem, bei 2 weiteren Kindern mit lateralem metaphysärem Keil vor.

2 Patienten erlitten eine Salter-III-Fraktur

Tabelle 7: Zusätzliche Verletzungen bei 48 distalen Femurfrakturen im Kindesalter.

Verletzung	supra-kondylär	epi-physär
Schädel-Hirn-Trauma	6	4
Thoraxkontusion	2	–
ipsilat. Femurschaftfraktur	1	1
kontralat. Femurschaftfraktur	2	–
ipsilat. Unterschenkelfraktur	2	1
kontralat. Unterschenkelfraktur	1	–
ipsilat. Humerusfraktur	1	–
ipsilat. Radiusfraktur	1	–
Hüftluxation	–	1
multiple Frakturen bei Osteogenesis imperfecta	–	1

Tabelle 8: Art der 10 Epiphysenläsionen bei 9 Patienten.

Salter I	1 Kind, bds.
Salter II (mit med. metaphys. Keil)	3 Kinder
Salter II (mit lat. metaphys. Keil)	2 Kinder
Salter III (mediale Kondyle)	2 Kinder
Salter IV (laterale Kondyle)	1 Kind
Gesamt	9 Kinder mit 10 Frakturen

(Übergangsfraktur) der medialen, 1 Kind eine Salter-IV-Fraktur der lateralen Condyle (Tabelle 8).

Therapie

Bei den 38 supracondylären Femurfrakturen erfolgte die Therapie in 30 Fällen primär konservativ, bei 8 primär operativ. Bei den konservativen Patienten mußte später wegen nicht ausreichender Reposition durch Extension oder nach Besserung des Gesundheitszustandes des Patienten in 3 Fällen eine operative Stabilisierung erfolgen, 2mal mit einer Kirschnerdraht, 1mal mit einer Zugschraubenosteosynthese. Von den primär operativ versorgten Patienten wurde bei 7 Kindern eine Kirschnerdrahtosteosynthese, bei einem eine Plattenosteosynthese durchgeführt.

Von den 10 Epiphysenfrakturen wurden insbesondere in den früheren Jahrgängen 6 primär konservativ versorgt, wobei bei 2 Patienten später eine Zugschraubenosteosynthese vorgenommen wurde. Nur 4 Kinder wurden primär operativ behandelt, 3mal mit einer Kirschnerdraht-, 1mal mit einer Zugschraubenosteosynthese. (Tabelle 9 und 10).

Tabelle 9: Therapie der suprakondylären Femurfrakturen.

suprakondyläre Femurfrakturen: n = 38

primär konservativ:	30
– sek. Verplattung:	–
– sek. Kirschnerdraht:	2
– sek. Zugschraube:	1
primär operativ:	8
– Verplattung:	1
– Kirschnerdraht:	7

Tabelle 10: Therapie der Epiphysenfrakturen.

Epiphysenfrakturen: n = 10

primär konservativ:	6
– sek. Verplattung:	–
– sek. Kirschnerdraht:	–
– sek. Zugschraube:	2
primär operativ:	4
– Verplattung:	–
– Kirschnerdraht:	3
– Zugschraube:	1

Ergebnisse

Bei den 31 Patienten, die nach einem Intervall von 1–11 Jahren nachuntersucht werden konnten, fand sich 11mal eine Beinverlängerung der verunfallten Seite bis zu 1 cm, einmal eine Verlängerung von 2,5 cm sowie bei 2 Patienten Verlängerungen von 3,5 und 5,5 cm. Eine Verkürzung geringen Ausmaßes (0,4–1 cm) wurde bei 4 Kindern eine stärkere Verkürzung von 2,8 cm bei einem sowie von 3,5 (bei 2 Patienten) 6,5 und 9,5 cm bei je einem weiteren also insgesamt 4 Patienten beobachtet. Das bedeutet, daß bei 21 der 24 nachuntersuchten suprakondylären Fraktu-

Tabelle 11: Ergebnisse bei 31 distalen Femurfrakturen unter Berücksichtigung des Frakturtyps – Beinlängen –.

	supra-kondylär	epiphysär
seitengleich:	8	–
Verlängerung:		
0,4–1,0 cm	10	1
1,1–2,0 cm	–	–
2,1–2,5 cm	–	1 (2,5 cm)
2,6–3,0 cm	–	–
> 3,0 cm	2 (3,5; 5,5 cm)	–
Verkürzung:		
−0,4–1,0 cm	3	1
−1,1–2,5 cm	–	–
−2,6–3,0 cm	–	1 (2,8 cm)
−3,0 cm	1 (3,5 cm)	3 (3,5; 6,5; 9,5 cm)

Tabelle 12: Ergebnisse bei 30 distalen Femurfrakturen unter Berücksichtigung des Frakturtyps – Achsenfehlstellungen –.

	supra-kondylär	epiphysär
keine Achsen-fehlstellung:	22	5
5–14° Valgus	–	–
> 14° Valgus	–	1 (28°)
5–10° Vargus	–	–
> 10° Varus	1 (15°)	–
Antekurvation:	–	1 (12°)

Tabelle 13: Ergebnisse bei 30 distalen Femurfrakturen unter Berücksichtigung des Frakturtyps – Bewegungseinschränkungen –.

	supra-kondylär	epiphysär
keine Bewegungs-einschränkungen	20	4
Flexionshemmung im Knie:		
−10°	1	–
−15°	1	–
−20°	1	1
−30°	–	1
Extensionshemmung im Knie: −10°	–	1

ren, jedoch nur bei 2 der epiphysären Brüche unauffällige Verhältnisse gefunden wurden (Tab. 11).
Bei 27 Kindern (22 von 23 supracondylären und 5 von 7 epiphysären Frakturen konnten keine Achsenfehlstellungen, bei einem eine stärkere Valgisierung von 28 Grad, bei einem weiteren eine stärkere Varisierung von 15 Grad sowie bei einem dritten Patienten eine Antekurvation von 12 Grad beobachtet werden (Tab. 12). Bewegungseinschränkungen fanden sich bei 4 von 23 supracondylären und 3 von 7 epiphysären Frakturen: Bei den supracondylären Brüchen betrugen die Beugeeinschränkungen 10, 15 und 20 Grad bei den epiphysären Brüchen 20 und 30 Grad. Zusätzlich bestand hier eine Extensionshemmung von 10 Grad (Tab. 13).

8 Patienten zeigten somit eine Beinverkürzung oder Verlängerung von mehr als 1 cm. Hierunter fanden sich 5 Epiphysenfrakturen wobei bei einem Patienten bereits innerhalb eines Jahres ein Längenzuwachs von 2,5 cm beobachtet wurde (Tabelle 14). Dieses Ergebnis ist um so erstaunlicher als bei 6 der in

Tabelle 14: Ergebnisse bei 7 nachuntersuchten Epiphysenfrakturen unter Berücksichtigung des Frakturtyps.

		Beinlängendiff.	Achsenfehlst.	Bewegungseinschr. im Kniegelenk
Salter II:	1. (kons.)	+0,5 cm	–	–
	2. (operat.)	−5,0 cm	Antekurvation	Extenionshemm., 10°
	3. (operat.)	−6,0 cm	–	–
	4. (operat.)	−0,5 cm	–	–
Salter III:	5. (operat.)	+2,5 cm	–	Flexionshemm., 20°
	6. (operat.)	−3,5 cm	–	–
Salter IV:	7. (operat.)	−3,0 cm	15° Varus	Flexionshemm., 30°

Tabelle 14 aufgeführten Patienten eine sorgfältige anatomische Reposition und Osteosynthese nach den Regeln der AO durchgeführt wurde. Insbesondere im Hinblick auf die Beinlängendifferenzen nach Salter II-(Aitken-I)-Frakturen, die allgemein als harmlos angesehen werden, muß daher ein zusätzliches Durchblutungstrauma der Epiphyse angenommen werden.

An weiteren Spätfolgen fand sich in einem Fall ein Ermüdungshinken nach Salter-II-Fraktur, bei einem Patienten Schmerzen bei Belastung nach kompletter supracondylärer Fraktur sowie bei einem weiteren nach Salter-II-Fraktur. 2 Kinder zeigten eine angedeutete obere Schublade nach operativer Versorgung einer Salter-IV-bzw. Salter-III-Fraktur jedoch ohne Kreuzbandläsion. Bei 2 weiteren Patienten nach Salter IV und supracondylärer Fraktur wurden arthrotische Veränderungen im Kniegelenk beobachtet. Zwei weitere Patienten zeigten Rotationsfehler nach kompletten supracondylären Brüchen, in einem Fall von 5 Grad, in einem anderen von 40 Grad als Folge einer unzureichenden Osteosynthese allerdings bei Mehrfachfraktur des Oberschenkels (Tabelle 15).

Tabelle 15: Sonstige Spätfolgen nach distalen Femurfrakturen.

subjektive Beschwerden:
- Ermüdungshinken nach Salter II-Fraktur
  (op.)   1 Fall
- Schmerzen im Bereich des Knies bei Belastung:
  - nach kompl. suprakond. Fr. (op.)   1 Fall
  - nach Salter II-Fakrut (op.)   1 Fall

Bandinstabilitäten:
- angedeutet vordere Schublade nach Salter IV-Fraktur (op.)   1 Fall
- bds. vordere Schublade nach Salter III-Fraktur (op.)   1 Fall

arthrot. Veränderungen:
- nach Salter IV-Fraktur (op.)   1 Fall
- nach kompletter supracondylärer Fraktur (op.)   1 Fall

Rotationsfehlstellungen:
- nach kompletter supracondylärer Fraktur (op.)   2 Fälle

Insgesamt zeigte sich eine direkte Korrelation zwischen der Schwere des Traumas und dem Ausmaß der späteren Fehlstellung. So hatte ein Junge mit einer Beinverkürzung von 9,5 cm und einer Valgusfehlstellung von 40 Grad eine supracondyläre offene Trümmerfraktur III. Grades erlitten mit zusätzlichem Crush-Trauma der Epiphysenfuge. Ein Patient mit einer Varusfehlstellung von 13–15 Grad, einer Beinverkürzung von 3 cm, angedeuteter, vorderer Schublade, einem Beugedefizit von 30 Grad und leicht arthrotischen Reiben im Gelenkspalt hatte einen interkondylären Salter-IV-Stückbruch erlitten, der mit einer Zugschraubenosteosynthese behandelt worden war.

Diskussion

Die distale Oberschenkelfraktur war in früheren Zeiten die typische Folge der sogn. «Cartwheel-»Verletzung, d. h. eine Verletzung, die zustande kam, wenn Kinder versuchten, auf ein fahrendes Pferdegespann aufzuspringen und dabei mit einem Bein in die Speichen der sich drehenden Räder gerieten.

Hierbei kam es häufig zu begleitenden Gefäßverletzungen und offenen Frakturen, so daß in der damaligen Zeit Amputationen und sogar Todesfälle Folge waren.

Heute sind überwiegend Sport- und Verkehrsunfälle sowie Stürze aller Art die Ursache für diesen Verletzungstyp. Dabei ist in unserem Krankengut erstaunlich, daß in fast 40 % der Fälle die Eltern direkt am Unfallgeschehen beteiligt waren, ohne den Unfall verhindern zu können.

Glücklicherweise sind jedoch distale Femurfrakturen selten, weshalb Aitken und Magil (1952) auch nur 9 Fälle zusammenstellen konnten, alle vom Typ Aitken I.

Obwohl alle 9 Kinder konservativ behandelt wurden (entsprechend den Grundsätzen des Aitken-Schemas) und nur bei 2 Patienten eine exakte anatomische Reposition erreicht werden konnte, trat bei keinem Kind eine Deformität im Sinne einer Varisierung oder Valgisierung auf. Dreimal wurde eine Verkürzung beobachtet sowie 4 Flexionseinschränkungen um 20 Grad und 4mal eine leichte Insuffizienz des vorderen Kreuzbandes. Nur bei einem Kind hatte sich die Fuge frühzeitig verschlossen.

Aitken leitete hieraus ab, daß nach einer sogn. Aitken-I-Fraktur «leichte Verkürzungen nicht ungewöhnlich, aber nur selten von klinischer Bedeutung» sind. Das von ihr nach Aitken-I-Fraktur am distalen Radius beobachtete Mehrwachstum konnte er am distalen Femur nicht beobachten. Auch Linhart und Höllwarth (1985) betonten diesen Punkt, da sie bei ihren 11 Fällen nur Beinverkürzungen, und zwar von 4mal 0,5 bis 0,8 cm, 3mal von 1,2 bis 1,5 cm und zweimal von 3,5 cm beobachten konnten.

Bei den Beinverkürzungen (und 8 Grad Valgusfehlstellungen) lagen dislozierte Salter-II-Frakturen, die einmal konservativ, einmal mit Bohrdrahtfixation behandelt wurden, zugrunde. Auch von anderen Autoren wurden Beinverlängerungen beschrieben (Ansorg und Graner 1976; E. Riseborough 1983; Rumlova et. al. 1983).

Wie Aitken halten auch Czitron, Salter und Willes (1981) Aitken-I-bzw. Salter-II-Frakturen für prognostisch günstig. Die Autoren untersuchten 42 Frakturen und fanden in $^3/_4$ der Patienten mit Lyse und Salter-II sowie bei $^2/_3$ des Gesamtkollektives «gute bis sehr gute» Ergebnisse (gut = Verkürzung bis max. 1,5 cm, Varus/Valgusfehlstellung bis 5 Grad und Flexionshemmung bis max. 15 Grad).

Auch hier waren Aitken-II und III-Frakturen überwiegend operativ, Lysen und Aitken-I-Frakturen konservativ behandelt worden (Ausnahme: 5 × 1 Aitken-I operativ wegen massiver Dislokation). Bei 20 von insgesamt 29 Lyse- und Aitken-I-Frakturen wurden röntgenologisch meßbare Verkürzungen festgestellt, allerdings nur in 3 Fällen mehr als 1,5 cm. Bis zu diesem Grenzwert wurden die Ergebnisse noch als «gut» eingestuft, aufgrund der in der Gesamtbevölkerung bekannten physiologischen Beinlängenvarianten. Bezüglich der Behandlung erachteten Czitron et. al. bei Lyse- und Aitken-I-Verletzungen ein offenes Vorgehen als nicht gerechtfertigt. Auch bei Redislokation nach durchgeführter Reposition sollte keine operative Fixierung, sondern eine nochmalige geschlossene Reposition vorgenommen werden. Schlechte Ergebnisse nach Lysen- und Aitken-I-Verletzungen halten die Autoren für «ungewöhnlich» und sehen sie als Folge hochgradiger Dislokation oder ungenügender Reposition.

Die Kirschnerdraht-Osteosynthese sollte nach Meinung dieser Autoren dislozierten Aitken-II- und III-Frakturen vorbehalten bleiben. Durchwegs schlechte Ergebnisse fanden sie bei 3 Patienten mit Salter-V-Frakturen. Dies beschreiben auch Lombardo et. al. (1977), die unter 34 Verletzungen der distalen Femurepiphyse nur eine Crush-Verletzung fanden.

In dem Krankengut dieser Autoren wurden die Epiphysiolysen (n = 1) und Aitken-I-Frakturen (n = 24) konservativ behandelt. Fünf der Aitken-II-Frakturen wurden operativ (offene Reposition, Schrauben- bzw. Kirschnerdraht-Osteosynthesen) und zwei konservativ therapiert. Von den 3 Aitken-III-Frakturen wurden 2 operativ und eine konservativ versorgt.

Bei einem Drittel der Fälle wurden hier unabhängig vom Aitken- bzw. Salter-Schema Längenunterschiede von 2 cm und mehr sowie Varus- und Valgusfehlstellungen von 5 Grad und darüber beobachtet. Weitere Komplikationen bestanden in Bewegungseinschränkungen, Bandinstabilitäten (6 × Insuffizienzen des vorderen Kreuzbandes, je einmal Insuffizienz des medialen und lateralen Kollateralbandkomplexes) und Quadrizepsatrophie. Im Gegensatz zu Czitron et. al. beobachteten Lombardo et. al. auch bei der Lyse- und Aitken-I-Fraktur erhebliche Verkürzungen. Allerdings waren von den 24 Aitken-I-Patienten 11 dislozierte Frakturen disloziert belassen, oder nach insuffizienter Reposition ruhiggestellt worden.

Die daraus resultierenden Minusvarianten bzw. Fehlstellungen waren deutlich ausgeprägter als nach undislozierten und erfolgreich reponierten Frakturen. Lombardo und Mitarbeiter gelangen daher zu dem Schluß, daß in prognostischer Hinsicht die Aitken- oder Salter-Harris-Klassifikation wenig hilfreich ist, daß hingegen der ursprüngliche Dislokalisationsgrad der Fraktur sowie die Exaktheit der Reposition von entscheidender prognostischer Bedeutung seien.

Dies deckt sich auch mit unserem Krankengut insoweit, als wir auch bei reinen supracondylären Frakturen erhebliche Valgisierungs- und Varisierungsdeformitäten sowie Beinlängendifferenzen beobachten konnten und auch bei Salter-II (Aitken-I)-Frakturen zweimal Beinlängendifferenzen von 5 und 6 cm auftraten. Das bedeutet, daß die angeblichen Aitken-I (Salter-II)-Frakturen keineswegs so gutmütig sind. wie Aitken angenommen hat und daß wegen eines begleitenden Crush-Traumas einer Gefäßläsion der Wachstumsfuge oder reparativer Vorgänge an der Epiphyse Beinlängendifferenzen und Valgisierungs- bzw. Varisierungsfehlstellungen wesentlich häufiger vorkommen als in der Literatur angegeben wird und bei Beginn der Therapie vorhergesehen werden kann. Auf der anderen Seite kann auch durch eine exakte operative Reposition und Fixation von Salter-III- und IV-Frakturen eine Beinlängendifferenz (vorwiegend Verkürzung) nicht sicher vermieden werden.

In diesem Sinne äußern sich auch EHRLICH und STRAIN (1979). Sie glauben, daß der distale Femur bei der sonstigen «Gutmütigkeit der Lyse- und Aitken-I-Frakturen» deshalb eine gewisse Ausnahme macht, weil er eine große leicht gewellte Epiphysenplatte besitzt. Eine Abscherung bleibt dadurch nicht auf die degenerierende Knorpelzellschicht begrenzt, sondern kann auch die tieferen Schichten des Stratum germinativum schädigen. Aus diesem Grunde empfehlen die Autoren für Lyse- und Aitken-I-Frakturen nicht nur die geschlossene exakte Reposition, sondern auch die anschließende perkutane Spickung mit gekreuzten Kirschnerdrähten, wenn eine Gipsruhigstellung zum Halten der Fraktur nicht ausreicht.

Aitken-II- und III-Frakturen sollten mit fugenparallelen Schrauben operativ fixiert werden. Auch Mollica und Gangitano (1977) betonen die prognostische Unsicherheit im Hinblick auf eine gleichzeitig bestehende Crush-Symptomatik, neigen aber trotzdem bei Aitken-I-Frakturen zur konservativen Therapie und empfehlen das operative Vorgehen bei Aitken-II- und III-Brüchen nur zur Wiederherstellung der Gelenkfläche. Rumlova und Vogel empfehlen die primär operative Versorgung dislozierter supracondylärer Femurfrakturen, da diese als Querbrüche meist instabil seien. Sie benutzen hierzu den Fixateur extern, der nach ihren Untersuchungen 5-Loch-Platten, Winkelplatten oder Kirschnerdrähten überlegen sei. Als Langzeitergebnisse fanden sie zweimal ein Flexionsdefizit von 10 Grad sowie 6mal eine Längenzunahme des operierten Beines um 1 respektive 2 cm. Röntgenologisch wurde in 4 Fällen eine Rekurvation von 10 bis 20 Grad, einmal eine Antekurvation von 10 Grad sowie eine Varusfehlstellung von 8 und zweimal eine Valgusfehlstellung von 10 Grad beobachtet. Wesentlich ungünstiger waren bei diesen Autoren jedoch die Langzeitresultate der distalen Femurepiphysenverletzungen, da bei 4 nachkontrollierten Kindern bereits nach einem halben Jahr ein beginnender Verschluß der betroffenen Epiphyse feststellbar war.

Im Gegensatz hierzu halten ANSORG und GRANER (1976) eine primäre operative Therapie supracondylärer Femurfrakturen bei Kindern für nicht erforderlich. Sie berichten über 11 Patienten, die mit transtibialer Drahtextension und Lagerung auf Braun'scher Schiene behandelt wurden. Nur bei einem Kind wurde eine Kirschnerdraht-Osteosynthese durchgeführt. Sie beobachteten, daß bei ihren Nachuntersuchungen 5 bis 10 Jahre nach dem Unfall Fehlstellungen und Längendifferenzen ausgeglichen waren und daß nur bei einer operativ versorgten Fraktur nach $2^1/_2$ Jahren eine Beinlängendifferenz von 1 cm sowie bei 5 weiteren Kindern ein Crus recurvatum von max. 20 Grad und in einem Fall eine Beinverkürzung von 1 cm auftraten. Bei Aitken-II- und III-Frakturen empfehlen die Autoren eine primär offene Reposition und Zugschrauben-Osteosynthese.

HUBERT und EVRARD (1982) geben ihre Spätergebnisse leider nur ungenau an. Sie berichten über 6 supracondyläre sowie 8 Epiphysenfrakturen und konnten 7mal ein «sehr gutes oder gutes», 4mal ein «mittelmäßiges» «einmal ein schlechtes und zweimal ein ungenügendes» Resultat erzielen. Die Behandlung bestand bei wenig oder nicht dislozierten Brüchen und jüngeren Kindern in einer Reposition und Gipsruhigstellung, sonst in einer Schrauben- oder Kirschnerdrahtosteosynthese sowie in einem Fall in der Anlage eines Fixateur externe.

KÜSSWETTER und BECK (1973) berichteten über 17 supracondyläre und 13 Epiphysenfrakturen. Bei den Aitken-I-Frakturen war die Therapie durchwegs konservativ, ebenso bei den supracondylären Frakturen, wo 7mal eine Drahtextension und späterer Gipsverband angelegt wurde. Eine Aitken-III-Fraktur wurde operativ mit Spongiosa-Schrauben versorgt. Bei der Nachuntersuchung 2–14 Jahre später waren alle nachuntersuchten Patienten beschwerdefrei, die Kniegelenke in allen Fällen frei beweglich. Je einmal wurde eine Lockerung des vorderen Kreuzbandes sowie des medialen Seitenbandes beobachtet. Nach einer Epiphysiolyse fand sich eine Beinverkürzung von einem halben Zentimeter, sonst keine Beinlängendifferenzen und keine Achsenfehlstellungen. Zwei supracondyläre Frakturen waren zunächst in einer Antekurvationsfehlstellung von 10 Grad ausgeheilt, zeigten jedoch bei der Nachuntersuchung achsengerechte Verhältnisse.

LINHART und HÖLLWARTH konnten diesen guten Ergebnisse des Linzer Krankengutes, die wahrscheinlich darauf zurückzuführen sind, daß fast nur Aitken-I- und nur eine Aitken-III-Fraktur behandelt wurden, nicht bestätigen. Die Autoren fanden bei 8 von 11 Patienten mit Salter-I (Aitken-II) und Salter-II (Aitken-III)-Frakturen Achsenfehlstellungen von 5 bis 14 Grad bzw. Beinlängendifferenzen von 0,5 bis 3,5 cm. Entweder aufgrund einer Beinlängendifferenz von mehr als 1 cm oder einer Achsenabweichung ab 5 Grad wurden die Wachstumsstörungen bei 5 ihrer Patienten als klinisch bedeutend bewertet. Lediglich Epiphysenlösungen (Salter-I) zeigten die ihnen zugeschriebene günstige Prognose. Wie im eigenen Krankengut konnten die Autoren bei 8 ihrer 11 Kinder (eine Salter-I, 10 Salter-II-Frakturen, davon 4 operiert) posttraumatische Beinverkürzungen beobachten. Dies stimmt mit den Ergebnissen anderer Autoren (AITKEN und MAGILL 1952; BASSETT und GOLDNER 1962; BLOUNTH 1957; LOMBARDO et. al. 1977; NEER 1960; ROBERTS 1973; STEPHENS 1974) überein.

Die Ursache dafür ist entweder ein einseitig verfrühter Fugenverschluß oder eine traumabedingte Wachstumsverzögerung oder beides. BRASHEAR (1959) konnte dabei die Überlegungen von EHRLICH und STRAIN (1979) hinsichtlich der Unregelmäßigkeit der Wachstumsfuge untermauern, indem er tierexperimentell zeigen konnte, daß bei Lösungen vom Typ Salter-II auch tiefere Fugenbezirke geschädigt werden.

Interessant ist die Beobachtung von LINHART und HÖLLWARTH, daß Valgusfehlstellungen bei medial gelegenen, Varusfehlstellungen bei lateralem metaphysärem Keil auftraten. Die Autoren erklären dies als «Wachstums-in-balance» der Fuge, wobei im Bereich der Lösungszone, d.h. des traumabedingten Schädigungsortes entweder ein umschriebenes Minderwachstum eintritt, oder aber im Bereich des metaphysären Keiles durch vermehrte Durchblutung ein umschriebenes Mehrwachstum infolge der Frakturheilung erfolgt.

Dies deckt sich auch mit den eigenen Erfahrungen und weist erneut auf die Gefährlichkeit der angeblich harmlosen Aitken-I-Frakturen hin.

In gleicher Weise kann die allerdings nur summarische und retrospektive Studie von RISEBOROUGH et. al. (1983) gewertet werden, die unter 37 Patienten mit distalen Femurepiphysenfrakturen die ungünstigsten Ergebnisse aller Statistiken aufwiesen. Selbst bei Salter-I-Frakturen wiesen von 7 Kindern 4 Beinlängendifferenzen von 0,5 bis 2,8 cm auf. Von 25 Patienten mit Salter-II-Frakturen zeigten 11 eine Beinlängendifferenz von 0,9 bis 1,6 cm, von 7 Kindern mit Salter-III 2 eine Längendifferenz von 0,2 bis 3,9 cm und bei 6 Patienten mit einer Salter-IV-Fraktur kam es in 5 Fällen später zu Beinlängendifferenzen von 1,4 bis 4,2 cm.

Alle Fälle von Salter-V-Crush-Verletzungen zeigten hingegen später nur Beinlängendifferenzen von 2,4 und 3,5 cm. Bei diesen Autoren waren allerdings auch nur ein Kind mit einer Salter-III sowie 3 Patienten mit einer Salter-IV-Fraktur operativ (Kirschnerdraht-Osteosynthese) behandelt worden.

Auch BRUNNER (1979) sieht die Behandlung von Lyse- und Aitken-I-Verletzungen überwiegend konservativ, weist aber darauf hin, daß bei Jugendlichen kurz vor Wachstumsabschluß durch Periostinterposition oder sonstiger insuffizienter Reposition ein operatives Eingreifen mit Kirschnerdraht-Osteosynthese oder Zugschrauben-Osteosynthese notwendig werden kann, um der mangelnden Spontankorrektur in diesem Alter vorzubeugen. Aitken-II und III-Frakturen sollten seiner Meinung nach zwingend operativ behandelt werden, d. h. mit wasserdichter «Reposition» und «Fixierung durch fugenparallele Zugschrauben». Bezüglich der Prognose überwiegen auch nach BRUNNER am distalen Femur die Minusvarianten gegenüber vereinzelt aufgetretenen Fällen von Mehrwachstum. Von konservativ behandelten Aitken-II- und Aitken-III-Frakturen erwartet er neben Gelenksinkongruenz fast regelmäßig erhebliche Wachstumsstörungen, die durch operative Behandlung hätten vermieden werden können, falls die Fuge durch Stauchung nicht irreversibel geschädigt ist. Weiter wird auf die Gefahr der partiellen Epiphysiodese nach knöchernen Seitenbandausrissen hingewiesen, die eine kleine Fraktur im Sinne von Aitken-II oder III darstellen können.

Zur Vermeidung eines epimetaphysären Brückenkallus sollten sie mit einer kleinen Zugschraube fixiert werden. Gerade auf diese epimetaphysäre Brückenbildung hat auch v. LAER (1986) kürzlich besonders hingewiesen und diese für die zweifelhafte Prognose der distalen Femurepiphysen, aber auch supracondylären Frakturen, verantwortlich gemacht.

Neben BRUNNER (1979) machen auch OEST und SÜSSENBACH (1982) auf die Problematik medialer und lateraler Bandansatzausrisse im Sinne von Aitken-II und III-Frakturen aufmerksam.

Die Möglichkeit der begleitenden Bandverletzung bei Epiphysenfugenläsionen am distalen Femur wird von BERTIN und GOBLE (1983) diskutiert. Unter 16 Patienten fanden sich bei Nachuntersuchungen 6mal Bandinstabilitäten (Insuffizienzen des vorderen Kreuzbandes und des medialen Kollateralbandapparates). Zwischen Frakturtyp und Bandschaden ließ sich dabei keine Korrelation herstellen, ebenso wenig zwischen Bandschaden und aufgetretener Verkürzung oder Achsenabweichung. Andere Autoren (AITKEN und MAGILL 1952, LOMBARDO, et. al. 1977) haben ähnliche Beobachtungen gemacht.

Auch in unserem Krankengut konnten nur geringfügige Bandinstabilitäten gefunden werden, weshalb die für den Erwachsenen geltende Einteilung der distalen Femurfrakturen der Arbeitsgemeinschaft für Osteosynthese im Kindesalter wenig sinnvoll erscheint.

Schlußfolgerungen

Faßt man die Ergebnisse der verschiedenen Autoren zusammen, so müssen Verletzungen der distalen Femurepiphysenfuge, aber auch supracondyläre Femurfrakturen als selten, aber gravierend und schicksalhaft eingestuft werden. Auch nach den sogn. harmlosen Typen Lyse- und Aitken-I muß offensichtlich mit Minus- und evtl. Plusfehlwachstum gerechnet werden. Eine optimale Reposition wirkt diesen Risiken entgegen, weshalb bei Epiphysiolysen und nicht dislozierten Aitken-I-Frakturen eine konservative Behandlung erfolgen soll. Bei dislozierten Aitken-I-Frakturen ist eine exakte Reposition erforderlich. Ob in diesen Fällen eine zusätzliche Kirschnerdraht- oder Zugschrauben-Osteosynthese bessere Ergebnisse bringt, als ein rein konservatives Vorgehen, geht weder aus den eigenen Untersuchungen noch aus den Angaben der Literatur hervor und muß einer prospektiven Studie vorbehalten bleiben. Die Kirschnerdrahtosteosynthese sollte jedoch immer erfolgen, wenn die Fraktur im Gips nicht zu halten ist.

Ob eine nach Reposition bestehengebliebene Periostinterposition in vermehrtem Maße zur Valgi- oder Varisierung führt, kann aus den vorliegenden Untersuchungen ebenfalls nicht mit Sicherheit beantwortet werden, da diesem Detail in keiner der erwähnten Arbeiten Beachtung geschenkt wird. Bei jüngeren Kindern wird eine hieraus resultierende Wachstumsstörung ausgeglichen werden, wobei Varisierungen im allgemeinen besser ausgeglichen werden als Valgisierungen und Retrokurvationen besser als Antekurvationen.

Man wird jedoch BRUNNER recht geben müssen, daß bei Jugendlichen kurz vor Wachstumsabschluß eine Periostinterposition operativ beseitigt werden soll, wenn noch ein weiteres, aber nicht allzu starkes Wachstum zu erwarten ist.

Aitken-II und III-Frakturen sollten einer sorgfältigen operativen Behandlung zugeführt werden, die wohl die beste Voraussetzung zur optimalen Wiederherstellung bietet. In einigen Fällen wurden aber auch auf konservativem Wege gute Ergebnisse erzielt. In jedem Fall muß jedoch eine 100%ige Reposition erreicht und das Repositionsergebnis auch gehalten werden.

Übergangsfrakturen im Sinne von Salter III und IV oder bi- bzw. triplane Frakturen sollten zur Herstellung der Gelenkskongruenz ebenfalls operativ versorgt werden, wenn auch bei Dislokationen von max. 1–2 mm auf konservativem Wege ebenfalls gute Ergebnisse erzielt werden können.

In allen Fällen einer distalen Femurfraktur muß mit einer Schädigung der Fuge durch Stauchung (Crush) oder Gefäßläsionen gerechnet werden. Sie kann die gesamte Epiphysenplatte oder nur einen Teil derselben betreffen, und demnach einen totalen oder partiellen prämaturen Fugenschluß mit Wachstumsstop und Fehlwachstum bewirken.

Röntgenologisch sind diese Salter-V-Frakturen nicht zu diagnostizieren. Sie können nur durch eine Knochenszintigraphie, eine Computertomographie oder eine NMR verifiziert werden. Da sich jedoch primär therapeutisch keine Konsequenzen ergeben, ist es ausreichend, nach einer distalen Femurfraktur zunächst das weitere Längenwachstum des Patienten regelmäßig zu verfolgen, um später evtl. weitere diagnostische und korrigierende Maßnahmen, beispielsweise in Form einer Exstirpation des metaepiphysären Brückenkallus, einleiten zu können (v. LAER 1986).

Zusammenfassung

Es wird über 48 distale Femurfrakturen im Kindesalter berichtet, wovon 38 supracondylär lokalisiert waren. Bei einem Kind lagen Lösungen beider distaler Femurepiphysen, bei 8 Kindern eine Epiphysenfraktur vor. Dabei handelte es sich 5mal um eine Salter-II, zweimal um eine Salter-III, sowie einmal um eine Salter-IV-Verletzung. Die Therapie erfolgte bei den supracondylären Frakturen 30mal konservativ, sowie 8mal primär operativ. Bei den Epiphysenfrakturen wurde 6mal primär konservativ, sowie 4mal primär operativ vorgegangen. In 3 Fällen mußte bei den supracondylären, in 2 bei den Epiphysenfrakturen später operativ weiter behandelt werden. Bei der Nachuntersuchung 1 bis 11 Jahre später fanden sich bei den supracondylären Femurfrakturen sowohl im Hinblick auf die Beinlängendifferenz wie die Achsenfehlstellungen und Bewegungseinschränkungen deutlich günstigere Ergebnisse als bei den Epiphysenfrakturen.

Nur 3 der 23 nachuntersuchten supracondylären Frakturen zeigten Beinlängendifferenzen über 1 cm, nur eine vermehrte Varusfehlstellung von 15 Grad und nur 3 Flexionshemmungen im Knie von 10, 15, 20 Grad. Bei den Epiphysenfrakturen fand sich bei 4 von 7 nachuntersuchten Patienten eine Beinlängendifferenz von mehr als 2,1 cm, bei 2 eine verstärkte Valgisierung von 38 Grad bzw. eine Antekurvation von 12 sowie eine Flexionshemmung von 20 respektive 30 Grad und eine Extensionshemmung von 10 Grad. Die Ursachen hierfür sind in der Komplexität des vorliegenden Traumas und Gefäßläsion der Epiphyse zu suchen.

Literatur

1. AITKEN, A.P., MAGILL, H.K.: Fractures Involving the Distal Femoral Epiphyseal Cartilage. J. Bone Joint Surg. 34-A, 96–108 (1952).
2. ANSORG, P., GRANER, G.: Zur Behandlung distaler Oberschenkelfrakturen im Kindesalter. Beitr. Orthop. u. Traumatol. 23, 359–366 (1976).
3. BASSET, F.H., GOLDNER, J.L.: Fractures Involving the Distal Femoral Epiphyseal Growth Line. South. Med. J. 55, 545–551 (1962).
4. BERTIN, K.C., GOBLE, E.M.: Ligament Injuries Associated with Physeal Fractures about the Knee. Clin. Orthop. 177, 188–195 (1983).
5. BLOUNT, W.P.: Knochenbrüche bei Kindern. Thieme, Stuttgart 1957.
6. BRASHEARS, H.R.: Epiphyseal Fractures. J. Bone Joint Surg. (Am.) 41, 1055–1062 (1959).
7. BRUNNER, CH.: Frakturen im Kniegelenksbereich. In: Weber/Brunner/Freuler (Hrg.): Die Frakturbehandlung bei Kindern und Jugendlichen. Springer, Berlin, Heidelberg, New York 1979.
8. CZITROM, A.A., SALTER, R.B., WILLIS, R.B.: Fractures Involving the Distal Epiphyseal Plate of the Femur. Int. Orthop. 4, 269–277 (1981).
9. EHALT, W.: Verletzungen bei Kindern und Jugendlichen. Enke, Stuttgart 1961.
10. EHRLICH, M.G., STRAIN, R.E.: Epiphyseal Injuries About the Knee. Orthop. Clin. North Am. 10, 91–103 (1979).
11. GRUSS, J.D., DAUM, R., SUY, R.: Les Fractures supracondyliennes chez l'enfant Acta Orthopaedica Belgica 38, 335–342 (1972).

12. Höllwarth, M., Hausbrandt, D.: Verletzungen der unteren Extremität. In: Das verletzte Kind (Hrg. Hugo Sauer). Thieme, Stuttgart 1984, S. 508 ff.
13. Hubert, M., Evrard, H.: Les fractures condyliennes et supracondyliennes du fèmur chez l'enfant et l'adolescent. Acta Orthopaedica Belgica 48, 749–756 (1982).
14. Jonasch, E.: Knochenbruchbehandlung bei Kindern. de Gryter, Berlin, New York 1982.
15. Jonasch, E., Bertel, E.: Verletzungen bei Kindern bis zum 14. Lebensjahr. Hefte zur Unfallheilkunde 150 (1981).
16. Küsswetter, W., Beck, E.: Behandlungsergebnisse bei Verletzungen des distalen Oberschenkelendes im Kindesalter. Mschr. Unfallheilkd. 76, 245–260 (1973).
17. von Laer, L.: Frakturen und Luxationen im Wachstumsalter. Thieme, Stuttgart 1986.
18. Linhart, W. E., Höllwarth, M.: Lösungen der distalen Femurepiphyse. Unfallchirurg 88, 274–279 (1985).
19. Lombardo, S. J., Harvey, J. P.: Fractures of the Distal Femoral Epiphysis. J. Bone Joint Surg. 59-A, 742–751 (1977).
20. Mollica, Q., Gangitano, R.: Epiphyseal Injuries of the Knee. Italian J. Orthop. Traumatol. 3, Suppl., 117–128 (1977).
21. Neer, C. S.: Separation of the Lower Femoral Epiphysis. Am. J. Surg. 99, 756 (1960).
22. Oest, O., Süssenbach, F.: Achsenfehler der unteren Extremitäten nach Wachstumsfugenverletzungen. In: Eichler, J. und U. Weber: Frakturen im Kindesalter, Symposium Gießen 1981. Thieme, Stuttgart 1982.
23. Riseborough, E. J., Barret, I. R., Shapiro, F.: Growth Disturbances Following, Distal Femoral Physeal Fracture-Separations. J. Bone Joint Surg. 65-A, 885–893 (1983).
24. Roberts, J. M.: Fracture Separation of the Distal Femoral Epiphysis. J. Bone Joint Surg. (Am.) 55, 1324–1330 (1973).
25. Rumlova, E., Vogel, E.: Dislozierte suprakondyläre Oberschenkel-Frakturen, Epiphysenlösungen und Epiphysen-Frakturen bei Kindern. Zeitschr. Kinderchir. 38, Suppl., 48–50 (1983).
26. Salter, R. B., Harris, W. R.: Injuries Involving the Epiphyseal Plate. J. Bone Joint Surg. 45-A, 587 (1963).
27. Sauer, H. (Hrg.): Das verletzte Kind. Thieme, Stuttgart 1984.
28. Stephens, D. C., Louis, D. S.: Traumatic Separation of the Distal Femoral Epiphyseal Cartilage Plate. J. Bone Joint Surg. (Am.) 56, 1383–1389 (1974).
29. Weber, B. G.: Epiphysenfugen-Verletzungen. Helvetica Chirurgica Acta 2, 103–118 (1964).
30. Weber, B. G.: Indikationen zur operativen Frakturbehandlung bei Kindern. Der Chirurg 38, 441–444 (1967).

Anschriften der Verfasser
Prof. Dr. A. M. Holschneider, Prof. Dr. M. Gharib, Kinderchirurgische Klinik der Stadt Köln, Amsterdamer Str., 5000 Köln 60.

VI. Operationsindikation bei Kniegelenks- und Unterschenkelfrakturen

Überblick

Patellafrakturen

Grundsätzlich ist man sich einig, daß dislozierte Frakturen mit aufgehobener Streckfunktion operativ behandel werden müssen, während undisloziert Quer- und Längsfrakturen konservativ behandelt werden. Einwände wurden gegen den primär konservativen Behandlungsversuch lateraler Quadrantenausrisse gemacht, da diese fast immer Beschwerden verursachen würden, so daß schon primär die operative Sanierung empfohlen wurde.

Tibiakopffrakturen Eminentiafrakturen

Die Indikation zur operativen Reposition, Revision und Fixation der Fragmente sowie Suche und Behandlung eventueller Begleitverletzungen wird für die vollständig dislozierten Frakturen gesehen, während unvollständig dislozierte, bzw. nicht dislozierte Frakturen konservativ behandelt werden.

Ausrisse der Tuberositas tibiae

Im allgemeinen erfolgt die Einteilung nach WATSON-JONES. Die Indikation zur Operation ergibt sich jedoch weniger aus dem jeweiligen Typ der Verletzung, sondern aus dem Ausmaß der Dislokation des Fragmentes und dem dadurch bedingten Verlust der Streckfunktion. Wachstumsstörungen sind hier nicht zu erwarten, da diese Verletzung eine typische Jugendlichen-Verletzung darstellt in einem Alter, in dem Wachstumsstörungen nicht mehr möglich sind.

Epiphysenfrakturen der proximalen Tibia

Mediale oder laterale transcondyläre Tibiakopffrakturen stellen Gelenkfrakturen dar, die im Falle der Dislokation operativ behandelt werden müssen. Frakturspaltdehiszenzen bis zu 2 mm werden als undisloziert eingestuft und können konservativ behandelt werden.

Epiphysenlösungen der proximalen Tibia

Wenn auch in den Vorträgen die Tendenz zum häufigen Operieren dieser Verletzungen deutlich wird, so engt sich die Indikation bei der Diskussion ein: Die Indikation zur operativen Sanierung der Epiphysenlösung stellt sich nur bei begleitenden schweren dorsalen Weichteilschäden sowie dann, wenn die Fraktur wegen Weichteilinterposita nicht in eine altersentsprechend tolerable Stellung geschlossen reponiert werden kann.

Proximale Tibia- und Unterschenkelfrakturen

Die Ursache für das posttraumatisch auftauchende Valgusfehlwachstum wird nur am Rande diskutiert. Eindeutig wird jedoch klar, daß ein klinisch relevantes Valgusfehlwachstum nur bei Frakturen zu erwarten ist, die in einer Valgusfehlstellung konsolidierten. Auch ist man sich einig über die Grundzüge der Behandlung, die darin bestehen müssen, eine primäre Valgusfehlstellung zu erkennen, zu beidseitigen und die erreichte Stellung bis zur sicheren Konsolidation zu retinieren. Grundsätzlich ist dieses Ziel auf konservativem Wege erreichbar. Sollte dies einmal durch eine geschlossene Reposition oder Gipskeilung nicht gelingen, so stellt sich die Indikation zur Operation, ebenso wie bei vollständig dislozierten Frakturen, die geschlossen nicht in die geforderte Stellung reponiert werden können. Ziel der Operation muß es neben der idealen Reposition sein, den medialen Frakturspalt zu komprimieren.

Unklar bleibt die Ursache für das mitunter auftretende Valgusrezidiv nach Korrekturosteotomien, die Indikation zur Korrekturosteotomie sollte deshalb nur dann gestellt werden, wenn erheblich Lauf- und Gehbeschwerden des Patienten dazu zwingen.

v. LAER, Basel

Die Indikation zur operativen Behandlung von Patellafrakturen und Frakturen im Bereich des Tibiakopfes

L. VON LAER, Basel

Einleitung

Im Gegensatz zum Erwachsenen sind knöcherne Verletzungen im Kniegelenksbereich außerordentlich selten. In der statistischen Zusammenfassung von JONASCH und BERTEL (31) aus fünf Unfallkliniken Österreichs fallen insgesamt 351 knöcherne Verletzungen der Patella und im Tibiakopfbereich auf insgesamt 78 419 Extremitätenfrakturen, das entspricht 0,44 % aller Extremitätenfrakturen. Diese geringe Vulnerabilität des Kniegelenks im Kindesalter ist einerseits auf den bis über das 10. Lebensjahr hinaus vohandene dicken Knorpelmantel der Patella und auch des Tibiakopfes zurückzuführen. Andererseits erklärt aber auch die erst im Jugendlichenalter zunehmende sportliche Belastung die Seltenheit der Frakturen so lange die Fugen noch offen sind. Die Häufigkeitsverteilung der einzelnen Verletzungen nach JONASCH und BERTEL (31) ist in Tab. 1 zu ersehen. Zwischen 30–50 % sämtlicher Verletzungen sind auf Sportunfälle zurückzuführen.
Im eigenen Krankengut haben wir neben den Eminentiafrakturen und den Frakturen der proximalen Tibia nur vereinzelt derartige Verletzungen gesehen, so daß die Problematik sowie die spezielle Indikation zum operativen Vorgehen vornehmlich anhand der Literatur aus den letzten Jahren besprochen werden soll.
Die Einteilung der Patellafrakturen und der Frakturen im Bereich des Tibiakopfes sind aus Tabelle 2 zu ersehen. Die Indikation zur jeweiligen Behandlung wird geprägt durch mögliche, die Früh- und Spätprognose prägende Begleitverletzungen sowie durch das Ausmaß, die Richtung und die Dauer des weiteren Wachstums.

Tabelle 1: Häufigkeitsverteilung der Patella- und Tibiakopffrakturen nach JONASCH und BERTEL (31).

107	Patellafrakturen
71	Abrisse der Patellaspitze
108	Eminentiafrakturen
32	infrakondyläre Tibiafrakturen
25	Abrisse der Tuberositas tibiae
8	Epiphysenlösungen der proximalen Tibia
351	Frakturen

Tabelle 2: Einteilung der Patella- und Tibiakopffrakturen.

I. Patellafrakturen
  1. Flake fractures
     – chondrale Frakturen
     – osteochondrale Frakturen
  2. Corpusfrakturen mit Verlust der Streckfunktion
     – Querfrakturen disloziert
     – Ausrißfrakturen Spitze disloziert
  3. Corpusfrakturen ohne Verlust der Streckfunktion
     – Längsfrakturen
     – laterale Quadrantenausrisse
     – Querfrakturen disloziert

II. Frakturen im Bereich des Tibiakopfes
  1. Intraartikulär
     – Eminentiausrisse
     – Transkondyläre Frakturen (Salter III und IV)
     – Tuberositas-Ausrisse (Salter III)
  2. Extraartikulär
     – Epiphysenlösungen
     – metaphysäre Brüche

1. Patellafrakturen

1.1. Flake fractures

Flake fractures als extrakorporale osteochondrale oder chondrale Frakturen sind die häufigsten Begleitverletzungen der traumatischen Patellaluxation. Sie entstehen, wenn die mediale Patellafacette über dem lateralen Femurkondylus geschert wird. Dementsprechend stammen die Patella-flakes fast immer aus dem Bereich der medialen Patellafacette. Handelt es sich um rein chondrale flakes, so sind sie radiologisch nicht zu erkennen und können nur mit Hilfe der Arthroskopie verifiziert werden.

Die Indikation zur operativen Behandlung stellt sich mit der Diagnosesicherung. Je nach Größe des flakes und der Lokalisation des Bettes – im belasteten oder unbelasteten Bereich der medialen Facette – muß der flake wieder reponiert und fixiert, bzw. kann er auch entfernt werden. Kleine flakes im tragenden Bereich können allein mit Fibrinkleber fixiert, größere sollten mit einer zusätzlichen Schraube gesichert werden. Die Schraubenentfernung sollte nach etwa 6 Wochen wenn möglich arthroskopisch vorgenommen werden. Selbstverständlich wird im Falle der Operation gleichzeitig ein «lateral release» und eine mediale Kapselraffung durchgeführt, so nicht aufgrund der jeweiligen Patellasituation – geschlossene Fugen vorausgesetzt – eine gleichzeitige Versetzung der tuberositas tibiae notwendig ist.

Transkorporale Patellafrakturen

Die Prognose der corporalen Patellafrakturen ist geprägt durch den möglichen Verlust der Streckfunktion und die damit verbundene Glenksinkongruenz. Bleibt die Streckfunktion erhalten, so besteht auch keine erhebliche Gelenksinkongruenz. Dementsprechend ist grundsätzlich nur in Frakturen mit und Frakturen ohne Verlust der Funktion des Streckapparates zu unterscheiden (4, 26, 40). Das Ziel der Therapie hat sich also vornehmlich auf die Funktion des Streckapparates und dessen Rekonstruktion zu zentrieren.

1.2. Corpusfrakturen mit Verlust der Streckfunktion

Hierzu gehören vor allem die dislozierten Querfrakturen, die meistens den zentralen Teil der Patella betreffen, seltener als Ausrißfraktur der Patellaspitze außerhalb des gelenktragenden Bereiches liegen (4, 31). In allen Fällen muß die Streckfunktion wiederhergestellt werden. Dies ist nur via Operation möglich. Selbstverständlich muß dabei die Gelenkfläche wieder ideal rekonstruiert werden. In den meisten Fällen wird die Zuggurtungsosteosynthese zur Anwendung kommen. Deren Technik darf als bekannt vorausgesetzt werden (4, 48). Je nach Lage der Fraktur und Größe der Fragmente können selbstverständlich auch nur Schraubenosteosynthesen Anwendung finden, wie z.B. bei den Spitzenausrissen (4, 5, 26).

1.3. Corpusfrakturen ohne Verlust der Streckfunktion

Bei den Längsfrakturen hingegen ist die Funktion des Streckapparates stets unversehrt, das Ausmaß der Dislokation meist so gering, daß keine Gelenkstufen bestehen, so daß die Fraktur üblicherweise konservativ behandelt werden kann.

Bei undislozierten Querfrakturen ist der Streckapparat ebenfalls intakt. Sie weisen keine Gelenkstufe auf, so daß auch deren Behandlung gleich welcher Lokalisation, konservativ ist.

Laterale Quadrantenausbrüche, die oft auch traumatisierten Patellae bipartitae entsprechen können, sollten nur dann operiert werden, wenn dauerhafte Beschwerden vorhanden sind. Es genügt dann meist, das traumatisierte oder abgesprengte Fragment zu entfernen.

2. Frakturen im Bereich des Tibiakopfes

2.1. Intraartikuläre, d.h. epiphysäre Frakturen

Wie überall am wachsenden Skelett bedeutet die noch weit offene Fuge einen außerordentlich guten Schutz für das Gelenk selbst.

Dementsprechend sehen wir eigentliche Tibiakopffrakturen, wie wir sie vom Erwachsenen her kennen, nur außerordentlich selten. Sie sind dem Übergangsalter vom Jugendlichen zum Erwachsenen vorbehalten, wenn der physiologische Fugenschluß kurz bevorsteht. So liegt nur bei etwa 20 % der in der Literatur angegebenen Patienten mit derartigen Frakturen das Alter bei Fraktur unterhalb des 10. Lebensjahres. Während es bei etwa 80 % jenseits des 10. Lebensjahres, um das 14.–15. Jahr gruppiert ist (6, 12, 31, 61). Dies hat Bedeutung für die Wachstumsprognose derartiger Verletzungen.

In der Häufigkeit des Vorkommens stehen die Frakturen der Eminentia intercondylica weit vor den Ausrißfrakturen der Tuberositas tibiae und den seltenen medialen und lateralen transkondylären Frakturen.

Eminentiafrakturen

Hierbei handelt es sich um extraphysäre Gelenkfrakturen, das heißt, die Epiphysenfuge bleibt in all ihren Schichten unversehrt. Wir hatten schon 1984 die Ergebnisse unserer Spätuntersuchung von 21 Patienten publiziert (39). Seit dieser Zeit haben wir 5 weitere Patienten nach den von uns festgelegten Kriterien behandelt. Zwei weitere Patienten wurden uns zur sekundären Korrektur wergen fehleingeheilter Fragmente mit konsekutiver Streckhemmung zugewiesen.

Aufgrund unserer Spätuntersuchungen sind wir von der sonst üblichen Einteilung dieser Verletzungen nach MEYERS und MCKEEVER (41) abgekommen, da diese unserer Meinung nach zuwenig nach therapeutisch-prognostischen Aspekten ausgerichtet ist.

Aufgrund unserer Ergebnisse müssen wir annehmen, daß die Spätprognose sehr viel weniger von der korrekten Stellung des Fragmentes abhängig ist, sondern viel mehr durch die Anzahl und das Wesen möglicher Begleitverletzungen und deren therapeutischen Beeinflussung und Beeinflußbarkeit geprägt wird. Zu diesen Verletzungen zählen neben Seitenbandrupturen, Meniskusschäden und hinteren Kapselläsionen vor allem aber wahrscheinlich auch oberflächliche Knorpelläsionen und Knorpelschädigungen, die primär – unter Umständen auch arthroskopisch – nicht erkannt und somit nicht behandelt werden können. Gerade darum ist es wichtig, die behandelbaren Begleitverletzungen rechtzeitig zu erkennen und zu sanieren, um damit beste Voraussetzungen für die weitere Funktion und Belastbarkeit des Gelenkes zu schaffen. Wichtigster Parameter dafür, ob zusätzliche Verletzungen zu vermuten sind, scheint uns das Ausmaß der Dislokation des Fragmentes zu sein als Ausdruck für das Ausmaß der primären Gewalteinwirkung durch den Unfall. Soweit dies aufgrund der Angaben in der Literatur und aufgrund der Ergebnisse im eigenen Krankengut festzustellen war, scheinen relevante Begleitverletzungen im Rahmen un- oder nur leicht dislozierter, sozusagen noch hängender Frakturen, nicht vorzukommen (4, 24, 39, 41). Dementsprechend werden die Spätergebnisse – unabhängig von der Art der Therapie ob konservativ oder operativ – bei diesen Frakturtypen grundsätzlich als gut geschildert (3, 15, 28, 42, 56, 60, 62). Hingegen sind bei vollständig dislozierten Frakturen eher relevante behandlungsbedürftige Begleitverhandlungen zu erwarten. Deren adäquate Behandlung kann die Spätprognose wesentlich verbessern, wenn auch definitive Spätschäden nicht mit Sicherheit ausgeschlossen werden können. Da derartige Begleitverletzungen nicht obligatorisch sind, können die Spätergebinsse vollständig dislozierter Frakturen nach konservativer Therapie ebenso gut sein (44) wie sie nach operativer Therapie schlecht sein können (39, 42), wenn man ausschließlich nur Wert auf die Stellung des Fragmentes gelegt hatte.

So ist im Rahmen der vollständig dislozierten Frakturen aktiv vorzugehen und nach möglichen Begleitverletzungen zu fahnden. Dem Vorschlag MCLENNONS (41) entsprechend sollte die präoperative Untersuchung in Narkose und Operationsbereitschaft erfolgen. Neben der klinischen Prüfung des Seitenbandapparates sollte primär arthroskopiert werden. Finden sich bei dieser Untersuchung keine behandlungswürdigen Begleitverletzungen so kann versucht werden, unter arthroskopischer Sicht das Fragment zu reponieren und dann durch perkutan eingebrachte Kirschnerdrähte zu fixieren. Gelingt dies nicht, oder bestehen zusätzliche behandlungsbedürftige Begleitverletzungen so muß die Arthrotomie durchgeführt, die Begleitverletzung saniert und das Fragment reponiert und fixiert werden.

Die Art der Fixation scheint dabei für die Spätprognose keine prägende Rolle zu spielen (3, 19, 36, 41). Der Fixationsmodus ist an erster Stelle von der Größe des Fragmentes abhängig. So wie WAGNER (66) und HÄRING (18) feststellen konnten, führt eine transphysäre, kurzfristige Verschraubung zu keiner Fugenschädigung, was wir anhand von 4 Patienten mit transphysär fixierten Fragmenten bestätigen können. Wenn immer möglich sollte die Schraube von distal nach proximal eingebracht werden (das Gewinde ist dann oftmals zu kürzen) um eine sekundäre Arthrotomie oder Arthroskopie unnötig werden zu lassen (19, 36, 39).

Während die Spätprognose von der Stellung des Fragmentes weitgehend unabhängig zu sein scheint, kann die Frühprognose durch die Stellung des Fragmentes geprägt sein. Dies zeigten die uns zugewiesenen zwei Fälle. In dem einen Fall war die Eminentiafraktur als Begleitverletzung einer Oberschenkelschaftfraktur primär übersehen worden, im anderen Fall handelte es sich um eine unvollständig dislozierte, primär erkannte Fraktur. Bei beiden Patienten war das Fragment dorsal noch hängend, ventral erheblich aufgeworfen fest eingeheilt. Daraus resultierte eine Streckhemmung, die sich während 6 bzw. 12 Monaten nicht verbesserte. Es mußte deshalb die Korrektur der Fehlstellung mit entsprechender Refixation in korrekter Stellung vorgenommen werden.

Somit stellt sich die Indikation zur operativen Behandlung – zumindest in Form der Arthroskopie – bei allen vollständig dislozierten Frakturen. Ist aus dem ap- und seitlichen Röntgenbild nicht exakt ersichtlich ob das Fragment vollständig gelöst ist, oder dorsal oder seitlich noch hängt, so ist im Zweifelsfalle vorzugehen wie bei vollständig dislozierten Frakturen: Suche nach, und Behandlung möglicher Begleitverletzungen, sowie korrekte Reposition des Fragmentes.

Ist die Fraktur jedoch nicht oder nur unvollständig dilsoziert, so kann selbstverständlich konservativ behandelt werden, da relevante Begleitverletzungen nicht zu erwarten sind und die Spätprognose gut sein wird. Aufgrund unserer Erfahrungen – teilweise in Übereinstimmung mit der Literatur (3, 15, 28, 44) und teilweise im Gegensatz zur Literatur (24, 42, 62) – gelingt die geschlossene Reposition des unvollständig dislozierten Fragmentes und die Retention in dieser Stellung bis hin zur Konsolidation nach Abpunktion des Hämarthros am besten in Hyperextension des Kniegelenkes. Gelingt es nicht, das Fragment annähernd ideal geschlossen zu reponieren, so stellt sich auch für unvollständig dislozierte Frakturen die Indikation zur offenen Reposition oder zumindest zur Arthroskopie.

Wachstumsstörungen werden nach diesen – da extraphysären – Frakturen, nicht beschrieben. Wir konnten bei einer 7jährigen Patientin feststellen, daß es innerhalb eines Jahres auf der frakturierten Seite zum einseitigen X-Bein von 5° Differenz zur Gegenseite gekommen war. Aufgrund der asymmetrischen Wachstumslinien könnte es sich um eine passagere partielle Stimulation der Wachstumsfuge mit konsekutivem medialem Mehrwachstum handeln, wie wir es von den proximalen Tibiafrakturen her kennen. Diese Begleitverletzung lag jedoch bei dieser Patientin nicht vor. Jedoch wurde eine mediale periostale Lamelle im Verlaufe der ersten Monate nach der Fraktur sichtbar, die sich langsam wieder abbaute. Die Ursache für diese periostale Reaktion war weder anhand der vorliegenden Röntgenbilder noch aus der Anamnese zu eruieren.

Tuberositas-Ausrisse

Bei diesen Frakturen handelt es sich um meist extraartikuläre Epiphysenfrakturen, praktisch immer vom Typ Salter III. WATSON JONES (67) unterscheidet 3 Typen, einen extraartikulären sowie einen inkompletten und einen kompletten artikulären Typ. Diese Einteilung hat jedoch keine direkte therapeutische Konsequenz.

Diese Verletzungen ereignen sich meist im Rahmen des Sportes im Jugendlichenalter, in dem Wachstumsstörungen nicht mehr möglich sind (4, 8, 22, 31, 50, 57). Betrifft die Fraktur ein jüngeres Individuum, so kann es mitunter zum vorzeitigen ventralen Verschluß der Fuge mit konsekutivem Rekurvationsfehlwachstum des Tibiaplateaus kommen. Die in der Literatur geschilderten Fälle mit posttraumatischem Rekurvationsfehlwachstum sind jedoch meist iatrogen ausgelöst und wurden erzeugt durch zu frühes Abmeißeln der Tuberositas tibia bei noch offenen Fugen entweder als Zugangsweg (39) oder zur Behandlung der Patellaluxation sowie durch Tibiakopfextensionen bei Oberschenkelschaftfrakturen, selten auch als Folge von Narbenzügen nach in Dislokation verheilten Tuberositasausrissen (2, 4, 13, 47, 52).

So wird die Prognose weniger durch mögliche Wachstumsstörungen, sondern mehr durch den Verlust der Streckfunktion geprägt.

Die mögliche epi-metaphysäre Ausheilungsbrücke, die durch die entsprechende aktive Therapie vermindert werden könnte (40), spielt deshalb keine Rolle für die einzuschlagende Therapie. Das Ziel der Therapie besteht vor allem darin, die Funktion des Streckapparates wieder zu rekonstruieren. Selbstverständlich gilt es, wenn intraartikuläre Frakturen vorliegen und Gelenkstufen vorhanden sind, auch die Gelenkfläche widerherzustellen.

Dementsprechend müssen sämtliche dislozierten extra- oder intraartikulären Ausrisse der Tuberositas tibiae operativ versorgt werden. Völlig undislozierte Ausrisse können konservativ behandelt werden. Wenn immer möglich sollte bei der operativen Versorgung eine Zuggurtungsosteosynthese durchgeführt werden, um die frühe funktionelle Nachbehandlung zu ermöglichen.

Transkondyläre Tibiaplateau-Frakturen

Es handelt sich um außerordentlich seltene Frakturen: Im Krankengut von SHELTON z. B. (61) sind es 12 von 39 Patienten mit physären Verletzungen der proximalen Tibia. Das entspricht einem knappen Drittel.

Das Alter bei Unfall liegt meist jenseits des 10. Lebensjahres und dann am häufigsten um das 14. Lebensjahr gruppiert. Bei SHELTON (61) sind es 2 von 12 Patienten, die in einem wachstumsstörungsgefährdeten Alter zwischen dem 10. bis 13. Lebensjahr liegen, bei BURKHART (6) sind es 7 von 14 Patienten. Entsprechend dem hohen Durchschnittsalter der Patienten ist deshalb die Gefahr einer Wachstumsstörung außerordentlich gering. In der uns vorliegenden Literatur werden Wachstumsstörungen und deren Folgen deshalb nur vereinzelt beschrieben (7). Da, wie wir an den Gelenkfrakturen der distalen Tibia schon feststellen konnten (38), eine zuverlässige direkte Beeinflussung der Wachstumsstörung des vorzeitigen partiellen Verschlusses nicht möglich ist, prägt dieser Aspekt nicht die Wahl des Therapieverfahrens.

Da die Prognose durch die Gelenkinkongruenz geprägt wird, besteht das Ziel der Therapie darin, das Gelenkplateau wieder zu rekonstruieren.

Dementsprechend stellt sich die Indikation zur operativen Behandlung lediglich bei dislozierten Frakturen. Wobei wir Frakturspaltdehiszenzen über 2 mm als Dislokation auffassen. Bei jüngeren Individuen muß bei der Osteosynthese wie üblich die Fuge geschont und die Schraubenosteosynthese rein epiphysär vorgenommen werden.

Frakturspalten bis zu 2 mm definieren wir als undisloziert und behandeln sie konservativ.

2.2. Extraartikuläre Frakturen im Bereich des Tibiakopfes

Bei diesen infrakondylären Frakturen ist das Gelenk selbst wohl nicht betroffen, dessen Statik kann jedoch sowohl durch posttraumatische Fehlstellungen als auch durch Folgen von Wachstumsstörungen alteriert sein. Die Prognose dieser Verletzungen ist also geprägt durch die veränderte Statik des gelenktragenden Tibiakopfes. Es sind drei Formen voneinander zu unterscheiden: Die Epiphysenlösungen, die metaphysären Stauchungsfrakturen und die metaphysären Biegungsbrüche.

Epiphysenlösungen der proximalen Tibia

Bei diesen außerordentlich seltenen Verletzungen – wir sahen in den letzten 10 Jahren lediglich 4 Patienten – handelt es sich um extraartikuläre Frakturen: Sowohl Gelenkfläche als auch der Strecksehnenabsatz bleiben intakt (21, 31, 61, 64). Zusätzliche Seitenbandläsionen sind möglich (1).

Im Gegensatz zur Ansicht mancher Autoren (4) kann es selbstverständlich auch hier – abhängig vom Alter des Patienten bei Fraktur – zur Wachstumsstörung durch partiellen vorzeitigen Verschluß der Fuge kommen

(64). Dies konnten wir auch bei einem unserer 4 Patienten beobachten. Bei ihm war es zum partiellen vorzeitigen Verschluß eines Großteils der lateralen Epiphysenfuge gekommen, was ein zunehmendes Valgusfehlwachstum zur Folge hatte. Die Fraktur war primär lediglich leicht nach vorne geschoben, eine Reposition war nicht notwendig gewesen. Die Fraktur heilte in achsengerechter Stellung aus. Ein Crushtrauma kann damit – weil es sich um eine Epiphysenlösung als Folge eines Schertraumas handelte – als Ursache für diese Wachstumsstörung ausgeschlossen werden.

Als schwerwiegendste Komplikation im Rahmen dieser Verletzung werden bei starken Dislokationen Gefäßverletzungen im Bereich der Kniekehle beschrieben (65).

Als peripherste Schaftfrakturen werden Epiphysenlösungen – unabhängig vom Ausmaß der Dislokation – grundsätzlich konservativ behandelt. Die mögliche Wachstumsstörung kann durch die Wahl der Therapie nicht beeinflußt werden.

Zur operativen Behandlung zwingen mögliche Weichteilverletzungen, vor allem im Bereich des Gefäßnervenbündels. Es können selten einmal aber auch eingeschlagene, meist mediale Weichteile, die Reposition verhindern und die offene Reposition notwendig machen (21).

Metaphysäre Stauchungsfrakturen

Es handelt sich um unkomplizierte Frakturen meist undisloziert und ohne Begleitverletzungen. Ihre Prognose ist gut. Eine operative Behandlung ist nicht indiziert.

Metaphysäre Biegungsfrakturen

Die seltene Fraktur wir gefürchtet wegen der Gefahr eines posttraumatisch auftauchenden Genu valgum. Nur bei wenigen Autoren, ausgenommen GREEN (17), IPPOLITO (29) und OGDEN (51) ist man in der Literatur übereinstimmend der Ansicht, daß die Komplikation nur nach Biegungsbrüchen mit einer primären Valgusfehlstellung auftreten kann, wohingegen im Rahmen von einfachen Stauchungsbrüchen diese Komplikation nicht zu erwarten ist (10, 11, 14, 20, 59, 68). Als Ursache wird von den meisten Autoren ein mediales Mehrwachstum angegeben (20, 37, 51, 55, 68). Nur wenige sind der Ansicht, daß es sich um ein relatives (32) oder absolutes (49) laterales Minderwachstum handelt. Manche Autoren sind der Ansicht, daß das einseitige Genu valgum nur nach proximalen Tibiafrakturen bei stehender Fibula zu erwarten ist und sehen in der sperrenden Fibula die Ursache für das mediale Mehrwachstum, bzw. für die Hemmung des Wachstums auf der lateralen Seite (45). JUNGBLUTH (32) tendiert in eine ähnliche Richtung, indem er die laterale Zuggurtungswirkung der Weichteile und der Fibula für ein relatives laterales Minderwachstum verantwortlich macht. WEBER (68) macht den unterbrochenen Zug des Pes anserinus, KLAPP (33) den des medialen Periostes auf die Epiphyse für das mediale Mehrwachstum verantwortlich.

Entsprechend den unterschiedlichen Meinungen sind die therapeutischen Empfehlungen. Einige Autoren (35, 53, 59) betrachten die primäre Valgusfehlstellung per se als Ursache für das einseitige Genu valgum und begnügen sich deshalb mit der Beseitigung dieser primären Valgusfehlstellung. WEBER, KLAPP und andere Autoren (20, 33, 34, 54, 68) erachten die Fraktur als absolute Indikation zur operativen Behandlung um den Pes anserinus, bzw. den Zug des Periostes zu rekonstruieren. Zuverlässig kann aber auch damit nicht das posttraumatische Valgusfehlwachstum vermieden werden (43).

Wir selbst hatten unser dementsprechendes Krankengut mit insgesamt 28 Patienten 1982 publiziert (37). Wir hatten dabei festgestellt, daß ein klinisch relevantes posttraumatisches Fehlwachstum ausschließlich nach in Valgusfehlstellung verheilten proximalen Tibia- und Unterschenkelfrakturen zustande kommt. Das heißt, wir konnten dieses Phänomen auch nach vollständig dislozierten proximalen Unterschenkelfrakturen beobachten, die in einen Valgus reponiert wurden und in dieser Valgusfehlstellung konsolidierten. Die immer wieder angeführte stehende Fibula als Ursache für das posttraumatische Fehlwachstum ist somit auszuschließen. Auffälligerweise heilte – wie auch bei den diaphysären Grünholzfrakturen am Vorderarm (40) auch bei den metaphysären Biegungsbrüchen (und den in Valgusfehlstellung reponierten vollständigen Unterschenkelfrakturen) die Fraktur auf der Konkavseite der bestehenden

Fehlstellung, der lateralen Seite, stets prompt ab mit einer guten und kräftigen periostalen Überbrückung des Frakturspaltes. Auf der konvexen Seite der Fehlstellung blieb hingegen stets eine periostale Überbrückung des Frakturspaltes aus. In den meisten Fällen kam es zusätzlich zu radiologisch sichtbaren, deutlichen Konsolidationsverzögerungen auf der medialen Seite in Form von Ausweitung des Frakturspaltes und kleineren Zystenbildungen. Der endgültige Durchbau des medialen Frakturspaltes erfolgte dann erst verzögert innerhalb der ersten 12–18 Monate nach dem Unfall.

Aufgrund dieser klinischen Beobachtung mußten wir den Eindruck gewinnen, daß das Ausmaß des Valgusfehlwachstums abhängig war vom Befund der primären Valgusfehlstellung und der damit verbundenen medialen passageren Konsolidationsstörung. FREY (14) hat diese Abhängigkeit inzwischen experimentell an der Tibia des Minipigs bestätigen können: Konsolidiert die Fraktur in einer Valgusfehlstellung, so ist stets eine mediale Konsolidationsstörung zu erwarten. Dies führte über eine mediale Stimulation der Fuge zum signifikanten Valguszuwachs von durchschnittlich 5°. Bestand jedoch keine Valgusfehlstellung nach Osteotomie oder war lediglich medial das Periost oder der Pes anserinus durchtrennt worden, so überschritt das resultierende Valgusfehlwachstum nie 2°. Einen dezenten Valguszuwachs in diesem Rahmen hatten auch schon die Versuche CRILLY's und HOUGHTON's ergeben (9, 27).

Aufgrund der klinischen und experimentellen Beobachtung zeigte sich, daß das Fehlwachstum mit Durchbau des medialen Frakturspaltes sistierte. War der Patient jung genug und störte das einseitige Genu valgum ihn nicht beim Laufen und Springen, so daß er keinen Arzt mehr aufsuchte, so zeigte sich bei der Spätkontrolle, daß der Valgus nahezu unverändert nach distal gewachsen war. Die proximale Epiphyse hatte sich – altersabhängig – wieder, einer normalen Knieachse entsprechend, korrekt aufgerichtet.

Wir hatten als therapeutisches Resümee aufgrund unserer klinischen Nachuntersuchung gefordert, die Fehlstellung, ebenso wie auch andere Autoren (35, 53, 59) es fordern, primär zu beseitigen und die Fraktur wenn immer möglich, auf der gefährdeten Seite unter Kompression zu bringen. Nur damit sei ein sicheres, schnelles, mediales Abheilen des Frakturspaltes zu gewährleisten, unabhängig davon, ob eine Periost- oder Pes anserinus-Interpositum vorliegt oder nicht. Wir haben seit Festlegung dieses Procederes bisher 7 Patienten behandelt. Bei 3 Patienten konnte die Fehlstellung durch eine einfache und einmalige Gipskeilung um den 8. Tag nach Unfall beseitigt werden. Bei einem Patienten wurde das Behandlungsziel durch die geschlossene Repositon mit anschließender Gipsruhigstellung erreicht. Bei 2 Patienten mit einer zusätzlichen Oberschenkelfraktur wurde einmal ein Fixateur externe, das andere Mal eine mediale Platte angelegt, um die mediale Kompression zu gewährleisten. Bei einem weiteren – jugendlichen – Patienten mit einer vollständig dislozierten proximalen Unterschenkelfraktur stellte sich die Indikation zur Osteosynthese, da die Fraktur geschlossen nicht reponiert werden konnte. Bei keinem von 5 Patienten mit noch weit offenen Fugen ist es im Verlauf des weiteren Wachstums zu einem valgisierenden Mehrwachstum gegenüber der Gegenseite von mehr als 2° gekommen. Bei diesen 5 Patienten heilte der mediale Frakturspalt ebenso prompt ab wie der laterale. Bei einer Patientin (mit Fixateur externe) verzögerte sich der mediale Durchbau wegen mangelhafter medialer Kompression. Hier kam es in der Tat zu einem medialen Mehrwachstum, was eine Valgisierung der Knieachse von 4° gegenüber der Gegenseite zur Folge hatte. Da sich diese Fehlstellung jedoch nicht einer vorbestehenden Valgusfehlstellung aufpfropfte, wurde die einseitige Valgusfehlstellung weder funktionell noch kosmetisch als störend empfunden.

Aufgrund unserer bisherigen Untersuchungsergebnisse scheint die Prognose dieser Fraktur vor allem von der möglichen Wachstumsstörung der partiellen passageren Stimulation abzuhängen. Diese wiederum ist vor allem direkt abhängig von einer medialen Konsolidationsverzögerung, die wieder nur im Rahmen einer persistierenden Valgusfehlstellung auftritt und nur dann relevante Folgen zeigt.

Das Ziel der Therapie muß deshalb – unabhängig von der gewählten Behandlungsmethode – stets darin bestehen, die Valgusfehlstellung zu beseitigen, den medialen Frakturspalt zu komprimieren und diese Stellung bis zur sicheren Konsolidation zu gewährleisten.

Die Indikation zur operativen Behandlung dieser Frakturen stellt sich also immer dann, wenn es auf konservativem Wege (Gipskeilung oder geschlossene Repositon) nicht gelingt, die primäre Valgusfehlstellung zu beseitigen und eine mediale Kompression des Frakturspaltes zu erreichen. Zur Sicherung der medialen Kompression sollte im Falle der operativen Behandlung eine mediale, u. U. kleine Veterinärplatte oder ein Fixateur externe angelegt werden. Die Rekonstruktion des Periostes oder des Pes anserinus scheint uns dabei eine untergeordnete Rolle zu spielen. Wir verzichten darauf.

Ein eigenartiges und weitgehend noch ungeklärtes Phänomen nach diesen Verletzungen ist das in der Literatur immer wieder geschilderte Rezidiv nach Korrekturosteotomie. Während nach Korrekturosteotomien von Valgusfehlstellungen anderer Genese in der Literatur nie derartige Rezidive beschrieben wurden (16, 25, 45) erstaunt dieses Phänomen nach Osteotomien posttraumatischer Valgitäten umso mehr. Nicht bei allen Autoren ist das Rezidiv glaubhaft dargestellt. Teils sind die Fälle überhaupt nicht, zum Teil der Verlauf unvollkommen abgebildet. Bei manchen Autoren heilte die Korrekturosteotomie im Restvalgus ab, so daß das Rezidiv durch eine erneut auftauchende mediale Konsolidationsverzögerung erklärt werden kann (16, 20, 47, 53, 63, 68). Lediglich bei zwei Fällen in der Literatur (23, 46) kommt es nach korrekter primärer Stellung der Osteotomie zum Rezidiv: Bei HERRING (23) könnte dies noch auf ein vermehrtes Remodelling bei einer persistierenden medialen Seit-zu-Seit-Verschiebung im Rahmen einer Kirschnerdrahtosteosynthese der Korrekturosteotomie zurückgeführt werden. Bei MÜLLER und MÜLLER (46) jedoch wird eine korrekt gestellte und mit einer medialen Platte stabilisierte proximale Osteotomie dargestellt. Trotzdem ist dann nach 2 Monaten schon ein Valgusrezidiv sichtbar, das von den Autoren auf den Wachstumsimpuls auf das mediale Implantat zurückgeführt wurde. Diese Erklärung scheint uns vor allem angesichts der proximalen Osteotomien posttraumatischer Valgusfehlstellungen mit zum Teil unterschiedlichen Techniken (aber auch medialen Platten), die zu unterschiedlichen Zeitpunkten nach dem Unfall durchgeführt wurden und bei denen dann ein Rezidiv ausblieb (30, 37, 45, 47, 53, 58), nicht ausreichend das Phänomen des Rezidivs zu erklären.

Nur bei einem unserer 5 Patienten mit durchgeführten Korrekturosteotomien nach dieser Fraktur war es nach einer Fixation mit einem Fixateur externe und nicht ausreichender medialer Kompression ebenfalls zu einer Valgisierung von 4° im Verlauf des ersten halben Jahres nach der Osteotomie gekommen. Wir nehmen an, daß dies doch auf die mangelhafte mediale Kompression zurückzuführen war. Inwieweit aber mediale Weichteilalterationen an der Tibia sowie kompensierende mögliche Wachstumskorrekturen am distalen Femurende bei diesen in der Literatur angegebenen Revalgisierungen zusätzlich eine Rolle spielen können, ist zur Zeit nicht zu beantworten. Diese Frage wäre nur durch prospektive, wenn möglich multizentrische Studien, zu klären.

Grundsätzlich scheint uns deshalb – welche Ursache auch immer das Rezidiv nach einer Korrekturosteotomie haben kann – das wichtigste zu sein, das primäre Valgusfehlwachstum durch die geeignete Primärtherapie zu verhindern, um später nicht eine Korrekturosteotomie mit dem Risiko auch nur eines Teilrezidivs vornehmen zu müssen.

Resümee

So selten auch die Patellafrakturen und die Frakturen im Bereich des Tibiakopfes im Wachstumsalter sind, so komplex ist deren Problematik. Diese ist einerseits bedingt durch die Nähe der hochprozentig wachsenden Fugen von Femur und Tibia und durch deren teilweise besondere Verlaufsform, andererseits durch die funktionellen und statischen Besonderheiten des Kniegelenks selbst. Ziel der Behandlung muß es an erster Stelle sein, Statik und Funktion des Gelenkes wiederherzustellen. Daß der Aufwand dazu minimal aber optimal sein muß, ist selbstverständlich.

Es ist jedoch zu bedenken, daß, obwohl es sich um ein Gelenk handelt, absolute Indikationen zur operativen Behandlung nur außerordentlich selten sind. Vor allem für un- oder leicht dislozierte Frakturen relativiert sich die Indikation ganz erheblich. Sie ist dann einerseits abhängig zu machen von der Spätprognose der Verletzung, vor allem aber von dem Einverständnis des Patienten selbst. So stellen sich uns für die Zukunft zwei wesentliche Aufgaben:

Einerseits müssen wir versuchen, die spärlichen Erkenntnisse über die tatsächliche Spätprognose und deren mögliche primäre Beeinflußbarkeit zu erweitern. Dazu dürfen wir nicht wie bisher lediglich darauf aus sein, apodiktische Lehrmeinungen zu formulieren und sie wie politische Statements gegeneinander auszuspielen, sondern wir sollten versuchen, die wenigen kärglichen Erkenntnisse gegenseitig zu ergänzen. Nur damit können wir auf die Dauer ein umfassendes Bild der tatsächlichen Spätprognose erhalten. Nicht theoretische Vorstellungen, sondern tatsächliche Fakten sollten die Notwendigkeit und die Indikationsstellung zur primären Therapie prägen.

Zum anderen muß die Eigenverantwortlichkeit des Patienten und dessen Selbstbewußtsein auch im medizinischen Sinne gefördert werden. Dazu bedürfte es einer Abkehr von schulmedizinischer Apodiktik und medizinischer Rechthaberei, wovon wir noch weit entfernt sind.

Literatur

1. BERTIN, K. C., GOBLE, M. E. M.: Ligament injuries associated with physeal fractures about the knee. Clin. Orthop. 177, 188–195 (1983).
2. BJERKREIM, I. and BNEUM, P.: Genu recurvatum. A late Complikation of tibial wire traction in fractures of the femur in children. Acta Orthop. Scandinavia 46, 1012–1019 (1975).
3. BLAUTH, W., HASSENPFLUG, J., SCHROEDER, L.: Ausrißfrakturen der Eminentia intercondylica im Kindesalter. In: EICHLER, J., WEBER, U., Hrsg. Frakturen im Kindesalter. Thieme, Stuttgart, New York (1982).
4. BRUNNER, CH.: Patellafrakturen und Frakturen des proximalen Tibiaendes. In: Die Frakturenbehandlung bei Kindern und Jugendlichen. Hrsg.: B. G. WEBER, CH. BRUNNER und F. FREULER. Springer-Verlag, Berlin-Heidelberg-New York (1978).
5. BRUNNER, CH., WEBER, B. G.: Besondere Osteosynthesetechniken. Springer, Berlin-Heidelberg-New York (1981).
6. BURKHART, S. S., PETERSON, H. A.: Fractures of the proximal tibial epiphysis. J. Bone Jt. Surg. 61 A, 996–1002 (1979).
7. BYLANDER, B., ARONSON, S., EGRUND, N., HANSSON, L. T., SELVIK, G.: Growth disturbance after physeal injuri of distal femur and poximal tibia studies by roentgen stereophotogrammetry. Arch. Orthop. Traumat. Surg. 98, 22–235 (1981).
8. CHRISTIE, M., DVONCH, V.: Tibia tuberosity avulsion fracture in adolescents. J. Pediatric. Orthop. 1, 391 (1981).
9. CRILLY, R. G.: Longitudinal overgrowth of chicken radius. J. Anat. 112:11 (1972).
10. CURRARINO, G., PINCKNEY, L. E.: Genu valgum after proximal tibial fractures in children. Amer. J. Roentgenol. 136, 915 (1981).
11. CZEN, L.: Fracture of the proximal portion of the tibia in children followed by valgus deformity. Surgery, Gynecology and Ostretics (1983).
12. EHRLICH, M., STRAUN, R. E.: Epiphyseal Injuries about the knee. Orthop. Clinics of North America 10, 91–103 (1979).
13. EULENBURG, F. und GUBBA, H. H.: Zur Differentialdiagnose der Kniegelenksverletzungen beim Kind und Jugendlichen. Orthop. Praxis 11/81, 879–882 (1981).
14. FREY, P.: Die metaphysäre Tibiafraktur – eine experimentelle und klinische Studie. Diss. Basel, in Vorber. (1986).
15. GARCIA, A., NEER, CH. S.: Isolated fractures of the intercondylar eminence of the tibia. Am. J. Surg. 95, 593 (1958).
16. GOFF, CH. W.: Surgical treatment of unequal extremities. Thomas, Springfield, Illinois (1960)
17. GREEN, R. E.: Tibia valga caused by asymetrical overgrowth following nondisplaced fracture of the proximal tibial metaphysis. J. Pediatric Orthop. 3, 235–237 (1983).
18. HÄRING, M.: Tierexperimentelle Untersuchungen zur Traumatologie der Wachstumsfuge. Habilitationsschrift, Freiburg (1980).
19. HÄRING, M. SCHENK, R.: Zur transepiphysären Verschraubung des intercondylären Eminentiaausrisses am wachsenden Skellet. Unfallheilkunde 84, 204 (1981).
20. HÄRLE, A., LILLEBY, H., HERMANN, F.: Axial deviations caused by growth after fracture of the proximal tibial metaphysic and surgical treatment. In: CHAPCHAL, G. (ed.): Fractures in children. Thieme, Stuttgart, New York.
21. HARRIES, TH. J., LICHTMAN, D. M., LONON, W. D.: Irreducible Salter-Harris II Fracture of the proximal tibia. J. Pediatric Orthopedics 3, 92–95 (1983).

22. HENARD, D.C., BOBO, R.T.: Avulsion Fractures of the tibial Turbercle in Adolescents. Clin, Orthop. and rel. res. 177, 182–187 (1983).
23. HERRING, J.A.: Post-traumatic valgus deformity of the tibia. Journal of Pediatric Orthopedics, I, 435 (1981).
24. HERTEL, P.: Ergebnisse der operativen Behandlung von Eminentiaausrissen im Kindesalter. Unfallheilkunde 83, 397 (1981).
25. HIERHOLZER, G. und MÜLLER, K.H.: Korrekturosteotomien nach Traumen an der unteren Extremität. Springer Verlag, Berlin-Heidelberg-New York-Tokio (1984).
26. HOUGTHON, G.R. and ACKROY, C.E.: Sleeve fractures of the patella in children. J. Bone Jt. Surg. 61B, 165–168 (1979).
27. HOUGTHON, G.R., ROCKER, G.D.: The role of the periosteum in growth of long bones. J. Bone Jt. Surg. (Br), 61:218 (1979).
28. HIPFAUER, W.: Die Brüche der Eminentia intercondylica. Z. Unfallheilk. 71, 25 (1968).
29. IPPOLITO, E., PENTIMALLI, G.: Posttraumatic valgus deformity of the knee in proximal tibial metaphyseal fractures in children. Ital. J. of Orthopedics and Traumatology, Vol. 10, 1:103 (1984).
30. JACKSON, D.W., COZEN, L.: Genu valgum as a complication of proximal tibial metaphyseal fractures in children. J. Bone Jt. Surg. Amy 53:2771 (1972).
31. JONASCH, E. und BERTEL, E.: Verletzungen bei Kindern bis zum 14. Lebensjahr. Hefte zur Unfallheilkunde 150, Springer, Berlin-Heidelberg-New York (1981).
32. JUNGBLUTH, K.H.: Fehlwachstum nach Verletzungen außerhalb der Epiphyse. In: Korrekturosteotomien nach Traumen an der unteren Extremität. HIERHOLZER, G., MÜLLER, K.-H., (Hrsg.) Springer Verlag, Berlin-Heidelberg-New York-Tokio (1984).
33. KLAPP, F., EITEL, F., DAMBE, L.T.: Fehlwachstum nach metaphysärer Verletzung im Wachstumsalter. Hefte Unfallheilkunde, 138 : 282 (1978).
34. KLAPP, F.: Diaphysäre und metaphysäre Verletzungen im Wachstumsalter. Springer Verlag, Berlin-Heidelberg-New York, 4, 35, 69 (1981).
35. KOCH, A., KEHRER, B., TSCHÄPPELER, H.: Die Fraktur der proximalen Tibiametaphyse. Therapeut. Umschau, 40, 978–980 (1983).
36. KUNER, E.H. und HÄRING, M.: Zur transepiphysären Verschraubung des osteochondralen Eminentia-Ausrisses beim Kind. Unfallheilkunde 83, 495–498 (1980).
37. LAER, L.R. VON, JANI, L., CUNY, TH., JENNEY, P.: Die proximale Unterschenkelfraktur im Wachstumsalter. Unfallheilkunde 85, 215–225 (1982).
38. LAER, L.R. VON: Der posttraumatische Verschluß der distalen Tibiaepiphysenfuge. Ursache, Prognose, Prophylaxe? Teil I und II. Unfallheilkunde 85, 445 ff., 509 ff. (1982).
39. LAER, L.R. VON und BRUNNER, R.: Einteilung und Therapie der Ausrißfrakturen der Eminentia intercondylica im Wachstumsalter. Unfallheilkunde 87, 144–150 (1984).
40. LAER, L.R. VON: Frakturen und Luxationen im Wachstumsalter. Thieme Verlag, Stuttgart, New York (1986).
41. MC LENNAN, J.G.: The role of Arthroscopic augery in the treatment of fractures of the intercondyle eminence of the tibia. J. Bone Jt. Surg. 64B, 477–480 (1982).
42. MEYERS, M.H., MC KEEVER, F.M.: Fracture of the intercondyle eminence of the tibia. J. Bone Jt. Surg. 52A, 1677 (1979).
43. MITTELMEIER, H.: Diskussionsbemerkung. Ninth international symposium on topical problems in orthopaedic surgery, Lucerne (1980).
44. MOLANDER, M.L., WALLIN, G., WIKSTAD, I.: Fracture of the intercondylar eminence of the tibia. J. Bone Jt. Surg. 63B, 89 (1981).
45. MORSCHER, E., JANI, L.: Korrekturosteotomien bei posttraumatischen Wachstumsstörungen. Orthopäde 6:113 (1977).
46. MÜLLER-FÄRBER, J. und MÜLLER, K.H.: Indikation und Technik der gelenknahen Osteotomie. In: Korrekturosteotomien nach Traumen an den unteren Extremitäten. Springer Verlag, Berlin-Heidelberg-New York-Tokio (1984).
47. MÜLLER, K.H., BIEBRACH, M.: Korrekturosteotomien und ihre Ergebnisse bei kniegelenksnahen posttraumatischen Fehlstellungen. Unfallheilkunde 80, 359–367 (1977).
48. MÜLLER, M.E., ALLGÖWER, M., WILLENEGGER, H.: Manual der Osteosynthese. Springer Verlag, Berlin-Heidelberg-New York (1969).
49. MÜLLER, M.E., GANZ, R.: Luxation und Frakturen: Untere Gliedmaßen und Becken. In: REHN. J. (Hrsg.): Unfallheilkunde bei Kindern. Springer, Berlin-Heidelberg-New York (1974).
50. OGDEN, J.A., TROSS, R.B., MURPHY, M.J.: Fractures of the tibial tuberosity in adolescents. J. Bone Jt. Surg. 62A, 206 (1980).
51. OGDEN, J.A.: Skeletal Injury in the child. Lea und Febinger, Philadelphia 591 (1982).
52. PAPPAS, A.M., ANAS, W.P., TOCZYLOWSKI, H.M.: Asymmetrical Arrest of the proximal tibial physis and genu recurvatum deformity. J. Bone Jt. Surg. 66A, 575–581 (1984).
53. PARSCH, K., MANNER, G., DIPPE, K.: Genu valgum nach proximaler Tibiafraktur beim Kind. Arch. Orthop. Unfallchir. 90:289 (1977).
54. POTTHOFF, H.: Ein Beitrag zur Behandlung der

proximalen metaphysären Tibiafraktur im Kindesalter. Akt. Traumatol. 12:127 (1982).
55. RANG, M.: Children's fractures. Lippincott, Philadelphia-Toronto (1983).
56. RIGAULT, P., MOULIS, D., PADOVANI, J.P., LESAUX, D.: Les fractures des épines tibiales chez l'enfant. Ann. Chir. Inf. 17, 237 (1976).
57. ROBERTS, J.M.: Avulsion fractures of the proximal tibial epiphysis. In: KENNEDY, J.C. (ed.): The injure adolescent knee. Baltimore, Williams & Wilkins, pp. 156–159 (1979).
58. RÜTER, A., BURRI, C. und KREUZER, U.: Korrektureingriffe nach Epiphysenverletzungen im Bereich des Kniegelenkes. Unfallheikunde 81, 649–660 (1978).
59. SALTER, R. B., BEST, T.: Pathogenesis and prevention of valgus deformity following of the proximal metaphyseal region of the tibia in children. J. Bone Jt. Surg. [Br], 54 B : 767 (1972).
60. SERIAT, G.B., FRICK, M., PIERACCI, M.: Fractures of the tuberculum intercondylicum laterale in children. Rev. Chir. Orthop. 69, 22–231 (1983).
61. SHELTON, W. R., CANALE, S. T.: Fractures of the tibia through the proximal tibial epiphyseal cartilage. J. Bone Jt. Surg. 61 A, 167–173 (1979)
62. SEITZ, W., HOFMANN, S.: Die Brüche der Eminentia intercondylica im Kindesalter. Z. Kinderchir. 14, 104 (1974).
63. TAYLOR, S. L.: A case of Genu valgum. J. Bone Jt. Surg. [Am] 45:659 (1963).
64. THOMPSON, G. H. and GESLER, J. W.: Proximal tibial epiphyseal fracture in an infant. J. Pediatric Orthopedics 4, 114–117 (1984).
65. VOLLMAR, J., JUNG, M.: Kombinierte Gefäß- und Knochenverletzungen. Akt. Traumatol. 6, 309–316 (1976).
66. WAGNER, H.: Experimentelle Untersuchungen über die Verträglichkeit von Metallschrauben im Knochengewege. Verh. Dtsch. Orthop. Ges. 49 (1961).
67. WATSON-JONES, R.: Fractures and joint Injuries ed. 5, Vol. 2. Baltimore Williams & Wilkins, pp. 1049–1050 (1976).
68. WEBER, B.G.: Die proximale Tibiafraktur. In: WEBER, B.G., BRUNNER, CH., FREULER, F. (Hrsg.). Die Frakturbehandlung bei Kindern und Jugendlichen. Springer, Berlin-Heidelberg-New York.

Anschrift des Verfassers
PD Dr. R. v. LAER, Kinderchirurgische Abteilung der Universitätsklinik, CH-4000 Basel.

Die operative Behandlung der Ausrißfraktur der Eminentia intercondylica

ALEXANDRA WELTZIEN, P. STACHEL, Mainz

Bandverletzungen des Kniegelenkes sind bei Kindern selten (1, 2, 3), werden jedoch bei Zunahme der sportlichen Betätigung dieser Altersgruppe häufiger. Bei entsprechender Gewalteinwirkung kommt es bei noch offenen Wachstumsfugen eher zum knöchernen Bandausriß, am häufigsten im Bereich der tibialen Insertion des vorderen Kreuzbandes (6). Die Prognose und das therapeutische Vorgehen wird von nahezu allen Autoren vom Ausmaß der Dislokation abhängig gemacht (7, 8, 9). Unterschiedliche Bedeutung wird dem geschlossenen Repositionsversuch in Narkose zugemessen (10, 6), die meisten Autoren sehen jedoch bei ausgeprägter Dislokation eine Indikation zur operativen Behandlung (5, 9, 10, 11, 12, 13). Die durchweg guten Spätergebnisse der unterschiedlichen Behandlungsverfahren lassen die Forderungen nach einer strengen Operationsindikation entstehen. Unter dieser Frage wurde die folgende Fallzusammenstellung vorgenommen.

Krankengut und Methode

Von 1970–1986 wurden in der Kinderchirurgischen Universitätsklinik Mainz 22 Kinder mit Ausrißfrakturen der Eminentia intercondylica behandelt (Tab. 1). Die Einteilung in 3 Grundtypen wurde von MEYERS und MCKEEVER (7, 8) übernommen und erfolgte anhand des seitlichen Röntgenbildes oder der Schrägaufnahme (Abb. 1). Beim Frakturtyp I besteht eine Fissur an der Basis der Eminentia ohne Fragmentdislokation. Typ II zeigt eine partielle Abhebung des Fragments, das meist im ventralen Anteil klafft. Es besteht jedoch noch Kontakt zum Tibiakopfplateau. Dieser

Tabelle 1: Fallzahlen, aufgeschlüsselt nach Frakturtypen nach MEYERS und MCKEEVER.

Ausrisse der Eminentia intercondylica bei Kindern und Jugendlichen
Fallzahlen 1970–1986: n = 22; Alter 7–15 Jahre

Typ n. MEYERS u. MCKEEVER	I	II	III	IIIa
n	8	5	8	1
konservativ	8	2	0	0
operativ	0	3	8	1

ist beim Typ III vollständig aufgehoben. Beim Typ IIIa, der in dem gezeigten Schema nicht dargestellt ist, liegt zusätzlich eine Rotation des dislozierten Fragmentes vor. Das Ausmaß der kartilaginären Schädigung geht aus dem Röntgenbild nicht hervor, sie kann jedoch beträchtlich sein. Konservativ behandelt wurden sämtliche Verletzungen vom Typ I und vom Typ II. In den übrigen Fällen erfolgte die operative Versorgung durch un-

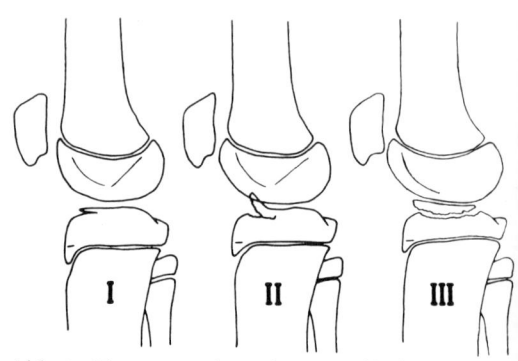

Abb. 1: Typeneinteilung der Ausrißfrakturen der Eminentia intercondylica nach MEYERS und MCKEEVER (7).

Tabelle 2: Operationsmethoden bei disloziertem Ausriß der Eminentia intercondylica.

Anzahl der operativ behandelten Patienten: n = 12	
1. Transepiphysäre Verschraubung	4
2. Transossäre Naht	3
3. Transarticuläre Spickung	5

terschiedliche Verfahren (Tab. 2): Am häufigsten wurde die transarticuläre Spickdrahtosteosynthese vorgenommen. In 4 Fällen erfolgte die transepiphysäre Verschraubung, und bei 3 Patienten wurde das Fragment durch transossäre Nähte mit resorbierbarem Material versorgt. Die postoperative Immobilisierung erfolgte in allen Fällen für etwa 6 Wochen im Oberschenkelliegegips in 15-Grad-Beugestellung des Kniegelenkes.

Ergebnisse

Die Nachuntersuchungsergebnisse sind Tabelle 3 zu entnehmen. Als klinische Kriterien wurden subjektive Beschwerden sowie der objektive Untersuchungsbefund der Gelenkstabilität und die Beweglichkeit herangezogen. Als klinisch gute Ergebnisse wurden subjektive Beschwerdefreiheit, auch bei Belastung sowie straffe Bandführung bei guter Kniegelenksbeweglichkeit eingestuft. In der Gruppe der als befriedigend bewerteten Ergebnisse wurde über belastungsabhängige Schmerzen geklagt, an objektiven Befunden

Tabelle 3: Behandlungsergebnisse bei Ausriß der Eminentia intercondylica.

Anzahl der nachuntersuchten Patienten: n = 9 Beobachtungszeitraum: 1–11 Jahre nach Unfall		
	konservativ Typ I/II	operativ Typ II/III
Klinisch		
gut	2	3
befriedigend	1	3
Radiologisch		
unauffällig	2	1
Stufe	1	4
Arthrosezeichen	0	1

lag in den meisten Fällen eine isolierte vordere Schublade vor, in einem Fall eine Außenbandinstabilität und in einem weiteren Fall eine vermehrte mediale Aufklappbarkeit.

Die radiologischen Befunde wurden nach Stufenbildung im ehemaligen Frakturbereich und nach Arthrosezeichen klassifiziert, eine sichere Korrelation der radiologischen Ergebnisse mit den subjektiven Beschwerden und den klinischen Untersuchungsbefunden lag nicht vor. Die gewählte Operationsmethode zeigte keinen Einfluß auf das klinische und radiologische Spätergebnis.

Diskussion

Die Ergebnisse der Nachuntersuchung sind schwierig zu beurteilen, und zwar deswegen, weil alle mäßig bis stark dislozierten Fälle konsequent einer operativen Behandlung zugeführt wurden. Unseres Erachtens wurde

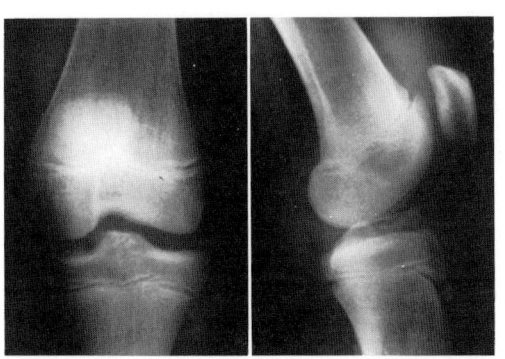

Abb. 2a: Patient G. Andrea, 11 J., Dislozierter Eminentiaausriß re. (Typ II n. MEYERS).

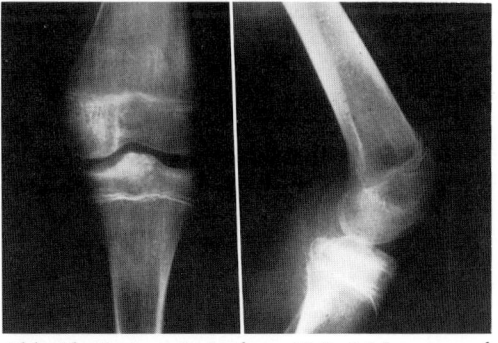

Abb. 2b: Patient G. Andrea, 11 J., 3 Monate nach Unfall: glatter Einbau des Fragmentes nach konservativer Therapie.

jedoch dem radiologischen Erstbefund in vielen Fällen eine zu große Bedeutung zugemessen, denn frühere Untersuchungen aus unserer Klinik (10) ergaben, daß auch stärkere Dislokationen (Abb. 2a) nach konservativer Behandlung zufriedenstellend ausheilen (Abb. 2b). Die entsprechenden guten klinischen Spätergebnisse lassen sich daraus erklären, daß auch eine eventuelle diskrete Stufenbildung im Frakturbereich die Gelenkfunktion nicht behindert, da die Eminentia intercondylica keine Gewichtsbelastung trägt. Aus diesem Grund ist unserer Meinung nach im vorliegenden Krankengut eher zu häufig operiert worden. Nur extrem dislozierte, die Gelenkfunktion blockierende Fragmente und dringender Verdacht auf zusätzliche Seitenbandruptur oder andere ligamentäre Begleitverletzungen berechtigen zur Eröffnung des Kniegelenkes. Da die jeweils gewählte operative Technik der Fragmentfixation in unserem Kollektiv, wie auch bei anderen Autoren (4,6) keinen Einfluß auf das Spätergebnis zeigt, sollte, wenn technisch möglich, der transossären Naht mit resorbierbarem Material der Vorzug gegeben werden, um dem Patienten einen Zweiteingriff zu ersparen.

Zusammenfassung

Von 1970 bis 1986 wurden in der Kinderchirurgischen Universitätsklinik Mainz 22 Kinder mit Ausrißfrakturen der Eminentia intercondylica behandelt. 12 Patienten wurden mit unterschiedlichen Verfahren operiert. Die Nachuntersuchungsergebnisse werden mit einer früheren Studie aus der Kinderchirurgischen Universitätsklinik Mainz verglichen. Hieraus ergibt sich die Forderung nach einer Beschränkung der operativen Behandlung auf wenige extrem dislozierte Frakturen.

Literatur

1. BRADLEY, GW., SHIVES, ThC., SAMUELSON, KM (1970): Ligament injuries in the knees of children. J. Bont Joint Surg (Am) 1 : 588.
2. CLANTON, O., DE LEE JC., SANDERS, B., NEIDRE, A. (1979): Knee ligament injuries in children. J. Bone Joint Surg (Am) 61 : 1195.
3. EADY, JL, CARDENAS, CHD., SOPA, D (1982): Avulsion of the femoral attachment of the anterior cruciate ligament. J. bone Joint Surg (Am) 64 : 1379.
4. HERTEL, P. (1981): Ergebnisse der operativen Behandlung von Eminentiaausrissen des Kniegelenkes im Kindesalter. Unfallheilkunde 83: 397.
5. KUNER, EH., HÄRING, M. (1980): Zur transepiphysären Verschraubung des osteochondralen Eminentiaausrisses. Unfallheilkunde 83:495.
6. V. LAER, L., BRUNNER, R. (1984): Einteilung und Therapie der Ausrißfrakturen der Eminentia intercondylica im Wachstumsalter. Z. Unfallheilkunde 87: 144–150.
7. MEYERS MH., MC. KEEVER, FM. (1959): Fracture of the intercondylar eminence of the tibia. J. Bone Joint Surg (Am) 41. 2 : 209.
8. MEYERS, MH., MC. KEEVER, FM (1970): Fracture of the intercondylar eminence of the tibia. J. Bone Joint Surg (Am) 52 : 1677.
9. RIGAULT, P., MOULIES, D., PADOVANI, JP., LESAUX, D. (1976): Les fractures des epines tibiales chez l'enfant. Ann Chir Inf. 17 : 237.
10. SEITZ, W., HOFMANN, S. (1974): Die Brüche der Eminentia intercondylica im Kindesalter. Z. Kinderchir. 14 : 104.
11. SMILLIE, IS (1970): Injuries of the knee joint. Livingstone. Edinburgh London.
12. TAKEHIKO TORUSI (1977): Isolated avulsion fracture of the tibial attachment of the posterior cruciate ligament. J. Bone Joint Surg (Am) 59 : 68.
13. ZARICZNYI, B. (1977): Avulsion fracture of the tibial eminence: Treatment by open reduction and pinning. J. Bone Joint surg (Am) 59 : 1111.

Anschriften der Verfasser
Dr. A. WELTZIEN, Dr. P. STACHEL, Kinderchirurgische Universitätsklinik, D-6500 Mainz

Abrißfrakturen der Tuberositas tibiae

W. Mothes, L. Bollmann, Schwerin

Die sehr seltene isolierte Fraktur der Tuberositas tibiae wurde erstmalig 1827 von Key beschrieben. Sie kann durch direkte Gewalteinwirkung entstehen. Beim Adolescenten sind es in der Regel sogenannte indirekte Traumen, die zur Abrißfraktur führen. Ursächliche Bedeutung hat die Entwicklung der Tuberositas tibiae. Die proximale Tibiaepiphyse bildet einen schnabelähnlichen nach caudal gerichteten Fortsatz mit einem isolierten Knochenkern. Etwa um das 15. Lebensjahr verschmelzen die beiden Knochenkerne. Die Synchondrose zwischen dem Epiphysenfortsatz und der proximalen Tibiaepiphyse wird bis zum 20. Lebensjahr durch spongiösen Knochen ersetzt. Dieser Locus minoris resistentiae führt bei entsprechender Gewalteinwirkung in der genannten Altersklasse zur Abrißfraktur.

Literaturübersicht und eigenes Krankengut

In der Literatur der letzten 30 Jahre sind mehrere Kasuistiken erschienen (1, 3, 4, 6, 7, 9), insgesamt 61 Fälle.

Wir haben von 1974 bis 1980 7 Patienten behandelt und in den letzten 5 $^1/_2$ Jahren keine derartige Verletzung gesehen, so daß die Behauptung der Seltenheit unterstrichen werden kann.

Unsere 7 Patienten waren muskelkräftige Knaben im Alter von 13 bis 16 Jahren (siehe Tabelle 1).
6 hatten sich die Läsion beim Hochsprung oder ähnlichen Übungen zugezogen, beim 7. war der genaue Bewegungsablauf nicht zu eruieren, ein direktes Trauma wäre in diesem Falle möglich. Dem akuten Ereignis vorausgehende Beschwerden, wie sie bei den Apophysenlösungen am Becken oft geschildert waren, hatten nicht bestanden.
Es entfällt damit die oft diskutierte Vorschädigung im Sinne eines M. Osgood-Schlatter.
Die Konstitution unserer 7 Patienten war ausgesprochen athletisch, so daß eine hormonelle Dysregulation ebenfalls ausgeschlossen war.

Tabelle 1: Ausrißfrakturen Tuberositas tibiae-Kasuistik.

Name	Alter in Jahren	Entsehungsmodus	Watson-Jones Typ	Begleitverletzung	Therapie
H. S.	♂ 16	Hochsprung	II	Läsion am	
P. W.	♂ 15	Hochsprung	II	caudalen Patellapol	
G. P.	♂ 14	Strecksprung	III	Fissur im Tibiakopf	Schraubenfixation
U. M.	♂ 15	Stabhochsprung	II	∅	
J. K.	♂ 16	Hochsprung	III	∅	
K. E.	♂ 15	Hochsprung	III	∅	
U. W.	♂ 13	Rodelunfall	III	∅	

Diskussion

Der causale pathologische Mechanismus für diese Frakturen besteht in der dieser Altersklasse eigenen nachlassenden Elastizität des kindlichen Knorpels und der noch fehlenden knöchernen Durchbauung der Synchondrose und der erheblichen Kraft des gut trainierten M. quadriceps femoris. Da die Wachstumsfugen der Mädchen früher verknöchern und ihre Muskelkraft meist geringer ist, sind Apophysenausrisse seltener als bei Knaben. Von Watson-Jones (8) stammt eine Einteilung der Tuberositas tibiae-Verletzungen in 3 Schweregrade (siehe Abb. 1). Sie ist für den klinischen Gebrauch gut geeignet. Welcher Verletzungstyp entsteht, dürfte neben der Zugwirkung des Lig. patellae durch die anatomischen Gegebenheiten der Tuberositas tibiae bedingt sein.

Haben sich die Knochenkerne schon zu einem spongiösen Zapfen vereinigt, müßten die Frakturformen I oder III entstehen. Besteht die Tuberositas noch aus 2 Knochenkernen, ist mit der Form II zu rechnen.

Der Typ I kann nach Reposition konservativ behandelt werden. Wir haben 3 × Typ II und 4 × Typ III beobachtet und in allen Fällen blutig reponiert und eine Schraubenfixation vorgenommen. Nach abgeschlossener Wundheilung erfolgte die Ruhigstellung in einem Gipstutor für 4 Wochen. Die Schraubenentfernung erfolgte nach 3 bis 6 Monaten. Alle Verletzungen waren klinisch folgenlos ausgeheilt, die sportliche Betätigung erlitt keine Einschränkung.

In 2 Fällen war bei den späteren Röntgenkontrollen eine erbs- bis bohnengroße Verknöcherung am unteren Patellapol zu erkennen als Ausdruck einer primär nicht faßbaren partiellen Desinsertion des Lig. patellae.

Zusammenfassung

Die Abrißfraktur der Tuberositas tibiae ist eine seltene, aber typische Verletzung des sportlich tätigen, muskelkräftigen, männlichen Adolescenten.
Sie sollte, falls die Dislokation den Schweregrad I nach Watson-Jones übersteigt, operativ behandelt werden.
Der Eingriff ist technisch nicht schwierig und bietet die besten Voraussetzungen für eine folgenlose Heilung mit Erhaltung der sportlichen Leistungsfähigkeit.

Literatur

1. Abesser, E. W.: Zur Fraktur der Tuberositas tibiae. Zbl. Chir. 79 (1954), 1997.
2. Brandesky, G. u. G. Salem: Die Fraktur der Tuberositas tibiae. Chirurg 32 (1961), 517.
3. Hand, W. L., C. R. Hand u. A. W. Dunn: Avulsion fractures of tibial tubercle. J. Bone Joint Surg. (Am.) 53 (1971), 1579.
4. Krahl, H. u. K. Steinbrück: Apophysenverletzungen im Wachstumsalter. Therapiewoche 29 (1979), 3091.
5. Schönbauer, H. R.: Brüche der Tuberositas tibiae. Monatsschr. Unfallheilk. 60 (1957), 83.
6. Schwarzkopf, W., J. Ahlers u. P. Kirschner: Abrisse und Frakturen der Tuberositas tibiae. Unfallheilkund 83 (1980), 360.
7. Unglaube, H.: Ein Beitrag zur Abrißfraktur der Tuberositas tibiae. Zbl. Chir. 80 (1955), 1372.
8. Watson-Jones, R.: Fractures and joint injuries. Edinburgh-London-New York: Churchill Livingstone, 1976.
9. Will, H.: Die Fraktur der Tuberositas tibiae. Zbl. Chir. 77 (1952), 1793.

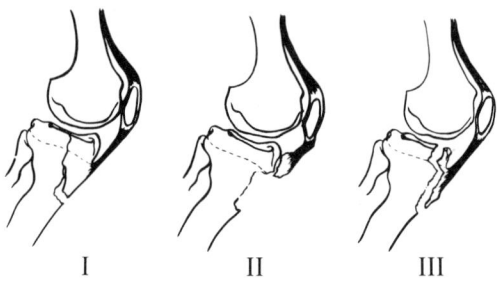

Abb. 1: Watson-Jones-Schema. Typ I: Abhebung der Tuberositas ohne Dislokation der Basis. Typ II: vollständiger Ausriß der Tuberositas ohne Beteiligung der Gelenkfläche (2 Knochenkerne!). Typ III: Ausriß mit Beteiligung der Gelenkfläche.

Anschrift der Verfasser
Dr. med. L. Bollmann, Dr. med. W. Mothes, Kinderchirurgische Abteilung, Chirurgische Klinik de BKH, Wismarsche Str. 397, DDR-2758 Schwerin.

Die Versorgung von Abrißfrakturen der Tuberositas tibiae

R. Neugebauer, O. Wörsdörfer, Ulm

Einleitung

Knöcherne Verletzungen im Bereich des Tibiakopfes am wachsenden Skelett sind selten. Wirken Schub- und Scherkräfte auf das Kniegelenk ein, so wird häufiger die Femurepiphyse als die Tibiaepiphyse im Kniegelenksbereich von Verletzungen betroffen. Ebenso verhält es sich mit Biege- und Druckkräften, die zu Läsionen an Femurkondylen und einer für das Erwachsenenalter typischen Tibiakopfimpression führen. Da die Epiphysenfugen vor Erreichen der Skelettreife vermindert mechanisch widerstandsfähig sind, kommt es in diesem Alter zu typischen Verletzungsmustern. Eine dieser Verletzungen ist der Abriß der Tuberositas tibiae, wobei es durch große Krafteinwirkung zu Epiphysenlösungen unterschiedlichen Ausmaßes kommen kann.

Literaturübersicht

Entsprechend dem seltenen Vorkommen dieser Fraktur werden in den einzelnen Publikationen nur wenig Fälle besprochen. Beschrieben werden einseitige Frakturen (5). Fast durchwegs handelt es sich um Sportunfälle, wobei die Sprungsportarten Hoch/Weitsprung als Unfallursache mit maximaler Flexion und starker Anspannung des M. quadrizeps im Vordergrund stehen (4, 11, 13). Betroffen ist vorwiegend das männliche Geschlecht in der Pubertätsphase, wo in manchen Fällen ein Mißverhältnis zwischen Wachstumsfugenfestigkeit und Muskelentwicklung besteht, so daß es bei extremer sportlicher Belastung zu Ausrissen der Schienbeinkopfrauhigkeit kommt (3, 8, 10, 11, 14).

Die Diagnose wird aus der Anamnese, dem klinischen Erscheinungsbild, das gewöhnlich mit Schmerzen und Schwellung im Bereich der Kniegelenke einhergeht, gestellt. Handelt es sich um nur geringe Luxationen, so darf diese Verletzung nicht übersehen werden (13), als DD muß an die juvenile Osteochondrose der Tibiaepiphyse gedacht werden (12). Watson Jones hat eine Einteilung in drei Typen geschaffen. Bei Typ I handelt es sich um den Abriß der Tuberositas tibiae isoliert. Typ II ist die reine Epiphysenlösung, während bei Typ III die Wachstumsfuge quer getroffen wird und eine Gelenkbeteiligung mit vorliegen kann (15), (s. Seite 228). Ogden modifizierte diese Einteilung und differenzierte in einfache und Mehrfragmentfrakturen (11). Dislozierte Frakturen vom Typ I und III sollten operativ versorgt werden (6, 9), da die konservative Therapie schlechte Ergebnisse hat (1, 2, 7). Handelt es sich um besonders junge Patienten, so kann es durch vorzeitigen Epiphysenschluß in diesem Bereich zur Ausbildung eines Genu recurvatum kommen (4, 6). Es ist deshalb bei der operativen Versorgung auf eine anatomische Rekonstruktion unter Beachtung der Epiphysen mit geeigneter Wahl der Osteosynthesematerialien zu achten (4, 9).

Eigenes Krankengut

Bei unseren 5 Patienten handelt es sich durchwegs um männliche Jugendliche in einem Alter von 16 Jahren und einem von 19 Jahren, wobei dieser im biologischen Alter einem 16-jährigen entsprach. 3mal war die linke, 2mal die rechte Seite betroffen, es handelt sich durchwegs um Sportunfälle,

2 Patienten verletzten sich beim Hochsprung, einer beim Kastensprung während des Schulsports. Alle Patienten hatten eine Typ Watson Jones III-Fraktur. Als Begleitverletzungen fanden wir Abrisse des medialen Seitenbandes, des lateralen Meniskus und der lateralen Kapsel. Alle Patienten wurden mit Schrauben- und Zuggurtungsosteosynthesen operativ versorgt. Die Nachbehandlung erfolgte 4mal funktionell, einmal mußte wegen der Meniskusrefixation für 3 Wochen ruhiggestellt werden.

Bei der Nachuntersuchung, im Durchschnitt 14,5 Monate nach dem Unfallereignis, waren alle Kniegelenke seitengleich voll beweglich, sie waren bandstabil, eine geringe Oberschenkelmuskelverschmächtigung fand sich bei 2 Patienten bis zu 1 cm, bei 1 Patienten bis zu 2 cm, an der betroffenen Seite. Die Beinlängen waren seitengleich.

Die Röntgenuntersuchung zeigte keine Fehlstellung, bei allen 5 Patienten war die Epiphyse geschlossen. 3 Patienten gaben Wetterfühligkeit an, bei 2 Patienten war das Knie schmerzhaft. 1 Patient, der 2 Monate nach dem Epiphysenabriß eine Patellafraktur erlitt, klagte über chondropathische Beschwerden. Je 2 Patienten betrieben ihren Leistungs- bzw. Freisport, während der Patient mit der Patellafraktur an einer sportlichen Betätigung grundsätzlich nicht interessiert war.

Diskussion

Abrißfrakturen der Tuberositas tibiae sind eine typische Verletzung des männlichen Geschlechtes in der Pubertät, wobei die Sprungsportarten besonders gefährdend sind. Zum Abriß kommt es bei Flexion des Kniegelenkes und maximaler Anspannung des M. quadrizeps. Die Gefügelockerung der Apophyse in diesem Alter ist als prädisponierender Faktor anzusehen (10).

Während in der Literatur Hinweise gegeben werden, daß diese Verletzung übersehen werden kann (13), fand sich bei unseren Patienten durchwegs eine massive Schwellung mit Hämarthros im Bereich des Kniegelenkes. Die operative Therapie mit funktioneller Nachbehandlung bringt optimale Ergebnisse. Auf Begleitverletzungen, wie Meniskusabrisse und Kapselbandverletzungen muß geachtet werden. Bei Gelenkbeteiligung ist eine stufenlose Rekonstruktion gefordert. Als Osteosynthesematerial kommen Schrauben und Zuggurtungsdrähte zur Anwendung, da die Epiphysenfugen kurz vor dem Verschluß stehen, ist mit Wachstumsstörungen in diesem Alter nicht mehr zu rechnen.

Zusammenfassung

Der Tuberositas tibiae-Ausriß ist eine typische Sportverletzung des pubertären Alters des männlichen Jugendlichen, die operativ behandelt werden sollte. Bei unserem Krankengut handelt es sich um 5 männliche Patienten mit einer Watson Jones III-Fraktur, die durchweg operativ behandelt wurden. Die Nachbehandlung erfolgt vorwiegend funktionell. Die Nachuntersuchung zeigte, daß eine Restitutio ad integrum erreicht werden kann und die Sportfähigkeit sehr bald wieder hergestellt ist.

Literatur

1. ABESSER, E. W.: Zur Fraktur der Tuberositas tibiae. Zbl. Chirurgie 79 (1997–1999), 1954.
2. BÖHLER, L.: Die Technik der Knochenbruchbehandlung. Bd. II/2 W. Maudrich. Wien, Bonn, Bern 1957.
3. BRINKMANN, W. H., NIEDENZU, H.: Epiphysenlösungen und -ausrisse der Schienbeinrauhigkeit und des Tibiakopfes. Monatschr. Unfallheilkunde 69 (116–124), 1966.
4. BRUNNER, CH.: Frakturen im Kniegelenksbereich in B.G. Weber et al: Die Frakturenbehandlung bei Kindern und Jugendlichen. Springer-Verlag, Berlin-Heidelberg-New York, 1978.
5. HENARD, D. C., BOBO, R. T.: Avulsion fractures of the tibial tubercule in adolescents. A report or bilateral fractures an a review of the literature. Clin. Orthop. 177 (182–187), 1983.
6. HERTEL, P., SCHWEIBERER, L.: Unfallchirurgischer Eingriff im Kindesalter. In: Chir. Operationslehre Begr. Breither B. Urban & Schwarzenberg, München, Wien, Baltimore, 1976.
7. JONASCH, E.: Das Kniegelenk, De Gruyter, Berlin 1964.

8. JONASCH, E., BERTEL, E.: Verletzungen bei Kindern bis zum 14. Lebensjahr. Hefte Unfallheilkunde 150, 1981.
9. V. LAER, L.: Frakturen und Luxationen im Wachstumsalter, Thieme-Verlag, Stuttgart-New York, 1986.
10. MORSCHER, E.: Strength and morphology of growth cartilage under hormonal influence of puberty. Karger, Basel, New York, 1968.
11. OGDEN, J. A., TROSS, R. B., MURPHY, M. J.: Fractures of the tibial tuberosity in adolescents, J. Bone Jt. Surg. 62 A, 205–215, 1980.
12. SCHLATTER, C.: Verletzung des schnabelförmigen Fortsatzes der oberen Tibiaepiphyse, Bruns Beitrag klin. Chir. 38 (874–887), 1903.
13. SCHWARZKOPF, W.: Ausrisse der Schienbeinrauhigkeit bei Kindern und Jugendlichen. Zbl. Chir. 108 (200–205), 1983.
14. SCHWÖBEL, M. G.: Apophysenfrakturen bei Jugendlichen. Chirurg 56 (699–704), 1985.
15. WATSON-JONES: Fractures and joint injuries. Churchill Livingstone Edinburgh, London and New York, 1976.

Anschrift der Verfasser
PD Dr. med. R. NEUGEBAUER, Abt. für Chirurgie III, Steinhöverstr. 9, D-7900 Ulm.

Verfahrensarten bei proximalen Tibiaepiphysenfrakturen

F. Glaser, K. Neumann, G. Muhr, Bochum

Einleitung

Verletzungen der proximalen Tibiaepiphyse betreffen nur 0,5–1 % aller Epiphysenverletzungen. Dies resultiert aus der anatomischen Konstellation des V-förmigen seitlichen Bandapparates (Abb. 1).
Das mediale Seitenband setzt vorwiegend distal der Fuge an, sodaß Valguskräfte vorwiegend auf die Metaphyse übertragen werden; das laterale Seitenband inseriert mit seinem Hauptanteil am Fibulaköpfchen. Die Kräfte, welche über die Kreuzbänder und über die Patellarsehne an der Epiphyse angreifen, führen bei intaktem Seitenband eher zu isolierten Ausrissen der Eminentia intercondylica oder der Apophyse der Tuberositas tibiae. Der Ausriss der Apophyse ist als Sonderform der Frakturen der proximalen Tibiaepiphyse zu rechnen, da die Wachstumslinien der Tibia und der Apophyse eine Einheit bilden.

Am ‹Bergmannsheil Bochum› wurden von Januar 1980 bis April 1985 8 Patienten (5 Mädchen und 3 Jungen) mit 9 dieser Verletzungen behandelt.

Literaturübersicht

Von Stubenrauch (12) beschrieb 1931 aus dem gesamten Schrifttum 12 gesicherte Fälle von proximalen Tibiaepiphysenfrakturen. Er unterscheidet dabei subcutane von komplizierten offenen Frakturen, welche statistisch in dieser Studie nicht berücksichtigt werden. Therapeutisch wird unabhängig vom Frakturtyp primär die geschlossene Reposition in Narkose vorgeschlagen. Erst bei Mißlingen erfolgt die offene Reposition.
Böhler (3) fand 1951 bei Durchsicht von 7600 Unterschenkelfrakturen 4 Lösungen der proximalen Tibiaepiphyse.
1956 erfolgte die erste systematische Klassifikation der proximalen Tibiakopfepiphysenfrakturen durch Aitken (1). Nach ihm entspricht die reine Epiphysiolyse mit oder ohne metaphysärem Keil dem Typ I, die Epiphysiolyse mit epiphysärem Fragment dem Typ II und die transepiphysäre Fraktur dem Typ II nach Aitken. Diese Einteilung sollte eine frühzeitige Aussage über die Prognose der Verletzung ermöglichen.
Salter und Harris (10) stellen 1963 eine neue Klassifikation der proximalen Tibiaepiphysenfrakturen vor. Sie unterscheiden 5 Typen von Frakturen (Abb. 2).
Die Typ-I-Frakturen sind reine Epiphysiolysen. Beim Typ II kommt ein metaphysärer Keil hinzu, während Typ III eine Fraktur charakterisiert, die als Lyse beginnt, dann aber einen epiphysären Anteil hat. Eine

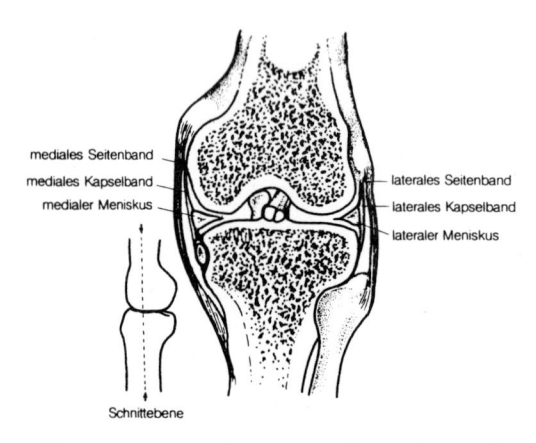

Abb. 1: Anatomischer Längsschnitt durch das Kniegelenk.

Salter und Harris I

Salter und Harris II

Salter und Harris III

Salter und Harris IV

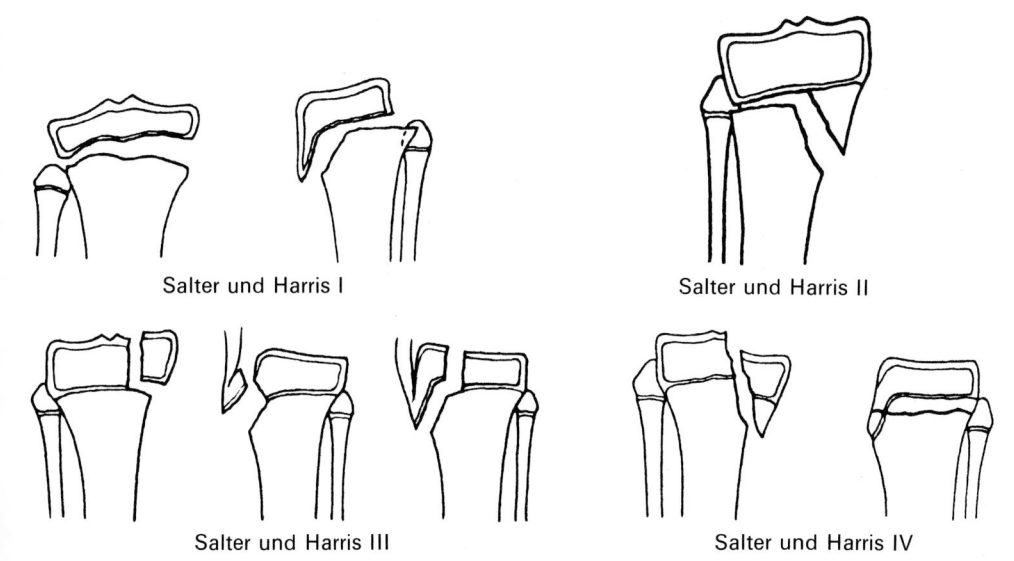

Abb. 2: Einteilung der proximalen Tibiaepiphysenfrakturen nach SALTER und HARRIS.

Sonderform dieser Typ-III-Frakturen stellt der Apophysenausriss dar. Beim Typ IV nach SALTER und HARRIS findet sich eine meta-epiphysäre Durchbrechung der Fuge. Alle nachfolgenden Publikationen halten sich an diese Einteilung der Frakturen nach SALTER und HARRIS.
BURKHART (4) berichtet 1979 über 28 Fälle aus der Mayo Klinik, worunter sich 8 Typ-IV-Verletzungen befanden. Diese hatten bei weitem die schlechteste Prognose.
SHELTON (11) publizierte die bisher größte Anzahl von 39 Fällen proximaler Tibiaepiphysenfrakturen in 25 Jahren. Besonders hervorgehoben wurden die Begleitverletzungen, wobei sich in 2 Fällen ein Abriß der Arteria poplitea fand. Andere Komplikationen waren die primäre Peronaeusparese, das Kompartementsyndrom, Kniebandverletzungen und Meniskusläsionen.
Weitere Falldarstellungen existieren durch GIBSON (6), 1923, 1 Fall, DORST (5), 1961, 2 Fälle, KRÄMER (7), 1963, 1 Fall, PETERS (9), 1972, 5 Fälle und durch LEHMANN (8), 1981, 9 Fälle.
Einmütigkeit besteht bei allen Autoren, daß offenbar nur erhebliche Gewalteinwirkung – meist direkter Art – in der Lage ist, derartige Verletzungen herbeizuführen.
Vorwiegend werden Jugendliche zwischen dem 14.–16. Lebensjahr mit deutlichem Überwiegen des männlichen Geschlechtes betroffen.
Alle Autoren, welche die Klassifikation von SALTER und HARRIS benutzen, sind sich darüber einig, daß der Typ I und II konservativ, der Typ III und IV dagegen operativ zu behandeln sei. Hinsichtlich der Wachstumsstörungen hat der Typ IV die bei weitem schlechteste Prognose. Gemäß Literaturübersicht entwickeln ca. 50 % der Patienten Wachstumsstörungen oder posttraumatische Arthrosen (4, 8, 9, 11).
BURKHART (4) und SHELTON (11) wiesen allerdings darauf hin, daß Typ-I-Frakturen häufig mit Typ-V-Verletzungen nach SALTER und HARRIS kombiniert sein können, also zusätzlich eine Epiphysenkompressionsverletzung aufweisen. 5 ihrer 12 SALTER/HARRIS-I-Frakturen zeigten Verkürzungen oder Achsenfehlstellungen, während bei den Typ-III-Verletzungen nur einmal eine Rekurvationsfehlstellung zu beobachten war.

Eigenes Krankengut

Im «Bergmannsheil Bochum» konnten wir von Januar 1980 bis April 1985 8 Patienten –

5 Mädchen und 3 Jungen – mit 9 proximalen Tibiaepiphysenverletzungen behandeln.
Zum Zeitpunkt des Unfalles war der jüngste Patient 11 Jahre alt, der älteste 17,5 Jahre. Das Durchschnittsalter betrug 14,7 Jahre. Alle Frakturen wurden nach SALTER und HARRIS klassifiziert.
Es fanden sich 2 Patienten mit Typ-I-, 4 Patienten mit Typ-III-Frakturen, davon 1 Patient mit beidseitigen Typ-III-Frakturen. Typ IV nach SALTER und HARRIS trat 2 × auf.
Begleitverletzungen waren in unserem Patientengut häufig (Tab. 1).

Tabelle 1: Begleitverletzungen

2 Außenmeniskusläsionen
2 Innenmeniskusläsionen
2 Kreuzbandrupturen
1 Seitenbandruptur
1 Knorpelkontusion
1 Peroneusparese

4 Patienten mit Typ-III- oder -IV-Frakturen hatten gleichzeitig Meniskusläsionen, 2 Patienten Kreuzbandrupturen und 1 Knorpelkontusion wurde gesehen. Je 1 × war es zu einer primären Pernoaeusparese und einer Ruptur des lateralen Kollateralbandes gekommen.
Therapeutisch hielten wir uns bei den Typ-I-Frakturen an die von SALTER und HARRIS angegebenen Therapierichtlinien. (siehe Abb. 3). Sie wurden geschlossen reponiert und in einem Baycasttutor fixiert. Bei allen Typ-III- und -IV-Frakturen führten wir abweichend von dem in der Literatur erwähnten Vorgehen zunächst die Arthroskopie des betroffenen Kniegelenkes durch.
Auf diese Weise konnten Gelenksstufen, Meniskus- und Kreuzbandläsionen läsionsspezifisch untersucht und in das weitere operative Vorgehen einbezogen werden. Danach erfolgte die offene Reposition und Osteosynthese (Abb. 3). Letzte bestand für die Typ-III-Frakturen 1 × in einer Spickdrahtosteosynthese, 2 × in einer Spickdraht- und Schraubenosteosynthese und 2 × in einer alleinigen Schraubenosteosynthese.
Beide Typ-IV-Frakturen wurden mittels Schrauben- und Spickdrahtosteosynthese versorgt.
Die Dauer der postoperativen Ruhigstellung betrug 6 Wochen.
Die Nachuntersuchung fand im Durchschnitt 22 Monate nach Unfallereignis statt. 4 unserer 8 Patienten hatten zu diesem Zeitpunkt den Wachstumsabschluß erreicht.
Beide Patienten mit Typ-I-Frakturen hatten zum Zeitpunkt der Nachuntersuchung die Sportfähigkeit wieder erreicht. Achsendeformitäten, Beinlängendifferenzen waren nicht aufgetreten. Der Bewegungsumfang des Kniegelenkes war uneingeschränkt erhalten.
Die 4 Patienten mit Typ-III-Frakturen hatten ebenfalls keine Achsendeformität entwickelt. Einer der 4 Patienten zeigte eine Beinlängenverkürzung von 1 cm gegenüber dem gesunden Bein. Die durchschnittliche Muskelumfangsdifferenz betrug in dieser Gruppe 1 cm. 3 der 4 Patienten zeigten eine Beugehemmung im verletzten Kniegelenk von 10 Grad gegenüber dem gesunden Bein. 2 × fand sich eine einfach positive vordere Schublade, 1 × ein laterales Kollateralband, das bei Varusstreß in 30° – Flexion einfach positiv aufklappbar war.
Beide Patienten mit Typ-IV-Frakturen zeigten ein befriedigendes Nachuntersuchungsergebnis. Einer der beiden Patienten hatte eine Achsendeformität im Varussinne von 5 Grad. Die Beinlängendifferenz betrug in einem Falle 1 cm, im anderen Falle 0,5 cm. Auch bei den Typ-IV-Frakturen traten Beugehemmungen von 10 Grad oder 20 Grad auf. Beide Patienten hatten eine lateral vermehrte Aufklappbarkeit.

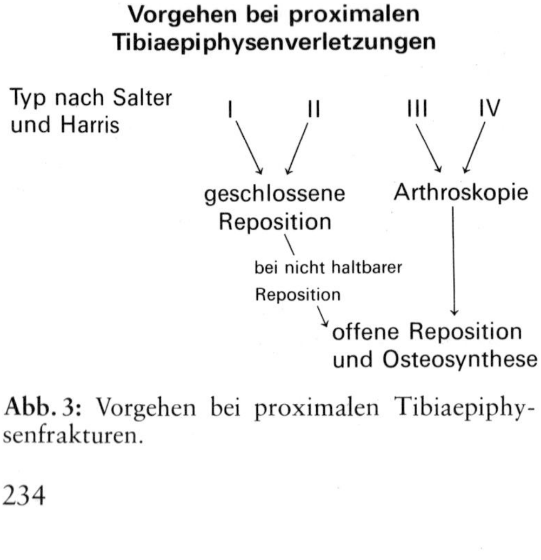

Vorgehen bei proximalen Tibiaepiphysenverletzungen

Typ nach Salter und Harris: I, II, III, IV

I, II → geschlossene Reposition → bei nicht haltbarer Reposition → offene Reposition und Osteosynthese

III, IV → Arthroskopie → offene Reposition und Osteosynthese

Abb. 3: Vorgehen bei proximalen Tibiaepiphysenfrakturen.

2 Patienten mit Typ-IV-Frakturen gaben einen Patellaandruck- und -verschiebeschmerz im Seitenvergleich an.
In keinem unserer Fälle war es zu einer korrekturbedürftigen Beinlängendifferenz oder Achsabweichung gekommen.

Diskussion

Die proximale Tibiaepiphysenfraktur betrifft vornehmlich ältere Kinder und Jugendliche (1, 2, 4, 11). Das Durchschnittsalter unserer Patienten betrug 14 Jahre und 7 Monate. Kein Patient war zum Zeitpunkt des Unfalles unter 10 Jahre alt.
Beide Patienten mit Typ-I-Frakturen waren wieder sportfähig. Gleiches berichten auch SALTER (10) und BURKHART (4) von ihren Patienten mit Typ-I-Frakturen.
Keiner unserer Patienten mit Typ-III-Frakturen zeigte zum Zeitpunkt der Nachuntersuchung einen korrekturbedürftigen Befund. Auch SHELTON (11) fand unter 20 Typ-III-Frakturen nur eine einzige korrekturbedürftige Fehlstellung, allerdings 7 posttraumatische Kniegelenkarthrosen.
Der Typ IV wies auch bei unseren Patienten das schlechteste Nachuntersuchungsergebnis auf. Obwohl es zu keiner korrekturbedürftigen Fehlstellung kam, waren die subjektiven Beschwerden stärker ausgeprägt als bei den anderen Frakturtypen und die objektiv erhebbaren Befunde gravierend. Die Prognose ist abhängig vom Frakturtyp.
Hinsichtlich der großen Anzahl von Kniebinnenverletzungen mit Kreuzbandrupturen und -ausrissen, Meniskusläsionen, Knorpelschäden und Seitenbandrupturen, vornehmlich bei den Typen III und IV, müssen die Begleiterscheinungen zur Vermeidung chronischer Instabilität und posttraumatischer Arthrose frühzeitig im Therapiekonzept berücksichtigt werden. Deshalb werden am «Bergmannsheil Bochum» alle Typ-III- und -IV-Frakturen vor der offenen Reposition und Osteosynthese arthroskopiert, um auf diese Weise intraarticuläre Verletzungen beurteilen zu können. Auf diese Weise kann der Hämarthros beseitigt, Flake fractures entfernt und Knorpel geglättet werden. Abgerissene Meniscen können arthroskopisch oder offen reinseriert werden. Die endoskopische Inspektion erleichtert die Indikationsstellung und Planung der Arthrotomie.

Schlußfolgerungen

1. Geschlossene Reposition und Immobilisierung im Gipstutor ist das adäquate Therapieverfahren für Typ-I- und -II-Frakturen nach SALTER und HARRIS. Offene Reposition und Osteosynthese sollte bei allen Typ-III- und -IV-Frakturen durchgeführt werden, um Wachstumsschäden vorzubeugen.
2. Zum Ausschluß von intraarticulären Begleitverletzungen sollten alle Typ-III- und -IV-Frakturen arthroskopiert werden.
3. Bei Patienten mit Verletzung der proximalen Tibiaepiphyse empfiehlt sich eine Kontrolle über 1 Jahr, um Wachstumsstörungen frühzeitig zu erkennen.

Zusammenfassung

In einem Zeitraum von 5 Jahren konnten wir am «Bergmannsheil Bochum» 8 Kinder mit 9 proximalen Tibiaepiphysenfrakturen behandeln.
In der Einleitung dieser Frakturen hielten wir uns an die von SALTER und HARRIS angegebenen Typen I bis IV. Die Typ-I- und -II-Frakturen wurden konservativ, die Typ-III- und -IV-Frakturen operativ behandelt. Angesichts einer Vielzahl von in der Literatur beschriebenen Kniebinnenverletzungen entschlossen wir uns, alle Typ-III- und -IV-Frakturen primär zu arthroskopieren und ggf. arthroskopisch zu operieren. Andernfalls kann die Indikation zur Arthrotomie arthroskopisch gestellt werden.

Anschrift des Verfassers:
Dr. med. F. GLASER, Berufsgenossenschaftl. Unfallklinik «Bergmannsheil», 4630 Bochum.

VII. Operationsindikation bei Frakturen des Unterschenkels, des Sprunggelenkes und des Fußes

Überblick

Tibia- und Unterschenkelschaftfrakturen

Vortragende und Auditorium sind sich über die grundsätzlich konservative Behandlung dieser Frakturen einig. Selbst für das Jugendlichenalter wird nur vereinzelt die Indikation zur Osteosynthese gesehen. Eher hingegen wird die Technik der Osteosynthese diskutiert: Einerseits zu Gunsten der bewegungsstabilen Plattenosteosynthese, andererseits zu Gunsten des Minimaleingriffes mit einem Rush-pin, der jedoch den Nachteil der zusätzlichen Gipsruhigstellung hat.

Epiphysenfugenverletzungen der distalen Tibia

Es wird nur vereinzelt auf die Hauptprobleme dieser Fraktur eingegangen: Möglichkeit, Häufigkeit und Form von Wachstumsstörungen sowie Bedeutung der möglichen Gelenkinkongruenz und deren Folgen. Grundsätzlich wird aber akzeptiert, daß Epiphysenfugenfrakturen (Salter III und IV) sowie Übergangsfrakturen nur dann operativ angegangen werden müssen, wenn sie disloziert sind (über 2 mm Frakturspaltdehiszenz), während undislozierte Epiphysenfrakturen konservativ behandelt werden können. Für die Behandlung von Epiphysenlösungen (Salter I und II) wird grundsätzlich das konservative Vorgehen bevorzugt. Die Indikation zur Operation der Epiphysenlösungen ist nur gegeben bei begleitenden schweren Weichteilverletzungen, sowie wenn ein Weichteilinterpositum die geschlossene Reposition in eine altersentsprechend tolerable Stellung verhindert.

Fibulotalare Bandläsionen

Hier gehen die Meinungen grundsätzlich auseinander. Angefangen von der Diagnostik, von der Interpretation der gehaltenen Aufnahmen bis hin zur Indikation zur operativen und konservativen Behandlung. Einerseits wird apodiktisch jede nachgewiesene Instabilität und jedes radiologisch sichtbare Ausrißfragment als Indikation zur Operation gesehen. Andererseits tendiert man angesichts der nicht immer überzeugenden Ergebnisse der operativen Behandlung zur konservativen Therapie. Ein Teil des Auditoriums schließt sich deshalb dem Vorschlag an, bei Ersttraumata konservativ zu behandeln und nur bei vorbestehender Instabilitätsanamnese zu operieren. L. VON LAER (Basel).

Knöcherne Sprunggelenksverletzungen

In der Diskussion bezüglich der Operationsindikation bei diesen mitunter sehr umstrittenen Frakturen herrscht erstaunlicherweise ziemliche Einigkeit. Erwähnenswert scheint, daß Epiphysenfrakturen der Typen Salter 3 und 4, die bis vor kurzem noch eine absolute Operationsindikation darstellten, nunmehr aber differenziert behandelt werden. Die Operationsindikation wird von der Dislokation abhängig gemacht. Als Dislokation wird eine Verschiebung oder Distraktion von mehr als 2 mm angegeben. Ein Hämarthros am Sprunggelenk muß beim Kind aufgrund der größeren Wiederstandskraft und Regenerationspotens des Knorpels nicht entleert werden.

Ligamentäre Sprunggelenksverletzungen

Ganz im Gegensatz zur Einstimmigkeit bezüglich der Operationsindikation bei Sprunggelenksfrakturen herrscht bei Bandverletzungen beträchtliche Meinungsvielfalt. Außer Frage steht die Differenzierung in bandstabile und bandinstabile Verletzungen durch Funktionsaufnahmen im Seitenvergleich, die allerdings nach unterschiedlichen Methoden angefertigt werden. Umstritten ist die Aufklappbarkeitsdifferenz, die für einen Bandschaden signifikant ist. Winkelgrade zwischen 3 und 15 Grad wurden angegeben.

Während eine Gruppe grundsätzlich alle bandinstabilen Verletzungen operativ versorgt, behandeln andere grundsätzlich konservativ. Die funktionelle Behandlung scheint dabei immer mehr an Boden zu gewinnen. v. LEAR schließlich unterscheidet in Erst- bzw. Mehrfachtraumata, wobei er Erstverletzungen funktionell behandelt. Mehrfachtraumen operativ mit einer Bandplastik versorgt.

Operationsindikation bei Fußfrakturen

Bezüglich der Operationsindikation sind gewisse Zweifel beispielsweise knöcherner Bandausrisse am Großzehengrundgelenk sowie einer Pseudarthrose nach Fraktur im Bereich der Basis des Os metatarsale 5 anzumelden. Schließlich sind die Vorteile der Schraubenosteosynthese gegenüber Kirschnerdrähten bei Talusbrüchen zu erwähnen. Einstimmigkeit herrscht bezüglich der Operationsindikation der seltenen aber prognostisch zweifelhaften dislozierten Rückfußbrüche, sowie aller höhergradig offenen Frakturen.

E. LINHART (Graz)

Zur Operationsindikation bei der proximalen metaphysären Tibiafraktur

A. Koch, B. Kehrer, Susanne Klöppel-Wirth, Mainz und Bern

Die Fraktur der proximalen Tibiametaphyse mit oder ohne Fibulabeteiligung stellt eine hinsichtlich ihrer Therapie und Prognose weiterhin kontroverse Verletzung des Wachstumsalters dar. Zur Vermeidung einer nachfolgenden Unterschenkel-Valgisierung wurde einerseits die primäre Freilegung des medialen Frakturbereiches zum Zweck einer Interponatbehebung gefordert (2, 4, 9, 12), andererseits die exakte Reposition mit Komprimierung der medialen Cortikalis für ausreichend erachtet (5, 6, 10).

Von weiterhin aktuellem Interesse erschien es daher, anhand eigener Beobachtungen die folgenden Fragen zu beantworten:
- Gibt es aufgrund langfristiger Beobachtungen eine Dringlichkeit für eine primär offene Reposition?
- Welche Parameter entscheiden über Notwendigkeit und Zeitpunkt einer Korrekturosteotomie?

Patientengut

21 Patienten mit einem Alter von mehrheitlich unter 10 Jahren (Tab. 1) wurden zwischen 1978 und 1985 an der Chirurgischen Universitätskinderklinik Bern und der Kinderchirurgischen Universitätsklinik Mainz mit der obengenannten Verletzung behandelt. Eine Dislokation zum Unfallzeitpunkt hatte bei 12 Patienten bestanden. 6 mal war unmittelbar oder nach einer ersten radiologischen Stellungskontrolle eine Reposition vorgenommen worden. Die Retention erfolgte stets durch einen geschlossenen Oberschenkelgips.

Im Falle eines 9-jährigen Jungen mit einer beidseitigen Oberschenkeltrümmerfraktur erschien die vorgängliche Stabilisierung der nur um 4 Grad valgisierten Tibiafraktur Voraussetzung für die Durchführung der Oberschenkelosteosynthesen und für eine adäquate postoperative Pflege. Beim Eingriff enthielt der ca. 3 mm medial klaffende Frakturspalt keine Periost- oder Pes anserinus-Anteile.

In 3 Fällen wurde im Alter von 5, 6 $\frac{1}{2}$, und 16 Jahren bei einer Valgusfehlstellung zwischen 8 und 15 Grad eine Korrekturosteotomie vorgenommen.

Methodik

Nach Frakturkonsolidierung erfolgte die weitere klinische und radiologische Kontrolle bei regelrechter Achsenstellung oder bei nur geringgradiger Valgisierung zunächst 4 und 12 Monate nach dem Unfall, bei einer Valgusfehlstellung von mehr als 4 Grad in 2–3 monatigen Abständen. Weitere Kontrollen erfolgten in 1- bzw. 2-jähriger Frist je nach Befund.

Klinisch wurden dabei der Kniegelenkwinkel, der Intermalleolarabstand und die Beinlänge funktionell bestimmt.

Tabelle 1: Lebensalter von 21 Kindern mit prox. metaphysärer Tibia-Fraktur:

Alter	n
1– 4 J.	6
5–10 J.	11
11–14 J.	4

Die radiologische Kontrolle bestand in der seitenvergleichenden Messung des tibialen Epiphysenachsenwinkels in 2 Ebenen.
Die Verlaufsbeobachtung erfolgte in 6 Fällen retrospektiv über 2–9 Jahre, in 15 Fällen prospektiv über 1–7 Jahre. Die durchschnittliche Verlaufsbeobachtung betrug 4,6 Jahre, nur einmal mit 7 Monaten weniger als 1 Jahr (Tab. 2).

Tabelle 2: Nachbeobachtungszeiträume bei 21 Kindern mit prox. metaphysärer Tibia-Fraktur.

Zeitraum	n
< 1 J.	1
1–2 J.	6
3–4 J.	7
5–7 J.	5
8–9 J.	2

Tabelle 3: Radiologisch dokumentierte Valgusfehlstellung nach prox. metaphysärer Tibia-Fraktur.

Valgus	n
2°	2
4°	5
7–8°	3
10°	2
15°	1

Ergebnisse

Radiologisch ergab sich eine Seitendifferenz in 13 von 21 Fällen (Tab. 3). Dabei betrug 7 mal der Valgus weniger als 4 Grad und blieb ohne erkennbare funktionelle und kosmetische Folgen. 6 Patienten zeigten eine Valgusfehlstellung zwischen 7 und 15 Grad (Tab. 4). Das Unfallalter dieser letztgenannten 6 Patienten reichte von 5–13 Jahren. Die primäre Achsenabweichung betrug in 2 dieser Fälle weniger als 4 Grad und korrelierte

Tabelle 4: Valgusfehlstellung > 4° in Abhängigkeit von Unfallalter, primärer Dislokation und initialer Therapie.

Alter	Dislokation	Therapie	Valgus
5 J.	2°	Gips	10°
6,5 J.	10°	Reposition, Gips	15°
9 J.	3°	prim. Osteosynthese	7°
10 J.	18°	Reposition, Gips	10°
10 J.	6°	Reposition, Gips	7°
13 J.	6°	Gips	8°

Tabelle 5: Klinischer Befund bei Valgusfehlstellungen > 4°.

Rx. Valgus	nach Unfall	Klinischer Befund
15°	7 Mon.	extreme Gangbehinderung
10°	1 J.	Stand und Gang gering beeinträchtigt
10°	4 J.	beschwerdefrei, gering sichtbare Valgus-Fehlstellung
8°	2 J.	geringer Belastungsschmerz, subjektiv beeinträchtigende Fehlstellung
7°	4 J.	beschwerdefrei (nach prim. OS)
7°	8 Mon.	beschwerdefrei

Tabelle 6: Ergebnisse nach offener Reposition bzw. Korrektur-Osteotomie in unterschiedlichem Lebensalter.

Op.-Verfahren	Alter	postop. Intervall	Ergebnis
prim. Osteosynthese	9 J.	4 J.	rx. Valgus 7°, klin. beschwerdefrei
varisier. Osteotomie 13°	6,5 J.	1,5 J.	rx. Valgus 2°, resid. Peroneusparese
varisier. Osteotomie 10°	5 J.	3,5 J.	rx. Valgus 10°, klin. beschwerdefrei
varisier. Osteotomie 8°	16 J.	2 J.	rx. seitengleicher Kniewinkel klin. beschwerdefrei

a)   b)   c)

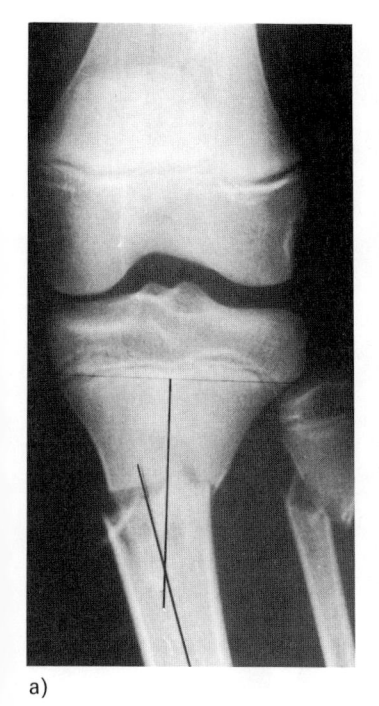

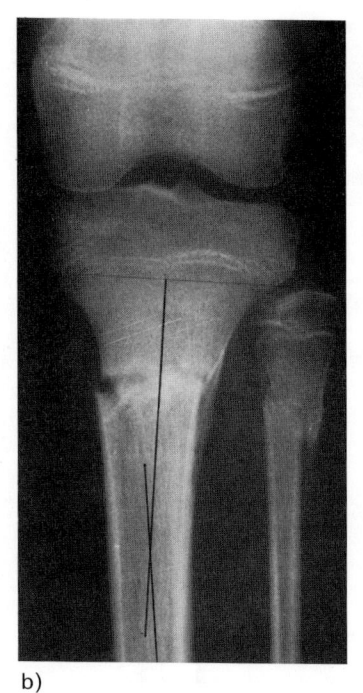

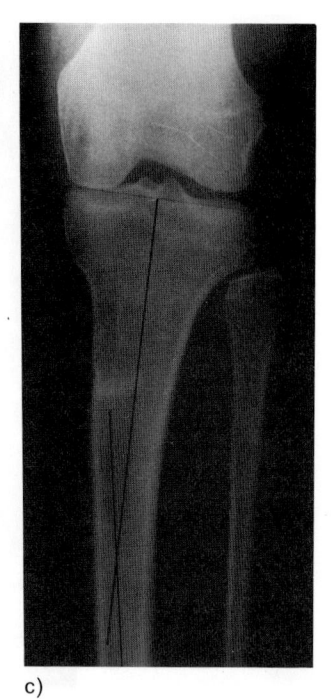

Abb. 1: Bei einem 10-jährigen Mädchen: a) mit einer primären Valgusstellung von 18 Grad besteht. b) 6 Wochen nach einer unvollständigen Reposition ein Valgus von 7 Grad. c) 1 Jahr nach dem Unfall resultiert eine Valgusfehlstellung von 10 Grad, die funktionell und kosmetisch unwirksam bleibt.

nicht mit der nach unterschiedlichen therapeutischen Maßnahmen verbliebenen Valgisierung.
Der Vergleich der Valgusfehlstellung dieser 6 Fälle mit dem klinischen Befund (Tab. 5) zeigte eine eindeutige funktionelle und kosmetische Beeinträchtigung nur oberhalb von 10 Grad. Bei einer Fehlstellung von genau 10 Grad war einmal eine funktionelle Behinderung in Form einer extremen Gangstörung, einmal hingegen lediglich in einer angedeuteten X-Bein-Stellung erkennbar (Abb. 1). Bei einer Fehlstellung von 7 und 8 Grad wurde nur einmal im Alter von 16 Jahren ein geringgradiger Belastungsschmerz, vorwiegend aber eine als störend empfundene X-Bein-Stellung angegeben.
Die gesonderte Betrachtung der Patienten mit offener Reposition bzw. Korrekturosteotomie (Tab. 6) zeigte folgende Besonderheiten:
Nach primärer Osteosynthese im Alter von 8 Jahren bestand 4 Jahre später ein Valgus von 7 Grad fort, nachdem am gleichseitigen Oberschenkel eine nach Osteosynthese verbliebene Deformierung zwischenzeitlich korrigiert worden war.
Bei einem $6^{1}/_{2}$-jährigen Jungen war eine Valgusfehlstellung von 15 Grad bereits 7 Monate nach Unfall korrigiert worden, zeigte jedoch trotz überkorrigierender Varisierung, die eine Peroneusparese zur Folge hatte, bereits $1^{1}/_{2}$ Jahre später nicht nur einen Varusausgleich, sondern sogar eine minimale Valgisierung (Abb. 2).
Ein 5-jähriges Mädchen, bei dem 1 Jahr nach Unfall trotz nur geringer funktioneller Beeinträchtigung ein Valgus von 10 Grad korrigiert worden war, weist bereits 1 Jahr postoperativ wiederum einen Valgus von 10 Grad auf. Die nur gering sichtbare Valgusfehlstellung verursachte zum Zeitpunkt der Untersuchung bei radiologisch konstantem Valgus keine Beschwerden.
Nach der Korrektur eines Valgus von 8 Grad bei einem 16-jährigen Mädchen bestand 2 Jahre postop. ein seitengleicher klinischer und radiologischer Befund.

a) b) c) d)

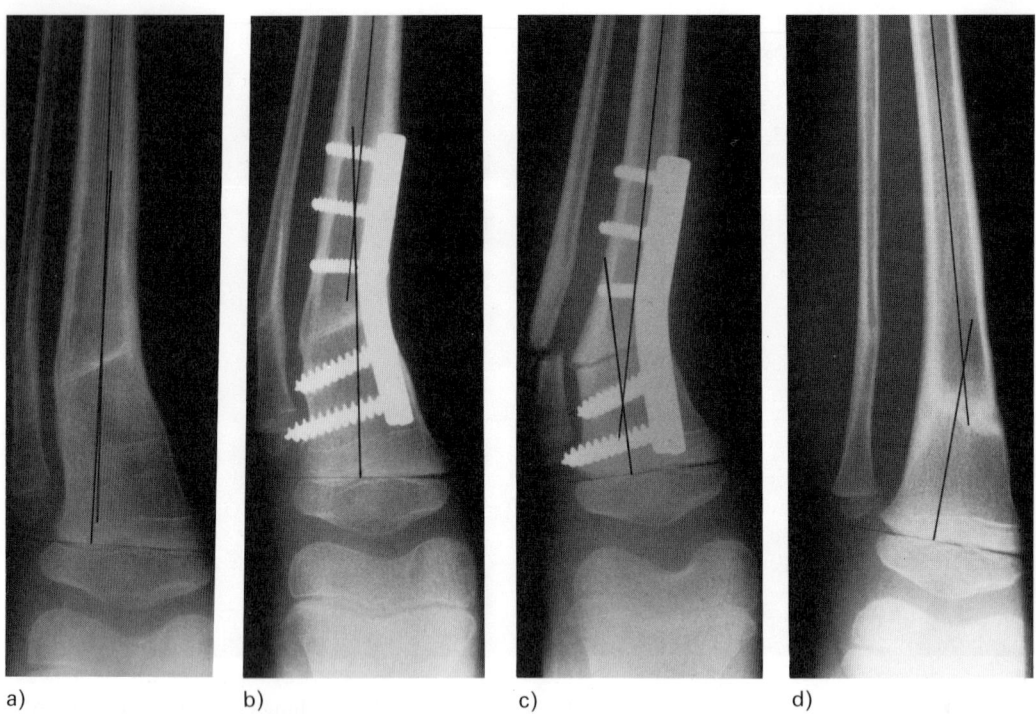

Abb. 2: Bei einem 5-jährigen Jungen zeigt sich **a)** nach ungenügender Reposition 7 Monate nach dem Unfall eine Valgusfehlstellung von 15 Grad. **b)** Die zu diesem Zeitpunkt vorgenommene überkorrigierende Valgisierung von 13 Grad nimmt in den folgenden 9 Monaten **c)** bis auf einen Valgus von 6 Grad ab und erreicht **d)** 19 Monate post op. erneut einen Valgus von 2 Grad.

Diskussion

Die Analyse von 21 proximalen metaphysären Tibiafrakturen zeigt, daß mehrheitlich mit konservativen Maßnahmen eine Normalisierung des Tibiawachstums erzielt werden kann. In nur weniger als einem Drittel aller Fälle wurde jenseits der 6-Monatsgrenze nach dem Unfall eine Valgisierung von mehr als 4 Grad, dokumentiert. Unter diesen finden sich 2 Fälle, die bei einer primären Achsenfehlstellung von 2 und 6 Grad ohne Repositionsversuch belassen wurden und ebenfals 2 Fälle mit einer Fehlstellung von 10 und 18 Grad, in denen eine vollständige Reposition nicht angestrebt oder erzielt wurde. Gerade für den Fall einer nicht erreichbaren vollständigen Reposition wurde daher von einer Reihe von Autoren (4, 9, 12) die unmittelbare Freilegung des medialen Frakturspaltes zum Zwecke einer Lyse von in den Bruchspalt interponierten Periost- und Sehenenstrukturen gefordert. Obwohl die Bedeutung dieser Strukturen für die Entstehung der Valgusfehlstellung plausibel erscheint, geht aus dem Grad der primären Fehlstellung der Umfang der Durchtrennung der zügelnden medialen Strukturen nicht in allen Fällen hervor. Auch liegt – wie in einem eigenen und dem von PARSCH beobachteten Fall (8) – nicht immer ein Interponat als Repositionshindernis vor. Eher scheint die nach Art einer Biegungsfraktur verbliebene Unversehrtheit der lateralen Corticalis eine vollständige Reposition zu verhindern. Daraus resultiert die Notwendigkeit eines Repositionsmanövers, wie bei Grünholz-Frakturen z. B. der oberen Extremität, das gleichzeitig eine Kompression im Bereich des medialen Frakturspaltes bewirkt. Kann diese Kompression herbeigeführt werden, so bleibt die Interposition medialer Weichteile für das weitere Wachstum unerheblich (6). Eine von den Befürwortern der primär offenen Reposition (2, 4, 9, 12) angestrebte Rekonstruktion periostaler und sehniger Strukturen scheint in vielen Fällen nur schwer realisierbar und vermag nicht immer nach den eigenen Erfahrungen und denen anderer (7) eine Valgisierung zu vermeiden. Die nach offener Reposition meist ausbleibende Valgisierung muß vielmehr auf die optimale, eventuell sogar mit Kompression auf die mediale Corticalis einhergehende Reposition zurückgeführt werden.

Schwieriger erscheint die Antwort auf die Frage nach dem Ausmaß einer korrekturbedürftigen Valgusfehlstellung. Sie impliziert die Frage, in welchem posttraumatischen Intervall mit einer Vermehrung oder Verminderung einer nach erster Konsolidierung manifesten Fehlstellung gerechnet werden muß. Die mehrheitlich mitgeteilten Beobachtungen einer Valgusmanifestation während der ersten 6 Monate (6, 7, 9, 10, 11) bestätigten sich auch in unserem Patientengut. Dennoch kann gerade im frühen Kindesalter aufgrund des diaphysenwärts wachsenden Frakturbereiches und der Aufrichtung der Epiphysenfugen mit nachfolgender Gegenkrümmung sowie wegen der Zunahme des physiologischen Valgus der Gegenseite mit einer gewissen «Spontankorrektur» gerechnet werden. Die Mehrzahl der mitgeteilten Korrekturosteotomien wurden ähnlich unserem Patientengut im Verlauf des ersten Jahres nach dem Unfall durchgeführt (1, 3, 7, 11, 12). Handelt es sich dabei um Fälle des frühen Kindesalters, so ist die Rezidivneigung erheblich (3, 4, 7, 12). Dies bestätigte sich auch im eigenen Patientengut in 2 Fällen. Am effektivsten erscheint daher die Korrektur an einer nahe dem Wachstumsabschluß angelangten Tibia. Die Dringlichkeit zu einem frühzeitigen Eingriff wird somit nicht vom Ausmaß der radiologischen Fehlstellung, sondern einzig vom Umfang der funktionellen Beeinträchtigung bestimmt. Eine Valgusfehlstellung von 15 Grad und mehr ruft meist bereits eine Beunruhigung bei Patienten und Eltern hervor (3), während – wie am eigenen Patientengut ersichtlich – bei einer Differenz von 10 und mehr Grad zur gesunden Seite bereits eine Beeinträchtigung der Funktion möglich ist. Dieser Valgisierungsgrad muß daher als kontrollbedürftiger Befund gelten, während ein Valgus unter 10 Grad kaum jemals einen Krankheitswert darstellt.

Schlußfolgerungen

In Beantwortung der eingangs gestellten Fragen werden aus den Verlaufsbeobachtungen folgende Schlüsse abgeleitet:
1. Das Ausmaß der Durchtrennung medial zügelnder Strukturen, die letztlich für die ungleiche Epiphysenfugenstimulation verantwortlich sein dürfte, ist aus der primären Achsenfehlstellung ebensowenig zu entnehmen, wie das Risiko einer nachfolgenden Valgisierung.
2. Einzig die primär vollständige Reposition auch der geringsten Valgusfehlstellung vermag eine zunehmende Valgisierung zu vermeiden. Dazu bedarf es bei erhaltener lateraler Corticalis u. U. eines Repositionsmanövers wie bei einer Biegungsfraktur. Sodann erscheint eine überkorrigierende Varisierung die Kompression der medialen Corticalis am ehesten zu garantieren. Eine primär offene Reposition ist daher nur ausnahmsweise erforderlich.
3. Eine – aus welchen Gründen auch immer – nicht vermiedene wesentliche Valgisierung, d. h. eine solche über 4 Grad, manifestiert sich fast ausnahmsweise innerhalb der ersten 6 Monate nach dem Trauma und nimmt kaum jemals nach diesem Zeitpunkt wesentlich zu.
4. Die Entscheidung über die Notwendigkeit einer Korrekturosteotomie hat vordringlich den klinischen Befund durch einen Vergleich mit der Gegenseite zu berücksichtigen. Erst ein Valgus über 10 Grad beeinflußt wesentlich die Funktion und bedarf u. U. der operativen Korrektur. Diese aber bleibt nur dann eine gültige Maßnahme, wenn sie nahe dem Wachstumsabschluß vorgenommen wird.

Zusammenfassung

Bei 21 Kindern mit einer proximalen metaphysären Tibiafraktur ergaben vorwiegend prospektive Verlaufsbeobachtungen von durchschnittlich 4,6 Jahren eine posttraumatische Valgisierung von 2–4 Grad in 7 Fällen, von 7–15 Grad in 6 Fällen. Eine Funktionsstörung wurde erst bei einer Valgisierung von mehr als 10 Grad, eine als kosmetisch beeinträchtigende X-Bein-Stellung nur einmal bereits bei 8 Grad beobachtet. Nach einer primär offenen Reposition mit gleichzeitiger Osteosynthese resultierte eine Valgusfehlstellung von 7 Grad, nach 2 Korrekturosteotomien im Alter von 5 und 6 $^1/_2$ Jahren, eine solche von 2 und 10 Grad.

Aus diesen Ergebnissen wurde gefolgert, daß eine primär offene Reposition generell nicht erforderlich ist. Eine Korrekturosteotomie bei noch nicht abgeschlossenem Längenwachstum ist allein von der funktionellen Beeinträchtigung abhängig zu machen. Der Eingriff ist am ehesten vor einem Rezidiv geschützt, wenn er bei Wachstumsabschluß durchgeführt wird.

Literatur

1. HÄRLE, A., LILLEBY, H., HERRMANN, F. (1981): Axial deviations caused by growth after fracture of the proximal tibial metaphysis and surgical treatment. In: CHAPCHAL, G. (ed.): Fractures in children. Thieme, Stuttgart-New York. pp. 62–66.
2. HOUGHTON, G.R., ROOKER, G.D. (1979): The role of the priosteum in the growth of long bones. J. Bone Joint Surg. (Br), 61: 218.
3. JACKSON, D.W., COZEN, L. (1971): Genu valgum as a complication of proximal tibial metaphyseal fractures in children. J. Bone Joint Surg. (Am) 53: 1571.
4. KLAPP, F., EITEL, F., DAMBE, L.T. (1978): Fehlwachstum nach metaphysärer Verletzung im Wachstumsalter. Hefte Unfallheilkd. 138: 282.
5. KOCH, A., KEHRER, B., TSCHÄPPELER, H. (1983): Die Fraktur der proximalen Tibiametaphyse. Ther. Umschau 40: 978.
6. LAER, L. v., JANI, L., CUNY, T., JENNY, P. (1982): Die proximale Unterschenkelfraktur im Wachstumsalter. Unfallheilkunde 85: 215.
7. MITTELMEIER, H. (1980): Diskussionsbemerkung. ninth international symposium on topical problems in orthopaedic surgery. Lucerne.
8. PARSCH, K., MANNER, G., DIPPE, K. (1977): Genu valgum nach proximaler Tibiafraktur beim Kind. Arch. Orthop. Unfallchir. 90: 289.
9. ROOKER, G.D., COATES, R.L. (1983): Deformity after greenstick fractures of the upper tibial metaphysis. In: HOUGHTON, G.R., THOMPSON, G.H. (Ed.): Problematic musculoskeletal injuries in children. Butterworths, London-Boston, pp. 1–13.
10. SALTER, R.B., BEST. T. (1972): Pathogenesis and prevention of valgus deformity following fractures of the proximal metaphyseal region of the tibia in children. J. Bone Joint Surg. (Br), 54: 767.
11. TAYLOR, S.L. (1963): A case of Genu valgum. J. Bone Joint Surg. (Am), 45: 659.
12. WEBER, B.G. (1977): Fibrous interposition causing valgus deformitiy after fracture of the upper tibial metaphysis in children. J. Bone Joint Surg. (Br), 59: 290.

Anschrift der Verfasser:
Dr. A. KOCH und S. KLÖPPEL-WIRTH, Kinderchirurgische Universitätsklinik, D-65000 Mainz.
Dr. B. KEHRER, Kinderchirurgische Universitätsklinik, CH Bern.

Rush-Pin-Schienung bei Tibiafrakturen

D. Hinselmann, H. Schuhn, H. Halsband, Lübeck

Einleitung

Schaftfrakturen der Tibia oder beider Unterschenkelknochen sind eine Domäne der konservativen Therapie im Oberschenkel-Gipsverband. Auf diese Weise konnten auch an der Kinderchirurgischen Klinik der Medizinischen Universität zu Lübeck in den vergangenen 5 Jahren bei mehr als 95 % der Frakturen gute Behandlungsergebnisse erzielt werden. Trotz sachgerechter Reposition und Retention im Gipsverband verbleibt jedoch ein Anteil von 4–5 % der Frakturen, bei denen eine zufriedenstellende Stellung der Frakturfragmente konservativ nicht zu erreichen ist oder Begleitumstände zur Osteosynthese zwingen.

Literaturübersicht

Tibia- und Unterschenkelschaftfrakturen im Kindesalter sollten nach übereinstimmender Meinung aller Autoren weitgehend konservativ behandelt werden (1, 5, 11, 12, 14, 15). Die Operationsfrequenz wird mit 3,6–4 % angegeben (6, 16). Nach Reposition und Ruhigstellung im Oberschenkel-Gipsverband können Stellungskorrekturen innerhalb bestimmter Grenzen durch Keilung erreicht werden (15).
Über das Ausmaß der durch das Wachstum spontan korrigierbaren Achsenfehlstellungen gibt es differenzierte Meinungen: bei noch weit offenen Epiphysenfugen akzeptieren die meisten Autoren Fehlstellungen bis zu 10° (5, 7, 11, 16); bezüglich der Varusfehler werden vereinzelt selbst 25° für tolerabel gehalten (15, 16). Dem widerspricht jedoch die Mitteilung von Scharf über Spätergebnisse nach Wachstumsabschluß, wonach Achsenfehler über 7° sich nicht ausglichen (19). Auch Seitenverschiebungen von weniger als Schaftbreite korrigieren sich meist spontan (7). Rotationsfehlstellungen hingegen werden überwiegend als korrekturbedürftig angesehen (5, 16). Jenseits des 12. Lebensjahres ist die Möglichkeit der Spontankorrektur von Fehlstellungen wesentlich geringer (1, 6, 13, 18).
Zusätzliche Möglichkeiten im Rahmen der konservativen Therapie sind die Calcaneus-Extension (1, 5, 11, 16), eventuell kombiniert mit der Gipsretention. Als operative Therapie wird überwiegend die Plattenosteosynthese empfohlen, bei offenen Frakturen III.° der Fixateur externe (11, 20, 23); weiter stehen die interfragmentäre Verschraubung (2, 4), die perkutane Kirschner-Draht-Spickung (2, 12, 13, 18), die intramedulläre Schienung (2, 13, 18) und die Cerclage (2, 21) zur Verfügung.

Eigenes Krankengut

In unserem Krankengut der Tibia- oder Unterschenkelschaftfrakturen hat sich bei 30 Kindern (4–17 Jahre, Altersmedian 9,5 Jahre) mit konservativ unzureichend therapierbaren Frakturen und mit Frakturen, die aufgrund anderer Faktoren eine primäre Osteosynthese erforderlich machten, die intramedulläre Rush-Pin-Schienung als minimale Adaptationsosteosynthese gut bewährt (2, 10, 12, 17): Tabelle 1.
Die Rush-Pin-Osteosynthese ist ein technisch einfaches und rasch durchführbares Verfahren, das nur eine geringe zusätzliche Traumatisierung des umgebenden Weichteil-

gewebes mit sich bringt. Zudem kann durch diese Methode eine Störung der im Kindesalter überwiegend periostalen Blutversorgung

Tabelle 1: Indikationen zur intramedullären RUSH-Pin-Schienung bei Unterschenkelschaftfrakturen.

sichere Indikationen:
- Polytrauma, schweres Schädel-Hirn-Trauma (1, 2, 3, 5, 11, 13, 14, 16, 18)
- instabile oder stark abrutschgefährdete offene Frakturen Grad I und II (2, 3, 5, 12, 14, 18, 23)
- begleitende Nerven- und Gefäßverletzungen (2, 11, 12, 13, 14)
- Compartment-Syndrom (16)

mögliche Indikationen:
- zusätzliche, OP-pflichtige Epiphysenfraktur (15)
- nicht spontan korrigierbare Fehlstellung nach dem zweiten Repositionsversuch (2, 3, 5, 12, 13, 18)
- sekundär aufgetretene, wesentliche Fehlstellung, drohende Pseudarthrose (5, 9)
- abrutschgefährdete Frakturen kurz vor dem Abschluß des Längenwachstums (2, 9, 16, 18, 23)
- multiple Frakturen mehrerer Gliedmaßenabschnitte (2, 5, 13)
- Mehretagenfrakturen (5)

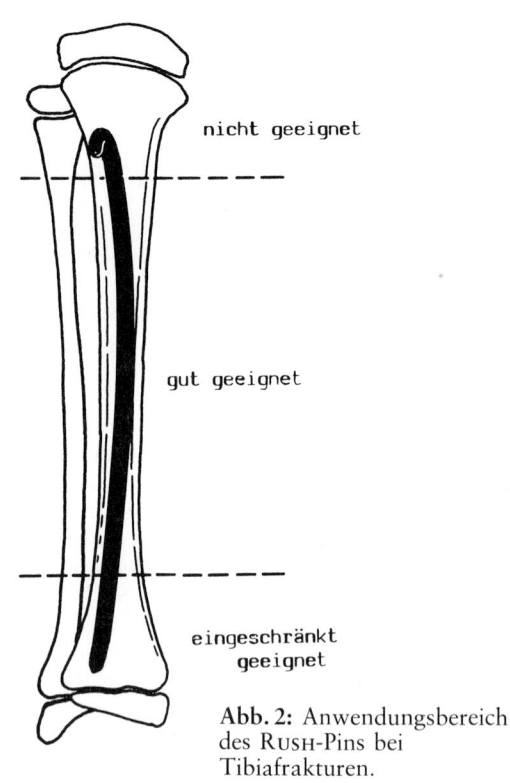

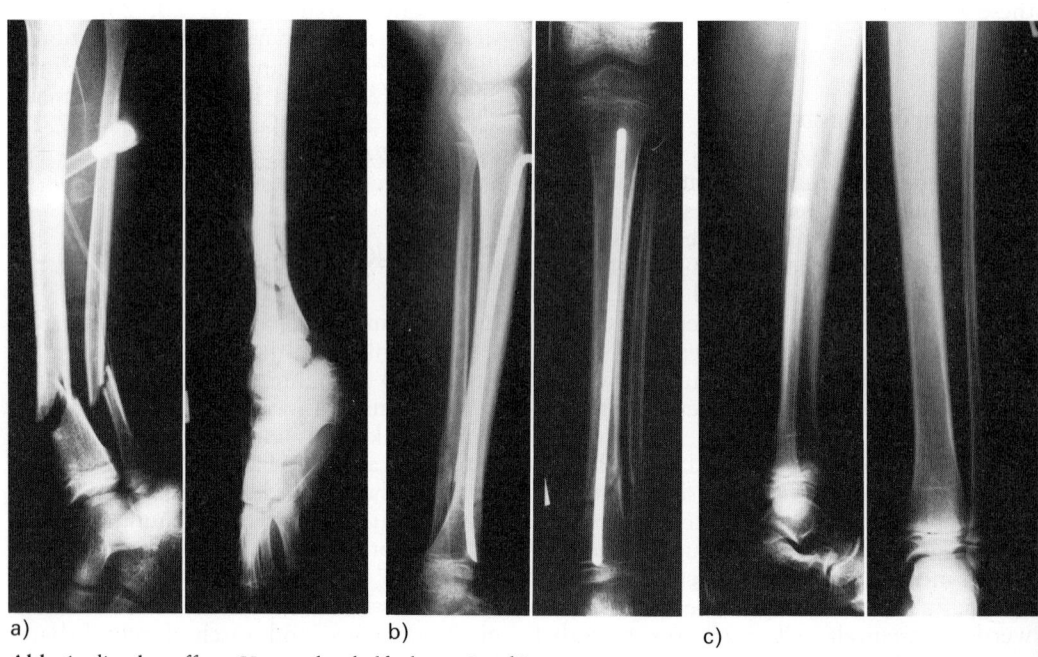

Abb. 2: Anwendungsbereich des RUSH-Pins bei Tibiafrakturen.

Abb. 1: distale, offene Unterschenkelfraktur Grad I.
a) Unfallaufnahmen; b) nach RUSH-Pin-Osteosynthese; c) Behandlungsendergebnis nach 2 Jahren.

des Knochens vermieden werden (8, 12, 20). Aufgrund des kleinen, frakturfernen Zuganges und der meist geschlossen durchführbaren Reposition besteht eine nur sehr geringe Infektionsgefahr, und das für die Kallusbildung wichtige Frakturhämatom kann geschont werden (12, 17). Den Kindern wird die kosmetisch auffällige Narbe sowie der zweimalige starke Wundschmerz einer Plattenosteosynthese erspart.

Durch geeignetes Vorbiegen des RUSH-Pins kann eine Drei-Punkt-Abstützung und damit fast Übungsstabilität erreicht werden (10). Die meist zusätzlich erforderliche äußere Stabilisierung durch Gips oder andere Verbände stellt im Wachstumsalter keinen Nachteil dar (2, 12, 13, 18): Abb. 2.

Das Anwendungsgebiet des RUSH-Pins erstreckt sich vorwiegend auf die Frakturen der mittleren $^3/_5$ der Tibia. Proximal gelegene Frakturen können nicht ausreichend fixiert werden, da beim ventralseitigen Aufbohren der Markhöhle die Apophyse der Tuberositas unverletzt bleiben muß. Bei distalen Frakturen läßt sich ohne Gefährdung der Epiphysenfuge oft keine ausreichende Verankerung der Nagelspitze erreichen.

Die Indikation zur Tibiaosteosynthese im Kindesalter sehen wir bei konservativ nicht ausgleichbaren Varusfehlern über 15° und anderen Achsen- sowie Rotationsfehlern über 10°. Ab dem 12. Lebensjahr sollten Fehlstellungen über 5° vermieden werden (5, 6, 18, 19). Da die Wachstumsstimulation des frakturierten Knochens mit jedem Repositionsmanöver und bei großen Osteosynthe-

Tabelle 2: Behandlungsergebnisse nach Unterschenkelfrakturen im Kindesalter.

	Achsen- fehler	Rotations- fehler	Längen- differenz	Beweglichkeit	Beschwerden
sehr gut	nicht feststellbar	nicht feststellbar	bis 5 mm	Knie- ung Sprunggelenk frei beweglich	keine
gut	bis 10°	bis 10°	bis 10 mm	Bewegungsdefizit in Knie- und/oder Sprunggelenk bis 10°	gering
zufriedenstellend	bis 15°	bis 15°	bis 20 mm	Bewegungsdefizit bis 20°	Schmerzen oder Schwellneigung nach langdauernder Belastung
nicht zufriedenstellend	über 15°	über 15°	über 20 mm	Bewegungsdefizit über 20°	nach kurzer Belastung oder in Ruhe

(nach FELDKAMP et al. (5))

Tabelle 3: Krankengut und Ergebnisse (1980–1985).

Frakturtyp	Weichteile	Koplikationen

Tabelle 3:

Frakturtyp	Weichteile	Komplikationen
Schrägfraktur: 13	geschlossene Frakturen: 22	keine: 24
Querfraktur: 7	offene Frakturen I.°: 5	Nachreposition erforderlich: 4
Biegungsfraktur: 4	offene Frakturen II.°: 3	Brückenkallus: 2
Torsionsfraktur: 4		Hautnekrose: 1
2-Etagen-Fraktur: 2		Infektion: 0

(Klinik für Kinderchirurgie der medizinischen Universität zu Lübeck)

sen zunimmt, sollte frühzeitig die intramedulläre Schienung erwogen werden (2, 12, 17, 18): Tab. 2.

Nach insgesamt 30 RUSH-Pin-Osteosynthesen der Tibia in 5 Jahren (1980–1985) konnte im Rahmen einer Nachuntersuchung von 21 Kindern 12 mal ein sehr gutes und 8 mal ein gutes Behandlungsergebnis festgestellt werden; lediglich 1 mal war das Resultat nur zufriedenstellend: Tab. 3.

Als wesentliche Komplikation wurde lediglich 2 mal die Entstehung eines Brückenkallus beobachtet, der anläßlich der Metallentfernung reseziert werden konnte. Weichteil- oder Knocheninfektionen traten im Krankengut nicht auf.

Diskussion und Schlußfolgerung

Die Osteosynthese der Tibia- und Unterschenkelschaftfrakturen im Kindesalter bleibt Ausnahmefällen vorbehalten. Für diese Fälle hat sich die intramedulläre RUSH-Pin-Schienung als minimale Adaptationsosteosynthese bei geringem Risiko und guten Ergebnissen bewährt. Der größere und belastendere Eingriff einer Plattenosteosynthese oder – bei ausschließlich konservativer Therapie – das Risiko der Frakturheilung in korrekturbedürftiger Fehlstellung sind mit der intramedullären RUSH-Pin-Schienung zu vermeiden. Auch kann die Zahl der Röntgen- und klinischen Kontrollen deutlich eingeschränkt werden.

Zusammenfassung

Bei sicherer Indikation zur Tibia-Osteosynthese sowie bei Grenzfällen der konservativen Behandlung stellt die intramedulläre RUSH-Pin-Schienung der Tibia ein rasch anwendbares und risikoarmes Verfahren der minimalen Adaptationsosteosynthese dar, das zu guten Behandlungsergebnissen führt; Nachrepositionen und häufige Röntgen-Kontrollen sind dadurch zu vermeiden.

Literatur

1. BAUMGARTL, F., WELLER, S.: Allgemeingültige Regeln für die Behandlung von Knochenbrüchen im Kindesalter. In: BAUMGARTL, F., KREMER, K., SCHREIBER, H. W.: Spezielle Chirurgie für die Praxis (Band 1), Stuttgart 1976, 93–97.
2. BRÜCKL, R.: Minimalosteosynthesen bei Kindern und Jugendlichen (Indikation und Verfahren). Z. Orthop. 123 (1985), 510–511.
3. BRUG, E.: Die Stabilisierung der kindlichen Diaphysenfrakturen mit dem Bündelnagel nach HACKETHAL. Z. Kinderchir. 23 (1978), 180–181.
4. EILENBERGER, S., FENEIS, J.: Die Versorgung der Tibiaspiralfraktur im Kindes- und Jugendalter durch Zugschraubenosteosynthese. Chir. Prax. 17 (1973), 107–112.
5. FELDKAMP, G., HÄUSLER, U., DAUM, R.: Verlaufsbeobachtungen kindlicher Unterschenkelschaftbrüche. Unfallheilkunde 80 (1977), 139–146.
6. FELDKAMP, G., MISCHKOWSKI, T., DAUM, R.: Indikationen zur Osteosynthese kindlicher Unterschenkelschaftbrüche. Unfallchirurgie 2 (1976), 23–26.
7. FELDKAMP, G., KRASTEL, A., BRAUS, T.: Welche Faktoren beeinflussen die Wachstumsphänomene nach kindlichen Schaftbrüchen? Unfallheilkunde 81 (1978), 96–102.
8. FLORIAN, E.: Intracorticaler Umbau bei Marknagelung. (Referat) Osteosynthese International, Gerhard KÜNTSCHER-Kreis, Berlin 1986.
9. FRIEDEBOLD, G.: Indikation operativer Frakturbehandlung im Kindesalter. In: EICHLER, J., WEBER, U.: Frakturen im Kindesalter, Stuttgart / New York 1982.
10. GELBKE, H., MITTELBACH, H. R.: Rush- und Bündelnagelung. In: DERRA, E., HUBER, P., SCHMITT, W.: Chirurgische Operationslehre (Band 6), Leipzig 1975, 141–168.
11. HÖLLWARTH, M., HAUSBRANDT, D.: Verletzungen der unteren Extremität. In: SAUER, H.: Das verletzte Kind. Stuttgart / New York 1984, 554–559.
12. HEISEL, J., KOPP, K.: Spätergebnisse nach KÜNTSCHER-Marknagelung von Unter- und Oberschenkelbrüchen bei noch wachsendem Knochenskelett. Akt. Traumatol. 13 (1983), 5–12.
13. JANI, L.: Indications for Operative Treatment of Fractures in Children and Adolescents. In: CHAPCHAL, G.: Fractures in Children. Stuttgart / New York 1981, 105–110.
14. KUNER, E. H.: Wann muß man von der konservativen Behandlung bei Frakturen im Kindesalter abweichen? Langenbeck's Arch. Chir. 361 (1983), 427–431.

15. LAER, L. V.: Frakturen und Luxationen im Wachstumsalter. Stuttgart / New York 1986, 209–217.
16. MARTI, R.: Unterschenkelfrakturen. In: WEBER, B. G., BRUNNER, CH., FREULER, F.: Die Frakturenbehandlung bei Kindern und Jugendlichen. Berlin / Heidelberg / New York 1978, 334–353.
17. METAIZEAU, J. P., LIGIER, J. N.: Le traitement chirugical des fractures des os longs chez l'enfant. J. Chir. 121 (1984), 527–537.
18. SCHÄRLI, A. F.: Fractures in Children – General Observations. In: CHAPCHAL, G.: Fractures in Children. Stuttgart / New York 1981, 1–5.
19. SCHARF, W., HERTZ, H., WAGNER, M.: Spätergebnisse nach konservativer Behandlung kindlicher Unterschenkelfrakturen. Z. Orthop. 123 (1985), 542.
20. SCHENK, R.: Die Bedeutung des Wachstumsmusters für die Vascularisation der langen Röhrenknochen. In: WEBER, B. G., BRUNNER, CH., FREULER, F.: Die Frakturenbehandlung bei Kindern und Jugendlichen. Berlin / Heidelberg / New York 1978, 18–19.
21. SCHWARZ, N.: Die Behandlung der kindlichen Schienbeinfrakturen mittels percutaner Drahtcerclage. Unfallheilkunde 84 (1981), 469–475.
22. SINGER, H., REETZ, H.: Osteosynthese im Kindesalter? Z. Kinderchir. 26 (1979), 150–153.
23. WOISCHKE, R., WALCHER, K.: Die offene kindliche Fraktur. Z. Orthop. 123 (1985), 510.

Anschrift der Verfasser
Dr. D. HINSELMANN, Dr. H. SCHUHN, Prof. Dr. med. H. HALSBAND, Klinik für Kinderchirurgie der Medizinischen Universität zu Lübeck, Kahlhorststr. 31–35, D-2400 Lübeck 1.

Operationsindikation bei Frakturen des distalen Unterschenkels

W. E. LINHART, M. E. HÖLLWARTH, Graz

Die Sprunggelenke stellen aufgrund der ligamentären Führung sowie ihrer Disposition gegenüber Schub- und Scherkräften eine besondere Schwachstelle im kindlichen Skelett dar. Je nach Alter des Kindes bzw. Reifezustands der Wachstumsfugen können am distalen Unterschenkel typische Frakturen beobachtet werden. Bei offenen Wachstumsfugen unterscheiden wir Epiphysenlösungen, -brüche und sogenannte Crushverletzungen; zur Zeit des Wachstumsfugenschlusses, der je nach Geschlecht zwischen 12 und 16 Jahren auftritt, treten die sogenannten Übergangsbrüche (Two- und Triplanefractures) auf; bei geschlossenen Fugen finden wir schließlich Brüche, die jenen des Erwachsenen entsprechen (Abb. 1). Im folgenden sollen die Operationsindikation bei ossären und ligamentären Sprunggelenksverletzungen im Wachstumsalter dargestellt werden.

Ossäre Sprunggelenksverletzungen

Epiphysenlösungen können weitgehend konservativ behandelt werden. Nur in Ausnahmefällen stellen wir die Indikation zur Operation z. B. bei Repositionshindernissen durch die interponierte Sehne des M. tibialis anticus. Eingeschlagene Periostlappen sind im Wachstumsalter sowohl nach den experimentellen Studien von BECK als auch aufgrund eigener klinischer Erfahrungen bedeutungs os (3). Lediglich kurz vor Fugenschluß ist die exakte Reposition erforderlich.
Bei Epiphysenfrakturen wird in der Literatur überwiegend die operative Behandlung (2, 9, 19, 21) als notwendig erachtet. Eigene Nachuntersuchungen von zwei Patientengruppen bestehend aus 67 Kindern mit Epiphysenfrakturen der Gruppe SALTER III und IV, von denen eine Gruppe konservativ, die andere operativ behandelt wurde, zeigten, daß eine Unterteilung in dislozierte und nicht dislozierte Epiphysenbrüche sinnvoll erscheint. Bei dislozierten Brüchen sind die Spätergebnisse nach operativer Behandlung eindeutig besser als diejenigen nach konservativer Therapie. Bei nicht dislozierten Epiphysenfrakturen dagegen finden sich keine unterschiedlichen Spätresultate, weshalb durchaus konservativ vorgegangen werden kann (13). Die sogenannte wasserdichte Verschraubung, wie sie WEBER forderte ist offenbar nicht erforderlich (6, 21).
Crushverletzungen sind radiologisch primär nicht zu erkennen. Erst Wachstumsstörungen lassen retrospektiv eine umschriebene Epiphysenquetschung vermuten. Sekundär bedürfen diese glücklicherweise seltenen Verletzungen meist einer operativen Behandlung, wobei während des Wachstums umschriebene Epiphysenresektionen nach LANGENSKJOELD bzw. nach Wachstumsabschluß Umstellungs- und/oder Verlängerungsosteotomien in Betracht gezogen werden müssen.
Bei den Übergangsbrüchen in der Phase des Fugenschlusses handelt es sich um Epiphysenlösungen, die mit einem Epiphysenbruch kombiniert sind. Da sich die Fuge bereits im Schluß befindet, ist eine Wachstumsstörung nicht mehr zu erwarten. Daher richtet sich die Behandlung in erster Linie auf die Wiederherstellung der alterierten Gelenksfläche. Eine generelle operative Reposition und Stabilisierung dieser Brüche wird von mehreren Autoren befürwortet (7, 10, 19, 21). VON LAER und COOPERMANN meinen dagegen, daß nur um mehr als 2 mm dislozierte Brüche offen reponiert und stabilisiert werden soll-

I
BEI OFFENER EPIPHYSENFUGE

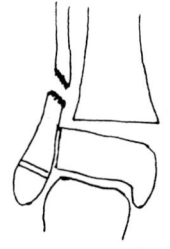

EPIPHYSENLÖSUNG
(S I)

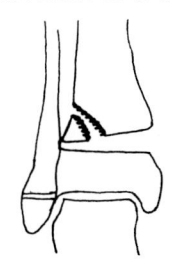

EPIPHYSENLÖSUNG MIT METAPHYSÄREM KEIL
(S II)

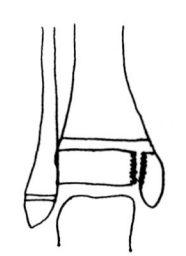

EPIPHYSÄRE FRAKTUR
(S III)

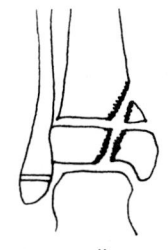

EPIMETAPHYSÄRE FRAKTUREN
(S IV)

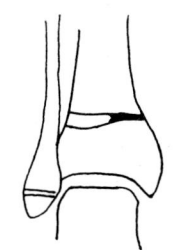

EPIPHYSENFUGENQUETSCHUNG
(S V)

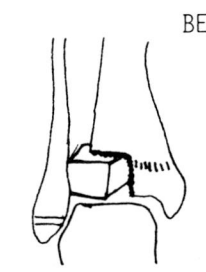

II
BEI EPIPHYSENFUGENSCHLUSS

TWOPLANE FRACTURE

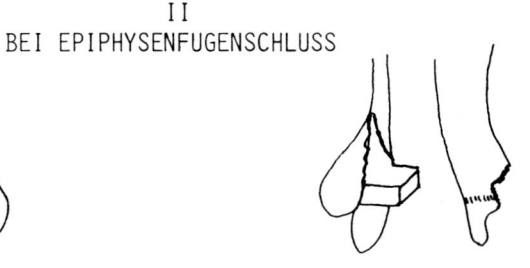

TRIPLANE FRACTURE

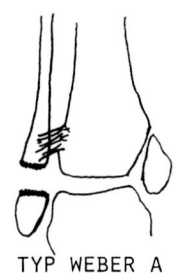

III
BEI GESCHLOSSENER EPIPHYSENFUGE

TYP WEBER A
SYNDESMOSE INTAKT

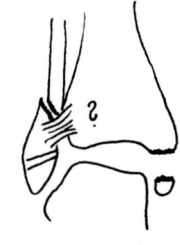

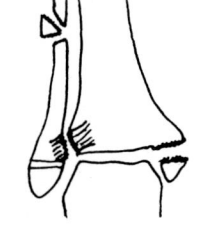

TYP WEBER B
SYNDESMOSE FRAGLICH INTAKT

TYP WEBER C
SYNDESMOSE SICHER ZERRISSEN

Abb. 1: Zusammenstellung der kindlichen Sprunggelenksverletzungen nach der Reifezustand der Wachstumsfuge.

ten (6, 12), wogegen nicht dislozierte Frakturen durchaus konservativ behandelt werden können, eine Meinung, der auch wir uns anschließen. Zur genauen Beurteilung des für die Wahl der Behandlung so wichtigen Dislokationsausmasses ist in Einzelfällen eine Computertomographie des Sprunggelenkes erforderlich.

Die Luxationsfrakturen der Sprunggelenke Erwachsener hat WEBER in drei Typen (A, B, C) unterteilt. Die Höhe der Fibulafraktur weist auf Verletzung der Syndesmose hin. Während beim Typ A die Syndesmose sicher intakt ist, ist sie beim Typ B fraglich rupturiert und beim Typ C sicher zerrissen (Abb. 1). Wie WEBER sehen auch wir die Operationsindikation bimalleolärer Frakturen bei rupturierter Syndesmose gegeben, wobei stets an der fibularen Seite begonnen werden soll. Bei Abrißfrakturen des Innenknöchels Jugendlicher mit geschlossener Fuge muß stets auch bei fehlender Fibulafraktur die Intaktheit der Syndesmose unter Bildwandlerkontrolle geprüft werden. In der Regel ist sie rupturiert und muß daher genäht werden.

Ligamentäre Sprunggelenksverletzungen

Supinationstraumata des Sprunggelenkes gehören zu den häufigsten Verletzungen im Kindesalter. Bei unauffälligem Röntgenbefund wurden sie in der Regel als harmlose Distorsionen beurteilt, zumal Bandrupturen bei Kindern als äußerst selten gelten (5, 7). Aufgrund einer subtileren Röntgendiagnostik mit Funktionsaufnahmen im Seitenvergleich werden Bandläsionen aber auch bei Kindern immer häufiger nachgewiesen. Man unterscheidet Distorsionen, knöcherne, chondrale und periostale Bandausrisse sowie interligamentäre Rupturen (Abb. 2).

Die Behandlung kindlicher Bandverletzungen erfolgte früher vorwiegend konservativ (5, 7, 10). Die Ergebnisse bei Erwachsenen zeigten jedoch Instabilitäten von 30–50 % (16, 17). BAUMGARTNER, JANI und HERZOG waren die ersten, die sich 1975 mit diesem Problem bei Kindern auseinandersetzten und auch eine operative Versorgung

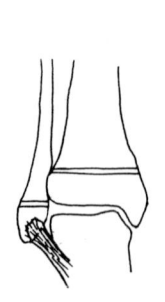

ANGELEGTER KNÖCHENER BANDAUSRISS
(BANDLOCKERUNG)

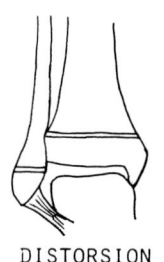

DISTORSION
(BANDLOCKERUNG)

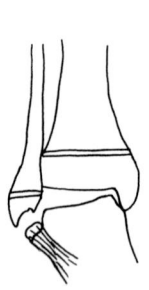

DISLOZIERTER KNÖCHENER BANDAUSRISS
(BANDINSTABILITÄT)

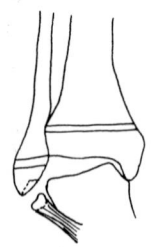

CHONDRALER ODER PERIOSTALER BANDAURISS
(BANDINSTABILITÄT)

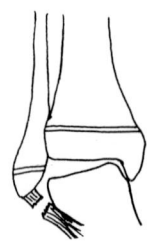

BANDRUPTUR
(BANDINSTABILITÄT)

Abb. 2: Schematische Darstellung ligamentärer kindlicher Sprunggelenksverletzungen.

von kindlichen Bandläsionen durchführten (1).
Im eigenen Krankengut zeigten 20% der Kinder mit schweren Supinationstraumen sechs Jahre nach konservativer Behandlung eine chronische Bandinsuffizienz (8). Im Gegensatz dazu stehen die Ergebnisse von 49 Patienten nach operativ versorgten fibularen Bandrupturen, die wir ein bis fünf Jahre nach operativer Bandnaht nachuntersuchten. Bei 41 Patienten fanden sich bisher gute Ergebnisse, vier Patienten waren geringgradig bandlockerer als die Gegenseite, bei vier Patienten fand sich eine chronische Bandinstabilität, wobei ein operativ-technischer Fehler als Ursache wahrscheinlich war (14).
Konservativ versorgte knöcherne Bandausrisse zeigen bei primär angelegtem Knochenfragment überwiegend gute Ergebnisse. Primär dislozierte Bandausrisse wiesen dagegen in eigener Studie überwiegend schlechte Ergebnisse auf (15).
Aufgrund verschiedener Untersuchungen halten wir eine differenzierte Behandlung kindlicher fibularer Bandverletzungen für erforderlich (14, 15). Bei klinischem Verdacht auf eine fibulare Bandverletzung wird zuerst ein Standardröntgen in zwei Ebenen angefertigt. Findet sich ein knöcherner Bandausriß, so ist eine konservative Behandlung dann ausreichend, wenn das Fragment nicht wesentlich disloziert erscheint. Bei Dislokation wird durch Funktionsaufnahmen die Instabilität nachgewiesen und das Knochenfragment operativ fixiert. Findet sich keine knöcherne Verletzung im Standardröntgen so wird durch Funktionsaufnahmen im Seitenvergleich die Stabilität geprüft. Bei bandstabiler Verletzung wird konservativ vorgegangen. Instabile Bandverletzungen wie Bandruptur, knorpeliger oder periostaler Bandausriß werden durch Bandnaht versorgt (Abb. 2).

Zusammenfassung

Die Indikation zu operativem Vorgehen bei knöchernen und ligamentären Verletzungen der distalen Tibia im Wachstumsalter hängt vom Zustand der Epiphysenfugen, dem Frakturverlauf und auffälligen begleitenden oder isolierten Bandverletzungen ab. Ziel der Therapie ist im Wachstumsalter neben der Wiederherstellung der Gelenksfläche auch die Sorge um die Integrität der Wachstumsfuge sowie die Erhaltung der ligamentären Führung des Gelenkes – damit letztlich die Sorge um die Vermeidung von Wachstumsstörungen und Früharthrosen.

Literatur

1. BAUMGARTNER, R., JANI, L., HERZOG, B.: Verletzungen des Ligamentum fibulotalare im Kindesalter. Helv. Chir. Acta 42, 443, 1975.
2. BECK, E.: Osteosynthese im Kindesalter. Z. Kinderchir. 23, 189, 1978.
3. BECK, E.: Die Bedeutung der Periostinterposition bei der Epiphysenlösung. Unfallheilkd. 85, 226, 1982.
4. BLOUNT, W.P.: Knochenbrüche bei Kindern. Georg Thieme, Stuttgart, 1957.
5. BOEHLER, L.: Die Technik der Knochenbruchbehandlung. 12./13. Aufl. Maudrich, Wien 1963.
6. COOPERMAN, Dr. R., SPIEGEL, PH. G., LAROS, G.S.: Tibial fractures involving the ankle in children. J. Bone Jt. Surg. 60, 1040, 1978.
7. EHALT, W.: Verletzungen bei Kindern und Jugendlichen. Enke, Stuttgart, 1960.
8. HÖLLWARTH, M., W.E. LINHART, G. SCHIMPL: Spätfolgen nach Supinationstrauma des kindlichen Sprunggelenkes. Unfallchirurg 88, 231–234, 1985.
9. JANI, L., HERZOG, B.: Die Operationsindikation bei Epiphysenverletzungen. Z. Kinderchir. 23, 186, 1978.
10. KÄRRHOLM, J., HANSSON, L.I., LAURIN, S.: Supination-eversion injuries of the ankle in children: a retrospective study of radiographic classification and treatment. J. Ped. Orthop. 2, 147–159, 1982.
11. LAER, L. v.: Der posttraumatische partielle Verschluß der distalen Tibiaepiphysenfuge. Unfallheilkd. 85, 509, 1982.
12. LAER, L. v.: Classification, diagnosis, and treatment of transitional fractures of the distal part of the tibia. J. Bone Jt. Surg. 67-A, 687–698, 1985.
13. LINHART, W.E., HÖLLWARTH, M.E., SCHIMPL, G.: Frakturen der distalen Tibiaepiphyse. Unfallheilkd. 86, 510, 1983
14. LINHART, W.E., WILDBURGER, RENATE, HÖLLWARTH, M.E., SAUER, H.: Ergebnisse nach operativer Behandlung von Bandrupturen am kindlichen Sprunggelenk. Z. Kinderchir., im Druck.

15. LINHART, S.E., HÖLLWARTH, M.E., WILDBURGER RENATE: Ergebnisse nach konservativer Behandlung von knöchernen Bandausrissen am kindlichen Sprunggelenk, Unfallheilkd., im Druck.
16. RUSSE, O.: Konservative und operative Behandlung der Supinationssubluxation im oberen Sprunggelenk. Hefte Unfallheilkd. 92, 104, 1967.
17. SEILER, H., HOLZRICHTER, D.: Ergebnisse nach Außenbandnaht am oberen Sprunggelenk bei frischer Ruptur. Unfallheilkd. 80, 151, 1977.
18. SHARRARD, W. J. W.: Paediatric orthopaedics and fractures. Blackwell, Oxford-London, 1979.
19. SUESSENBACH, F., WEBER, G.B.: Epiphysenverletzungen am distalen Unterschenkel. Huber, Bern-Stuttgart-Wien, 1970.
20. WEBER, B.G.: Die Verletzung des oberen Sprunggelenkes. In: Sprunggelenksfrakturen beim Kinde und supramalleoläre Epiphysenlösungen. Huber, Bern-Stuttgart-Wien, 1972.
21. WEBER, B.G, SUESSENBACH, F.: Frakturen der Malleolengegend. In: Die Frakturenbehandlung bei Kindern und Jugendlichen. Springer, Berlin-Heidelberg-New York, 1978.

Anschrift des Verfassers
OA. Dr. W. E. LINHART, Univ.-Klinik für Kinderchirurgie Graz, Heinrichstraße 31, A-8010 Graz.

Indikationen zur operativen Behandlung der distalen Tibiaepiphysenfrakturen

F. Dinkelaker, H. G. Breyer, A. Meissner, Berlin

Einleitung

Die Einteilungen der Epiphysenverletzungen am kindlichen Skelett sind, wie bekannt, in Teilen seit langem auf Kritik gestoßen, haben aber bis heute im klinischen Gebrauch gehalten (Abb. 1). (1, 11, 17).
Wir verwenden an unserer Klinik die Einteilung nach Aitken. Speziell bei der Beurteilung der Operationsindikation bei distalen Tibiaepiphysenfugenläsionen – mit 20–25 % aller Epiphysenfugenverletzungen (20) die häufigste überhaupt – sind neuere Erkenntnisse zu berücksichtigen.

1. die zentrale Bedeutung des stratum germinativum wird allgemein anerkannt (8, 10, 13, 16, 18).
2. Unabhängig von den gängigen Klassifikationen wird die Operationsindikation zunehmend nur nach Fugen/Frakturdislokation bzw. Gelenkflächeninkongruenz gestellt (8, 10, 21).
3. Bestimmte, seltener auftretende Kombinationsverletzungen wie z. B. die «Übergangsfraktur», im englischen Sprachgebrauch nicht ganz synonym «two-tiplane-fracture» genannt, werden durch Schemata nicht erfaßt und müssen gesondert betrachtet werden (Abb. 2) (3, 5, 9, 12, 15).
4. Die sogenannte «Crush-Verletzung» nach Salter V, als eigenständiger Verletzungstyp fraglich, ist sowohl konservativ als auch operativ behandelt, in der Prognose unsicher und therapeutisch wenig beeinflußbar (8, 10).

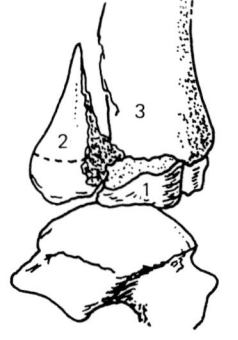

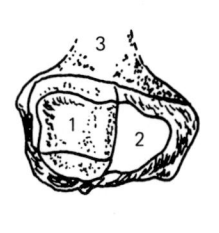

Abb. 2: Die Übergangsfraktur nach Marmor (12).

	Epiphysen-lösungen		Epiphysen-frakturen		Epiphysen-Crush
Aitken (1)	0	I	II	III	IV
Salter und Harris (17)	I	II	III	IV	V
Müller et al. (11)	A₁	A₂	B₁	B₂	C

Abb. 1: Die Einteilungen der Epiphysenfugenverletzungen.

Kann man nun anhand der neueren Literatur allgemeine Richtlinien zur Therapie-Planung unter Berücksichtigung der Einteilung nach Aitken herausarbeiten?

Literaturübersicht

Unter allen Vorbehalten angesichts unterschiedlicher Fragestellungen und nicht voll vergleichbarer Patientenkollektive kann gesagt werden, daß die Mehrzahl der Autoren bei Aitken-I-Verletzungen im Regelfall ein konservatives Vorgehen bevorzugt. Bei den eigentlichen Epiphysenfrakturen ist die früher generell eher operative Einstellung zwar nicht aufgehoben, aber zugunsten einer differenzierten Betrachtungsweise, speziell des Ausmaßes einer Fraktur/Gelenkflächendislokation verschoben. Die Operationsindikation der Übergangsfrakturen richtet sich individuell nach Ausmaß und Lokalisation der Dislokation im Gelenkabschnitt der Fraktur. Ein CT zur Diagnosesicherung ist hierbei zu empfehlen (9). Interessant sind auch die Ergebnisse Becks (2), der klinisch und tierexperimentell bei Periostlappeninterpositionen, bisher als Operationsindikation bekannt, konservativ gute Behandlungsergebnisse erzielen konnte. Hinsichtlich der Prognose der zu erwartenden posttraumatischen Wachstumsstörungen durch vorzeitigen Epiphysenfugenteilverschluß wird festgestellt, daß diese Gefahr bei älteren Kindern ab zwölf bis dreizehn Jahren abnimmt, was für die Operationsindikation von Bedeutung ist (Abb. 3) (2, 4, 6, 7, 10, 11, 13, 14, 19, 20).

Autoren	Operationsempfehlung im Regelfall			
	ja Aitken I Salter I und II Müller, A	nein	ja Aitken II und III Salter III und IV Müller, B	nein
(20) B. Wicky, G. Hold, U.G. Staeffer	+		+	
(21) H. Winker et al.	OP-Indikation unabhängig von Aitken/Salter/Müller nur nach Fugen-/Frakturdislokation bzw. Gelenkinkongruenz			
(2) E. Beck	+		nur bei dislozierten Frakturen bzw. Gelenkinkongruenz	
(10) L. v. Laer	+		bei nicht dislozierten (< 2mm) Fugen-/ Frakturspalt, Gelenkkongruenz erhalten	
(6) P. Hertel, F. Klappe	+		+	
(11) W. Linhart			nur bei dislozierten Frakturen bzw. Gelenkinkongruenz	
(4) P. Bernstein, H. Wiesinger			+	
(19) B. G. Weber	+		nur bei nicht dislozierten Frakturen und Gelenkinkongruenz	
(13) E. Morscher	+		+	
(14) M. E. Müller	+		+	

Abb. 3: Operationsempfehlungen der Epiphysenfugenverletzungen in der Literatur.

Eigenes Krankengut

In unserer eigenen Klinik haben wir seit 1976 40 Patienten erfaßt, 21 Mädchen und 19 Jungen.

Die Altersverteilung war relativ gleichmäßig, nach der Aitken-Klassifikation waren es 12 Aitken-I-, 11 Aitken-II- und 17 Aitken-III-Verletzungen. Ein Kind verstarb perioperativ an den Folgen eines Polytraumas. Anzumerken ist, daß ambulant-konservativ behandelte Kinder, also vorwiegend Aitken-I-

Indikationen zur operativen Behandlung der distalen Tibiaepiphysenfrakturen				
Eigenes Krankengut:	1976 – 1986		Alter bis 16 Jahre	
Gesamtzahl:	40 Pat.		21.Mädchen, 19 Jungen	
Altersverteilung:	5 – 10 Jahre, 4 Pat.,		11 – 12 Jahre, 12 Pat.,	
	13 – 14 Jahre, 13 Pat.,		15 – 16 Jahre, 11 Pat.	
Lokalisation nach Aitken:	I	II	III	
	12	11	17	Pat.
Therapie: konservativ:	4	4	0	
operativ:	8	7	17	

Abb. 4: Eigenes Krankengut.

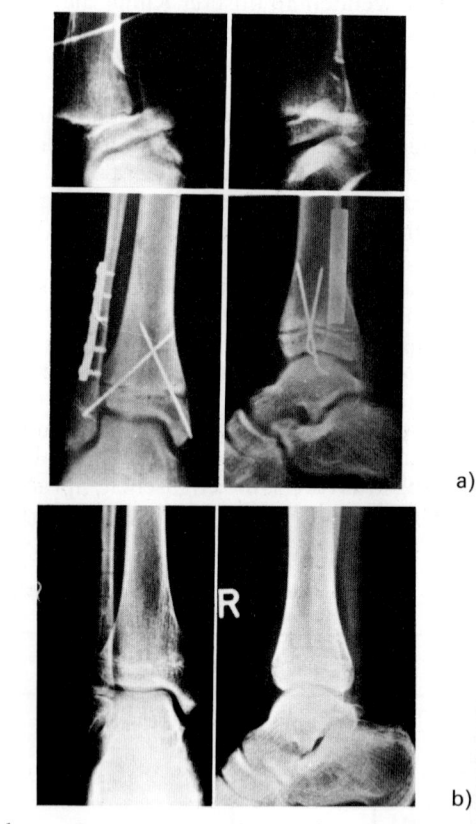

Abb. 5a: Pat. F. F., männl., 14 Jahre, Epiphysiolyse re. dist. Tibia mit Fibula-Schaft-Fraktur. Unfallbild oben und Z. n. Osteosynthese unten, 5b: gleicher Pat., Z. n. ME 6 Monate danach.

Fälle, hier nicht erscheinen. Bei Aitken-I-Verletzungen haben wir achtmal eine Operationsindikation aufgrund Dislokation und/oder Begleitverletzungen gesehen, bei Aitken-II- und -III-Verletzungen viermal konservativ behandelt. Das operative Vorgehen bestand bei Aitken-I-Verletzungen überwiegend in Kirschner-Draht-Fixierungen, bei Aitken-II- und -III-Verletzungen überwiegend in Verschraubungen parallel zur Epiphysenfuge.
Die Ergebnisse waren gut, eine Beinverlängerung um zwei Zentimeter bei einem Patienten am operierten Bein nach Aitken-III-Verletzung ist im Zusammenhang fraglich. Zu erkennen ist in unserem Krankengut die Ausrichtung der Operationsindikation zwar nach Aitken, aber auch unabhängig davon nach dem Grad der Dislokation bzw. Gelenkflächeninkongruenz. (Abb. 4)
Fallbeispiel 1 Patient F. F., männlich, 14 Jahre, Schulsportunfall, Epiphysiolysis distale Tibia rechts mit distaler Fibula-Schaftfraktur. Operationsindikation bei erheblicher Dislokation. Versorgung mit gekreuzter Kirschner-Draht-Fixierung der Tibia und Ein-Drittel-Rohr-Platte Fibula. Ruhigstellung im Gipsverband. Entfernung der Kirschner-Drähte nach Gipsentfernung nach fünf Wochen, Plattenentfernung Fibula nach sechs Monaten. In Folge störungsfreier Verlauf (Abb. 5a, b).
Fallbeispiel 2 Patient St. B., männlich, dreizehn Jahre, Schulunfall, Aitken-II-Fraktur linke distale Tibia mit Fibula-Epiphysiolyse, primär konservative Behandlung bei geringgradiger Dislokation, erste Reposition unbefriedigend, nach zweiter Reposition am selben Tag störungsfreier Verlauf unter Gipsbehandlung bis zur sechsten Woche. Nach zwölf Monaten funktionell-klinisch störungsfrei. (Abb. 6a, b).
Fallbeispiel 3 Patient R. N., weiblich, elf Jahre, Schulunfall, Aitken-III-Fraktur linke distale Tibia mit zusätzlicher Unterschenkelfraktur am gleichen Bein. Operationsindikation Epiphysenfraktur bei Gelenkstufe und Dislokation. Versorgung mittels 4/0-Spongiosaschrauben und zusätzlicher Unterlegscheibe.
Nach Materialentfernung nach vier Monaten knöcherner Durchbau d. Untersch.Fraktur. Nach zwölf Monaten bei Nachuntersuchung frei Funktion ohne Fehlstellung (Abb. 7a, b, c).

Schlußfolgerung

1. Die Einteilung nach Aitken bzw. Salter/Harris im täglichen klinischen Alltag ist weiterhin sinnvoll.
2. Die Kenntniss von Sonderformen zur Therapieplanung ist erforderlich.
3. Die Grundregel ‹Epiphysenlösung eher konservativ, Epiphysenfraktur eher operativ› gilt weiterhin, aber die Operationsindikation muß nach dem Ausmaß der Frakturdislokation / Gelenkflächeninkongruenz gestellt werden.

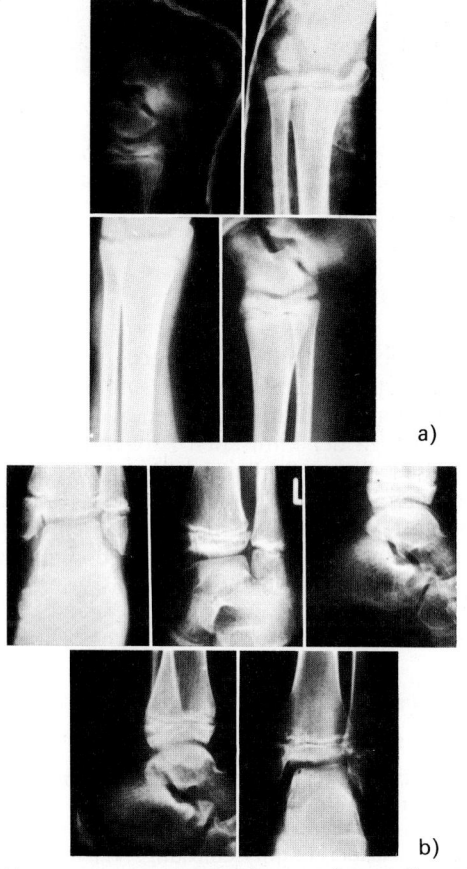

Abb. 6a: Pat. St. B., männl., 13 Jahre, Aitken II-Fraktur li. dist. Tibia mit Fibula-Epiphysiolyse, konservative Behandlung. Oben Unfallbild, unten Z. n. 1., schlechter Reposition. b: gleicher Pat., oben nach 12 Wochen, unten nach 6 Monaten.

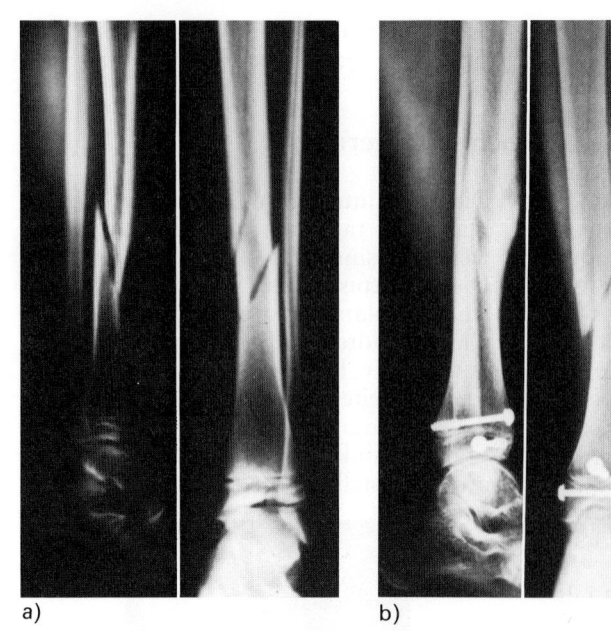

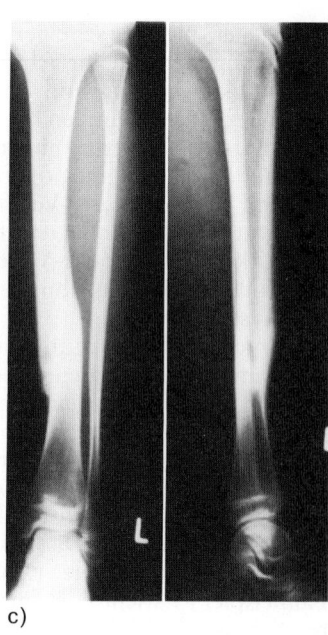

Abb. 7: a) Pat. R. N., weibl., 11 Jahre, Aitken III-Fraktur li. dist. Tibia mit Unterschenkelfraktur am gleichen Bein. Unfallbild; b) gleicher Pat., Z. n. Osteosynthese und Gipsentfernung nach 8 Wochen; c) gleicher Pat., Z. n. ME nach 4 Monaten.

Zusammenfassung

Die verschiedenen Einteilungen der kindlichen Epiphysenverletzungen sind in Teilen seit langem auf Kritik gestoßen, werden aber bis heute in der klinischen Anwendung beibehalten. Unter Berücksichtigung der neueren Literatur kann gesagt werden, daß bei Aitken-I-Verletzungen in der Regel ein konservatives Vorgehen gewählt wird. Bei Aitken-II- und III-Verletzungen ist das Vorgehen im allgemeinen operativ, wobei das Ausmaß der Fraktur-/Gelenkflächendislokation von entscheidender Bedeutung ist.

In unserer eigenen Klinik wurden seit 1976 40 stationär behandelte Patienten mit Aitken-I-III-Verletzungen erfaßt. 8 Patienten mit Aitken-I-Verletzungen wurden operativ behandelt, 4 Patienten mit Aitken-II- und III-Verletzungen konservativ. Die Ergebnisse waren bis auf eine Ausnahme zufriedenstellend.

Literatur

1. A. P. AITKEN: The end results of the fractured distal tibial epiphysis. Journal of Bone and Joint Surgery 18 (1936), 685.
2. E. BECK: Die Bedeutung der Periostinterposition bei der Epiphysenlösung, Teil I und II. Unfallheilkunde 85 (1982), 232.
3. E. BECK: Neue Gesichtspunkte in der Behandlung der Verletzung der Epiphysen am distalen Schienbeinende. Zentralblatt für Orthopädie 123 (1985), 543.
4. P. BERNSTEIN, H. WIESINGER: Die Fugenverletzung am distalen Unterschenkel beim Kind – Diagnose und Therapie. Zentralblatt für Orthopädie 123 (1985), 544.
5. E. HEINZLE: Die «triplane fracture» am unteren Schienbeinende bei Kindern und Jugendlichen. Unfallchirurgie 9 (1983), 204.
6. P. HERTEL, F. KLAPP: Bilanz der konservativen und operativen Knochenbruchbehandlung im Wachstumsalter. Chirurg 54 (1983), 248.
7. G. HOLD, U. G. STAUFFER: Epiphysenlösung

der distalen Tibia, Behandlung und Ergebnisse. Chirurg 53 (1982), 704.
8. L. VON LAER: Klinische Aspekte zur Einteilung kindlicher Frakturen, insbesondere zu den traumatischen Lösungen der Wachstumsfuge. Unfallheilkunde 84 (1981), 229.
9. L. VON LAER: Die Unvollendete des Wachstumsalters. Die Übergangsfraktur der distalen Tibia. Unfallheilkunde 84 (1981), 373.
10. L. VON LAER: Der posttraumatische partielle Verschluß der distalen Tibiaepiphysenfuge. Ursache, Prognose und Prophylaxe. Unfallheilkunde 85 I und II (1982), 509.
11. W. LINHART, M. HÖLLWARTH, G. SCHIMPL: Frakturen der distalen Tibiaepiphyse. Unfallheilkunde 86 (1983), 510.
12. L. MARMOR: An anusual fracture of the tibial epiphysis. Clinical Orthopedics 73 (1970), 132.
13. E. MORSCHER: Klassifikation von Epiphysenfugenverletzungen. Zentralblatt für Orthopädie 115 (1977), 557.
14. M.E. MÜLLER, M. ALLGÖWER, R. SCHNEIDER, H. WILLENEGER: Manual der Osteosynthese, Kapitel 3, Kindliche Frakturen. 2. Auflage, Springer Verlag Berlin-Heidelberg-New York (1977).
15. B. PETRACIC, J. HANEKE: Frakturen der vorderen lateralen unteren Tibiakante als Folge einer Sportverletzung bei Jugendlichen. Unfallchirurgie 4 (1978), 179.
16. J. RENNÉ: Zur Systematik von Verletzungen der Wachstumsfuge. Zentralblatt für Orthopädie 115 (1977), 563.
17. R.B. SALTER, W.R. HARRIS: Injuries involving the epiphyseal plate. Journal of Bone and Joint Surgery 45A (1963), 587.
18. B.G. WEBER: Epiphysenfugenverletzungen. Helvetica Chirurgica Acta 31 (1964), 103.
19. B.G. WEBER: Frische Verletzungen der Wachstumsfuge – ihre Therapie. Zentralband für Orthopädie 115 (1977), 567.
20. B. WICKY, U.G. STAUFFER: Epiphysenfrakturen der distalen Tibia. Behandlung und Ergebnisse. Chirurg 53 (1982), 697.
21. H. WINKLER, H. RÖHNER, S. WELLER: Die Prognose der distalen Tibiaepiphysenverletzung in Abhängigkeit vom Verletzungstyp. Aktuelle Traumatologie 15 (1985), 165.

Anschriften der Verfasser
Dr. F. DINKELAKER, Dr. H.G. BREYER, Dr. A. MEISSNER, Freie Universität Berlin, Abt. für Unfall- und Wiederherstellungschirurgie, D-1000 Berlin 45.

Operationsindikation bei Sprunggelenksfrakturen unter Berücksichtigung des Langzeitverlaufs

S. KLOEPPEL-WIRTH, R. FEINDEL, K. F. KREITNER, A. KOCH, S. HOFMANN-V. KAP-HERR, Mainz

Einleitung

Traumatische Epiphysenfugenverletzungen im Kindesalter betreffen in 11–18 % die Wachstumsfuge des distalen Unterschenkels (7). Die Einteilungen von AITKEN, SALTER-HARRIS und MORSCHER geben neben einer Einschätzung der Prognose Empfehlungen für die Therapie (1, 6, 7). Die traumatische Epiphysenlösung mit und ohne metaphysärem Fragment wird unter konservativer Therapie prognostisch günstig beurteilt. Schlechter wird die Epiphysenfraktur bewertet, da infolge Durchkreuzung des stratum germinativum Wachstumsstörungen und durch Beteiligung der Gelenkfläche arthrotische Veränderungen als Spätfolge entstehen können (3). Die in diesen Fällen empfohlene «wasserdichte» offene Reposition und Osteosynthese (10) kann nach den Untersuchungen VON LAER's Spätfolgen nicht sicher verhindern (3).

In der vorliegenden Studie werden unter Berücksichtigung des Langzeitverlaufs neben dem Frakturtyp die Kriterien bewertet, die die Entscheidung für eine operative Therapie beeinflussen.

Patienten und Methode

Von 1970–1985 behandelten wir 125 Kinder (Mädchen:Knaben 1:1,3) im Alter von 2–14 Jahren ($\bar{x} = 11{,}4$) mit Frakturen des distalen Unterschenkelendes. 89 Patienten wurden konservativ, 36 operativ versorgt.
77 Kinder konnten in einem Beobachtungszeitraum von 0,6–11,6 Jahren ($\bar{x} = 4{,}4$) nachuntersucht werden. Beurteilungskriterien waren Beschwerden wie Schwellneigung, Belastungsschmerzen und Wetterfühligkeit sowie die Ergebnisse der seitenvergleichenden klinischen und radiologischen Untersuchungen. Pathologische klinische Befunde waren Beinlängendifferenz und Bewegungseinschränkung im oberen Sprunggelenk, radiologisch wurden Achsenabweichungen, vorzeitiger Fugenschluß und beginnende arthrotische Veränderungen beobachtet.
Pathologische Befunde eines Untersuchungskomplexes führten zur Abwertung des Langzeitresultates.

Ergebnisse

Die anatomisch-topographische Einteilung der Sprunggelenksfrakturen der 125 Patienten ist in Tabelle 1 dargestellt.
Die zwei Kinder mit einer traumatischen Epiphysenlösung der distalen Tibia und die

Tabelle 1: Anatomisch-topographische Einteilung der Sprunggelenksfrakturen.

Ohne Gelenkbeteiligung		
I.	Reine, traumatische Epiphysenlösung	2
II.	Epiphysenlösung mit metaphysärem Fragment	60
Mit Gelenkbeteiligung		
III.	Reine Epiphysenfraktur	26
IV.	Epiphysenfraktur mit metaphysärem Fragment	22
V.	Subepiphysäre Fraktur	15

Tabelle 2: Langzeitergebnisse nach Epiphysenlösung mit metaphysärem Fragment (n = 39).

	pathologische Befunde		
	klinisch	radiologisch	Beschwerden
konservativ (n = 28)	14	4	4
operativ (n = 11)	2	3	1

15 mit einer subepiphysären Läsion an Innen- oder Außenknöchel wurden alle konservativ behandelt. Bei der Nachuntersuchung zeigte lediglich ein Patient mit einer subepiphysären Fraktur diskrete Zeichen einer Arthrose, die übrigen waren beschwerdefrei und hatten normale klinische und radiologische Befunde.

Von 60 Patienten mit einer Epiphysenlösung mit metaphysärem Fragment wurden 39 nachungersucht (Tab. 2). Nach konservativer Therapie (n = 28) fand sich bei sieben Kindern eine Beinlängendifferenz von mehr als 0,5 cm, fünf hatten eine deutliche Bewegungseinschränkung und zwei eine Varusfehlstellung. Jeweils zwei Patienten zeigten radiologische Veränderungen im Sinne einer partiellen Epiphyseodese oder einen vorzeitigen Fugenschluß. Über anhaltende Schmerzen bei Belastung klagten vier Patienten.

Die Nachuntersuchung der 11 operativ behandelten Patienten ergab in einem Fall eine deutliche Einschränkung der Beweglichkeit im oberen Sprunggelenk, in einem weiteren bestand eine Beinverlängerung von mehr als 1 cm. Röntgenologisch war zweimal die Epiphysenfuge vorzeitig verschlossen, einmal fand sich eine Epiphyseodese.

Von den nachuntersuchten 16 Patienten mit einer reinen Epiphysenfraktur (n = 26) zeigten drei der sieben konservativ behandelten radiologisch diskrete arthrotische Veränderungen.

Bei den neun operativ versorgten war zweimal die Epiphysenfuge vorzeitig verschlossen, jeweils einmal bestand eine Bewegungseinschränkung und eine Beinlängendifferenz (Tab. 3).

In Tabelle 4 sind die Daten der 14 nachuntersuchten Patienten mit Epiphysenfraktur und metaphysärem Fragment (n = 22) zusammengefaßt.

Tabelle 3: Langzeitergebnisse nach reiner Epiphysenfraktur (n = 16).

	pathologische Befunde		
	klinisch	radiologisch	Beschwerden
konservativ (n = 7)	1	3	1
operativ (n = 9)	2	2	0

Tabelle 4: Langzeitergebnisse nach Epiphysenfraktur mit metaphysärem Fragment (n = 14).

	pathologische Befunde		
	klinisch	radiologisch	Beschwerden
konservativ (n = 4)	1	0	0
operativ (n = 10)	5	5	1

Lediglich bei einem Kind der konservativ behandelten Gruppe war ein pathologischer klinischer Befund mit Einschränkung der Beweglichkeit im oberen Sprunggelenk nachweisbar.

Von den operativ versorgten Patienten hatten drei arthrotische Veränderungen, zwei weitere eine partielle Epiphyseodese als Ursache für die klinisch feststellbare Varusfehlstellung. Nur eines der 14 Kinder klagte über belastungsabhängige Schmerzen.

Weitere Faktoren erwiesen sich als prognostisch bedeutsam. So verschlechterten eine Beteiligung der Gelenkfläche in der Hauptbelastungszone, eine Dislokation von mehr

Tabelle 5: Konservative Therapie > 2 mm dislozierter Frakturen.

	n	Langzeitergebnis sehr gut/ gut	schlecht
Epiphysenlösung mit metaphysärem Fragment	24	11	13
Epiphysenfraktur	2	0	2
Epiphysenfraktur mit metaphysärem Fragment	1	0	1
∑n	27	11	16

Tabelle 6: Operative Therapie > 2 mm dislozierter Frakturen.

	n	Langzeitergebnis sehr gut/ gut	schlecht
Epiphysenlösung mit metaphysärem Fragment	8	5	3
Epiphysenfraktur	4	2	2
Epiphysenfraktur mit metaphysärem Fragment	8	4	4
∑n	20	11	9

als 2 mm und Begleitverletzungen des Kapsel-Bandapparates die Langzeitergebnisse. Die Wertigkeit des Dislokationsgrades unter konservativer und operativer Therapie bei 47 Patienten (n = 47) ist in Tabelle 5 und 6 zusammengefaßt.
Von 24 Patienten mit einer dislozierten Epiphysenlösung mit metaphysärem Fragment ergab sich bei 13 nach konservativer Therapie und nur bei drei von acht Kindern nach operativer Behandlung ein schlechtes Ergebnis.
Die drei Kinder mit Epiphysenfrakturen mit/ohne metaphysärem Fragment zeigten nach konservativer Therapie unbefriedigende Ergebnisse. Bei den 12 operativ behandelten Patienten ergaben sich hinsichtlich guter und schlechter Langzeitergebnisse keine Unterschiede.

Diskussion

Epiphysenfugenverletzungen des distalen Unterschenkels nehmen unter den kindlichen Frakturen infolge der hohen mechanischen Belastung des Sprunggelenkes eine besondere Stellung ein. Unter Berücksichtigung der Spätfolgen muß die Indikation zur operativen Behandlung heute differenziert gestellt werden (3, 4).
Die anatomisch-topographischen Einteilungen von AITKEN, SALTER-HARRIS und MORSCHER betonen die Bedeutung der Unversehrtheit der Wachstumszone für die Therapieplanung und Langzeitprognose (1, 6, 7). Dies konnten wir nur für die reine traumatische Epiphysenlösung und die subepiphysären Frakturen bestätigen. Bei 14 von 15 Patienten erzielten wir mit geschlossener Reposition und Ruhigstellung im Gips gute Langzeitresultate.
Bei Kindern mit Epiphysenlösung und metaphysärem Fragment war die operative Behandlung der konservativen überlegen, wenn eine Dislokation von mehr als 2 mm bestand. Unsere Ergebnisse stehen im Einklang mit Studien von VON LAER und LINHARDT (4, 5). Aufgrund der vorliegenden Erfahrungen sollten dislozierte Epiphysenlösungen mit metaphysärem Fragment nach unbefriedigendem einmaligen Repositionsversuch operativ versorgt werden. Häufig beobachtete Wachstumsstörungen und Achsenfehlstellungen werden so vermieden.
Bei Epiphysenfrakturen mit und ohne metaphysärer Beteiligung ließen sich Wachstumsstörungen und arthrotische Veränderungen bei der Hälfte der Patienten trotz allgemein empfohlener «wasserdichter» Osteosynthese nicht vermeiden (9). Unsere Ergebnisse zeigen, daß eine sichere Operationsindikation bei dislozierten Epiphysenfrakturen mit und ohne metaphysärer Beteiligung gegeben ist. Die drei konservativ behandelten Patienten dieser Gruppe hatten alle schlechte Spätergebnisse. Epiphysenfrakturen ohne Dislokation heilen dagegen in fünf von acht Fällen unter konservativer Therapie folgenlos aus.
Unsere Langzeitresultate zeigen, daß nach jeder Verletzung im Bereich der Epiphysenfuge des distalen Unterschenkels mit einer Beeinträchtigung des Knochenwachstums und arthrotischen Veränderungen gerechnet werden muß. Ausgedehnte Gelenkbeteiligung, Dislokation sowie Begleitverletzungen des Kapsel-Band-Apparates verschlechtern die Langzeitprognose. Epiphysenverletzungen mit den genannten Komplikationen sollten daher unabhängig von der Beteiligung der Wachstumszone stets operativ behandelt werden.

Zusammenfassung

Die Operationsindikation bei kindlichen Sprunggelenksfrakturen darf nicht allein unter Berücksichtigung anatomisch-topographischer Gesichtspunkte gestellt werden. Aufgrund unserer Ergebnisse wird bei traumatischer Epiphysenlösung mit metaphysärem Fragment und Dislokation zur Vermeidung von Achsenfehlstellungen eine operative Behandlung empfohlen.

Epiphysenfrakturen mit und ohne metaphysärem Fragment sollten bei Gelenkflächeninkongruenz osteosynthetisch versorgt werden.

Bei primär operativer Behandlung kann das Auftreten von Spätschäden nicht sicher verhindert werden.

Literatur

1. AITKEN, A.P.: Endresults of the fractured distal tibial epiphysis. J. Bone Jt. Surg. 18, 685–691 (1936).
2. JANI, C., HERZOG, B., DICK, W.: Die Operationsindikation bei Epiphysenfugenverletzungen. Z. Kinderchir. 23, 186–188 (1978).
3. LAER, L. VON: Der posttraumatische partielle Verschluß der distalen Tibiaepiphysenfuge. Ursachen, Prognose und Prophylaxe? Teil I und II. Unfallheilkunde 85, 445–452 und 509–516 (1982).
4. LAER, L. VON, GERBER, B., JEHLE, B.: Epiphysenfrakturen und Epiphysenlösungen der distalen Tibia. Z. Kinderchir. 36, 125–127 (1982).
5. LINHARDT, W., HÖLLWARTH, M., SCHIMPL, G.: Frakturen der distalen Tibiaepiphyse. Unfallheilkunde 86, 510–514 (1983).
6. MORSCHER, E.: Pathogenese posttraumatischer Achsenfehlstellungen beim Kind. Z. Unfallmed. Berufskr. 59, 96–101 (1966).
7. SALTER, R.B., HARRIS, W.R.: Injuries involving the epiphyseal plate. J. Bone Jt. Surg. 45-A, 587–622 (1963).
8. SPIEGEL, P.G., COOPERMAN, D.R., LAROS, G.S.: Epiphyseal fractures of the distal end of the tibia and fibula. J. Bone Jt. Surg. 60-A, 1046–1050 (1978).
9. SUESSENBACH, F., WEBER, B.G.: Epiphysenfugenverletzungen am distalen Unterschenkel. Huber, Berlin–Stuttgart–Wien (1970).

Anschriften der Verfasser
Dr. S. KLÖPPEL-WIRTH, Dr. R. FEINDEL, Dr. K.F. KREITNER, Dr. A. KOCH, Prof. Dr. S. HOFMANN-V. KAP-HERR, Kinderchirurgische Klinik der Universität, Langenbeckstr. 1, D-6500 Mainz.

Zur Operationsindikation bei Sprunggelenksfrakturen älterer Kinder und Heranwachsender

G. BENZ, Z. ZACHARIOU, HELGA ROTH, Heidelberg

Einleitung

Ab dem 10. Lebensjahr zeichnet sich ein exponentieller Anstieg von Sprunggelenksfrakturen ab (4), der für das kinderchirurgische Fachgebiet einen Häufigkeitsgipfel im 15. Lebensjahr aufweist, aber auch weit in das Erwachsenenalter reicht. Der Wechsel in der Therapieentscheidung von betont konservativem Vorgehen in der Frakturbehandlung bei jüngeren Kindern zum verstärkt operativen Denken für die Adoleszenz (8), schien es uns wert, eine retrospektive Analyse der Sprunggelenksfrakturen bei Kindern von 10 bis 15 Jahren im Zeitraum der vergangenen 5 Jahre vorzunehmen, um unsere Behandlung kritisch zu überdenken.
Die Diagnostik von Sprunggelenksfrakturen erfolgt im wesentlichen durch Standardröntgenaufnahmen. Irrtümlicherweise kann ein Ossifikationskern im Bereich des Malleolus medialis nach einer Sprunggelenksdistorsion mit Weichteilschwellung als Fraktur fehlinterpretiert werden (5, 6).

Supinationsverletzungen

Ein Os subfibulare ist Ausdruck eines veralteten Bandausrisses nach Supinationstrauma. Eine Aufklappbarkeitsdifferenz im ap-Strahlengang wird mit Hilfe des Haltegerätes nach Scheuba demonstriert.
Tabelle 1 zeigt unsere Therapiewahl bei Supinationsverletzungen auf und weist auf die Operationsindikation hin. Typische Epiphysenfrakturen am Innenknöchel wurden in 5 Fällen operativ versorgt, die Kontrolle des fibularen Bandapparates mit eventueller

Tabelle 1: Supinationsverletzungen (Syndesmose intakt).

operativ	5	konservativ	3

OP.-indikation:
– dislozierte Epiphysenfrakturen
– Außenbandruptur bzw. knöcherner Ausriß

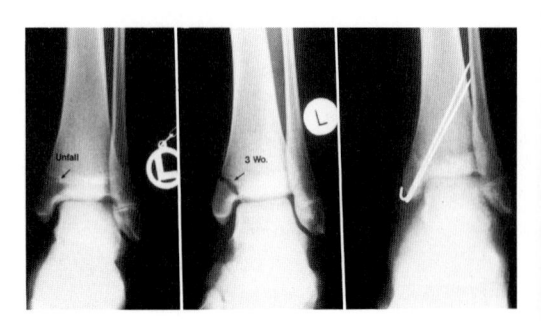

Abb. 1: Sekundäre Dislokation einer gering dislozierten Innenknöchelfraktur mit verspäteter operativer Versorgung.

Bandnaht oder Refixation bei knöchernem Bandausriß ist dringend erforderlich. Zur Verhinderung einer Ausheilungsbrücke (5, 6), ist ein konservatives Vorgehen nur selten indiziert bei fehlender Stufenbildung. In Abbildung 1 sehen sie, wie es bei einem größeren Kind noch nach 3 Wochen zur sekundären Dislokation kam, welche eine offene Reposition erforderte.

Distale Epiphysenlösung der Tibia

Ein betont konservatives Vorgehen durch geschlossene Reposition wird bei den distalen Tibiaepiphysenlösungen mit dorsalem oder ventralem metaphysärem Keil empfohlen. In unserer Kasuistik befanden sich für die untersuchte Altersgruppe 9 Patienten, davon wurden 5 konservativ, 4 operativ behandelt. In seltenen Fällen kann eine Periostinterposition bei prämaturem Fugenschluß die Entscheidung zur Operationsindikation rechtfertigen. Wie neuerdings klinisch und experimentell nachgewiesen (1,5), wird die Bedeutung der Periostinterposition mit konsekutiver Pseudarthrose sicherlich bei weitem überschätzt. In vereinzelten Fällen kann auch eine Interposition von Weichteilgewebe, selbst des Gefäß-Nervenbündels möglich sein. Bei notwendiger Freilegung einer Periostinterposition erübrigt sich eine zusätzliche Stabilisierung.

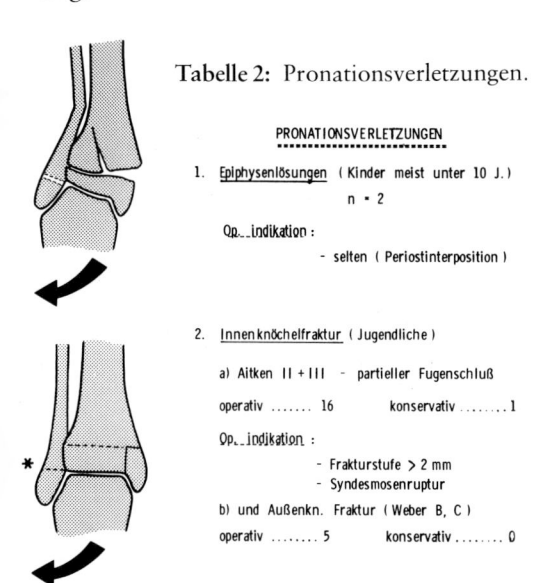

Tabelle 2: Pronationsverletzungen.

PRONATIONSVERLETZUNGEN

1. Epiphysenlösungen (Kinder meist unter 10 J.)
   n = 2
   Op. Indikation :
   - selten (Periostinterposition)

2. Innenknöchelfraktur (Jugendliche)
   a) Aitken II + III - partieller Fugenschluß
   operativ 16   konservativ 1
   Op. Indikation :
   - Frakturstufe > 2 mm
   - Syndesmosenruptur
   b) und Außenkn. Fraktur (Weber B, C)
   operativ 5   konservativ 0

Pronationsverletzungen

Wie in Tabelle 2 schematisch dargestellt, manifestieren sich Pronationsverletzungen in zwei Altersgruppen. In der Adoleszenz mit partiellem bis komplettem Fugenschluß finden sich fließende Übergänge von der Innenknöchelfraktur zu bimalleolären Frakturen des Erwachsenenalters. 22 dieser Frakturen bei größeren Kindern wurden behandelt, 21 davon operativ zur Verhinderung einer Gelenkinkongruenz als mögliche Präarthrose. In einem einzigen konservativ behandelten Fall erfolgte aufgrund einer enormen Vorfußquetschung durch das Rad eines Anhängerfahrzeugs eine ausschließliche Gipsbehandlung. Es kam bei nur diskreter Gelenkstufe zu einer knöchernen Konsolidierung mit gutem funktionellem Ergebnis (7,9).

Kinder, die im Straßenverkehr von einem PKW erfaßt werden und bei denen es häufig zu stark dislozierten Pronationsverletzungen mit offener, großer Weichteilverletzung kommt, müssen bekanntlich notfallmäßig operativ versorgt werden. Nach Stabilisierung der Fraktur setzen wir bei starker Verschmutzung des Weichteilmantels prophylaktisch eine Antibiotikakette ein.

Bei Pronationsverletzungen in der Adoleszenz besteht immer die Möglichkeit einer Syndesmosenläsion bei Innenknöchelfraktur. In Fällen mit intraligamentärer Ruptur muß eine Stellschraube eingebracht werden. Bei isolierten periostalen Syndesmosenrupturen an der Tibiavorderseite erfolgt die Refixation mit einem Spickdraht.

In Abbildung 2 eine typische Pronationsverletzung mit Tibiaepiphyseolyse und metaphysärer Fibulaschaftfraktur bei noch offenen Wachstumsfugen. Bei intolerablem Repositionsergebnis erfolgt die Versorgung operativ mit Kirschnerdrähten. Im allgemeinen erübrigt sich die Stabilisierung der Fibulaschaftfraktur und stellt sich von selbst nach Reposition und Fixation des Innenknöchels ein.

Übergangsfrakturen

Vor nunmehr 25 Jahren kreierte Ehalt (3) den Begriff der Übergangsfrakturen und definierte ihn als einen Bruch, der knapp vor

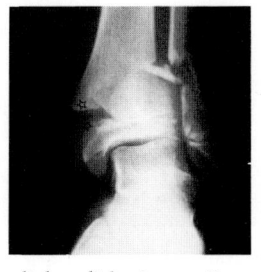

Abb. 2: Deutlich dislozierte Pronationsverletzung bei einem 10jährigen Kind.

Tabelle 3: Übergangsfrakturen. Schema einer triplane fracture.

ÜBERGANGSFRAKTUREN
(biplane - triplane fractures)

operativ 10
konservativ 3

Op. Indikation :

- Frakturstufe > 2 mm

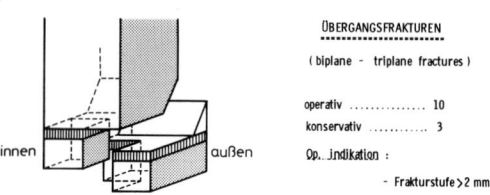

Abschluß des Wachstums in Höhe der Epiphysenfuge zustande komme. In Tabelle 3 wird eine Schemazeichnung einer «triplane fracture» dargestellt, welche einen räumlichen Eindruck dieser Frakturform verschaffen soll. Insgesamt wurden an unserer Abteilung von 13 Übergangsfrakturen 10 operiert. Eine Indikation sehen wir bei einer Fragmentdehiszenz von über 2 mm wie in Abbildung 3 zur Darstellung kommt (7, 8, 9). Zur weiteren Objektivierung einer biplane fracture erweist sich eine Tomographie als sehr hilfreich. Genauere Daten hinsichtlich Art und Ausmaß der Übergangsfraktur kommen in der probeweise durchgeführten Kernspintomographie zur Darstellung (s. Abb. 4). Eine axiale Tomographie kann die Entscheidung zum konservativen Vorgehen bei nicht disloziertem intraartikulärem Fragmentstand treffen (7, 9). Darüberhinaus erlaubt diese Röntgenuntersuchung die Unterteilung der biplane fracture in eine Form 1 oder Form 2.

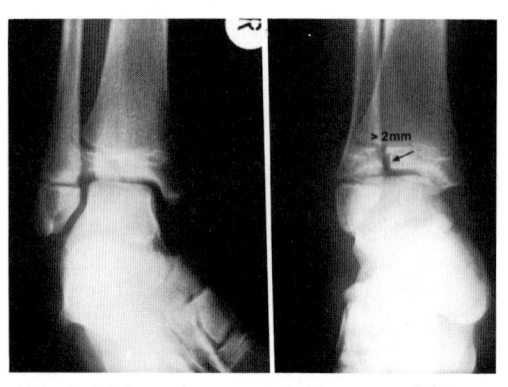

Abb. 3: Biplane fracture mit Fragmentdehiszenz von mehr als 2 mm, eine offene Versorgung ist indiziert.

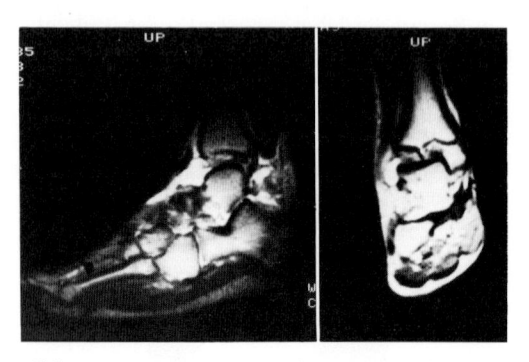

Abb. 4: Kernspintomographie a.p. und seitlich einer gering dislozierten Sprunggelenksfraktur, eine konservative Therapie ist indiziert.

Spätergebnisse und Ausblick

Die Analyse unseres Krankengutes im Hinblick auf eine Präzisierung der Operationsindikation bei Sprunggelenkfrakturen muß verständlicherweise die Spätergebnisse miteinschließen. Unter 54 Patienten zeigten drei röntgenologische Veränderungen des oberen Sprunggelenkes mit unterschiedlicher klinischer Manifestation. Eine fehlende Revision der Syndesmose und des fibularen Bandapparates in je einem Fall führte zu weiteren Restbeschwerden. Diese 5 Patienten waren allesamt einer operativen Versorgung zuvor zugeführt worden. Die Nachuntersuchung erbrachte einen Fall einer «triplane fracture», bei dem lediglich die Aitken-I-Verletzung, wie sie typischerweise auf der seitlichen Aufnahme zur Darstellung kommt, versorgt wurde. Es unterblieb eine stufenfreie Adaptation der in der ap-Aufnahme sichtbaren Aitken-II-Fraktur, wohl aufgrund der besonderen Problematik in der Diagnostik dieser Frakturform. Trotzdem kam es bei diesem unvollständig versorgten Sprunggelenk zu einem idealen Spätergebnis. Die auf der ap-Aufnahme deutlich sichtbare Gelenkstufe, die mehr als 2 mm betrug, hatte sich im weiteren Wachstum völlig nivelliert. Es stellt sich daher abschließend die Frage, ob nicht weitere Langzeituntersuchungen noch notwendig sind, um fraktur- und altersspezifische Meßdaten zu erarbeiten (2, 6, 7, 8, 9).

Zusammenfassung

Anhand einer Untersuchungsserie von 54 Kindern von 10 bis 15 Jahren im Zeitraum der vergangenen 5 Jahre werden Indikation und Therapie kritisch analysiert. Eine bevorzugt konservative Therapie erfolgt bei der distalen Epiphysenlösung der Tibia, vereinzelt kann bei Periostinterposition kurz vor Wachstumsabschluß operativ vorgegangen werden. Supinationsverletzungen für das untersuchte Alter erfordert häufig neben der Versorgung einer typischen Epiphysenfraktur am Innenknöchel die Revision des fibularen Bandapparates. Die Mehrzahl unserer Verletzungen konnte in die Gruppe der Pronationsverletzungen eingeordnet werden. Bei 22 Innenknöchelfrakturen mit partiellem Fugenschluß wurden bis auf einen Fall alle operativ versorgt. Eine Kontrolle auf Intaktheit der Syndesmose ist bei diesen Frakturformen indiziert. Eine Frakturstufe über zwei Millimeter stellt die Indikation zur operativen Versorgung bei Übergangsfrakturen dar. Eine exakte Aussage über das Ausmaß der Frakturdehiszenz ist durch ein axiales CT möglich.

Literatur

1. BECK, E.: Die Bedeutung der Periostinterposition bei der Epiphysenlösung. Unfallheilkunde 85: 226–242 (1982).
2. CHADWICK, C. J.: Spontaneous resolution of varus deformity at the ankle following adduction injury of the distal tibial epiphysis. J Bone Joint Surg. 64 A: 774–776 (1982).
3. EHALT, W.: Verletzungen bei Kindern und Jugendlichen. Enke Stuttgart 1961 pp 400–410.
4. HÖLLWARTH, M. und HAUSBRAND, D.: Verletzungen der unteren Extremität. In SAUER, H.: Das verletzte Kind. Georg Thieme Verlag 1984 pp 559–567.
5. LAER, L. VON, GERBER, B., JEHLE, B.: Epiphysenfrakturen und Epiphysenlösungen der distalen Tibia. Z. Kinderchir. 36: 125–127 (1982).
6. LAER, L. VON: Der posttraumatische partielle Verschluß der distalen Tibiaepiphysenfuge. Unfallheilkunde 85: 445–452 (1982).
7. LAER, L. VON: Frakturen und Luxationen im Wachstumsalter. Georg Thieme Verlag 1986 pp 222–248.
8. LINHART, W., HÖLLWARTH, M., SCHIMPL, G.: Frakturen der distalen Tibiaepiphysenfuge. Unfallheilkunde 86: 510–514 (1983).
9. SPIEGEL, PH. G., COOPEMANN, D. R., LAROS, G. S.: Epiphyseal fractures of the distal ends of the tibia and fibula. J Bone Joint Surg 60 A: 1046–1050 (1978).

Anschrift des Verfassers
Dr. med. GERT BENZ, Chirurgische Abteilung, Chirurgisches Zentrum der Universität Heidelberg, Im Neuenheimer Feld 110, D-6900 Heidelberg.

Die fibulare Bandruptur – ligamentäre Läsion oder Flake Fracture?

Linda J. Tennant, E. Linke, Darmstadt

Einleitung und Literaturübersicht

Die Ruptur des fibularen Bandapparates infolge eines Supinationstraumas ist eine der am häufigsten zu versorgenden Verletzungen der heutigen Unfallchirurgie. Daß sie insbesondere bei Kindern die Form eines osteochondralen Ausrisses der Fibulaspitze, seltener des Talusansatzes, ist inzwischen erkannt und vielfach in der Literatur belegt (1,2,4,5,7,10,12,13,14).

Erst seit der Anwendung einer subtilen Diagnostik wird zuverlässig zwischen der zweifelsohne vorkommenden, schweren Distorsion, die mit konservativen Maßnahmen ausheilt, und der zu operierenden Bandruptur unterschieden (2, 12, 13). Obgleich, wie beim Rundtischgespräch auf der Unfallmedizinischen Tagung 1975 in Baden-Baden festgestellt wurde, die Operationsindikation eher aufgrund der Klinik zu stellen ist, als anhand des Röntgenbildes, ist eine gezielte Röntgendiagnostik zur Differentialdiagnose unerlässlich. Dabei ist der osteochondrale Flake meistens so schmal, daß er nur bei recht genauer Betrachtung der Aufnahme, auch in der Erwartung, eine solche Läsion zu sehen, erkennbar ist (1, 2, 13). Der rein knorpelige Ausriss ist überhaupt nicht sichtbar. Aufgrund der Elastizität der kindlichen Bänder ist der Seitenvergleich der gehaltenen Aufnahmen des verletzten mit dem gesunden Gelenk unumgänglich. Dennoch deutet der Röntgenbefund nur auf das Ausmaß der Schäden hin (1, 2, 13), die erst intraoperativ vollständig beurteilt werden können. Aus diesem Grund, sowie angesichts der technischen Unzulänglichkeiten der gehaltenen Aufnahmen, operieren Schneider und v. Laer sämtliche fibularen Bandläsionen, unabhängig vom Röntgenbefund.

Schon 1967 hat Titze (14) erkannt, daß die ideale Einrichtung des Knochenflakes nicht unblutig gelingt, und riet zur Operation. Heilen solche Ausriße in verschobener Lage, verknöchern sie dort und werden später eventuell als os subfibulare verkannt (2, 3, 11).

Die Indikation zur Operation besteht dann, wenn die erwünschten Ergebnisse nicht durch konservative Therapie zu sichern sind. Um die Indikationsstellung zu untermauern haben wir die Operationsbefunde der letzten fünf Jahre untersucht, um aus diesen die Art und Anzahl der Schäden bei nicht-operierten Vorgeschädigten zu erfassen.

Eigene Beobachtungen

In den Städtischen Kliniken, Darmstadt, wurden in den Jahren 1981–1985 260 Fälle der fibularen Bandruptur bei Patienten bis zu 16 Jahren operiert (Abb. 1). Es fand sich durchschnittlich in 37 % der Fälle ein knöcherner Ausriß aus der Fibulaspitze, selten aus der Ansatzstelle am Talus. Diese Patientengruppe zeigte auch alte Vorschäden, wie auf der Abbildung gezeigt. Der jüngste Patient mit einem alten knöchernen Ausriß war 7 Jahre alt!

Diskussion

Unter den Erwachsenen wiesen rund 25 % die Anzeichen eines Vorschadens auf (Abb. 2). Unterteilt man die Vorschäden in narbige Veränderungen und alte knöcherne Ausriße (Tabelle 1), so fällt die prozentuale

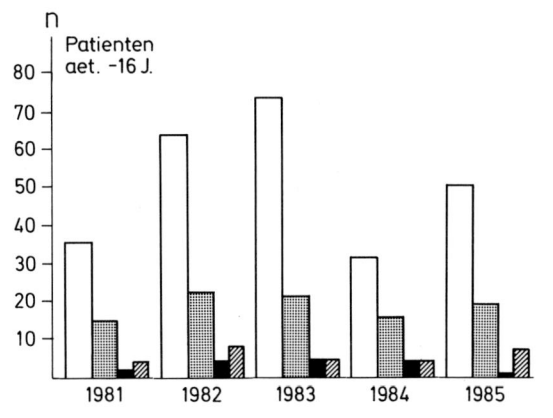

Abb. 1: Fib. Bandrupturen im Kindesalter
▦ mit knöcherner Absprengung (frisch); ⌀ 37%
■ mit knöcherner Absprengung (alt); ⌀ 4,3%
▨ mit narb. Veränderungen ⌀ 9%

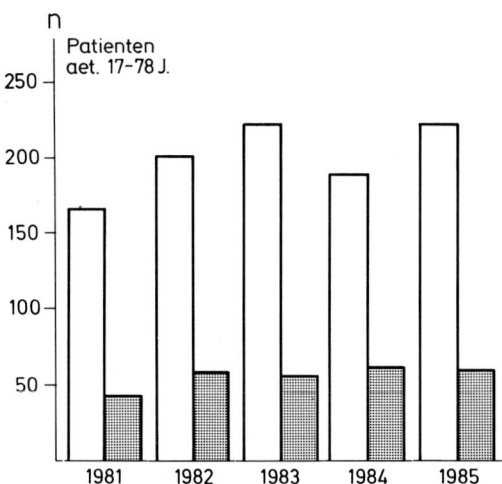

Abb. 2: Fib. Bandrupturen beim Erwachsenen
▦ mit nachweisl. Vorschaden ⌀ 25%

Verteilung auf, die fast genau der der frischen kindlichen Verletzungen entspricht. Zumindest bei diesen Patienten hat die unterlassene Operation, aus welchem Grund auch immer, zu einer weiteren bestehenden Gelenkstabilität geführt, die letztlich die Operation unumgänglich machte, um den Ansprüchen des täglichen Lebens des jungen Erwachsenen, der besondere sportliche Erwartungen bezüglich Leistung und Ehrgeiz an sich und an andere stellt, zu genügen (10, 13).

Die Operation bedeutet für das Kind keine übermäßige Belastung. Der fibulare Bandapparat wird freigelegt, und auf die Integrität seiner einzelnen Komponenten geprüft. Die intraligamentäre Läsion wird mit resorbierbarem Faden genäht. Findet sich ein osteochondraler Flake, so wird er je nach Größe, ebenfalls mit resorbierbarem Material refixiert, oder mit Spickdrähten verankert. Die Ruhigstellung im Gips erfolgt in jedem Falle für 6 Wochen – ob konserviert behandelt, genäht oder gespickt. Das Kind erlangt anschließend den normalen Gebrauch des Fußes rasch wieder. Die Metallentfernung erfolgt in Lokalanaesthesie.

Unter den überprüften Fällen fand sich nur ein Rezidivbänderriß nach vorausgegangener Naht, keiner nach knöcherner Reinsertion. Dafür wurden vereinzelte, größere knöcherne Vorschäden als makroskopisch pseudarthrotisch beschrieben.

Tabelle 1: Fibulare Bandruptur beim Erwachsenen mit vorgeschädigtem Sprunggelenk. Eine vergleichende Analyse.

Jahr	n	knöcherne Absprengung		narbige Veränderung	
1981	43	17	(40%)	26	(60%)
1982	54	22	(40%)	32	(60%)
1983	48	17	(35,4%)	31	(64,6%)
1984	55	13	(23,6%)	42	(76,4%)
1985	54	22	(40%)	32	(60%)

Städt. Klin., Darmstadt; Chir. II – Direktor: Dr. Med. E. Linke

Zusammenfassung und Schlußfolgerung

1. Durch Überprüfung der Operationsbefunde der letzten 5 Jahre an den Städtischen Kliniken, Darmstadt, konnte die Häufigkeit des osteochondralen Ausrißes der Sprunggelenksbänder insbesonders im Kindesalter bestätigt werden.

269

2. Durch die Korrelation der Anzahl der frischen knöchernen Ausriße der kindlichen Patienten mit der der alten knöchernen Schäden bei Erwachsenen, wurden die nachteiligen Folgen der nicht-operativ therapierten Läsionen nachgewiesen.
3. Unabhängig davon, ob die fibulare Bandruptur im Kindesalter inform einer Ligamentläsion oder Flake Fracture auftritt: dort, wo die Instabilität durch genaue Diagnostik nachgewiesen wird, ist die Operation immer indiziert.

Literatur

1. BAUMGÄRTNER, R., L. JANI, B. HERZOG: Verletzungen des Ligamentum fibulo-talare im Kindesalter. Helv. chir. Acta 42 (1975) 443–446.
2. BLAUTH, W., H.-W. ULRICH: Fibulare Bandrupturen im Kindesalter. In «Bandverletzungen am Schulter-, Knie- und Sprung-Gelenk», Hersg. Ramanzadeh, Faensen. Schneztor erlag, Konstanz, S. 250–256 (1983).
3. DE CUVELAND E.: Über die Beziehung zwischen Außenknöchelapophyse und os subfibulare mit differentialdiagnostischen Erwägungen. Fortschr. Röntgenstr. 83 (1955) 213.
4. HOLZ, U.: Veraltete Bandverletzungen am oberen Sprunggelenk. Unfallmed. Tagung Baden-Baden 1975.
5. JONASCH, E., E. BERTEL: Verletzungen bei Kindern bis zum 14. Lebensjahr. Hefte Unfallheilk. 150 (1981).
6. KÖHLER, A., E. A. ZIMMER: Grenzen des Normalen und Anfänge des Pathologischen im Röntgenbild des Skelettes. Thieme Verlag Stuttgart, 11. Auflage 1967.
7. KUNER, E. H.: Frische Bandverletzungen am oberen Sprunggelenk. Unfallmed. Tagung Baden-Baden Okt. 1975.
8. REICHEN, A., R. MARTI: Die frische fibulare Bandruptur – Diagnose, Therapie, Resultate. Arch. orthop. Unfall-Chir. 80 (1974) 211–222.
9. SAUER, H.-D., E. JUNGFER, K. H. JUNGBLUTH: Experimentelle Untersuchungen zur Reißfestigkeit des Bandapparates am menschlichen Sprunggelenk. Hefte Unfallheilk. 131 (1978) 37–42.
10. SPIER, W.: Pathophysiologie der Bandverletzungen am oberen Sprunggelenk. Unfallmed. Tagung Baden-Baden Okt. 1975.
11. SCHMITT-NEUERBURG, K.-P., SCHMÜLLING, WEISS: Funktionelle Anatomie und Röntgendiagnostik frischer Bandverletzungen am Sprunggelenk. Unfallmed. Tagung Düsseldorf 1981.
12. SCHMITT-NEUERBURG, K.-P., WEISS, ZIEGMÜLLER, STURM: Isolierte Bandverletzungen der Knöchelgabel. Unfallmed. Tagung Duisburg 1977.
13. SCHNEIDER, A., L. VON LAER: Die Diagnostik der fibularen Bandläsionen am oberen Sprunggelenk im Wachstumsalter. Unfallheilkunde 84 (1981) 133–138.
14. TITZE, A.: Sprunggelenksverletzungen bei Kindern. Z. Kinderchir. 4 (1967) 400–410.

Anschrift der Verfasser
Dr. LINDA J. TENNANT, II. Chirurgische Klinik, Städtische Kliniken, D-6100 Darmstadt.

Operationsindikation bei Fußfrakturen

M. E. Höllwarth, W. E. Linhart, Graz

Einleitung

Der Fuß ist aus einer Vielzahl von Knochen aufgebaut, welche beim Kind zum Teil noch knorpelig angelegt sind. Diese sind daher besonders elastisch und können auch beträchtliche Gewalteinwirkung unbeschadet überstehen. Das mag der Grund sein, daß Fußfrakturen bei Kindern in der Literatur stiefmütterlich behandelt werden. Am ehesten finden noch die seltenen Rückfußbrüche des Talus und Calcaneus Beachtung. Dagegen werden Mittel- und Vorfußbrüche kaum beschrieben. Nachuntersuchungen des eigenen Krankengutes zeigten jedoch, daß auch nach Brüchen der kleinen Fußknochen oder der Großzehe erhebliche Spätfolgen beachtet werden können (6). Im Folgenden werden vor allem jene Gesichtspunkte der Behandlung kindlicher Fußfrakturen herausgestellt, welche nach unserer Auffassung ein operatives Vorgehen erfordern.

muß. Eine Analyse von sieben eigenen Talusfrakturen sowie 51 in der Literatur angegebener Fälle führte zur Erstellung einer Einteilung (Abb. 1), welche die Indikation zur konservativen bzw. operativen Behandlung angibt (5). Grob dislozierte Brüche der Gruppe C stellen sowohl wegen der erforderlichen Wiederherstellung der Gelenksflächen als auch wegen des Nekroserisikos eine absolute Indikation zur offenen Reposition und Osteosynthese dar. Bei Gruppe B ist ein individuelles Vorgehen möglich, wobei eine offene Behandlung bei Kompressionsfrakturen und ausgeprägten subtalaren Luxationen wegen der Alteration der Gelenksflächen vorteilhaft erscheint. Unwesentlich verschobene Taluskopfbrüche oder minimale subtalare Luxationen können dagegen ohne Nachteil auch konservativ behandelt werden. Deutlich dislozierte osteochondrale Fragmente der Talusrolle müssen, je nach Größe, entfernt oder refixiert werden.

Talusfrakturen

Kindliche Sprungbeinbrüche sind selten, ihre Häufigkeit wird mit 0,08 % angegeben (3). Das Problem dieser Brüche liegt primär in der Beteiligung zahlreicher belasteter Gelenksflächen. Die zentripetale Blutversorgung aus dem Sinus und Canalis tarsi bringt es mit sich, daß Frakturen, welche diesen Bereich betreffen oder proximal davon liegen, durch eine posttraumatische Knochennekrose gefährdet sind.
Ziel der Behandlung ist primär die Wiederherstellung der Gelenksflächen, wobei das Nekroserisiko in Abhängigkeit von der Frakturlokalisation besonders beachtet werden

Calcaneusfrakturen

Brüche des Fersenbeines sind im Kindesalter doppelt so häufig wie Sprungbeinbrüche, ihr Anteil beträgt 0,15 % (3). Nach dem Frakturlinienverlauf werden sie in intra- und extraartikuläre Brüche unterteilt (Abb. 2).
In der Literatur werden unverschobene Fersenbeinbrüche, unabhängig von der Gelenksbeteiligung, einheitlich konservativ behandelt (1, 2, 3, 4, 7, 8, 9, 11, 12). Wegen der Funktion des unteren Sprunggelenkes muß jedoch dislozierten intraartikulären Brüchen, insbesondere bei älteren Kindern, besondere Aufmerksamkeit geschenkt werden. Da sich der Tubergelenkswinkel bei jüngeren Kin-

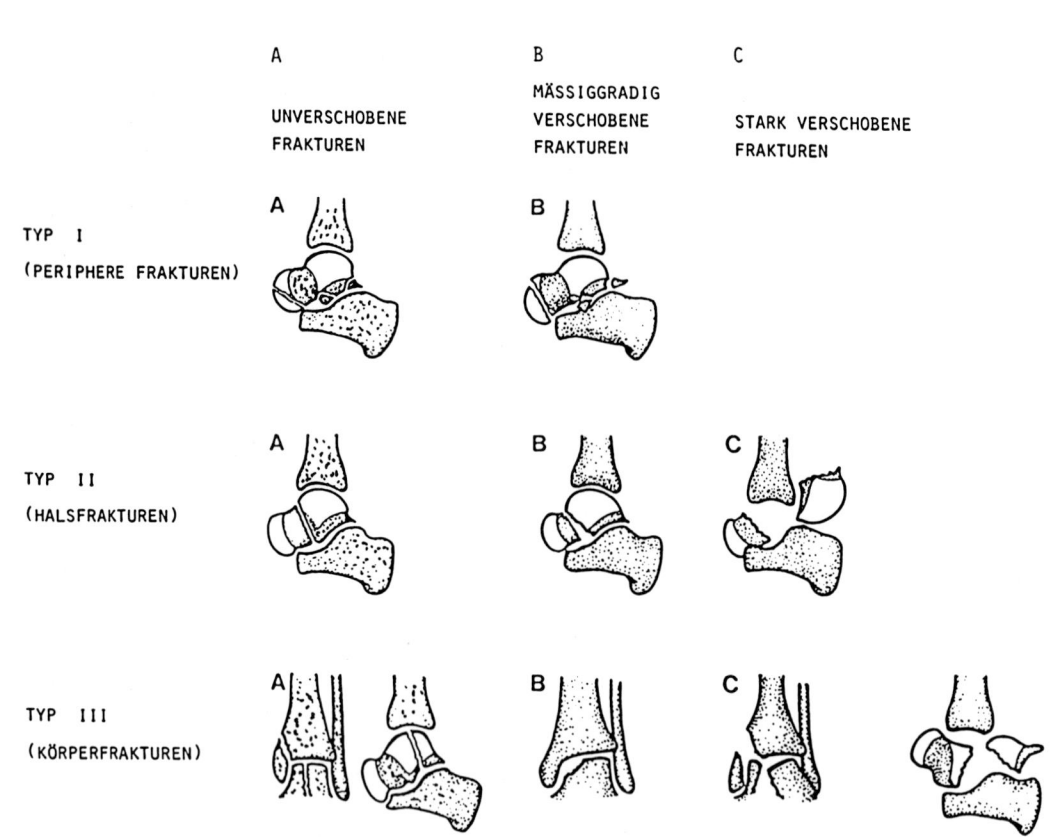

	A UNVERSCHOBENE FRAKTUREN	B MÄSSIGGRADIG VERSCHOBENE FRAKTUREN	C STARK VERSCHOBENE FRAKTUREN
TYP I (PERIPHERE FRAKTUREN)	A	B	
TYP II (HALSFRAKTUREN)	A	B	C
TYP III (KÖRPERFRAKTUREN)	A	B	C

Abb. 1a: Erweiterte Einteilung der Talusfrakturen: Unverschobene Brüche = Gruppe A: konservative Therapie; mäßiggradig verschobene Frakturen = Gruppe B: individuelles Vorgehen (konservativ oder operativ je nach Dislokationsgrad); stark dislozierte Brüche = Gruppe C: absolute Operationsindikation (5).

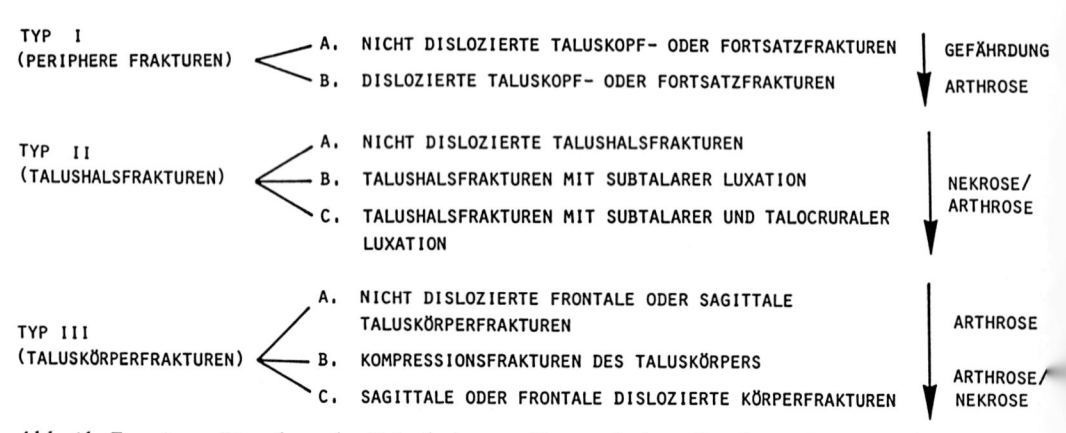

TYP I (PERIPHERE FRAKTUREN)	A. NICHT DISLOZIERTE TALUSKOPF- ODER FORTSATZFRAKTUREN B. DISLOZIERTE TALUSKOPF- ODER FORTSATZFRAKTUREN	GEFÄHRDUNG ↓ ARTHROSE
TYP II (TALUSHALSFRAKTUREN)	A. NICHT DISLOZIERTE TALUSHALSFRAKTUREN B. TALUSHALSFRAKTUREN MIT SUBTALARER LUXATION C. TALUSHALSFRAKTUREN MIT SUBTALARER UND TALOCRURALER LUXATION	NEKROSE/ ARTHROSE ↓
TYP III (TALUSKÖRPERFRAKTUREN)	A. NICHT DISLOZIERTE FRONTALE ODER SAGITTALE TALUSKÖRPERFRAKTUREN B. KOMPRESSIONSFRAKTUREN DES TALUSKÖRPERS C. SAGITTALE ODER FRONTALE DISLOZIERTE KÖRPERFRAKTUREN	ARTHROSE ↓ ARTHROSE/ NEKROSE

Abb. 1b: Erweiterte Einteilung der Talusfrakturen: Unverschobene Brüche = Gruppe A: konservative Therapie; mäßiggradig verschobene Frakturen = Gruppe B: individuelles Vorgehen (konservativ oder operativ je nach Dislokationsgrad); stark dislozierte Brüche = Gruppe C: absolute Operationsindikation (5).

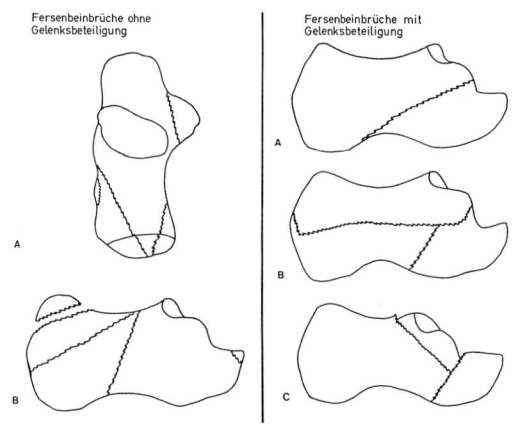

Abb. 2: Typischer Bruchlinienverlauf bei extra- bzw. intraartikulären Fersenbeinbrüchen (6).

dern durch das Wachstum spontan wieder aufrichtet und zusätzlich ein adaptierendes Wachstum der distalen Talusgelenksflächen beobachtet werden kann (2, 7, 11), wird von einigen Autoren ein konservatives Vorgehen empfohlen (1, 9, 11). Andere halten bei dislozierten Brüchen älterer Kinder die operative Reposition und Wiederherstellung des Tubergelenkwinkels stets für erforderlich (2, 8).
Wir überblicken insgesamt 32 kindliche Fersenbeinbrüche der letzten 25 Jahre. Bei drei Patienten nach verschobenen intraartikulären Brüchen bestehen Inkongruenzarthrosen. Diese Patienten waren zum Zeitpunkt der Verletzung über 13 Jahre alt. Andererseits konnten wir Aufrichtungen des Tubergelenkwinkels bei jungen Kindern zwischen drei und sechs Jahren bis zu 30 Grad innerhalb eines Jahres beobachten (7). Daher sehen wir nur bei intraartikulär dislozierten Brüchen älterer Kinder und Jugendlicher, insbesondere bei Depression der Gelenksflächen eine Indikation zur offenen Reposition, wobei eine Unterfütterung mit Spongiosa zur Wiederherstellung des Tubergelenkwinkels erforderlich ist. (7).

Frakturen der kleinen Fußwurzelknochen

Während Vor- und Rückfuß als Hebelarme wirken ist der Mittelfuß der relativ starrste Teil des Fußes. Isolierte Brüche der kleinen Fußwurzelknochen sind daher bei Kindern selten (2, 12), meist kommen Mehrfachbrüche vor, wobei dann Weichteilverletzungen im Vordergrund stehen (9).
Wie andere Autoren sehen wir nur bei stark dislozierten Luxationsfrakturen eine Indikation zur offenen Reposition und/oder Osteosynthese (9). Besonderes Augenmerk ist auf die Rekonstruktion des meist alterierten Fußgewölbes zu richten.

Metatarsalfrakturen und tarsometatarsale Luxationen

Metatarsalfrakturen sind häufig. Sie machen 3,4 % aller Brüche der unteren Extremität aus (3). Während Brüche der Mittelfußbasis aufgrund der starken Bandverbindungen meist unverschoben sind, zeigen Schaft- oder Köpfchenbrüche stärkere Dislokationen, bei Mehrfachfrakturen oft auch mit Alteration des Fußgewölbes (12).
Achsenfehler in der Bewegungsebene werden spontan korrigiert (4). Grobe Fehlstellungen in der Frontalebene bedürfen dann einer achsengerechten Korrektur, wobei eine Stabilisierung mit Kirschnerdrähten in der Regel ausreicht (4). Nach Apophysenlösungen oder -frakturen am Os metatarsale V können schmerzhafte Pseudarthrosen eine Entfernung des Knochenfragmentes mit Reinsertion der Peroneussehne notwendig machen.
Tarsometatarsale Luxationen müssen reponiert und bei Instabilität mit Kirschnerdrähten stabilisiert werden (3).

Zehenbrüche

50 % aller Fußfrakturen sind Zehenbrüche. Etwa ein Viertel davon betreffen Großzehe (3). Ähnlich wie an der distalen Tibia können am Großzehengrundgelenk zur Zeit des Fugenschlusses auch sogenannte Übergangsbrüche beobachtet werden, bei welchen nur der Teil der Epiphyse bricht, der einen noch offenen Fugenteil aufweist.
Da wir nach unzureichend reponierten Gelenksbrüchen der Großzehe schmerzhafte

und störende Fehlstellungen beobachtet haben, stellen wir bei diesen Frakturen die Indikation zur offenen Reposition und Fixation großzügig, zumal es sich nur um kleine Eingriffe handelt. Ebenso werden dislozierte knöcherne Bandausrisse am Großzehengrundgelenk wegen der Gelenksbeteiligung offen reponiert und fixiert. An den übrigen Zehen besteht nur bei grob dislozierten und instabilen Brüchen eine Indikation zur operation Stabilisierung, in der Regel mit Kirschnerdrähten.

Schlußfolgerungen

Frakturen des Fußes sind auch im Kindesalter wegen der besonderen Belastung dieser Region von Bedeutung. Im Rückfußabschnitt sind vor allem die Kongruenz der vielfachen Gelenksflächen und die Gefahr der posttraumatischen Knochennekrosen zu beachten, im Mittel- und Vorfußbereich stehen Fußgewölbe, Balance des Körpergewichtes und Abrollen des Fußes beim Gehakt im Vordergrund. Posttraumatische Arthrosen oder Deformitäten können die vielfältigen Funktionen des Fußes wesentlich beeinträchtigen. Daher ist eine sorgfältige Behandlung dieser Brüche mit genauer Kenntnis der Indikationen zur operativen Therapie erforderlich um Spätschäden nach Möglichkeit zu vermeiden.

Zusammenfassung

Die Häufigkeit kindlicher Fußfrakturen ist je nach Lokalisation (Vor-, Mittel- oder Rückfuß) sehr unterschiedlich. Während Brüche des Vorfußes und der Zehen häufig sind, werden Talus- und Calcaneusfrakturen bei Kindern nur selten beobachtet. In der Literatur jedoch werden letztgenannte ungleich ausführlicher abgehandelt, da in der Folge Gelenksinkongruenzen oder aseptische Knochennekrosen auftreten können. Alle übrigen Fußfrakturen werden dagegen oberflächlich dargestellt und als weitgehend problemlos beurteilt. Nachuntersuchungen von Kindern mit ausgewählten Fußfrakturen zeigten im Gegensatz dazu posttraumatische Deformitäten, insbesondere nach Mittelfuß- und Großzehenbrüchen.

Literatur

1. BLOUNT, W.P.: Fractures in Children. Williams & Wilkins, Baltimore. 1954.
2. GROSS, R.H.: Fractures and dislocations of the foot. In: Rockwood, C.A., Wilkins, K.E., Ring, R.E. (eds). Fractures in children, vol 3. Lippincott Co, Philadelphia, 1984.
3. HÖLLWARTH, M., HAUSBRANDT, D.: Verletzungen der unteren Extremität. In: Sauer, H. (Hrsg.). Das verletzte Kind. Thieme, Stuttgart, 1984, S. 508.
4. VON LAER, L.: Skelett-Traumata im Wachstumsalter. Springer, Berlin-Heidelberg-New York-Tokyo, 1984.
5. LINHART, W.E., HÖLLWARTH, M.: Talusfrakturen bei Kindern. Unfallchirurg 88, 168–174, 1985.
6. LINHART, W.E., HÖLLWARTH, M.E.: Frakturen des kindlichen Fußes. Orthopäde, 15, 242–250, 1986.
7. LINHART, W.E.: Behandlung und Prognose kindlicher Fersenbeinbrüche. Z. Kinderchir. im Druck.
8. MARTI, R.: Fractures or the talus. In: Chapchal, G. (ed.) Fractures in children. Thieme, Stuttgart-New York, 1981, p 254.
9. RANG, M.: Children fractures. Lippincott Co, Philadelphia, 1983, p. 323.
10. SCHMIDT, T.L., WEINER, D.S.: Calcaneal fractures in children. Clin. Orthop. 171, 150–155, 1982.
11. THOMAS, H.M.: Calcaneal fracture in childhood. Br. J. Surg. 56, 664–666, 1969.
12. TROTT, A.W.: Fractures of the foot in children. Orthop. Clin. North Am. 7, 677–686, 1976.
13. WILEY, J.J.: Tarso-metatarsal joint injuries in children. J. Ped. Orthop. 1, 255–260, 1981.

Anschrift des Verfassers
OA. Dr. W. LINHART, Univ.-Klinik für Kinderchirurgie, Heinrichstraße 31, A-8010 Graz.

VIII. Indikation zu besonderen Operationstechniken

Überblick

Bei der von PREVOT 1978 eingeführten stabilen intramedullären Schienung handelt es sich um eine Weiterentwicklung des Rushpins, bei der von WÖLFEL u. M. vorgestellten Bündelnagelung von Oberschenkelschaftfrakturen um die Hackethal'sche Bündelnagelung aus dem Jahr 1961. MEISSNER, der für die Rushpinnung der Oberschenkelschaftfraktur und damit ebenfalls für die intramedulläre Schienung eintrat unterstützt diese Darstellung. Klinisch relevante Trochanterschädigungen mit Veränderungen des Schenkelhalswinkels oder Kopfnekrosen hat er nicht beobachtet. Auch DAUM hat bei 50 seinerzeit durchgeführten Küntschnernagelungen keine Kopfnekrosen beobachtet. Der Vorteil wird im kleineren Eingriff und fehlender operativer Schädigung des Periosts gesehen, das als verantworlich für die Durchblutung und damit Frakturheilung angesehen wird. Dagegen stellt KUNZE Ergebnisse tierexperimenteller Untersuchungen vor, die eine von der Markhöhle ausgehende Revaskularisation unter der Platte beweisen, wonach Osteosyntheseplatten die Druchblutung weniger stören sollten als eine intramedulläre Schienung. In der weiteren Diskussion wird der Vorteil der Pins vor allem auch in einer Schonung der Epiphysenfugen gesehen und als Beweis für die gute Durchblutung das Fehlen von Rezidivfrakturen bei der Prevot'schen Methode gewertet. Nicht vorbehaltlos kann dem Argument PREVOT's zugestimmt werden, daß die Reposition immer ohne Schwierigkeiten gelingt. Wenn die Reposition nicht rasch gelingt, wäre das Argument der kürzeren Operationsdauer nicht unbedingt haltbar. Somit scheint sich eine Renaissance der intramedullären Schienung anzudeuten, wobei der Methode von PREVOT der Vorzug gebühren dürfte. Die Methode setzt sicherlich entsprechende Erfahrungen in der geschlossenen Reposition von Schaftfrakturen voraus. Ob – so wie von PREVOT angegeben – eine Rotationsstabilität gewährleistet ist, müßten breitere Anwendungen dokumentieren. ASCHE wendet seit 1981 bei operationsbedürftigen Oberschenkel- und Unterschenkelfrakturen den Fixateur externe an. Dagegen haben BUCHARD u. M. so nur Frakturen mit ausgedehntem Weichteilschaden behandelt, wobei heute der Monofixateur und Leichtbauelemente eine breite Anwendung bei Kindern ermöglichen. Eine verzögerte Heilung wurde im Gegensatz zu Erwachsenen bei Kindern nicht beobachtet, da wegen der Elastizität der Montage, die mit dem Monofixateur leichter zu erzielen ist, eine Dynamisierung und damit bessere Knochenheilung erreicht wird. Die geschlossene Reposition, bis 5–6 Tage nach dem Unfall, gelang bei Kindern immer, wobei HOFMANN darauf hinwies, daß auch schon das Verhaken der Fragmente ausreichend sei und eine anatomiegerechte Reposition nicht erzwungen werden muß. Rotationsfehler, die häufig schwierig zu erkennen sind, müssen vermieden werden. Bewegungsstörungen, insbesondere im Bereich des Kniegelenkes, spielten im Kindesalter keine Rolle. Überdies liegt der Fixateur externe bei Kindern nur 6–8 Wochen. Da Infektionen erst nach 3 und mehr Monaten gehäuft auftreten, stellen sie kein Problem dar. Dabei ist spannungsfreie Haut und eine exakte Nachbehandlung wesentlich. Die Möglichkeiten der sekundären Achsenkorrektur wurde betont.

G. BRANDESKY (Klagenfurt)

Stabile elastische intramedulläre Schienung bei verschiedenen Frakturlokalisationen

J. Prévot, J. N. Ligier, J. P. Metaizeau, P. Lascombes, Nancy
(Übersetzung: Dr. med. Katrin Berger-Dege)

Obgleich man gewöhnlich bei Knochenfrakturen im Kindesalter konservativ behandelt, ist die Anwendung der Osteosynthese unter bestimmten Umständen gerechtfertigt. Das Instrumentarium für die Erwachsenentraumatologie ist für Kinder nicht geeignet: Zu große Nägel zerstören den Knochenmarkskanal oder bedrohen die Wachstumszone des Knochens. Platten benötigen einen breiten Zugang, was zu Periost- bzw. Muskelschäden führen kann. Diese Techniken führen gelegentlich zu Frakturrezidiven und zu einer posttraumatischen Verlängerung des Knochens.

Behandlungsprinzip

In der Kinderchirurgischen Klinik Nancy haben wir seit 1978 ein Instrumentarium und eine Technik speziell für Kinder entwickelt (EES – Embrochage Elastique Stable = Stabile, elastische Markschienung) und damit bis 1985 insgesamt 380 kindliche Frakturen versorgt (Abb. 1).

Beim Kinde geht die Heilung der Fraktur hauptsächlich vom Periost aus. Durch Verkalkung des Frakturhämatoms entsteht ein Callus. Die Konsolidierung der Fraktur wird durch kleinste Kompressions- und Dekompressionsbewegungen und durch rasche Wiederaufnahme der Muskelaktivität beschleunigt. Durch operative Freilegung der Fraktur und durch eine strenge Immobilisierung wird die Konsolidierung verzögert.

Diese Gründe waren für die Entwicklung der stabilen, elastischen Schienung ausschlaggebend. Die Technik ist für alle diaphysären und metaphysären Brüche anwendbar. Das Prinzip beruht darauf, daß man gebogene Schienen mit abgewinkelten und abgeflachtem Ende benutzt, die eine innere elastische Spannung ausüben. Die Schienen werden in die Knochenmarkshöhle vorgeschoben und stützen sich an 3 Punkten auf dem Knochen ab (Abb. 2). Der Einsatz zweier solcher Schienen, deren Bögen sich sekantenförmig kreuzen, ergibt ein stabiles und resistentes System, das die Zug- und Druckkräfte an der Frakturstelle in axialer Richtung ableitet.

Die auf die Bruchstelle einwirkenden Kräfte sind die axiale Kraft T, die durch den Tonus der Muskulatur entsteht und sich in die intrafragmentäre Kompressionskraft C aufteilt, sowie zwei Kräfte, eine gleitende und eine sägende, die versuchen, die Fraktur in die Richtung ihrer lateralen Komponente L zu verschieben. Die stabile, elastische Schienung, die sich in je drei Punkten auf dem

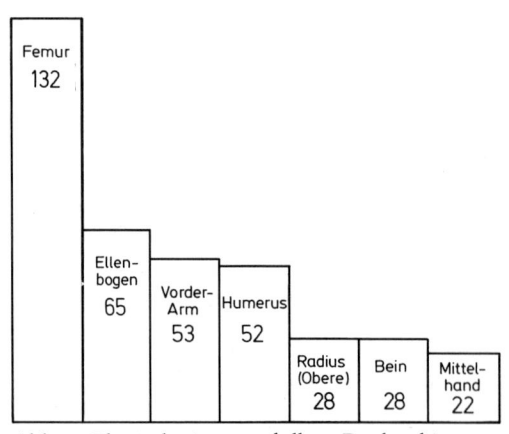

Abb. 1: Elastische intramedulläre Drahtschienung. Krankengut der Kinderchirurgischen Klinik Nancy 1978 bis 1985.

Lokalisation	Anzahl
Femur	132
Ellenbogen	65
Vorder-Arm	53
Humerus	52
Radius (Obere)	28
Bein	28
Mittelhand	22

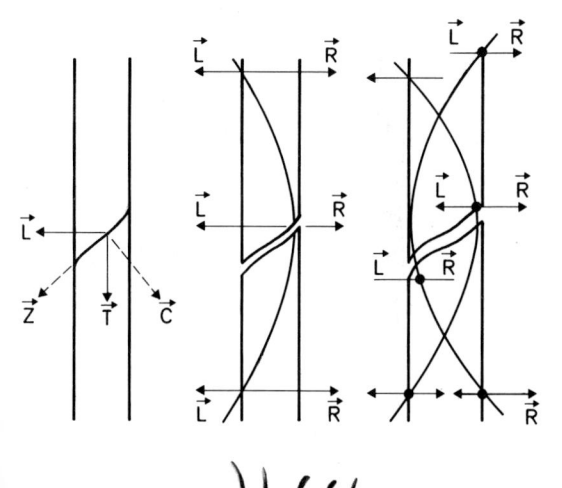

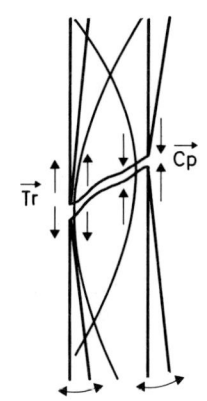

Abb. 2: Prinzip der intramedullären Schienung. 2 Schienen bilden einen Verbund und erzeugen damit ein stabiles und elastisches System.

Knochen abstützt, läßt eine Kraft R entstehen, die der sägenden Kraft L entgegenwirkt. So bleiben nur die axialen Kräfte, die sich für die Konsolidierung der Fraktur günstig auswirken. Die einzigen von den Schienen zugelassenen Bewegungen sind geringe Schwingungen, die auf die Bruchstelle abwechselnd mit Zug und Druck einwirken.

Beschreibung der Instrumente

Die Schienen sind aus Stahl oder Titan hergestellt. Ihre Länge und ihr Durchmesser sind je nach dem zu behandelnden Knochen und dem Alter des Kindes unterschiedlich (Abb. 3).

Beispiel:
Oberschenkel: Länge 50 cm, Durchmesser 30 bis 40/10.
Unterarm: Länge 30 cm, Durchmesser 20 bis 25/10.

Eines der beiden Enden ist auf 2 cm Länge schnabelförmig in 45 Grad abgewinkelt. Diese Abwinkelung erlaubt eine dislozierte Fraktur geschlossen zu reponieren. Die Kontrolle mit dem Bildverstärker ist unerläßlich und der Operateur muß sehr gute und reichlich Erfahrungen haben.

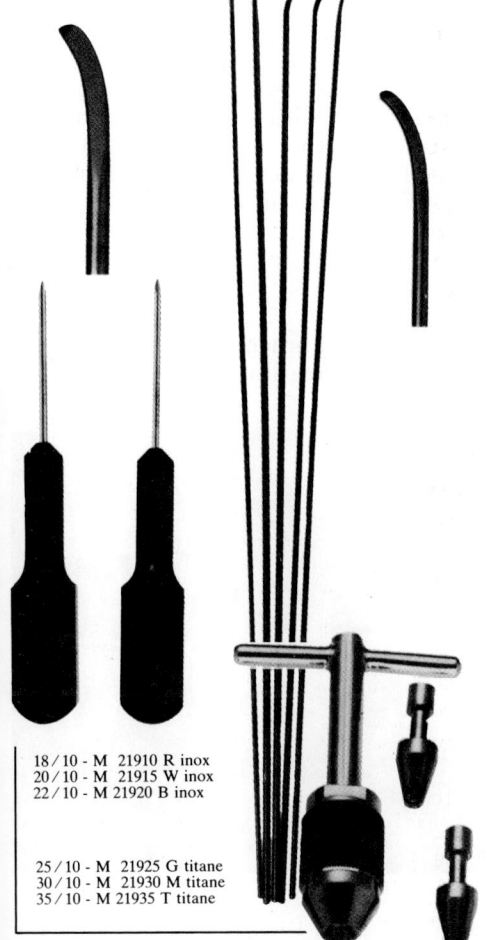

18/10 - M 21910 R inox
20/10 - M 21915 W inox
22/10 - M 21920 B inox

25/10 - M 21925 G titane
30/10 - M 21930 M titane
35/10 - M 21935 T titane

Abb. 3: Die drei Instrumente für stabile intramedulläre Schienung: 1. Eine Auswahl Markdrahtschienen mit gebogenem oberen Ende. 2. Pfriem zum Verbohren. 3. Handbohrfutter.

Operationstechnik

Das gebrochene Glied wird auf einem Extensionstisch gelagert. In Höhe der Metaphyse, an der von der Fraktur am weitesten entfern-

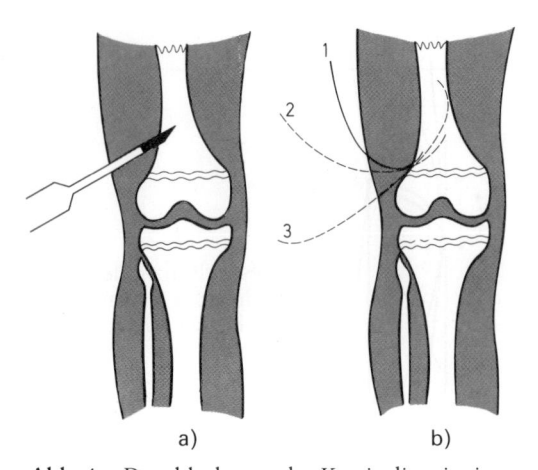

Abb. 4a: Durchbohrung der Korticalis mit einem Pfriem oberhalb der Epiphysenfuge.
b. Darstellung der Positionsfolge der Drahtschiene beim Einführen in den Knochen.

ten Stelle erfolgt eine 2 cm lange Incision. In den Knochen wird eine leicht schräge Öffnung gebohrt (Abb. 4). Die Schiene wird unter Beobachtung mit dem Bildverstärker eingeführt und vorgeschoben bzw. vorgestößelt. Der Bruch wird reponiert und die Schiene in den Knochenkanal weitergeschoben. Der Operateur kann eventuell die Schiene mit Hilfe des Griffes drehen und die Reposition vervollständigen oder verbessern. Anschließend wird die Schiene in die dichte metaphysäre Spongiosaschicht vorgeschoben, wo sie sich spontan blockiert. Die zweite Schiene wird auf der gegenüberliegenden Seite des Knochens in gleicher Weise eingeführt.

Metaphysenfrakturen lassen sich ebenso reponieren. Dabei blockiert die hoch in die Diaphyse eingeführte Schiene die Epiphyse zeitweise. Diese geschlossene Repositionstechnik ist ebenfalls bei Mehrfachbrüchen anwendbar. Beispiele sind in den Abb. 5–7 dargestellt.

Nachbehandlung

Ein Gipsverband ist kontraindiziert. Die Muskelaktivität wird sofort aufgenommen. Die Gehfähigkeit ist nach 8 Tagen und eine partielle Belastung der unteren Gliedmassen nach 3 Wochen möglich.

Diskussion

Die Vorteile sind beachtlich:
1. Man erreicht regelmäßig in kürzester Zeit

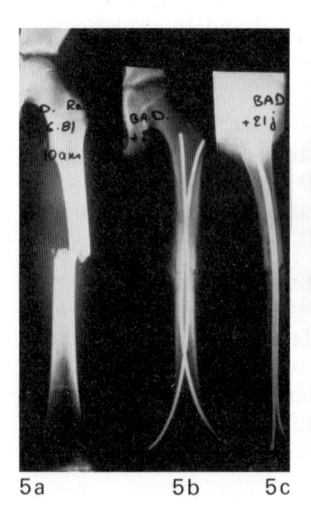

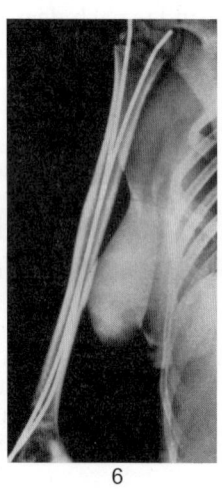

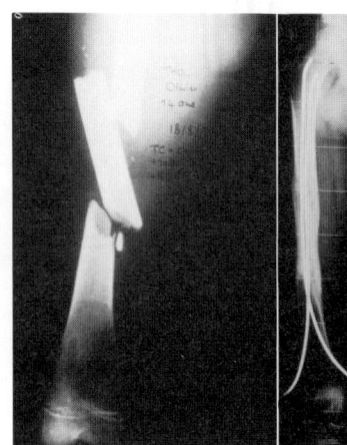

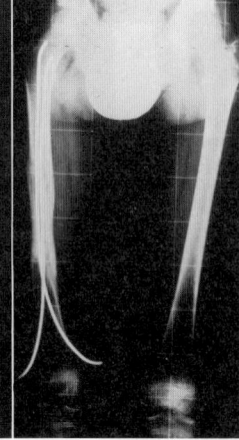

Abb. 5: Oberschenkelschaftquerfraktur li. a. Unfallbefund. b. nach Mark-Drahtschienung. c. Kontrolle nach 3 Wochen: beginnende Kallusbildung.
Abb. 6: Oberarmmehrstufenfraktur re. Zustand nach Markdrahtschienung.
Abb. 7a: Multifragmentäre Femurfraktur bei polytraumatisiertem Kind. b. Kontrolle: 3 Monate nach Markdrahtschienung.

eine anatomische Konsolidierung der Fraktur.
2. Die septischen Risiken sind sehr gering: Nur in einem von 250 unterschiedlichen Frakturen kam es zur Infektion. Es handelte sich dabei um ein bettlägerisches Kind mit einer schwer verlaufenden Encephalopathie.
3. Im allgemeinen beträgt die Achsenknickung nicht mehr als 3 Grad. Größere Achsenfehler können vorkommen, wenn die Biegung der Schiene unkorrekt und asymmetrisch ist.
4. Der Krankenhausaufenthalt dauert nur eine Woche, was zur Folge hat, daß
– das Kind nicht zu lange aus dem Familienmilieu herausgerissen wird und
– nicht zu lange in der Schule fehlt
– außerdem sind die Kosten im Vergleich zur Plattenosteosynthese wesentlich geringer.
5. Die ästhetische Beeinträchtigung ist sehr gering.
6. Das Mehrwachstum des Gliedes überschreitet niemals 8 mm.

Als Nachteile seien erwähnt:
1. Die Schienen reizen manchmal die Haut.
2. Eine Strahlungsgefährdung besteht natürlich, bleibt aber wegen der kurzen Bestrahlungsdauer sehr gering und variiert je nach Eingriff von 2 Minuten 10 Sekunden bis 10 Minuten 30 Sekunden. Van der Ghinst (13) ist der Ansicht, daß die maximal erlaubte Dosis erst bei 19 Eingriffen pro Person und pro Woche erreicht würde.
3. Das Argument, daß untrainierte Operateure bei der Reposition Schwierigkeiten hätten, ist im wesentlichen unbegründet.

Zusammenfassung

Die Autoren beschreiben eine neue Technik für die Osteosynthese vor Frakturen des Kindesalters. Dabei werden zwei elastische Metallschienen in die Knochenmarkshöhle vorgeschoben und in der Spongiosa verankert. Dadurch entsteht eine stabile Osteosynthese, die nur kleinste Kompressions- und Dekompressionsbewegungen zuläßt. Die Heilung der Fraktur erfolgt rasch. Die Immobilisationsdauer und der Spitalaufenthalt ist nur kurz.

Literatur

1. Bassett, A.: Current concepts of bone fixation. J. Bone Joint Surg., 1962, 44 A, 1217–1219.
2. Ender, H.G., Simon Weidner, R.: Die Fixierung der Trochanteren Brücke mit runden elastischen Condylennägeln. Acta. Chir. Austriarca, 1970, 1, 40–42.
3. Eriksson, E., Hovelius, L.: Ender nailing in fractures of the disphysis of the femur. J. Bone Joint Surg., 1979, 61 A, 8, 1175–1181.
4. Firica, A., Popescu, R., Scarlet, M., Dimitriu, M., Ionescu, V., Protopescu, C., Buga, M., Constantinescu, I., Iliescu, N.: L'ostéosynthèse stable élastique, nouveau concept biomécanique. Etude expérimentable. Rev. Chir. Orthop., 1981, 67, suppl. II.
5. Foucher, G., Chemohin, C., Sibilly, A.: Nouveau procédé original d'ostéosynthèse dans les fractures du tiers distal du cinquième métacarpien. Nouv. Presse Méd. 1976, 5, 17, 1139–1140.
6. Goodship, A.E., Kenwright, J.: The influence of induced micromovement upon the healing of experimental tibial fractures. J. Bone Joint Surg., 1985, 67 B, 4, 650–655.
7. Gross, R.H., Davidson, R., Sullivan, J.A., Peeples, E., and Hufft, R.: Cast brace Management of the Femoral Shaft Fracture in Children and Young adults. J. Pediat. Orthop., 1983, 3, 572–582.
8. Henderson, O.L., Morrissy, R.T., Gerdes, M.H., and Mc Carty, R.E.: Early Casting of Femoral Shaft Fractures in Children. J. Pediat. Orthop., 1984, 4, 16–21.
9. Holmes, S.J.K., Sedgwick, D.M., Scobie, W.G.: Domiciliary gallows traction for femoral shaft fractures in young children. Feasibility, safety and advantages. J. Bone Joint Surg., 1983, 65 B, 288–298.
10. Irani, R.N., Nicholson, J.T., Chung, S.M.K.: Long-term results in the treatment of femoral shaft fractures in young children by immediate spica immobilization. J. Bone Joint Surg., 1976, 58, 945–951.
11. Ligier, J.N., Metaizeau, J.P., Prevot, J., Lascombes, P.: Elastic Stable Intramedullary Pinning of Long Bone Shaft Fractures in Children. Stabiles intramedulläres Pinning bei Shaftfrakturen in Kindesalter. Zeitschr. Kinderchir., 40, 209–212.
12. Mac Kibbin, B.: The biology of fracture healing in long bones. J. Bone Joint Surg., 1978, 60 B, 150–161.
13. Metaizeau, J.P., Prevot, J., Schmitt, M.: Réduction et fixation des fractures et décollements épiphysaires de la tête radiale par

broche centro-médullaire. Rev. chir. Orthop., 1980, 66, 47–49.
14. METAIZEAU, J. P., LIGIER, J. N.: Le traitement chirurgical des fractures des os longs chez l'enfant. Interférences entre l'ostéosynthèse et les processus physiologiques de consolidation. Indications thérapeutiques. J. Chir. (Paris), 1984, 121, 8–9, 527–537.
15. PANKOVICH, A. M., GOLDFLIES, M. L., PEARSON, R. L.: Closed Ender nailing of femoral shaft fractures. J. Bone Joint Surg., 1979, 61 A, 2, 222–232.
16. PRITKETT, J. W.: Delayed union of humeral shaft fractures treated by closed flexible intramedullary nailing. J. Bone Joint Surg., 1985, 67 B, 715–718.
17. VAN DER GHINST, M., DE GEETER, L., DELHOVE, J.: Mesure de l'irradiation des mains au cours de la chirurgie orthopédique. Rev. Chir. Orthop., 1977, 63, 173–176.
18. ZUCMAN, J., MAURER, P.: Les facteurs vasculaires dans l'ostéogenèse périfracturaire. Acta. Orthop. Belg., 1968, 34, 893–895.

Anschrift der Verfasser
Prof. Dr. J. PREVOT, Kinderchirurgische Klinik des Kinderspitals Nancy, F-54511 Vandoeuvre-les-Nancy-Cédex.

S. Hofmann-v. Kap-herr (Hrsg.), Operationsindikationen bei Frakturen. Gustav Fischer Verlag. Stuttgart · New York · 1987

Die operative Versorgung von Oberschenkelschaftfrakturen mit Bündelnagelung

R. WÖLFEL, F. HENNIG, P. KOERFGEN, W. LINK, Erlangen

Einleitung

Die Bündelnagelung wurde von HACKETAL 1961 als ein Osteosyntheseverfahren beschrieben, welches durch intramedulläre Fixation eine anatomisch korrekte Reposition gewährleistet und mindestens eine primäre Übungsstabilität ermöglicht (4).
Die Operationstechnik wird als 2-Phasentechnik angegeben. Diese grundsätzliche Unterteilung des Eingriffes in eine nicht sterile Repositionsphase und eine sterile Operationsphase verringert sowohl durch Verkürzung der eigentlichen Operationszeit, als auch durch Vermeidung von Fehlern in der Asepsis das Infektionsrisiko. In der ersten Phase kann unter Benutzung des Extensionstisches die anatomische Form des gebrochenen Gliedmaßenabschnittes schonend und vollständig wiederhergestellt werden. Stellungsfehler, insbesondere Rotationsdeformitäten, lassen sich zuverlässig vermeiden. Das Repositionsergebnis kann während der gesamten Operation durch ein Repositionsgerät gesichert werden.
Während der eigentlichen sterilen Operationsphase werden über ein kleines seitliches Corticalisfenster nacheinander mehrere elastisch verformbare und drehrunde Bundnägel unter Röntgenkontrolle eingeschlagen. Die Elastizität des Bündelnagels erlaubt sowohl ein Eingehen fernab der Epiphysenfuge, als auch die zwanglose Anpassung des Osteosynthesematerials an die jeweilige Markraumanatomie. Ein eventuell risikoreiches Eröffnen der Frakturregionen oder ein knochenschädigendes Aufbohren des Markraumes ist überflüssig. Die intramedulläre Fixation ist gewährleistet, durch das Prinzip der elastischen Verklemmung des Nagelbündels – Schnürung im Einschlag, in der Markraumtaille und verspreizende Nagelung in der einschlagfernen Spongiosa –. Die feste spongiöse Verankerung im Knochen des Wachstumsalters ergibt eine weitgehende Rotationsstabilität der versorgten Fraktur. Vorgeschlagen werden die Bündelnägel bis auf ca. 1 cm an die distale Epiphysenfuge heran (1, 4, 5).
Für die Materialentfernung wird der frühestmögliche Zeitpunkt angestrebt. Obwohl bei einer normalen Verweildauer der Implantate von 3–5 Monaten nicht mit einer klinisch relevanten Metallose zu rechnen ist, sind wir seit 1985 wegen der besseren Biokompatibilität auf die Verwendung von Titanbündelnägeln übergegangen.
Aus den ursprünglich von Hacketal weitgesteckten Rahmen für die Osteosynthese mit Bündelnägeln haben sich für uns hauptsächlich 3 Anwendungsbereiche herauskristallisiert. Die Humerusschaftfraktur des Erwachsenen und die Femur- und Tibiaschaftfraktur im Wachstumsalter.

Literaturübersicht

Über die Notwendigkeit einer strengen und zurückhaltenden Indikationsstellung bei der operativen Versorgung von kindlichen Oberschenkelschaftfrakturen besteht allgemeine Einigkeit (8, 10, 12, 13).
Bei entsprechender Indikation findet heute die AO-Druckplattenosteosynthese die weiteste Verbreitung (6, 7, 9). Intramedulläre Osteosyntheseverfahren werden in zweiter Linie genannt (2, 3, 11, 14).

Eigenes Krankengut

Grundsätzlich ist auch in unserem Behandlungsregime kindlicher Oberschenkelfrakturen das konservative Vorgehen die Methode der ersten Wahl.

Eine Operationsindikation für die Bündelnagelung erachten wir bei Vorliegen einer geschlossenen Oberschenkelschaftfraktur im zweiten bis fünften Sechstel ohne große Defektzonen nach Eintritt einer der folgenden Konstellationen für angezeigt:
1. Starke motorische Unruhe nach Schädelhirntrauma.
2. Häufig notwendige Untersuchungen oder Behandlungsmaßnahmen, die jeweils ein Aussetzen der Extensionsbehandlung mit sich bringen (z. B. CT).
3. Multitraumatisierte Patienten (Pflegeerleichterung).
4. Schaftfrakturen, die unter Extensionsbehandlung innerhalb der ersten posttraumatischen Woche nach maximal 2 Repositionsversuchen in keiner tolerablen Stellung gehalten werden können. Dabei vertrauen wir mit zunehmendem Alter der Kinder und gelenknäherer Frakturlokalisation immer weniger den bekannten Möglichkeiten des Knochens im Wachstumsalter zur Spontankorrektur.
5. Dislozierte Frakturen kurz vor Epiphysenschluß.
6. Beidseitige Oberschenkelschaftfrakturen.

Unter diesen Kriterien wurden an der Chirurgischen Universitätsklinik Erlangen im Zeitraum von 1959–1985 239 Bündelnagelungen kindlicher Oberschenkelschaftfrakturen durchgeführt.

An Komplikationen fanden wir 3 Pseudarthrosenausbildungen, 5mal kam es zu einer lokal auf die Einschlagstelle begrenzten Weichteilinfektion. Eine Dislokation der Bündelnägel trat 7mal auf, wobei jedoch jeweils kein Zweiteingriff erforderlich wurde. Die gefürchteste und schwerwiegendste Komplikation die Osteitis, mußten wir in keinem Fall diagnostizieren.

Fallbeispiel

Oberschenkelschaftfraktur im 2. Sechstel bei einem polytraumatisierten 3-jährigen Mädchen mit schwerem Schädel-Hirntrauma (Abb. 1a). Operative Versorgung am 3. posttraumatischen Tag (Abb. 1b). 36 Tage später knöcherne Konsolidierung des Osteosyntheseergebnisses (Abb. 1c). Metallentfernung nach 3½ Monaten (Abb. 1d).

Diskussion und Schlußfolgerung

Unter Belassen des Frakturhämatoms, Nichteröffnung der Frakturzone und weitgehender Vermeidung einer Marktraumschädigung er-

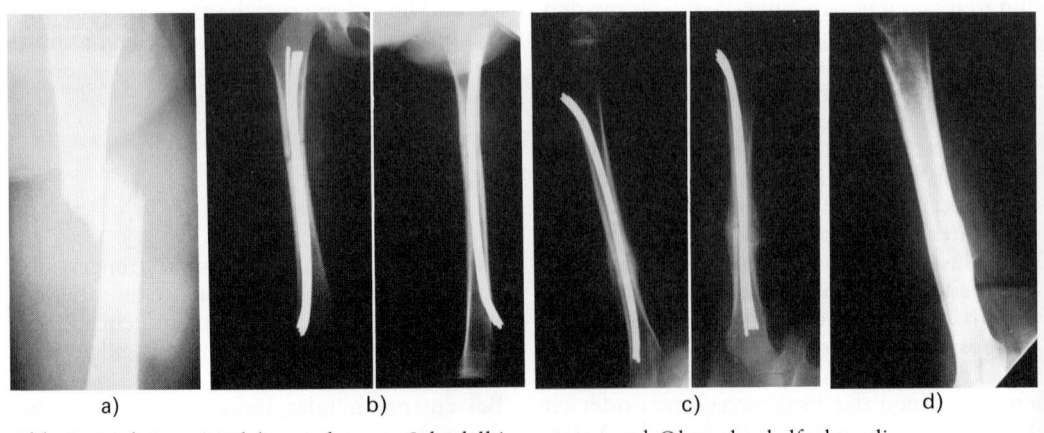

a)   b)   c)   d)

Abb. 1: 3-jähriges Mädchen, schweres Schädelhirntrauma und Oberschenkelfraktur li.
a) Unfalltag: typische Schaftfraktur am Übergang vom mittleren zum oberen Drittel, b) Bündelnagelung am 3. postoperativen Tag, c) Kontrolle nach 36 Tagen: gute Konsolidierung, d) Metallentfernung nach 3½ Monaten.

möglicht die Bündelnagelung eine sichere knöcherne Ausheilung primär in anatomischer Stellung. Als spezieller Vorteil seien geringfügiger Blutverlust und der kosmetisch günstige Effekt eines extrem kleinen Hautschnittes angeführt. Die Vorteile der eindeutig verkürzten Hospitalisierungszeit, der Beschränkung notwendiger Röntgenverlaufskontrollen auf ein Mindestmaß und das Überflüssigwerden eines für Patienten, Angehörige und Pflegepersonal belastenden Beckengipses teilt sich die Bündelnagelung mit anderen Osteosyntheseverfahren.

Wir sind auf Grund unserer Erfahrungen mit der Bündelnagelung kindlicher Oberschenkelschaftfrakturen der Meinung, ein äußerst risikoarmes, schonendes und leistungsfähiges Osteosyntheseverfahren zur Hand zu haben, welches eine notwendige Indikation zur Operation nicht leichtfertiger, jedoch leichter stellen läßt.

Zusammenfassung

Die Indikation zur operativen Versorgung einer Femurschaftfraktur im Wachstumsalter ist bestimmten definierten Konstellationen vorbehalten und wird somit streng gestellt.

Im Zeitraum von 27 Jahren ist dabei an unserer Klinik 239mal die Bündelnagelung nach Hackethal als ein intramedulläres Osteosyntheseverfahren zur Anwendung gekommen. Die Stabilität dieser Osteosyntheseform beruht auf dem Prinzip der elastischen Verklemmung des Nagelbündels. Unter obligatorischer Benutzung des Extensionstisches wird die Fraktur in anatomisch korrekter Form geschlossen versorgt. Alle Nachteile einer offenen Frakturbehandlung oder eines markraumerweiternden Osteosyntheseverfahrens kommen nicht zum Tragen. Zusätzlich lassen auch das geringgradige Operationstrauma und die niedrige Zahl der Komplikationen, insbesondere das Fehlen einer Osteitis, die Bündelnagelung als ein überaus leistungsfähiges Osteosyntheseverfahren bei der operativen Behandlung kindlicher Femurschaftfrakturen erscheinen.

Literatur

1. BECK, H.: Die Bündelnagelung. In: Maatz, R., Lentz, W., Arens, W. Beck, H.: Die Marknagelung und andere intramedulläre Osteosynthesen. Stuttgart – New York: Schattauer 1983.
2. BRUG, E., BECK, H., KRAUS, G.: Operation der kindlichen Frakturen mit den Bündelnägeln nach Hackethal. Zbl. Chir. 100, 466–472 (1975).
3. BRUG, E.: Die Stabilisierung der kindlichen Diaphysenfrakturen mit dem Bündelnagel nach Hackethal. Z. Kinderchir., Bd. 23, 2, 180–181 (1978).
4. HACKETHAL, K.H.: Die Bündel-Nagelung. Berlin – Göttingen – Heidelberg: Springer 1961.
5. HACKETHAL, K.H.: Vollapparative geschlossene Frakturreposition und percutane Markraumschienung bei Kindern. Langenbecks Arch. klin. Chir. 304, 621–626 (1963).
6. HOFMANN V. KAP-HER, S., SEITZ, W.: Druckplattenosteosynthese am Oberschenkel im Kindesalter. Z. Kinderchir., Bd. 23, 2, 190–191 (1978).
7. KEHR, H., HIERHOLZER, G.: Technik der Osteosynthese bei kindlichen Frakturen. Mschr. Unfallheilk. 78, 199–205 (1975).
8. KUNER, E.H.: Die Indikation zur Osteosynthese beim kindlichen Knochenbruch. Chirurg 46, 164–169 (1975).
9. KUNER, E.H., HENDRICH, V., SCHIEL, E.: Der Oberschenkelschaftbruch im Wachstumsalter. Operative Therapie – Indikation und Ergebnisse. Hefte z. Unfallheilk. 158, 102–105 (1982).
10. LAER, L. V.: Frakturen und Luxation im Wachstumsalter. Stuttgart – New York: Thieme 1986.
11. LIGIER, I.N., METAIZEAU, I.P., PREVOT, I. LASCOMBES, P.: Elastic Stable Intramedullary Pinning of Long Bone Shaft Fractures in Children. Z. Kinderchir. 40, 209–212 (1985).
12. SAXER, U.: Femurschaftfrakturen. In: Weber, B.G., Brunner, Ch., Freuler, F.: Die Frakturbehandlung bei Kindern und Jugendlichen. Berlin–Heidelberg–New York: Springer 1979.
13. WEBER, B.G.: Das Besondere bei der Behandlung der Frakturen im Kindesalter. Mschr. Unfallheilk. 78, 193–198, (1975).
14. VINZ, H.: Marknagelung kindlicher Femurschaftfrakturen. Zbl. Chir. 97, 90–95 (1972).

Anschriften der Verfasser
Dr. R. WÖLFEL, Dr. F. HENNIG, Dr. H.P. KOERFGEN, Dr. W. LINK, Chirurgische Klinik und Poliklinik, Unfallchirurgische Abteilung, D-8520 Erlangen.

Behandlungsmöglichkeiten mit dem Fixateur externe

G. Asche, Freudenstadt

Einleitung

Kindliche Frakturen werden auch in unserer Klinik in der Regel konservativ behandelt. Folgende Anforderungen müssen an eine konservative Behandlungsmethode gestellt werden:
- Konsolidation der Fraktur unter nur leichter Verkürzung.
- Kleinstmögliche Achsenfehlstellung in allen Ebenen.
- Exakte Reposition und Retention in bezug auf die Rotation.
- Da es sich in jedem Fall bei Oberschenkelfrakturen, aber gelegentlich auch bei der Unterschenkelfraktur, um mehrwöchige Krankenhausaufenthalte handelt, muß die Pflege des Kindes einfach und gefahrlos sein.

Die Indikation zur Operation ist somit, was die Gesamtzahl kindlicher Frakturen angeht, relativ zu stellen, muß aber immer wieder, von Zeit zu Zeit, in Erwägung gezogen werden.

Die Indikation zur Operation darf nicht nach den Kriterien der Erwachsenenchirurgie gestellt werden, sie ist im Rahmen dieser Tagung bereits hinreichend diskutiert worden.

Das in der Literatur angegebene, bisher übliche Verfahren der Stabilisierung kindlicher Frakturen, ist die Plattenosteosynthese. Intramedulläre Osteosynthesen sind wegen der Gefahr der Schädigung von Wachstumsfugen nur selten möglich.

Da die Plattenosteosynthese bei kindlichen Oberschenkelfrakturen selten ohne die Gabe von wenigstens 1–2 Bluttransfusionen möglich ist, haben wir im Kreiskrankenhaus Freudenstadt seit 1981 operationsbedürftige Oberschenkelfrakturen und auch Unterschenkelfrakturen mit dem Fixateur externe behandelt.

Eigene Erfahrungen und operatives Vorgehen

Die Lagerung erfolgt immer auf dem Extensionstisch. Dies ist auch bei Kleinkindern möglich. Auf dem Extensionstisch läßt sich die Fraktur leichter reponieren und das Repositionsergebnis leichter mit dem Bildwandler kontrollieren als auf einem normalen Operationstisch.

Die distale und proximale Begrenzung der Fraktur wird mit einer langen Nadel markiert. Proximal und distal davon werden dann in der Medio-Laterallinie, nach Stichincisionen, Bohrhülsen bis auf den Knochen vorgeschoben und durch diese ein Bunell-Nagel auf den Knochen aufgesetzt. Dieser wird mit der Handkurbel eingedreht. Für jede Gruppe sind nur jeweils 2 Bunell-Nägel erforderlich. Auf diesen Nägeln werden die Stabkugelgelenke befestigt. Der Abstand zur Haut muß etwa einfingerbreit sein, damit die Eintrittsstelle zur Haut später gut gepflegt werden kann. Ein ventraler Gleitstab wird angebracht und die Fraktur mit Repositionshebeln geschlossen reponiert. Nach exakter, mit dem Bildwandler kontrollierter Reposition, werden die Flügelschrauben angezogen und der zweite hintere Stab montiert.

Zur Anwendung kommt immer nur ein Klammerfixateur. Aufwendige Montagen sind bei Kindern auch am Oberschenkel nicht erforderlich. Bei frühzeitigem Entschluß zur Operation läßt sich die Fraktur immer geschlossen exakt reponieren. Hierdurch entsteht während des operativen Eingriffes so gut wie kein Blutverlust. Die Haut um die Nägel muß exakt nachgeschnitten werden, sodaß kein Druck der Haut auf die Nägel entstehen kann. Dieses würde infektionsbegünstigend wirken.

Behandlung

Die Kinder sind nur etwa 8–10 Tage in der Klinik. Regelmäßige Kontrollen der Nageleintrittsstellen sind besonders in den ersten Tagen erforderlich. Die Eltern werden in die Fixateurpflege eingeweiht.
Ein Herausreißen der Kinder aus dem Familienverband ist somit für längere Zeit nicht gegeben.
Nach 4 Wochen wird die dorsale Stange des Klammerfixateurs entfernt, nach 6–8 Wochen wird, je nach Frakturtyp, die volle Belastung des Beines gestattet. Je nach Alter des Kindes und Konsolidierung der Fraktur kann bereits zu diesem Zeitpunkt der Fixateur externe wieder entfernt werden. Eine krankengymnastische Nachbehandlung erfolgt in der Regel.
Bohrlochinfekte haben wir bei den bisher 40 derart behandelten Kindern nicht gesehen. Der Grund liegt in der relativ kurzen Liegedauer des Fixateur externe.

Kausuistik

Fall 1: (Abb. 1). Der 4-jährige Junge zog sich bei einem Verkehrsunfall eine subtrochantäre Oberschenkelfraktur zu. Diese ließ sich durch die Extension nicht drehgenau exakt reponieren.
In Narkose wurde auf dem Extensionstisch die Reposition achsengerecht durchgeführt, was erstaunlich leicht gelang. Die Stabilisierung erfolgte mit einem Klammerfixateur. Die proximale Nagelgruppe wurde so eingebracht, daß die Nägel außerhalb der Haut so weit auseinander standen, daß ein Kugelgelenk angebracht werden konnte. Auf das Nichtberühren der Wachstumsfuge durch die Nagelspitzen wurde geachtet.
Die stationäre Behandlung dauerte nur 8 Tage, die Gesamtdauer der Ruhigstellung mit Fixateur externe betrug bei dem 4-jährigen Jungen nur 6 Wochen. Danach konnte mit voller Belastung begonnen werden.
Eine Nachuntersuchung nach einem Jahr zeigte keine Längendifferenz des verletzten Beines.
Fall 2: (Abb. 2). Das 6-jährige Mädchen zog sich eine offene Unterschenkelfraktur zu. Diese wurde primär mit einem Klammerfixateur externe stabilisiert und die Weichteile versorgt. Am Fußrücken wurden später Spalthautdeckungen bei Weichteildefekten vorgenommen. Das anfangs ungünstige Repositionsergebnis konnte nach 6 Tagen im Rahmen der Spalthautdeckung problemlos nachreponiert werden. Korrekturen anfangs ungünstig stehender Frakturen können so leicht nicht mit dem Fixateur nachgerichtet werden.
Die Wundpflege war problemlos möglich, da behindernde Gipsverbände nicht erforderlich waren. Alle Gelenke konnten sofort wieder mobilisiert werden. Das Mädchen konnte nach 4 Wochen voll belasten. Der

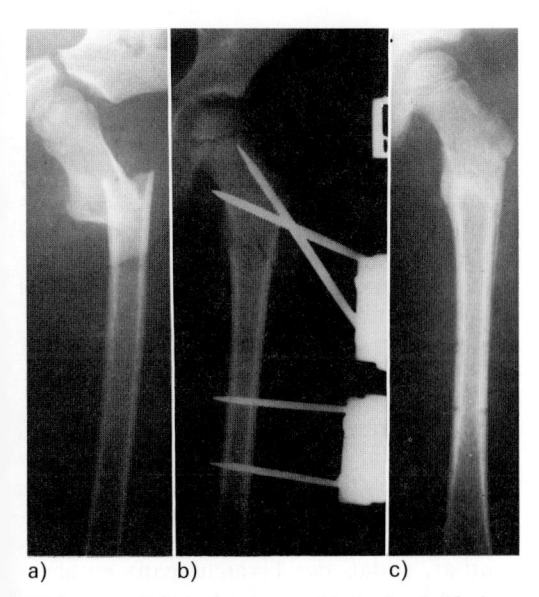

Abb. 1a: Subtrochantäre Oberschenkelfraktur mit erheblicher Dislokation. **b:** Stabilisierung der Fraktur durch geschlossene Reposition auf dem Extensionstisch. **c:** Knöcherne Ausheilung nach 8 Wochen.

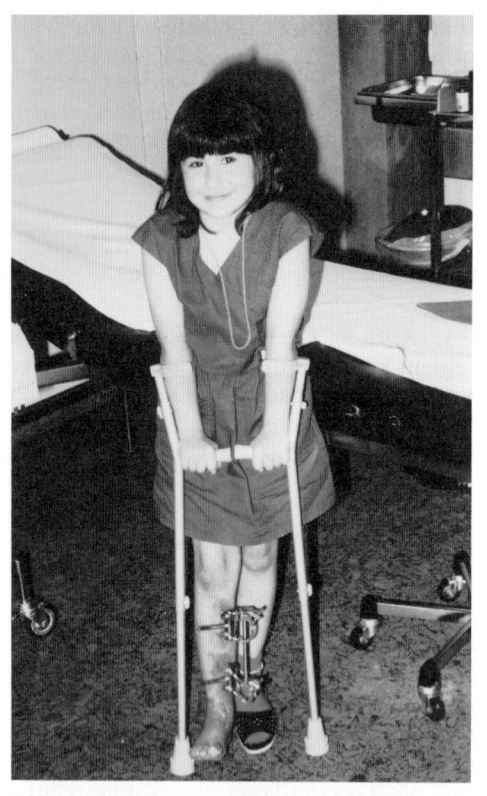

Abb. 2: Frühzeitige ambulante Behandlungsmöglichkeit kindlicher Frakturen durch Fixateur externe. Frühzeitige Belastung ist möglich.

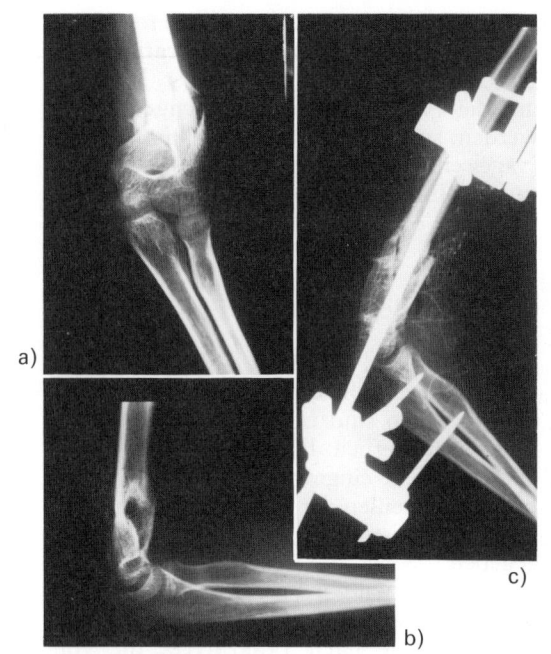

Abb. 3a: Oberarmstückfraktur. **b:** Offene Reposition wegen Nervenmitbeteiligung, gelenküberbrückender Fixateur für 4 Wochen. **c:** Gutes Ausheilungsergebnis bei freier Funktion des Ellenbogengelenkes.

Fixateur wurde nach 8 Wochen entfernt, eine Beinlängendifferenz lag bei einer Einjahreskontrolle nicht vor.

Fall 3: (Abb. 3). Das 11-jährige Mädchen zog sich beim Sturz von der Schaukel eine distale Oberarmstückfraktur zu. Da eine Sensibilitätsstörung im Bereich des Nervus medianus vorlag, wurde sofort offen reponiert.

Bei der Operation zeigte sich, daß der Nerv auf einem Fragment aufgespießt, aber nicht kontinuitätsdurchtrennt war.

Durch Zug am Ellenbogen richteten sich die Fragmente dann achsengerecht ein. Es wurde deshalb, bei der nur auf kurzer Strecke eröffneten Fraktur, auf eine innere Osteosynthese verzichtet, da diese durch die Mehrfragmentfraktur erschwert war und eine große Freilegung notwendig gemacht hätte. Es wurden 2 Nägel proximal in Oberarmmitte angebracht, wo keine Gefahr für die Läsion des Nervus radialis besteht und 2 weitere Bunell-Nägel in die ellenbogengelenksnahe Ulna. Nach Zug am rechtwinkelig gebeugten Ellenbogen wurde der Fixateur immobilisiert. Die Fragmente richteten sich achsengerecht ein.

Nach 8-tägiger stationärer Behandlung erfolgte die ambulante Weiterbehandlung. Ab der postoperativen Woche wurde mit geführten Bewegungen im Ellenbogen nach Lösen des Fixateur externe begonnen. Nach der krankengymnastischen Übungsbehandlung wurde der Fixateur immer abwechselnd in Streck- und Beugestellung fixiert. Dieses Vorgehen erfolgte bis zur 5. postoperativen Woche. Danach war bereits Kallusbildung sichtbar, sodaß der Fixateur ganz entfernt werden konnte. Nach der 9. postoperativen Woche lag freie Beweglichkeit im Ellenbogen, bei guter, achsengerechter Konsolidierung der Stückfraktur, vor.

Behandlungsergebnisse

Bei den 40 mit Fixateur externe behandelten Kindern handelte es sich
15 mal um Oberschenkelfrakturen,
20 mal um Unterschenkelfrakturen und
5 mal um Unter- und Oberarmfrakturen.
Bei den 15 behandelten Oberschenkelfrakturen wurde in keinem Fall, weder postoperativ noch praeoperativ, eine Bluttransfusion benötigt. Bei den von uns vor dieser Zeit mit Plattenosteosynthesen behandelten Oberschenkelfrakturen war immer die Transfusion von 1 oder 2 Blutkonserven notwendig.

Da die Frakturen mit dem Fixateur externe exakt längengleich reponiert wurden, haben wir nach 2 Jahren Nachuntersuchungen durchgeführt, um über die Längendifferenz eine Aussage machen zu können. Dabei fiel auf, daß bei keiner der 15 behandelten Oberschenkelfrakturen Beinverlängerungen oder -verkürzungen von mehr als 1 cm aufgetreten war. Eine Erklärung für diese Tatsache könnte sein, daß niemals über längere Zeit an den Wachstumsfugen gezogen wurde und damit kein Längenwachstumsreiz bewirkt wurde, und zum andern, daß wir mit dem Fixateur externe die Kinder wieder relativ früh belasten ließen.

Folgende Behandlungsvorteile haben sich aufgrund unserer bisherigen Erfahrung, insbesondere bei Oberschenkelfrakturen, ergeben:

1. Es kommt nicht zu wesentlichen Beinlängendifferenzen.
2. Die Zahl der Bluttransfusionen wurde erheblich reduziert und meistens sogar vermieden.
3. Die Dauer des stationären Aufenthaltes war ausgesprochen kurz.
4. Schulkinder konnten bereits wieder nach etwa 14 Tagen die Schule besuchen.
5. Eine Zweitoperation mit nochmaligem stationären Aufenthalt entfällt.
6. Die Behandlungskosten kindlicher Frakturen konnten durch die genannten Behandlungsvorteile erheblich reduziert werden.

Das Verfahren ist gegenüber der bisher üblichen Plattenosteosynthese in seiner Anwendung einfach und risikoarm.

Zusammenfassung

Kindliche Frakturen werden in der Regel konservativ behandelt. Bei bestimmten Indikationen ist aber die Stabilisierung kindlicher Frakturen notwendig. Es werden die Indikationen zur Stabilisierung festgelegt und ein neues Verfahren zur Stabilisierung geschildert. Zur Anwendung kam bei 40 Kindern die Stabilisierung mit einem Klammerfixateur, wobei sich hierfür bei geschlossener Reposition insbesondere der von HOFFMANN entwickelte Fixateur externe empfiehlt, da auch nach Einbringen der Knochennägel und Anbringen des Apparates Nachrepositionen möglich sind.

Als besondere Behandlungsvorteile dieses Verfahrens wurden gesehen:
– die kurze Dauer der stationären Behandlung;
– die sehr frühe Möglichkeit der Mobilisierung und Belastung;
– die geringe Traumatisierung bei der Stabilisierung derartiger Frakturen;
– Bluttransfusionen waren bei der Versorgung von Oberschenkelfrakturen nicht erforderlich;
– schulpflichtige Kinder brauchten nur kurze Zeit in der Schule zu fehlen.

Das operative Verfahren ist gegenüber der Plattenosteosynthese einfach und risikoarm.

Literatur

1. MONTICELLI, G., SPINELLI, R.: Distraction epiphysiolysis as a method of limb lengthening. Clin. Orthop. 154 (1981), 252–285.
2. WEBER, G. B., BRUNNER, CH., FREULER, F.: Die Frakturbehandlung bei Kindern und Jugendlichen. Berlin-Heidelberg-New York: Springer Verlag 1978.

Anschrift des Verfassers
Dr. med. G. ASCHE, Kreiskrankenhaus, D-7290 Freudenstadt.

Die Fixateur-externe-Osteosynthese – eine seltene Form der Frakturbehandlung im Adoleszentenalter

H. Burchhardt, P. Stanković, A. Böhme, W. Lange, Göttingen

Einleitung

Die Behandlung unkomplizierter, kindlicher Schaftfrakturen ist nach wie vor die Domäne der konservativen Therapieverfahren. Vorrangig bei der Behandlung von komplizierten kindlichen Frakturen ist die Sanierung der Weichteilverletzung, da sie die Voraussetzung für weitere osteoplastische Maßnahmen ist. In diesen Fällen haben sich die operativen Verfahren durchgesetzt (2, 6, 9, 10, 11, 12, 13, 14).

Literaturübersicht

Als anerkanntes Behandlungsprinzip offener Frakturen gilt das aggressive Wunddebridement bei stabiler äußerer oder interner Osteosynthese und der ggf. sekundäre Wundverschluß (2, 10, 12, 13).
Problematisch in ihrer Behandlung ist insbesondere die geschlossene Fraktur mit begleitendem Weichteilschaden. In diesen Fällen ist durch Quetschung der Haut und der Weichteile der Weichteilschaden in seiner Beurteilung schwieriger als bei offenen Frakturen mit gleicher Verletzungsschwere (10). Mangelnde oder unzureichende Ruhigstellung bildet ein hohes Infektionsrisiko und ist häufig für sekundäres Fehlwachstum verantwortlich (9, 11, 12). Begünstigend für die Knochenbruchheilung im Kindesalter ist die gute Regenerationsfähigkeit der kindlichen Knochensubstanz, die hohe Korrekturpotenz und die dominierende Rolle der periostalen Durchblutung (5).
Wegen der Vorteile der externen Stabilisatoren, wie Übungsstabilität durch frakturfern eingebrachte Kraftträger ohne zusätzliches vaskuläres Trauma, die Möglichkeit sekundärer Achsenkorrekturen, die Erleichterung der Weichteilpflege und -deckung, hat sich ihr Einsatz bei Frakturen mit Weichteilschaden allgemein gegenüber anderen Verfahren als vorteilhaft erwiesen (6, 7, 14).
Als nachteilig wirkt sich besonders im Kindesalter das häufig zu hohe Gewicht der Montagen bei absoluter Stabilität, die erschwerte Röntgen-Detail-Erkennbarkeit und die fehlende Applikationsfläche bei Gelenknähe und Fugen aus (6).

Eigene Ergebnisse

Tabelle 1: Unfallursache bei 14 Kindern mit Fixateur externe-Osteosynthese (1969–1984).

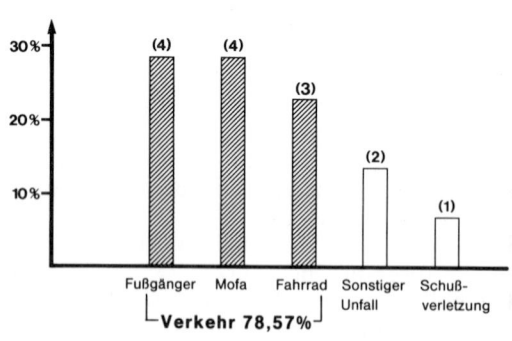

Die meisten unserer Patienten sind als Teilnehmer am Straßenverkehr verunfallt, überwiegend waren sie mehrfach verletzt (Tab. 1). Die Begleitverletzungen zeigt die Tabelle 2.
Das Durchschnittsalter unserer Patienten betrug 11,5 Jahre (Tab. 3). Fast ausschließlich war der distale Unterschenkelschaftbereich betroffen. Mehr als 2 Drittel der Verlet-

Tabelle 2: Begleitverletzungen bei insgesamt 8 [57,14%] Kindern mit Fixateur externe-Osteosynthese.

Begleitverletzung	Häufigkeit
Schädelhirntrauma	5
mit Schädelfraktur	4
weitere Extremitätenfraktur	3 (untere: 2; obere: 1)
Becken-/Wirbelfraktur	1/1
Gesichtsschädelfraktur	2
Claviculafraktur	1
Knieverletzung	4 (Kreuzbandruptur: 2)
Fußsohlenverletzung	1
Nervenverletzung	1
(N. peroneus)	

Tabelle 3: Alters- und Geschlechtsverteilung von 14 Kindern mit Fixateur externe-Osteosynthese (1969–1984).

Alter	Geschlecht männlich	weiblich	Gesamt
bis 7 J.	4 (28,57%)	–	4 (28,57%)
8–12 J.	3 (21,42%)	1 (7,14%)	4 (28,57%)
13–15 J.	2 (14,28%)	4 (28,57%)	6 (42,85%)
	9 (64,28%)	5 (35,71%)	14 (100%)

zungen waren offene Frakturen, aber auch geschlossene Frakturen mit ausgedehntem Decollement und drohendem Kompartment bildeten die Indikation für die Fixateur-externe-Osteosynthese (Tab. 4 + Abb. 1). Meist wurden die Patienten notfallmäßig von uns mit den äußeren Spannern versorgt, einige der Kinder behandelten wir primär verzögert bzw. sekundär mit dem Fixateur externe nach auswärtiger Primärversorgung (Tab. 5 + Abb. 2).
Die Mehrzahl der Fälle verlangte die offene Wundbehandlung mit sekundärem Wundverschluß. Etwa ²/₃ aller Sekundärmaßnahmen entfielen auf weichteilplastische Maßnahmen, die die Tabelle 6 im Detail wiedergibt.

Tabelle 4: Lokalisation und begleitender Weichteilschaden bei 16 mit Fixateur-externe-Osteosynthese behandelten kindlichen Frakturen (n. OESTERN/TSCHERNE 1983).

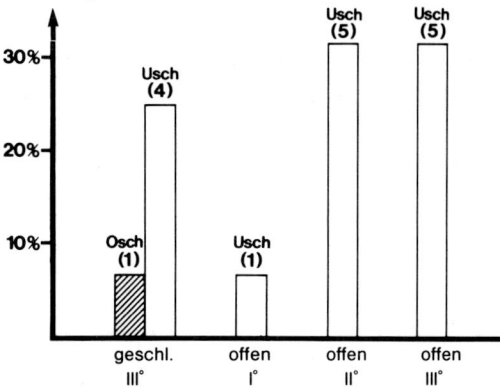

Tabelle 5: Anwendungszeitpunkt der Fixateur externe-Osteosynthese in der Behandlungsfolge.

Primär am Unfalltag	9 (56,25%)
Primär verzögert (1–4 Wo. n. U.)	5 (31,25%)
Sekundär n. Platte (5 Wo. n. U.)	2 (12,50%)

Tabelle 6: Sekundärmaßnahmen bei der Behandlung von 16 kindlichen Frakturen mit Weichteilschaden und Fixateur-externe-Osteosynthese.

Nekrosektomie von Weichteilen und/oder Knochen	16 ×
Spalthauttransplantation	16 ×
Schwenklappenplastik	2 ×
Gastroknemiusplastik	2 ×
Sekundärnaht	1 ×
Spongiosaplastik	8 ×
Osteoplastik	3 ×
Umsetzen des Fixateur externe	
wegen Osteo-/Myo-plastik	4 ×
wegen Fehlstellung	1 ×
Revision eines Bohrkanalinfektes	3 ×
Revision einer Narbenkontraktur	3 ×

Tabelle 7: Dauer der Fixateur externe-Behandlung bei 16 kindlichen Frakturen mit Weichteilschaden.

–2 Mon.	3–4 Mon.	5–6 Mon.	7–8 Mon.	> 8 Mon.	Mittlere Dauer
4 (25,00%)	5 (31,25%)	3 (18,75%)	1 (6,25%)	3 (18,75%)	4,65 Mon.

Die mittlere Liegezeit der äußeren Spanner betrug 4,65 Monate. In 3 Fällen dauerte die Behandlung länger als 8 Monate, nachdem es zur Osteomyelitis gekommen war. Die Gesamtbehandlungsdauer betrug bei unseren Patienten durchschnittlich 8 Monate (Tab. 7).

Die von uns verwandten Fixateur-externe-Modelle wurden überwiegend in der Form der Rahmenmontage angelegt, wobei wir bei neuerer Zeit vornehmlich die Monofixation durchführten (Tab. 8).

Tabelle 8: Montageformen des Fixateur externe.

11 (68,75%)	3 (18,75%)	1 (6,25%)	1 (6,25%)

Diskussion

Eine Zusammenschau der Ergebnisse zeigt die Tabelle 9.
Wie auch durch andere Untersucher zum früheren Zeitpunkt berichtet wurde (11, 12), entstanden auch bei unseren Patienten in der Mehrzahl die schweren Weichteilverletzungen durch Rasanztraumen bei Verkehrsunfällen. Dabei kommt es besonders häufig zu Verletzungen des Unterschenkels. Der dünne Weichteilmantel im Bereich der ventralen Tibia erfordert ein operatives Verfahren ohne zusätzliches vaskuläres Trauma. Erst nach infektfreier Abheilung der Weichteile können osteoplastische Maßnahmen erfolgen (10). Die externen Stabilisatoren erleichtern die Weichteilpflege und ermöglichen die unbehinderte Durchführung von weichteilplastischen Maßnahmen. Der Monofixateur mit der Verwendung von Leichtbauelementen und röntgenstrahlen-transparenten kunststofffaserverstärkten Kohlenstoffstangen vermeidet die wesentlichen Nachteile bei Verwendung des Fixateur externe im Kindesalter (1).

Tabelle 9: Ergebnisübersicht der Behandlung von 16 kindlichen Frakturen mit Weichteilschaden und Fixateur externe-Osteosynthese.

Durchschnittsalter der Kinder	11,5 J
Verletzung durch Verkehrsunfall	78,57%
Weitere Begleitverletzungen	57,14%
Unterschenkelfrakturen	93,75%
Offene Frakturen	68,75%
Primäre Fixateur externe Osteosynthese	56,25%
Sekundärer Wundverschluß	62,50%
Mittlere Dauer der Fixateur externe-Behandlung	4,65 Mon.
Posttraumatische Osteomyelitis	25,00%
Mittlere Gesamtbehandlungsdauer	8 Mon.
Sanierung der Verletzung zu	100%

Schlußfolgerung

Die Prognose der kindlichen Fraktur mit Weichteilschaden kann durch die Anwendung des Fixateur externe deutlich verbessert werden. Er kommt nur dann zum Einsatz, wenn andere Verfahren erschwert oder gar nicht möglich sind. Im Gegensatz zu den internen Stabilisatoren sind jedoch sekundär zahlreiche alternative Behandlungsformen möglich, die individuell an den Heilungsverlauf angepaßt werden können.

Zusammenfassung

In der Zeit von 1969–1984 wurden an der Chirurgischen Universitätsklinik Göttingen insgesamt 16 kindliche Frakturen mit dem Fixateur externe behandelt. Die Indikation für seine Anwendung war in erster Linie durch das Ausmaß des Weichteilschadens bedingt, wobei überwiegend II- bis III-gradig offene Frakturen der distalen Extremität mit dem Fixateur externe stabilisiert wurden. Auch vereinzelt geschlossene Brüche, bei denen wegen der Ausdehnung der Knochenzerstörung ein erheblicher interner Weichteilschaden angenommen werden mußte, stellten die Indikation für dieses Verfahren dar. In allen Fällen waren andere Therapieverfahren erschwert oder gar nicht möglich. Gegenüber den internen Osteosynthesen läßt die Fixateur-externe-Osteosynthese sekundär individuell alternative Behandlungsmöglichkeiten nach Abheilung der Weichteile zu.

1 a)   1 a')   1 b)

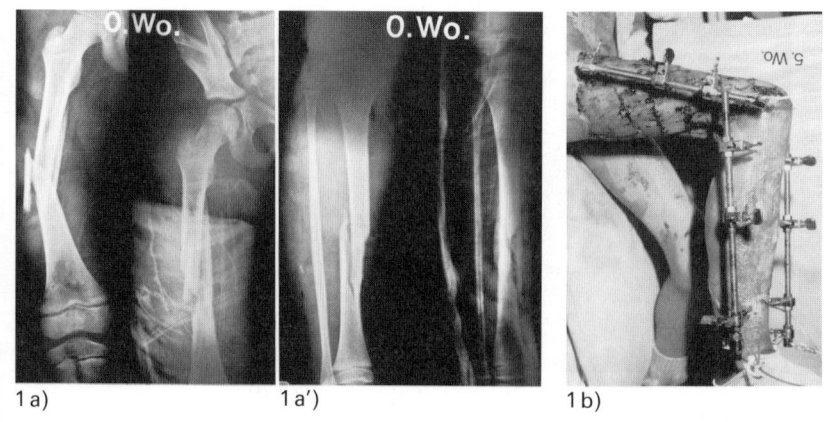

Abb. 1a/1a': 6-jähriger Junge, Polytrauma, beim Überqueren der Straße von einem PKW erfaßt. Ipsilaterale geschlossene Ober- und offene Unterschenkelfraktur mit Ablederung der Haut im Bereich des gesamten Beines. Zunächst Versuch der Refixation der Haut und Drainage.

Abb. 1b: Wegen großflächiger Nekrosen postprimäre Stabilisierung mit äußeren Spannern und mehrfache Spalthauttransplantation.

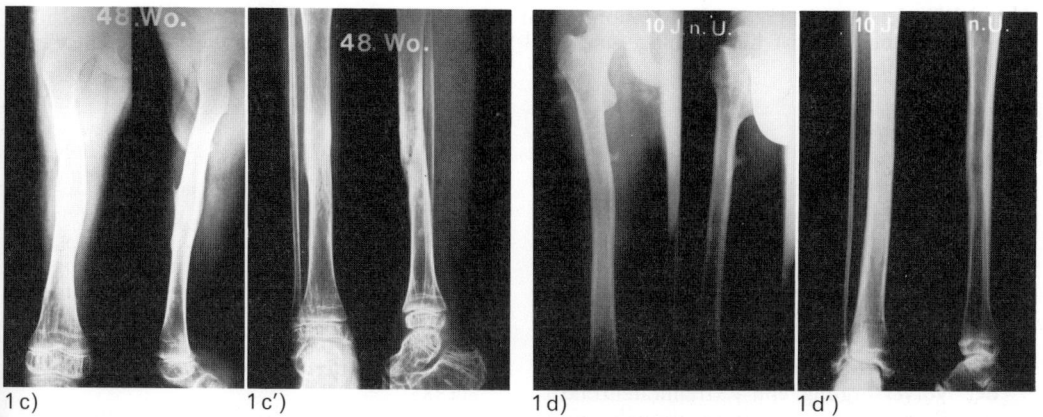

1 c)   1 c')   1 d)   1 d')

Abb. 1c/1c': Entfernung des Fixateur externe nach 12 Wochen, die Abbildung zeigt den Befund nach 48 Wochen.

Abb. 1d/1d': 10 Jahre nach dem Unfall: in leichter Valgusstellung verheilte Oberschenkelfraktur und achsengerecht verheilter Unterschenkelfraktur bei einer Beinverlängerung von 1,5 cm des verletzten Beines.

a) b) c) d)

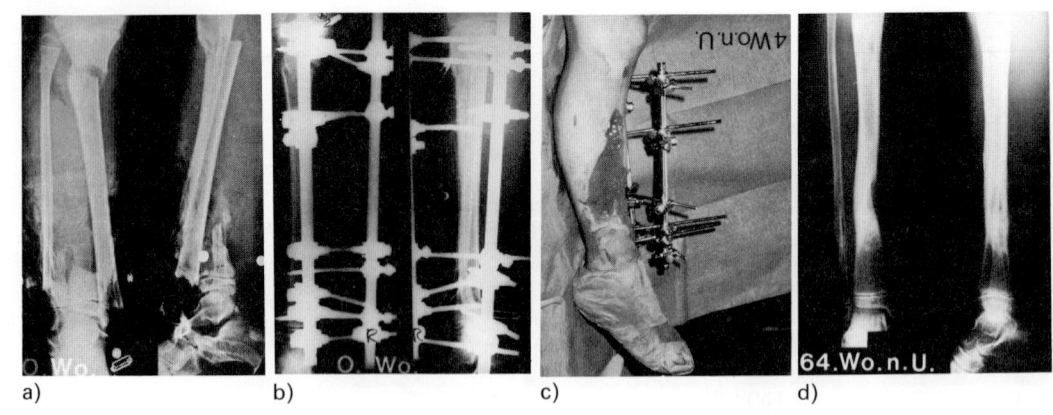

Abb. 2a: 9-jähriger Junge. Distal III-gradig offene Unterschenkel-2-Etagenfraktur als Folge einer Verletzung durch eine Gartenfräse mit erheblicher Muskel- und Sehnenzerstörung.

Abb. 2b: Am Unfalltag ausgedehntes Debridement und Stabilisierung mit äußeren Spannern.

Abb. 2c: Nach Konditionierung der Wunde Spalthauttransplantation in der 4. Woche nach dem Unfall. Entfernung des Fixateur externe nach 9 Wochen.

Abb. 2d: In der 16. und 19. Woche Revision wegen einer Osteomyelitis im distalen Frakturbereich mit Sequesterotomie, PMMA-Ketteneinlage und Spül-Saug-Drainage. Volle Belastung ohne Gehstützen nach 12 Monaten.

Literatur

1. Fa. Aesculap-Werke-AG: Persönliche Mitteilungen vom 22.4.1986.
2. BÖHLER, J.: Behandlung offener Frakturen im Kindesalter. Zbl. Chir. 101: 140–145 (1976).
3. BURCHHARDT, H., STANKOVIĆ, P., BÖHME, A., LANGE, W.: Der Wert des Fixateur externe bei der Notversorgung von Extremitätenfrakturen. *Referat* auf dem 7. Internationalen Kongreß für Notfallchirurgie, 17.–21.9.1985, in München.
4. BURRI, C., RÜTER, A.: Die offene Fraktur im Kindesalter. Langenbecks Arch. Chir. 342: 305–310 (Kongreßbericht 1976).
5. EKKERNKAMP, A., MÜLLER, K. H.: Die juvenile posttraumatische Osteomyelitis. Unfallchirurg 89: 183–195 (1986).
6. ENGERT, J.: Indikation und Anwendung des Fixateur externe im Kindesalter. Z. Kinderchir. 36: 133–137 (1982).
7. LEHMANN, L., FERBER, W. N.: Die Anwendung des Fixateur externe in der Behandlung kindlicher Schaftfrakturen. Msch. Unfallheilkd. 78: 401–407 (1975).
8. OESTERN, H.-J., TSCHERNE, H.: Pathophysiologie und Klassifikation des Weichteilschadens. In: TSCHERNE, H., GOTZEN, L.: Hefte zur Unfallheilkd., Heft 162 (1983).
9. SAUER, H.-D., DALLEK, M., MOMMSEN, M., JUNGBLUTH, K.-H.: Therapie und Prognose schwerer Weichteilverletzungen im Kindesalter. Z. Kinderchir. 36; 131–132 (1982).
10. TSCHERNE, H., SÜDKAMP, N.: Offene Frakturen bei Kindern. Z. Orthop. 123: 490–497 (1985).
11. ULRICH, CHR., WÖRSDÖRFER, O., BURRI, C., ZEHNDER, R.: Offene Frakturen bei Kindern und Jugendlichen. Z. Orthop. 123: 497–501 (1985).
12. WEISE, K.: Besondere Aspekte bei der Versorgung offener Frakturen im Kindesalter. Z. Orthop. 123: 505–509 (1985).
13. WOISCHKE, R., WALCHER, K.: Indikation zur Operation offener kindlicher Frakturen – Erfahrungsbericht über 10 Jahre. Unfallchirurg 89: 170–175 (1986).
14. ZEILER, G.: Frakturbehandlung bei Kindern und Jugendlichen mit dem Verlängerungsapparat (Indikation, Technik, Ergebnisse). Z. Orthop. 123: 501–505 (1985).

Anschrift der Verfasser
Dr. H. BURCHHARDT, Prof. Dr. P. STANKOVIĆ, Dr. A. BÖHME, Dr. W. LANGE, Zentrum Chirurgie I der Universität, D-3400 Göttingen.

IX. Operationsindikation bei Sondersituationen

Überblick

Indikationen zur operativen Frakturversorgung bei Polytrauma

Es wird zunächst die Frage nach Dringlichkeit und Vorrang operativer Eingriffe bei Polytrauma 3. Grades aufgeworfen. Nach den Erfahrungen von MEISSNER haben schwere Schädelverletzungen (subdurales Hämatom) meist absoluten Vorrang vor abdominellen Blutungen (Leber-Milzrupturen).
Nach SCHÄRLI verlangt das Schädel-Hirn-Trauma in nur 11% ein primär operatives Vorgehen. Bei allen anderen Fällen war die primäre Operation von abdominellen oder Thoraxverletzungen vorrangig. POIGENFÜRST betont die Notwendigkeit eines individuellen Vorgehens.
Einhelligkeit besteht in der Ansicht, daß simultanes Operieren problematisch ist und nur in Sonderfällen bei Vorliegen von 2 absolut lebensbedrohlichen Verletzungen notwendig ist. (HOFMANN-V. KAP-HERR, POIGENFÜRST)
Insbesondere ist die operative Versorgung von Frakturen nachrangig. Sie sollte in der Regel erst nach Stabilisierung des Kreislaufes erfolgen. Trotzdem strebt man nach HOFMANN-V. KAP-HERR in der Praxis doch eher eine komplette Versorgung in der gleichen Narkose an. Nur bei vitalen Problemen muß eine notwendige operative Frakturversorgung sekundär durchgeführt werden. In diesem Zusammenhang wird die Frage aufgeworfen (MEISSNER, BERGER, PREVOT), ob nicht doch die intramedulläre Stabilisierung (RUSHPINS etc.) von Oberschenkelfrakturen bei Polytrauma das schnellere und mit weniger Blutverlust verbundene Verfahren ist. Dem wird entgegengehalten, daß das intramedulläre Pining auch erheblichen Blutverlust verursachen kann und die Lagerung polytraumatisierter Patienten auf dem Extensionstisch problematisch ist. Auch der Sinn einer operativen Versorgung von Oberschenkelfrakturen zugunsten des Schädel-Hirn-Traumas, nämlich absolut stabile Verhältnisse zu erreichen, sei mit dem intramedullären Verfahren fragwürdig (POIGENFÜRST, HOFMANN, KUNZE).

G. RITTER (Graz)

Operationsindikation bei offenen Frakturen

Es besteht Einigkeit über die absolute Indikation einer operativen Stabilisierung von offenen Frakturen 2. und 3. Grades. In der Mehrzahl wird diese mit Plattenosteosynthese (Oberschenkelfrakturen) oder Fixateur extern (Unterschenkelfrakturen) durchgeführt. Es wird festgestellt, daß die Infektrate bei Plattenosteosynthese am Unterschenkel größer ist als bei Fixateur externe. Insbesondere bei größeren Gewebeschäden, zweit- und drittgradig offener Frakturen ist dem Fixateur externe der Vorzug gegeben. Von Vertretern der intramedullären Stabilisierung (MEISSNER, PREVOT u. a.) wird auf die Rarifizierung des Knochens durch die Platte hingewiesen, die offensichtlich durch einen Durchblutungsschaden infolge zusätzlicher Schädigung des Periostes erklärbar ist. Auch ist die intramedulläre Stabilisierung belastungsphysiologischer und führt zu einer rascheren Konsolidierung der Fraktur.

Nach KUNZE erfolgt die Revaskularisation von Osteotomien in Tierversuchen vorwiegend vom Markraum her. Auch beim Kind vollzieht sich die Umstellung der vaskulären Versorgung der Diaphyse vom periostalen zum medullären Typus relativ früh. Etwa $2/3$ der diaphysären Durchblutung erfolgt vom Markraum her. Demnach muß eine intramedulläre Stabilisierung die Durchblutung der Diaphyse eher gefährden als eine Stabilisierung durch Plattenosteosynthese. Es wird auch auf die erhöhte Infektionsgefahr durch intramedulläre Osteosynthese bei offenen Frakturen hingewiesen. G. RITTER (Graz)

Indikation zu Amputation und Replantation

Die Ergebnisse hängen von der Geschicklichkeit des Operateurs, aber auch vom Lebensalter des Patienten ab. Bei einem 2 Jahre alten Kind ist bei einer subcapitalen Mittelgliedamputation (Finger) eine Replantation durchaus möglich. Bei Amputation in Grundgliedhöhe kann eine Replantation auch bei einem 1jährigen Kind gelingen (Gefäße sind erstaunlich groß). Das Problem liegt an der venösen Anastomose, bei schlechten Venenverhältnissen ist die Prognose ungünstig. Es wurde auch der Verzicht auf eine venöse Anastomose versucht: Man muß dann den Finger bluten lassen, was erhebliche Bluttransfusionen erfordert. Nach 3–4 Tagen gewinnen dann die Finger einen venösen Anschluß. In der Regel sind Venen mit einem Durchmesser von 0,4 bis 0,3 mm noch rekonstruierbar. Das entspricht einem Mittelgliedkopfbereich eines 2jährigen Kindes.

Der Sensibilitätsentwicklung replantierter Finger kommt eine große Bedeutung zu, da bei fehlender Sensibilität die replantierten Finger meistens nicht gebraucht werden. Bei Nachuntersuchungen (15 Kinder) konnte nach 1 Jahr in der Regel eine 2 Punkte Diskriminierung bis 6 mm nachgewiesen werden. Bei Replantationen proximal von Hand- oder Sprunggelenk ist eine Fascienspaltung zur Verbesserung der venösen Durchblutung und zur Vorbeugung eines Compartment-Syndroms grundsätzlich notwendig. Antibiotika werden bei Replantationen von den berichtenden Autoren nicht gegeben.
G. RITTER (Graz)

Indikation zur Knochen- und Spongiosatransplantation

Obgleich als Knochenersatzmaterial in Anwendung bei Kindern autologe Spongiosa am geeignetsten ist, besteht das Problem, daß sie immer nur begrenzt zur Verfügung steht und daher zu einer unzureichenden Auffüllung von Knochenzysten verleitet. Zu empfehlen sei die Transpantation von homologen kortikospongiösen Spänen, die in beliebigen Mengen bevorratet werden können. Die Verwendung von beta-Tricalciumphosphat als Granulat oder Pyrost® als Spongiosablock wird ebenfalls verbreitet mit Erfolg klinisch eingesetzt und zeichnet sich als das Material der Zukunft ab. R. ENGELSKIRCHEN, Köln

Operationsindikation bei Spontan- und pathologischen Frakturen

Bei juvenilen Knochenzysten wurde die radikale en-Bloc-Resektion als primäre Maßnahme generell abgelehnt. Wichtig sei zu unterscheiden, ob eine aktive oder passive Knochenzyste vorläge, da sich bei passiven Zysten jedes weitere Vorgehen wegen der zu erwartenden Spontanheilung erübrigen würde. Diese Differenzierung ist nur durch eine Punktion der Zyste mit anschließender Druckmessung zu erzielen. Allein die Druckentlastung, wie sie etwa im Rahmen einer pathologischen Fraktur auftritt, führt bereits in 10% der Fälle zur Ausheilung der Zyste. Durch die anschließende Instillation von Cortison-Derivaten könne in etwa 30% der Fälle nach 2–3 Sitzungen ebenfalls eine Ausheilung aktiver juveniler Knochenzysten erreicht werden. Rezidive nach Spülbehandlung sollten durch radikale Excochleation unter Bildwandlerkontrolle und kompakte Auffüllung mit homologer Spongiosa behandelt werden.

Eine en-Bloc-Resektion der tumortragenden

Skelettanteile stellt die ultima ratio dar. Grundsätzlich sollte jedes Overtreatment vermieden werden, da es sich um eine gutartige, zur Spontanreifung und -ausheilung neigende, weit verbreitete Erkrankung bei Kindern und Jugendlichen handele. Die Eltern tragen erfahrungsgemäß die vorgeschlagene Stufentherapie trotz der hohen Rezidivneigung mit. Bei pathologischen Frakturen ist auf die immer verbreitere Anwendung des Teleskopnagels zur Frakturstabilisierung und -prophylaxe bei Osteogenesis imperfecta hinzuweisen, die heute als die Therapie der Wahl anzusehen sei. Bezüglich der *Pseudarthrosen* wurde besonderes Gewicht auf die Differenzierung zwischen kongenitaler und infektiöser bzw. posttraumatischer Pseudarthrose gelegt, da erstere als segmentale Knochen- und Weichteildefekte immer großzügig reseziert und mit kortikospongiösen Spänen überbrückt werden müßten, während bei posttraumatischen bzw. infektiösen Pseudarthrosen eine lokale Ausräumung und Spongiosaanlagerung mit innerer oder äußerer Stabilisierung ausreiche. Fehlschläge in der Behandlung der kongenitalen Pseudarthrosen beruhten immer auf einer inadäquaten Primärresektion. R. ENGELSKIRCHEN (Köln)

Operationsindikationen bei Mehrfachverletzungen und Kombinationsfrakturen

G. RITTER, H. SAUER, Graz

Einleitung und Literaturübersicht

Als Polytrauma definiert HOFMANN (3) «Körperschäden», von denen mindestens zwei den klinischen Verlauf entscheidend beeinflussen, wobei die Problematik von der Diagnostik oder der Klinik her gegeben sein kann. Auch nach SCHWEIBERER (8) müssen mindestens zwei «Körperregionen» betroffen sein, wobei der Zustand nicht lebensbedrohlich sein muß. Andere Autoren (10, 12) verlangen hingegen, daß mindestens eine Verletzung oder die Kombination der Verletzungen lebensbedrohlich ist. Die Reaktionslage bei Kindern ist labiler als bei Erwachsenen. Pathologische Reaktionen laufen beim Kind, je jünger es ist, umso rascher und intensiver ab (4). Eine Kombinationsverletzung, die zunächst gar nicht bedrohlich erscheint, kann später plötzlich zu einem Schockzustand führen. In erhöhtem Maße trifft daher für das Kind die von SCHWEIBERER gegebene Erläuterung seiner Definition zu: «Die Bezeichnung Polytrauma soll die erhöhte Gefahr für den Patienten ausdrücken, nachdem bereits eine der Verletzungen einen hohen – eventuell lebensbedrohlichen – Krankheitswert hat» (8).

Wenn somit für die Definition Polytrauma – insbesondere beim Kind – nicht die unmittelbare Lebensbedrohlichkeit der Verletzung vorausgesetzt wird, kann die Diskrepanz zu anderen Auffassungen durch verschiedene Schweregrade des Polytraumas ausgeschaltet werden. Die von SCHÄRLI (7) aufgestellten drei Schweregrade des Polytraumas decken sich weitgehend mit der Einteilung von SCHWEIBERER (8) (Tab. 1).

Tabelle 1: Schweregrade des Polytraumas.

Schweregrad Definition	Schocksymptome Art. PO_2	Blutverlust	Bewußtseinslage	Verletzungen
Grad I mäßig verletzt	keine Art. PO_2 normal	gering	kurze Bewußtlosigkeit	Prellungen, Wunden, einfache Frakturen S. H. T. I. Grades
Grad II schwer verletzt	leichter Schock Art. $PO_2 > 60$ mmHg	25%	Bewußtlosigkeit bei gezielter Schmerzabwehr	ausgedehnte Wunden mehrere Frakturen (Oberschenkel, Becken), offene Frakturen, S. H. T. II. Grades
Grad III lebensbedrohlich verletzt	manifester Schock Art. $PO_2 < 60$ mmHg	> 30%	Bewußtlosigkeit ohne Reaktion	schwere Thorax- oder Abdominalverletzungen, offene und geschlossene Frakturen, S. H. T. III. Grades

Tabelle 2: Schweregrad bei 152 Kindern mit Polytrauma (1976–1985).

	mit extr. Frakt.	Exitus	ohne extr. Frakt.	Exitus	Summe
Grad I	30	–	1	–	31
Grad II	57	–	4	–	61
Grad III	46	5	14	2	60
Summe	133		19		152

Über die Indikation, vor allem aber über den Zeitpunkt (Dringlichkeit) zur operativen Verorgung von Frakturen bei polytraumatisierten Patienten, gehen in der Literatur die Meinungen stark auseinander. Allerdings geht es in den vorwiegend auf Erwachsene bezogenen Arbeiten vor allem um die Notwendigkeit und den Zeitpunkt der Osteosynthese von Schaftfrakturen langer Röhrenknochen, die zum Unterschied vom Kind beim Erwachsenen absolut indiziert ist. Es gibt Befürworter der Frühosteosynthese (innerhalb von Stunden) (1, 11) mit der Begründung des negativen Einflusses nicht stabilisierter Schaftfrakturen auf das Schädelhirntrauma (sekundäre Hirnstammschädigung). Es gibt aber auch Statistiken (2, 4, 5, 8), die bessere Ergebnisse bei «aufgeschobener Dringlichkeit» oder sekundär durchgeführter Osteosynthese nachweisen.

Ganz allgemein besteht aber heute die Auffassung (6, 8, 9), daß in der sogenannten ersten Operationsphase, der «lebensrettenden Sofortoperation» Frakturen nur provisorisch geschient, offene Frakturen steril abgedeckt, schwere Fehlstellungen durch Zug und Luxationen durch einfache Reposition behoben werden sollen.

In der zweiten Operationsphase der «verzögerten primären Operation» sind nur jene Frakturen operativ zu versorgen, bei denen Extremitätenverlust oder bei weiterer Verzögerung des Eingriffes schwere bleibende Funktionsstörungen erwartet werden müssen. Die dritte Operationsphase der «sekundären Operation» (24 bis 72 Stunden nach dem Unfall), also nach Stabilisierung von Kreislauf und Atmung, ist der Zeitpunkt der «definitiven», konservativen und operativen Versorgung aller vorliegenden Frakturen.

Eigenes Krankengut

In zehn Jahren (1976 bis 1985) wurden an der Univ.-Klinik für Kinderchirurgie in Graz 152 Kinder mit Polytrauma behandelt. Der Schweregrad des Polytraumas ist aus Tabelle 2 ersichtlich. Bei 87,5 % der Patienten lagen Extremitätenverletzungen (Frakturen) vor. Im Sinne dieser Arbeit wurden nur diese 133 Patienten weiter analysiert. Die Altersverteilung entspricht mit einem Gipfel bei sieben Jahren etwa der Statistik von HOFMANN (4) (Tab. 3).

Tabelle 3

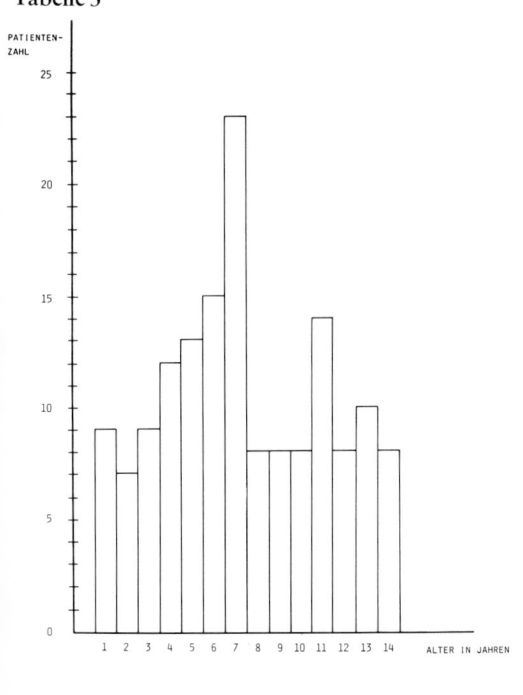

Tabelle 4: Kombinationsanalyse bei Extremitätenverletzungen (n = 133).

	Schädel	Thorax	Abdomen	Extremitäten		Zahl
Einfach	–	–	–	12		12
Zweifach	65	–	–	65	65	
	–	3	–	3	3	76
	–	–	8	8	8	
Dreifach	10	10	–	10	10	
	22	–	22	22	22	34
	–	2	2	2	2	
Vierfach	11	11	11	11	–	11
Zahl	108	26	43	133	–	133
	81,2%	19,5%	32,3%	100%		

In der Kombinationsanalyse (Tab. 4), zeigt sich, daß die Kombination mit einem Schädelhirntrauma (81,2%) am häufigsten auftrat, gefolgt von Bauchtraumen (32,3%) und Thoraxtraumen (19,5%). Von insgesamt 210 Frakturen (Tab. 5) erforderten 42 (20%) eine Osteosynthese. Die Indikation dazu ergab sich in 33 Fällen aus der Art der Fraktur (absolute Indikation). In 19 Fällen wurde eine erweiterte Indikation bei Schaftfrakturen «zugunsten des Polytraumas» gestellt (Tab. 6).

Diskussion

In der Frage nach der Indikation zur operativen Frakturversorgung bei Polytrauma im

Tabelle 5: Verteilung der Frakturen bei 133 Kindern mit Polytrauma.

	Zahl	%
WS	6	2,8
Schultergürtel	17	8,0
Oberarm	13	6,2
Ellbogen	4	2,0
Unterarm	32	15,2
Hand	2	1,0
Becken	23	11,0
Oberschenkel	66	31,4
Kniegelenk	2	1,0
Unterschenkel	37	17,6
Sprunggelenk	2	1,0
Fuß	6	2,8
	210	100,0%

Tabelle 6: Indikationen zur operativen Frakturbehandlung bei 31 Kindern mit Polytrauma.

Region	Ind. Frakturart	Ind. offene Fraktur	Ind. SHT, Thoraxtr.	Summe
WS	1	–	–	1
Oberarm	2	–	6	8
Ellbogen	2	2	–	4
Unterarm				
Oberschenkel	3	1	13	17
Unterschenkel	–	6	–	6
Sprunggelenk	4	2	–	6
Fuß				
Summe	12	11	19	42

Kindesalter ergeben sich zwei Schwerpunkte:

1. Frakturen mit absoluter Indikation zur Osteosynthese sind Frakturen bei denen sich aus der Art der Fraktur selbst unabhängig vom Polytrauma die Notwendigkeit zur Osteosynthese ergibt. Solche Frakturen müssen ohne Frage auch bei polytraumatisierten Kindern operativ versorgt werden. Hier stellt sich lediglich die Frage nach Dringlichkeit und Zeitpunkt.

Außer Zweifel ist eine Dringlichkeit bei jenen Frakturen gegeben, die innerhalb der «6-Stundengrenze» versorgt werden müssen, weil andernfalls der Verlust der Extremitäten oder schwere bleibende Schäden zu erwarten sind. Nur bei Polytraumata III. Grades muß solange zugewartet werden, bis lebensrettende Soforteingriffe durchgeführt und der lebensbedrohliche Zustand behoben ist.

Bei allen anderen Frakturen mit absoluter Indikation zur offenen oder geschlossenen Osteosynthese kann zunächst ohne Gefahr für die Extremität solange zugewartet werden, bis ein Schockzustand aufgehoben und Kreislauf sowie Atmung stabil sind.

2. Wodurch ergibt sich beim polytraumatisierten Kind eine zusätzliche erweiterte Indikation zur Osteosynthese?

Bei bewußtlosen Patienten kann mit Extensionsbehandlung keine genügende Stabilisierung einer kompletten Schaftfraktur erreicht werden. Durch kontinuierliche Schmerzimpulse kann es zur Zunahme der Hyperventilation, zur Zunahme der Strecksynergismen und zu sekundärer Hirnstammschädigung kommen. Zudem begünstigen Mikrotraumen im Frakturbereich das Fettemboliesyndrom und die Neigung zu Nachblutungen ins Frakturhämatom mit Gefahr einer sekundären Hypovolämie.

Bei Patienten mit schwerem Thoraxtrauma kann die Ventilation lagerungsbedingt auf die Dauer zusätzlich gestört werden. Eine Oberarmfraktur kann nicht exakt ruhiggestellt werden, weil sich eine Desaultgipsbehandlung wegen der Beeinträchtigung der Atmung verbietet.

Schließlich können in Pflege und Rehabilitation, z. B. bei Querschnittsläsionen, Behinderungen und Verzögerungen durch Extensionsbehandlungen hervorgerufen werden.

Eine relative Indikation zur Osteosynthese besteht somit in der Regel nur bei Polytrauma 3. Grades, selten 2. Grades. Die Notwendigkeit ergibt sich aus dem klinischen Verlauf der ersten 24 bis 72 Stunden.

In unserem Krankengut fanden sich nur zwei Frakturtypen, bei denen eine Osteosynthese «zugunsten des Polytraumas» notwendig wurde. Bei stabilen infratuberkulären Oberarmfrakturen genügte immer eine Drahtosteosynthese. Bei Oberarmschaft- und Oberschenkelfrakturen wurde grundsätzlich eine Plattenosteosynthese durchgeführt. Daß die Indikation durchwegs eng gestellt wurde, ergibt sich aus der Tatsache, daß bei insgesamt 66 Oberschenkelfrakturen nur 13mal, bei insgesamt 13 Oberarmfrakturen nur 6mal eine Osteosynthese vorgenommen wurde (Tab. 6). 53 Oberschenkelfrakturen, in der Regel bei jüngeren Kindern, konnten ohne Komplikation mit gutem Ergebnis konservativ behandelt werden. Bei epikritischer Betrachtung würden nach unserer heutigen Ansicht drei der konservativ behandelten Oberschenkelfrakturen operativ behandelt werden. Aus dem klinischen Verlauf ist nämlich deutlich sichtbar, daß die Extensionsbehandlungen wegen der Unruhe der bewußtlosen Kinder erhebliche Schwierigkeiten bereitete und im Zustand des Schädelhirntraumas durch Tage hindurch keine Besserung eintrat.

Bei Kindern mit Mehrfachfrakturen an einer Extremität gelten die allgemeinen Grundsätze zur operativen Frakturversorgung. Eine weitere Operationsindikation ergibt sich insofern, als eine Fraktur, die unter normalen Bedingungen konservativ versorgt werden kann, durch das Vorliegen einer oder mehrerer anderer Frakturen zu einer konservativ nicht reponiblen Fraktur werden kann. In der Regel trifft dies nur für komplette dislozierte Schaftfrakturen zu.

Primär sind jene Frakturen operativ zu stabilisieren, für die von der Frakturart her die absolute Indikation gegeben ist. Nicht selten trifft dies bei Mehrfachfrakturen für beide vorliegenden Frakturen zu (Beispiel: intratrochantäre Oberschenkelfraktur und suprakondyläre dislozierte Unterschenkelfraktur – Etagenfraktur).

In zweiter Linie besteht eine Operationsindikation für jene Fraktur, nach deren operativer Stabilisation die Zweitfraktur problemlos konservativ versorgt weden kann (Beispiel: Oberarmschaft- und dislozierte Unterarmschaftfraktur. Nach operativer Stabilisation der Unterarmfraktur kann die Oberarmfraktur konservativ behandelt werden).

Selten können aber auch beide Indikationen gegeben sein, dann sind beide Frakturen operativ zu versorgen (Beispiel: suprakondyläre Oberarmfraktur 3. Grades und komplette dislozierte Unterarmfraktur. Die operative Stabilisation der suprakondylären Fraktur – absolut indiziert – ermöglicht jedoch nicht immer die konservative Reposition der dislozierten Unterarmfraktur).

Schlußfolgerungen

Indikation und Zeitpunkt zur operativen Frakturversorgung bei polytraumatisierten Kindern hängen von mehreren Faktoren ab und müssen daher in jedem Fall individuell beurteilt werden. Grundsätzlich aber kann nach Schweregrad der Verletzung, Art der Fraktur und dem klinischen Verlauf ein gewisses Schema eingehalten werden:

1. Frakturen mit absoluter Indikation zur Osteosynthese.
    1.1. Frakturen, die unter normalen Bedingungen innerhalb der 6-Stundengrenze versorgt werden müssen, sind sofort oder bei Polytrauma 3. Grades als «verzögerte primäre Operation» – also nach Behebung eines lebensbedrohlichen Zustandes operativ zu versorgen. Dazu gehören: Frakturen mit Verletzungen großer Gefäße und Nerven, offene Frakturen 2. und 3. Grades, drohende Durchblutungsstörungen am Knochen (Schenkelhalsfrakturen) oder an den Weichteilen (Kompartmentsyndrom, drohende Hautschädigungen).
    1.2. Alle übrigen Frakturen mit absoluter Indikation zur Osteosynthese sind als «sekundäre Operationen» nach Behebung des Schockzustandes und Stabilisierung von Kreislauf und Atmung vorzunehmen. Dazu gehören Epiphysenfrakturen, konservative nicht reponible oder nicht stabilisierbare Frakturen.
2. Eine relative Indikation zur Osteosynthese langer Röhrenknochen besteht beim poly-

traumatisierten Kind, wenn durch die Instabilität der Fraktur ein schweres Schädelhirntrauma oder eine Thoraxverletzung negativ beeinflußt wird oder Pflege und Rehabilitation, insbesondere bei Querschnittsläsionen, wesentlich beeinträchtigt werden. Die Notwendigkeit ergibt sich also aus dem klinischen Verlauf der ersten 24 bis 72 Stunden zum Zeitpunkt der dritten Operationsphase der «sekundären Operationen».

Zusammenfassung

Grundsätzlich gelten auch bei Polytrauma und Mehrfachfrakturen die allgemeinen Richtlinien für die Indikation der operativen Frakturversorgung bei Kindern.

Bei schwerem Polytrauma (2. und 3. Grades) kann sich eine erweiterte Indikation zur Osteosynthese von Schaftfrakturen langer Röhrenknochen ergeben, wenn deren Instabilität ein Schädelhirn- oder Thoraxtrauma wesentlich beeinträchtigt.

Der Zeitpunkt der operativen Frakturversorgung bei Polytrauma muß sich nach dem Schweregrad richten. Vordringlich sind jene Frakturen operativ zu versorgen, bei denen Extremitätenverlust oder schwere Funktionsstörungen drohen (verzögerte primäre Operationen). Alle anderen Frakturen mit absoluter Operationsindikation oder Operationsindikation «zugunsten des Polytraumas» müssen erst nach Wiederherstellung der vitalen Funktionen operativ versorgt werden (sekundäre Operationen).

Bei Mehrfachfrakturen besteht eine erweiterte Operationsindikation für jene kompletten Schaftfrakturen, die durch die Zweitfraktur zu «konservativ nicht reponiblen» Frakturen werden.

Bei allen vorgegebenen Grundsätzen sind Indikation und Zeitpunkt zur operativen Frakturversorgung bei Polytraumata und Mehrfachfrakturen von verschiedenen Faktoren abhängig. Ein in jedem Fall angepaßtes individuelles Vorgehen ist daher unumgänglich.

Literatur

1. BURRI, C., V. KREUZER: Behandlung von Extremitätentraumen beim Schwerverletzten. Hefte Unfallheilk. 148 (1980), 225–235.
2. ECKE, H.: Verletzungen des knöchernen Skeletts beim Polytraumatisierten. Chirurg 49 (1978), 727–730.
3. HOFMANN-V. KAP-HERR, S., D. REISMANN, W. DICK, D. VOTH, P. EMMRICH, G. LILL: Probleme der Mehrfachverletzungen beim Kind. Z. Kinderchir. Suppl. 1 (1972), 345–371.
4. HOFMANN-V. KAP-HERR, S. In: «Das verletzte Kind». Kap. 6, Polytrauma, S. 102–114. Hrsg.: II. Sauer. Georg Thieme Verlag, Stuttgart-New York 1984.
5. KLAPP, F., L. T. DAMBE, L. SCHWEIBERER: Ergebnisstatistik von 564 polytraumatisierten Patienten. Unfallheilk. 81, (1978), 459–462.
6. NAST-KOLB, D., S. KESSLER, K.-H. DUSWALD, A. BETZ, S. SCHWEIBERER: Extremitätenverletzungen polytraumatisierter Patienten: stufengerechte Behandlung. Unfallchirurg 89 (1986), 149–154.
7. SCHÄRLI, A.: Das schwerverletzte Kind: Taktisches Vorgehen – Therapie. Z. Kinderchir., Supp. 33 (1981), 80–86.
8. SCHWEIBERER, L., L. T. DAMBE, F. KLAPP: Die Mehrfachverletzung: Schweregrad und therapeutische Richtlinien. Chirurg 49 (1978), 608–614.
9. TRENTZ, O., H.-J. OESTERN, G. HEMPELMANN, H. KOLBOW, J. STURM, O. A. TRENTZ, H. TSCHERNE: Kriterien für die Operabilität von Polytraumatisierten. Unfallheilk. 81 (1978), 451–458.
10. TSCHERNE, H., O. TRENTZ: Allgemeine Frakturenlehre. In: Heberer, Köle, Tscherne, Chirurgie. Springer, Berlin 1980.
11. VECSEI, V., E. TROJAN, J. EULER-ROLLE, F. MÜHLBACHER, Wien: Der Zeitpunkt der Osteosynthese von Extremitätenfrakturen bei schwerem Schädel-Hirntrauma. Hefte Unfallheilkd. 132 (1977), 263–267.
12. Vos, L. J. M.: Das polytraumatisierte Kind. Z. Kinderchir. Suppl. 11, 1972, 124–142.

Anschrift des Verfassers
Doz. Dr. G. RITTER, Univ.-Klinik für Kinderchirurgie, Heinrichstraße 31, A-8010 Graz.

Die Versorgung von mehrfachverletzten Kindern

U. P. Schreinlechner, J. Poigenfürst, Wien

Einleitung

Ausgehend von der Überzeugung, daß *Kinder nicht schlechter* behandelt werden sollten als Erwachsene, wäre es *noch schlechter*, ein mehrfach verletztes Kind *wie einen Erwachsenen zu behandeln*. Ebenso wie sich die Einzelverletzungen beim Polytrauma summieren, führt die Vernachlässigung der Besonderheiten des kindlichen Organismus zur Potenzierung der Verletzungsfolgen und damit zum Mißerfolg. Besonders in der Behandlung mehrfach verletzter Kinder sind diese Unterschiede therapiebestimmend.

Sie betreffen verschiedene Organsysteme: Zentralnervensystem und Atmung, Stoffwechsel und Kreislauf, Skelett und Weichteile.

Literaturübersicht und eigene Erfahrungen

Zentralnervensystem und Atmung. Das kindliche Gehirn reagiert auf Sauerstoffmangel jeder Ursache mit rasant auftretenden, massiven Hirnödemen, die aber ebenso rasch wieder abklingen können. Die klinischen Zeichen des erhöhten Hirndruckes zeichnen sich daher durch Wechselhaftigkeit aus und haben nicht immer die gleiche prognostische Bedeutung wie bei einem Erwachsenen. Auch ein länger andauerndes posttraumatisches Koma kann beim Kind folgenlos abklingen. Während ein Erwachsener nach einer verletzungsbedingten Bewußtlosigkeit von mehr als 15 Minuten Dauer mit weiten, lichtstarren Pupillen kaum eine Überlebenschance hat, gibt es beim Kind kaum eine Situation, in der die Prognose eines operationsbedürftigen Schädel-Hirn-Traumas für die chirurgische Versorgung zu infaust wäre. Bei der Kombination Schädel-Hirn-Trauma und Oberschenkelschaftfraktur besteht hingegen kein altersmäßiger Unterschied. Unruhe im Frakturbereich wirkt sich immer negativ auf die Hirnverletzung aus, sodaß die Oberschenkelschaftfraktur in jedem Fall möglichst bald stabilisiert werden muß. Abbildung 1 zeigt ein Beispiel aus der I. Unfallklinik Wien. Bei einem 6jährigen mit Schädel-Hirn-Trauma und Oberschenkelschaftbruch begann die Besserung der neurologischen Ausfälle sofort nach der am 4. Tag durchgeführten Osteosynthese. Hand in

Abb. 1: Schematische Darstellung des Verlaufes bei einem Kind mit Oberschenkelschaftbruch und Schädel-Hirn-Trauma und des günstigen Einflusses der Osteosynthese (2).

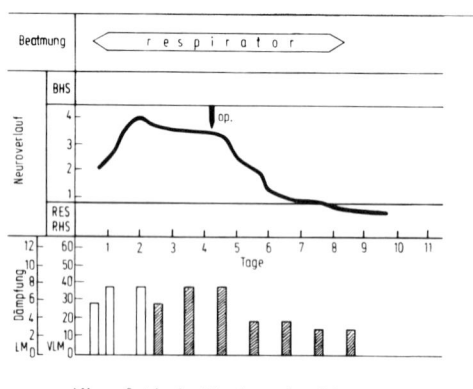

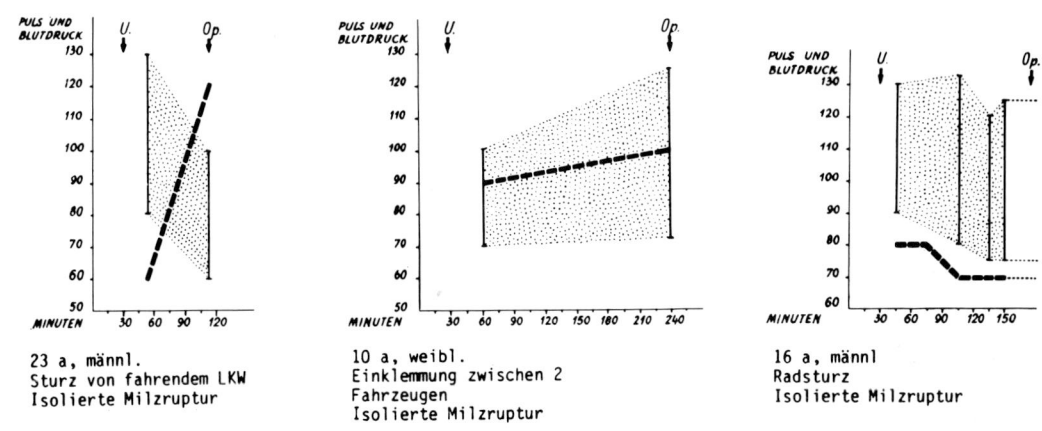

Abb. 2: Blutdruck und Pulskurven bei einem Erwachsenen und zwei Kindern mit isolierter Milzruptur (4).

23 a, männl.
Sturz von fahrendem LKW
Isolierte Milzruptur

10 a, weibl.
Einklemmung zwischen 2 Fahrzeugen
Isolierte Milzruptur

16 a, männl
Radsturz
Isolierte Milzruptur

Hand damit ging die Abnahme des Verbrauches an dämpfenden Medikamenten (2).
Stoffwechsel und Kreislauf. Der kindliche Stoffwechsel zeigt eine besondere Labilität bezüglich der Temperaturregulation und des Wasser-Elektrolythaushaltes. Besonders unter der Notwendigkeit des ausreichenden Blutersatzes ist diesem Parametern beim verletzten Kind größte Aufmerksamkeit zu widmen.
Durch die gute Kontraktilität der kindlichen Gefäße kann eine Hypovolämie erstaunlich lange kompensiert bleiben. Während sich bei einem Erwachsenen mit Milzruptur der Kreislaufzusammenbruch durch die typische «Schere» aus Blutdruckkurve und Pulskurve ankündigt (Abb. 2), können diese Parameter bei der kindlichen Milzruptur lange Zeit unverändert bleiben (4). Diese Besonderheit darf nicht als Beruhigung dienen, sondern muß als Mahnung zu erhöhter Aufmerksamkeit betrachtet werden. Wird die Diagnose des Blutverlustes nicht rechtzeitig gestellt oder werden keine Gegenmaßnahmen ergriffen, kommt der Kreislaufzusammenbruch ohne Ankündigung und schlagartig.
T. A., ein 14jähriger Knabe rutschte am 19.4.1983 beim Rollschuhfahren unter einen fahrenden PKW. Einlieferungsdiagnosen: Schläfenbeinbruch und Epiduralhämatom rechts, Oberschenkelschaftbruch rechts, Wadenbeinbruch links, zahlreiche Weichteilquetschungen.
Die Schockbekämpfung bestand in der Verabreichung einer Blutkonserve. Dann wurde bei scheinbar stabilen Kreislaufverhältnissen die Versorgung beider Verletzungen in einer Simultanoperation begonnen. Nach Absaugen des Hämatoms, noch vor Auffindung der Blutungsquelle, bzw. nach dem probeweisen Anlegen einer zu kurzen Platte an den

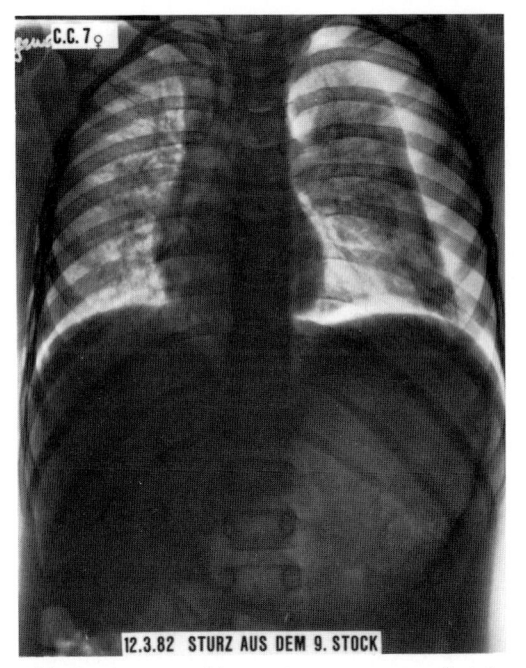

Abb. 3: C. C., weibl., 7a, Lungenröntgen bei der Einlieferung.

Oberschenkelschaft, kam es zum plötzlichen Kreislaufzusammenbruch. Die Operation mußte deshalb rasch beendet werden. Aufnahme auf der Intensivstation. Am nächsten Tag Revision des Epiduralraumes. Im Laufe der Intensivpflege Fraktur des Oberschenkelschaftes oberhalb der Platte durch eine bereits vorher bestehende Fraktur. Dennoch kam es zu einem guten Behandlungsergebnis ohne cerebrale Ausfälle mit Heilung der Oberschenkelfraktur in annehmbarer Stellung. Entlassung, gehfähig, 8 Wochen nach dem Unfall.

Skelett und Weichteile. Das kindliche Skelett unterscheidet sich vom ausgereiften Knochen unter anderem durch vier therapiebestimmende Eigenschaften:
größere Elastizität
größere osteogenetische Kraft
größere Korrekturtendenz im Schaftbereich
mögliches Fehlwachstum im Gelenksbereich.

Die Elastizität des kindlichen Knochens schützt zwar das Skelett vor Frakturen, gefährdet aber unter Umständen innere Organe. Bekannt ist der Pneumothorax ohne sichtbare Rippenfraktur. Daraus resultiert die Forderung, beim mehrfach verletzten Kind als erste Röntgenuntersuchung eine Lungenaufnahme anzuordnen (Abb. 3). Der weitere Verlauf bei diesem schwerst verletzten Mädchen ist in den Abbildungen 4–9 dargestellt.

Die große osteogenetische Potenz des kindlichen Knochens zeigt sich in reichlicher Kal-

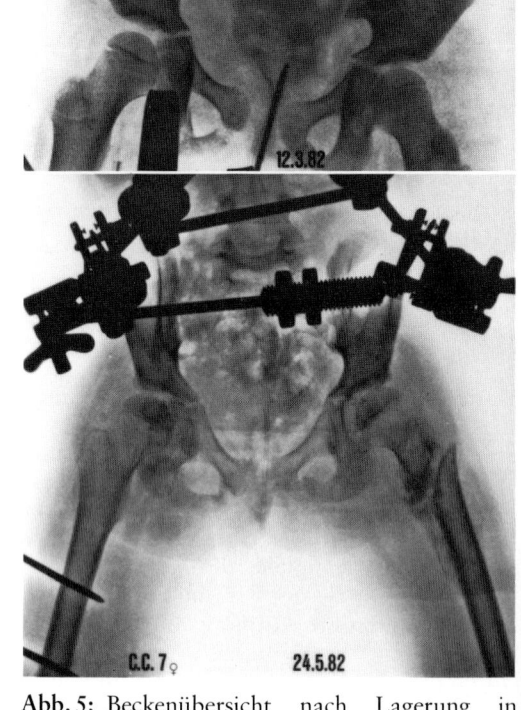

Abb. 5: Beckenübersicht nach Lagerung in Beckenschwebe am 24. 5. 1982, nach Anlegen des Becken-Fixateur externe und Stabilisierung der Refraktur des rechten Oberschenkelschaftes durch einen Fixateur externe. Die Y-Fuge des linken Hüftgelenkes ist bereits geschlossen. Die pertrochantäre Fraktur ist trotz Diastase geheilt.

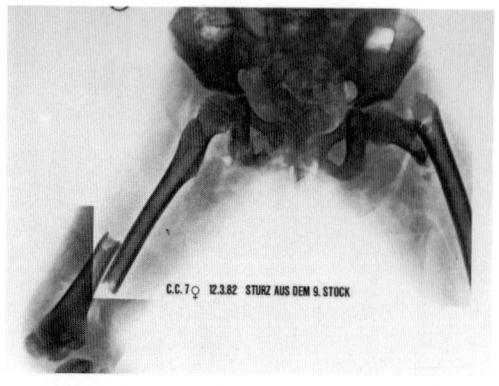

Abb. 4: C. C., weibl., 7a, Beckenübersicht und Röntgen beider unteren Extremitäten bei der Einlieferung.

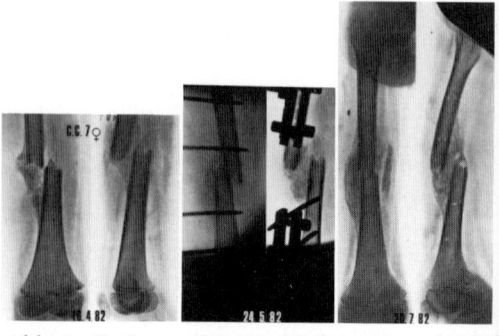

Abb. 6: C. C., weibl., 7a, linker Oberschenkel 8 Wochen nach dem Unfall, nach der Refraktur und Stabilisierung mit Fixateur externe in achsengerechter Stellung geheilt.

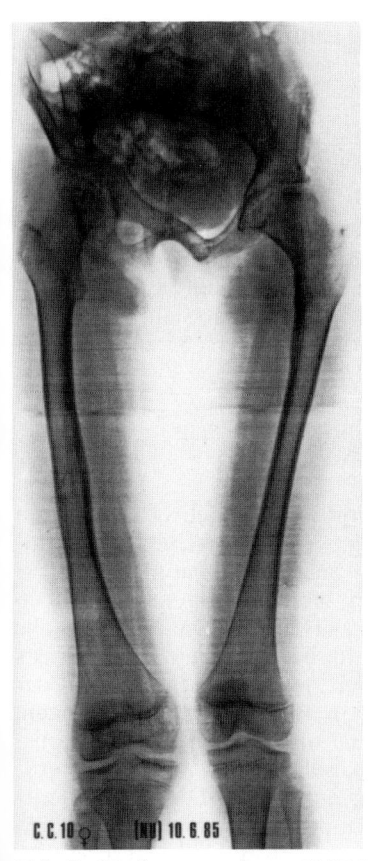

Abb. 7: Nachuntersuchung 1985 (siehe Text).

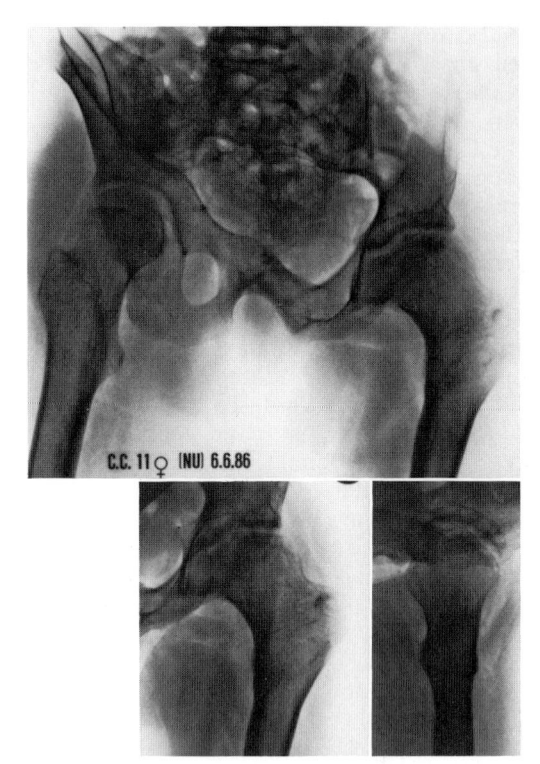

Abb. 8: Nachuntersuchung 1986 (siehe Text).

lusbildung mit guter Heilungstendenz – oft auch trotz einer Osteosynthese. Deshalb können auch perkutane Adaptionsosteosynthesen zum Ziel führen und werden überall dort angewandt, wo der Gipsverband die Pflege nicht behindert.

Die Korrekturtendenz des wachsenden Skelettes ist gerade beim mehrfach verletzten Kind ein erleichternder Faktor. Die Bereitschaft zum Negligieren von Achsenknickungen darf allerdings nicht zu weit getrieben werden. Wie Leixnering am Beispiel der Unterarmfraktur gezeigt hat (3), variiert die Korrekturfähigkeit je nach dem Abstand der Bruchstelle von der Wachstumsfuge und nach der noch zu erwartenden Wachstumsleistung. Es ist daher nicht einerlei, ob die Fraktur näher zur proximalen oder näher zur distalen Epiphyse liegt. Nach dem die distale

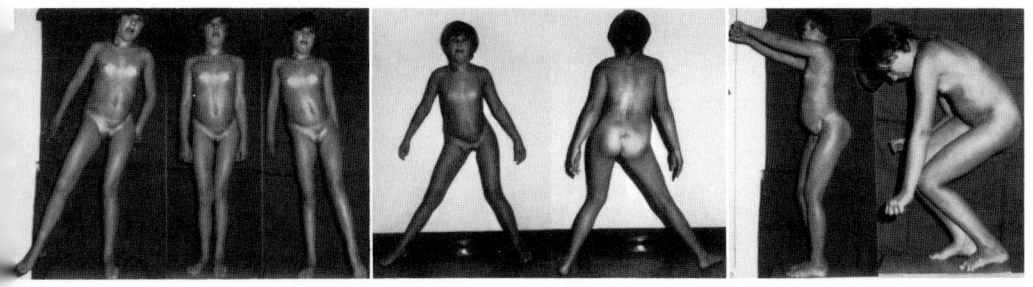

Abb. 9: C. C., jetzt 11 Jahre alt, Funktionsfotos anläßlich der Nachuntersuchung 1986.

Wachstumsfuge generell einen größeren Anteil am Längenwachstum hat, ist in ihrer Nähe mit einer besseren Korrektur zu rechnen.
Die Gefahr des Fehlwachstums nach Verletzungen der Wachstumsfugen oder nach Gelenksverletzungen besteht vorwiegend nach unexakter Reposition. Man kann kaum mit der spontanen Korrektur einer Fehlstellung rechnen. Die anatomische Wiederherstellung ist daher frühzeitig erforderlich. Im besonderen Maß trifft dies auf die Schenkelhalsfraktur zu, die nicht nur durch Wachstumsstörungen, sondern auch durch Ernährungsstörungen gefährdet ist. Wie SCHWARZ (6) gezeigt hat, liegt deren Ursache vermutlich in der interartikulären Drucksteigerung durch den Hämarthros. Deshalb ist die Druckentlastung des Gelenkes und die möglichst baldige Reposition und Stabilisierung der Schenkelhalsfraktur eine dringliche Operation.
Die kindlichen Weichteile unterscheiden sich vom Gewebe des Erwachsenen unter anderem durch drei therapiebestimmende Eigenschaften:
größere Elastizität
größere Regenerationstendenz
geringere Neigung zu Kapselschrumpfungen
Die Toleranz der kindlichen Weichteile ist aber nicht unbeschränkt. Ein besonders gefährdetes Gebiet ist der Cubitus. Während beim Erwachsenen eine Fraktur im Ellbogenbereich ohne Gefahr erst sekundär versorgt werden kann, drohen beim Kind Kompartmentsyndrom und Volkmann'sche Kontraktur. Deshalb verdienen supracondyläre Oberarmbrüche auch im Rahmen des Polytraumas erhöhte Versorgungsdringlichkeit. Je früher die gedeckte Reposition durchgeführt wird, umso leichter gelingt sie. Die Stabilisierung mit zwei percutan eingebrachten Bohrdrähten hat sich seit vielen Jahren bewährt (1). Die häufig begleitenden Medianusläsionen zeichnen sich bei Kindern durch eine gute Regenerationstendenz aus. Mit der Revision kann zunächst zugewartet werden. Die geringe Tendenz zu Kapselschrumpfungen ermöglicht die breite Anwendung von Adaptationsosteosynthesen, weil auch nach längerer Ruhigstellung im Gipsverband keine Bewegungseinschränkung befürchtet werden muß.

Schlußfolgerungen

Aus diesen Überlegungen können folgende Grundsätze für das praktische Vorgehen beim mehrfachverletzten Kind abgeleitet werden:
Beobachtungen und Wiederherstellung der Vitalfunktionen haben gleiche Dringlichkeit wie beim Erwachsenen. Die Körpertemperatur verdient besondere Beachtung. Die Kompensationsfähigkeit des Kreislaufes bei Hypovolämie darf nicht überschätzt werden.

Zusammenfassung

Bei der Versorgung von mehrfachverletzten Kindern sind gewisse Unterschiede des kindlichen Organismus gegenüber dem des Erwachsenen zu berücksichtigen. Aus ihnen ergeben sich einerseits gewisse diagnostische und therapeutische Gefahren, andererseits aber auch Erleichterungen besonders in der Versorgung von Extremitätenverletzungen. Gefahren sind in der guten Kompensationsfähigkeit des kindlichen Kreislaufes bei größeren Blutungen zu sehen. Die Wechselhaftigkeit der Symptome nach Schädel-Hirn-Traumen kann Anlaß für Fehlinterpretationen des Zustandes sein. Ellbogenverletzungen sind durch eine besonders hohe Neigung zum Kompartmentsyndrom gefährdet. Bei anderen Extremitätenverletzungen ergeben sich Erleichterungen durch die gute Heilungstendenz des kindlichen Knochens und die geringe Schrumpfungstendenz der Gelenkskapsel. Es können daher Adaptationsosteosynthesen mit nachfolgender Ruhigstellung im Gipsverband gefahrlos angewendet werden. Die Korrekturfähigkeit des kindlichen Skelettes darf allerdings nicht überschätzt werden. Das heißt, daß auch bei Adaptationsosteosynthesen von Anfang an, eine gute Achsenstellung angestrebt werden muß.

Literatur

1. JAHNA, H., J. POIGENFÜRST: Neuere Gesichtspunkte zur Pathogenese und Prophylaxe der ischämischen Muskelkontraktur. Akt. Chir. 1, 229–240 (1966).

2. LEHFUSS, H.: Indikationsstellung zur Osteosynthese von Oberschenkelfrakturen von Kindern. Mschr. Unfallheilk. 75: 415–422 (1972).
3. LEIXNERING, M., N. SCHWARZ: Operationsindikation und Auswahl des Verfahrens bei kindlichen Unterarmschaftbrüchen. Unfallchirurg (im Druck).
4. POIGENFÜRST, J.: Stumpfe Bauchverletzungen bei Jugendlichen. Chir. Prax. 4: 165–170 (1960).
5. SCHREINLECHNER, U.P., K. EBNER: Der Traumaindex. Hefte Unfallheilk. 156: 167–172 (1983).
6. SCHWARZ, N., M. LEIXNERING, A. FRISEE: Aktuelle Therapieprognose der Femurhalsfrakturen im Wachstumsalter. Unfallchirurg 89: 235–240 (1986).

Anschrift der Verfasser
Dr. U.P. SCHREINLECHNER, Prof. Dr. J. POIGENFÜRST, Allgemeine Unfallversicherungsanstalt, Unfallkrankenhaus Lorenz Böhler, A-1200 Wien.

S. Hofmann-v. Kap-herr (Hrsg.), Operationsindikationen bei Frakturen. Gustav Fischer Verlag. Stuttgart · New York · 1987

Operationsindikationen bei offenen Frakturen

K. KUNZE, Gießen

Früher wurden die offenen Frakturen im Kindesalter ebenso wie die geschlossenen Frakturen streng konservativ behandelt. Die Osteosynthese bei offenen Frakturen galt fast als Kunstfehler (1; 2; 6; 15). Aber schon immer gab es auch Ausnahmen dieser Grundregel. Der New Yorker Unfallchirurg PRESTON WADE pflegte zu sagen: «Never say never, but if you say never, say never operate a fracture in children well nearly never.»
Bei der Behandlung der offenen Frakturen ist es ganz allgemein zu einer grundlegenden Meinungsänderung gekommen, seit die Methoden der Osteosynthese wesentlich verbessert wurden. Offene Frakturen im Kindesalter waren früher eine ausgesprochene Seltenheit. Heute ist ihre Zahl im Steigen begriffen, wobei es sich bei den offenen Frakturen in den allermeisten Fällen um schwere Unfälle aus dem Straßenverkehr handelt (1; 10). Unabhängig vom Lebensalter gilt, daß Bewegungen der Knochenfragmente gegeneinander in den umgebenden Weichteilen ein Gewebsödem und eine Gewebsacidose unterhalten. Damit steigt die Gefahr der Entstehung von Gewebsnekrosen (3; 11; 12; 13; 14; 16). Eine dermaßen gestörte Wundheilung bedeutet Infektionsgefahr in hohem Maße. Mit der Stabilisierung der Fraktur wird gleichzeitig die Weichteilwunde ruhiggestellt. Die Voraussetzungen für eine ungestörte Wundheilung werden damit wesentlich verbessert. Da dies ohne Einschränkungen auch für das Kindesalter zutrifft, ist die offene Fraktur grundsätzlich eine Indikation zur Osteosynthese. Die Untersuchungen von KLAPP (7) zeigen ganz eindeutig, daß es auch beim wachsenden Skelett nach der Versorgung einer Osteotomie mit einer stabilen Platte noch zur Synthese, zu einer schnellen Revascularisation des verletzten Knochens kommt, auch wenn vorher eine Deperiostierung durchgeführt wurde. Die Revascularisierung erfolgt dann vom Markraum her. Erst wenn Instabilitäten auftreten, kommt es zur Störung dieser Revascularisation und zur Ausbildung von nicht durchbluteten, toten Knochenarealen. Diese Sequester bilden dann den Nährboden für eine Infektion.
Daraus ergeben sich die Bedingungen, die eine Osteosynthese erfüllen muß:
1. Sie muß stabil sein.
2. Sie darf den bereits bestehenden Gewebeweichteilschaden nicht wesentlich erhöhen.
3. Das Osteosynthesematerial muß unter vitalem Weichteilgewebe plaziert sein.

Art und Umfang des Weichteilschadens bestimmen ganz wesentlich das taktische Vorgehen und die Prognose bei offenen Frakturen. Als wichtige Hilfestellung für die erforderlichen Entscheidungen hat sich eine gute Einteilung der Weichteilschäden bewährt. Wir unterteilen heute – je nach Ausmaß des Weichteilschadens – die offenen und geschlossenen Frakturen in jeweils 4 Schweregrade.
Geschlossene Fraktur 0:
Es besteht kein wesentlicher Weichteilschaden.
Geschlossene Fraktur Grad 1:
Die Haut weist Kontusionen oder oberflächliche Hautabschürfungen auf.
Geschlossene Fraktur Grad 2:
Es bestehen tiefere Hautabschürfungen, möglicherweise verschmutzt sowie tiefergehende Haut- und Muskelkontusionen aufgrund eines entsprechenden direkten Traumas.
In diese Gruppe ist auch das drohende Kompartment-Syndrom einzuordnen.
Geschlossene Fraktur Grad 3:
Es besteht ein subcutanes Decollement mit ausgedehnten Hautkontusionen und Haut-

quetschungen, Hämatomen und Zerstörungen der Muskulatur.
Jedes manifeste Kompartment-Syndrom sowie gedeckte Verletzungen eines Hauptgefäßes sind in diese Gruppe einzuordnen.
Die Beurteilung und Behandlung dieser Verletzungen mit ausgedehnten gedeckten Weichteilschäden kann sich außerordentlich schwierig gestalten (10).
Offene Fraktur Grad 1:
Durchspießung der Haut durch ein Fragment von innen her, es bestehen keine Hautkontusionen.
Es ist mit keiner bakteriellen Kontamination zu rechnen.
Offene Fraktur Grad 2:
Scharfe Durchtrennung der Haut von innen oder von außen mit nur geringfügigen Weichteilkontusionen und Weichteilzerstörungen der Umgebung.
Offene Fraktur Grad 3:
Hautdurchtrennung mit ausgedehnten Weichteilzerstörungen, evtl. auch Weichteilverlusten. Häufig bestehen Gefäß- und Nervenverletzungen. Es ist mit einer starken Wundkontamination zu rechnen.
Offene Fraktur Grad 4:
Hier handelt es sich um eine totale oder subtotale Amputation mit Durchtrennung der wichtigsten Gefäß- und Nervenverbindungen.
In der Peripherie besteht eine totale Ischämie, vom Weichteilmantel darf maximal $1/4$ der Circumferenz erhalten sein.
Die Behandlung der offenen Frakturen beginnt mit der ersten Hilfe am Unfallort. Hier können zusätzliche Weichteilverletzungen oder zusätzliche Kontaminationen der Fraktur reduziert werden. Das Anlegen eines sterilen Verbandes mit leichter Kompression und Ruhigstellung der Extremität auf einer geeigneten Schiene kann die Ausbreitung des Frakturhämatomes und des posttraumatischen Ödems mindestens teilweise verhindern.
Bei den Kindern mit offenen Frakturen handelt es sich in den meisten Fällen um polytraumatisierte Patienten. Unmittelbar nach Einlieferung des Patienten in die Klinik müssen die vitalen Funktionen stabilisiert werden, danach muß die Diagnostik so schnell und umfassend wie möglich durchgeführt werden. Erst wenn diese beendet ist, und wenn die vitalen Funktionen dies zulassen, kommt der Patient in den Operationssaal zur Versorgung der Verletzungen. Insbesondere bei den polytraumatisierten Patienten ist die Stabilisierung stammnaher Frakturen wichtig, es ist unbestritten, daß sich die vitalen Funktionen nach der Stabilisierung solcher Frakturen schneller normalisieren. Lagerung und Pflegemöglichkeiten sind bei stabilisierten Frakturen wesentlich besser und effektiver durchzuführen als bei Frakturen, die lediglich durch eine Extension ruhiggestellt sind.

Tabelle 1: Verteilung der Infektrate auf offene Frakturen mit und ohne durchgehende sterile Abdeckung bis in den Operationssaal (TSCHERNE) (10).

mit sterilem Verband	ohne sterilen Verband
116 mal	77 mal
Infektrate	
5 (4,3%)	15 (19,2%)

Bei keiner der bisher genannten Phasen der klinischen Behandlung darf der am Unfallort angelegt sterile Notverband entfernt werden. TSCHERNE (10; Tabelle 1) konnte anhand seines Krankengutes eindeutig nachweisen, daß mit jeder Entfernung des Verbandes vor der definitiven Versorgung die Infektrate wächst. Der Verband wird erstmals im Operationsvorbereitungsraum unter sterilen Bedingungen entfernt und die Wunde besichtigt. Zusammen mit den Röntgenaufnahmen kann jetzt das Ausmaß der Verletzung beurteilt und das weitere Vorgehen festgelegt werden. Eine der wichtigsten Maßnahmen der Behandlung ist die Wundausschneidung und Entfernung jeglichen nekrotischen Gewebes. Bei erstgradig offenen Frakturen kann dies sehr sparsam geschehen, die Wunde kann mit Einlegen einer Redon-Drainage primär verschlossen werden. Es kann dann eine Frakturenbehandlung wie bei einer geschlossenen Fraktur erfolgen. Dieses Vorgehen wurde früher auch bei den zweitgradig offenen Frakturen empfohlen (1; 2). Wir empfehlen dagegen heute bei den zweit- und drittgradig offenen Frakturen unbedingt die operative Stabilisierung, bei den erstgradig offenen Frakturen eine operative Stabilisierung dann, wenn diese auch in der Situation der geschlossenen Fraktur durchgeführt werden müßte, nämlich Frakturen mit Gelenkbeteiligung, mit Verletzungen der Wachstumsfuge und Frakturen, die sich nicht stabil reponieren lassen.

Insbesondere bei den offenen Frakturen kommt es trotz einer anfänglich guten Reposition sekundär oft zu einer erneuten Dislokation, dadurch entstehen neuerliche Druckeinwirkungen auf die bereits geschädigten Weichteile, Minderperfusion, Gewebshypoxie und Weichteilnekrosen sind die Folge und bieten beste Voraussetzungen für das Angehen einer Infektion.

Als Osteosynthesematerialien kommen im gelenknahen Bereich bei Kindern Spickdraht- oder Schraubenosteosynthesen zur Anwendung, während im Schaftbereich Plattenosteosynthesen bevorzugt werden.

Bei drittgradig offenen Frakturen kann der Fixateur zur Anwendung kommen. Der Fixateur-externe hat seine Berechtigung

1. bei Frakturen mit schwerstem Weichteilschaden, bei denen es um den Erhalt der Extremität geht,
2. bei Frakturen mit derartig ausgedehnten Weichteilschäden, daß eine Platte nicht mit gesunden und gut durchbluteten Weichteilen gedeckt werden kann,
3. bei Frakturen, bei denen die Anbringung einer Platte eine ausgedehnte Freilegung von kleinen Knochenfragmenten erforderlich machen würde. Diese würden dann aufgrund der Mangeldurchblutung unter Umständen zu Sequestern werden.
4. Bei Frakturen, bei denen eine mechanisch stabile Fixierung durch eine Platte nicht möglich ist.

Eine wichtige Frage in der Behandlung dieser Frakturen stellt die Frage nach dem Wundverschluß dar, ob und in welcher Form er durchgeführt werden soll. Wenn ein Wundverschluß angestrebt wird, muß die Durchblutung der betroffenen Extremität normal sein, jegliches avitale Gewebe muß vorher entfernt worden sein. Der Wundverschluß muß spannungsfrei und vor allem ohne Zurücklassen von Hohlräumen und nekrotischem Gewebe möglich sein. Vor allem bei schwerverletzten Kindern sind diese Voraussetzungen oftmals nicht gegeben. Hier empfiehlt sich dann ein aufgeschobener Wundverschluß, Knochen, Gefäße, Nerven und auch Osteosynthesematerial sollen bedeckt sein, evtl. auch durch eine Muskelplastik. Die Haut kann dann offen gelassen werden. Nach der Operation wird der bestehende Defekt durch einen synthetischen Hautersatz abgedeckt, um die Kontamination mit Keimen zu verhindern. Die Deckung dieses Defektes kann dann später erfolgen. Nur in Ausnahmefällen kann die Weichteildeckung von freiliegendem Knochen oder Osteosynthesematerial primär durch einen freien Gewebetransfer mit mikrovaskulärem Anschluß erfolgen.

Eine umstrittene Frage in der Behandlung der offenen Frakturen stellt die Antibiotika-Prophylaxe dar. TSCHERNE konnte anhand seines Krankengutes eindeutig nachweisen, daß es bei der prophylaktischen Antibiotika-Therapie bei offenen Frakturen zu einer deutlichen Reduzierung der Infektrate kommt (10; Tabelle 2). Auch wir führen bei offenen Frakturen eine kurzzeitige präoperative beginnende Antibiotika-Prophylaxe durch (8).

In der Nachbehandlung steht bei den offenen Frakturen die Verhütung einer Infektion im Vordergrund. Die funktionelle Nachbehandlung kann daher erst einsetzen, wenn das Heilungsergebnis garantiert ist, d. h. wenn die Wundheilung weitgehend abgeschlossen ist. Treten postoperative Hämatome auf, sind diese unter aseptischen Bedingungen so schnell wie möglich operativ zu entleeren und Redon-Drainagen einzulegen. Einschnürende Hautnähte beeinträchtigen die Hautdurchblutung sehr, sie sollten so schnell wie möglich entfernt werden. Beginnende Infektionszeichen erfordern in jedem Falle eine frühe Revision, evtl. auch eine erneute Wundausschneidung, um nekrotisches Gewebe zu entfernen.

Tabelle 2: Infektrate bei offenen Frakturen mit und ohne Antibiotikatherapie (TSCHERNE) (10)

	mit	ohne
	Antibiotika	
	(n = 111)	(n = 88)
Weichteilinfekte	5 (4,5%)	7 (8,0%)
ossäre Infekte	3 (2,7%)	5 (5,8%)
	8 (7,2%)	12 (13,8%)

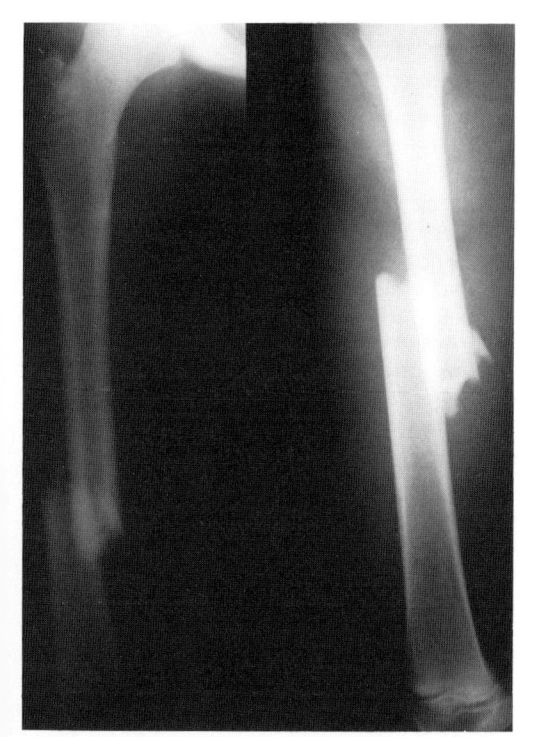

Abb. 1: 9jähriger Junge mit einer zweitgradig offenen Oberschenkelschaftfraktur. Bei der operativen Versorgung finden sich Gartenerde und Gras in der Markhöhle des frakturierten Knochens.

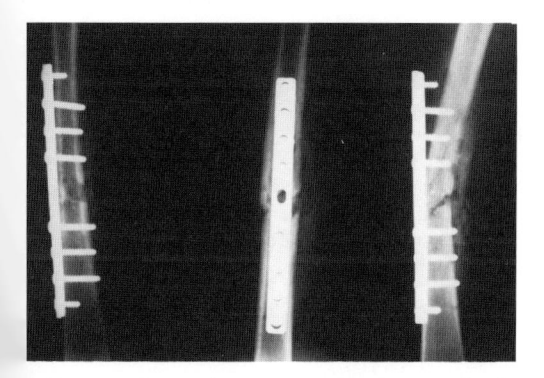

Abb. 2: links und Mitte: 4 Wochen nach der operativen Versorgung. Trotz stabiler Plattenosteosynthese findet sich eine überschießende Kallusbildung. Rechts: 6 Wochen postoperativ Plattenausriß unter dem Zeichen einer Infektion. Bei der Revision findet sich ein Abszeß im Bereich der Fraktur, die Platte wird entfernt, Einlegen einer Saugspüldrainage und Anlegen einer externen Fixierung, hier mit Hilfe eines Wagner-Apparates.

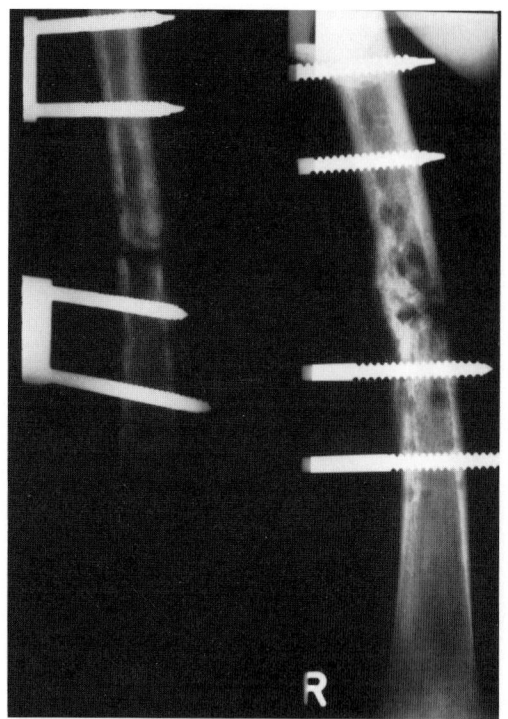

Abb. 3: 3 Monate nach Anlegen des Wagner-Apparates besteht Infektfreiheit. Wegen des fehlenden knöchernen Durchbaues wird eine Spananlagerung 4 Monate nach Anlegen des Wagner-Apparates durchgeführt.

Während es zum Ende der 50er Jahre die operative Behandlung von offenen Frakturen im Kindesalter eine absolute Ausnahmeindikation war (1; 2), besteht heute weitgehend Einigkeit darüber, daß die erstgradig offenen Frakturen zu behandeln sind wie geschlossene Frakturen, daß zweit- und drittgradig offene Frakturen einer operativen Behandlung zugeführt werden sollen. Die für die Osteosynthese zu verwendenden Implantate können kleiner dimensioniert sein als beim Erwachsenen, trotzdem soll in der Situation der offenen Fraktur immer eine stabile Osteosynthese angestrebt werden. Im gelenknahen Bereich kommen Spickdrähte oder Schrauben zur Anwendung. Im Schaftbereich ist eine deutliche Entwicklung von der Plattenosteosynthese zum Fixateur hin zu beobachten, insbesondere seit man die großen räumlichen Fixateuraufbauten verlassen hat zugunsten zweidimensionaler Spanner (Abb. 1–4).

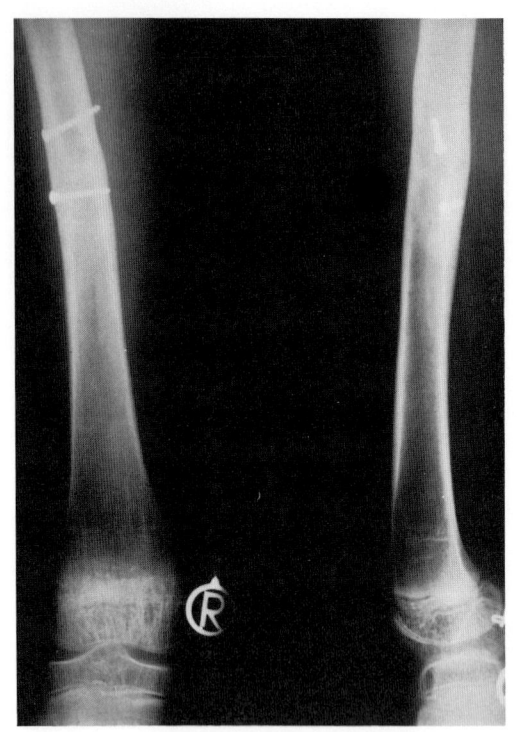

Abb. 4: Der gleiche Patient 1 Jahr nach dem Unfall. Der Wagner-Apparat ist in der Zwischenzeit entfernt. Es besteht freie Beweglichkeit in Hüft- und Kniegelenken bei voller Belastungsfähigkeit. Es besteht eine Beinlängendifferenz von plus 2 cm.

Zusammenfassung

Die Indikationsstellung zur operativen Therapie bei offenen Frakturen im Kindesalter hat sich gegenüber früheren Zeiten deutlich gewandelt. Die Ergebnisse der Frakturbehandlung werden in hohem Maße bestimmt von der richtigen Beurteilung und der richtigen Behandlung des Weichteilschadens. Wir unterscheiden dabei 4 Schweregrade für die offenen und geschlossenen Frakturen.

Erstgradig offene Frakturen können nach Versorgung der Weichteilwunde wie geschlossene Frakturen behandelt werden, zweit- und drittgradig offene Frakturen sollten einer operativen Therapie zugeführt werden. Eine korrekt durchgeführte Stabilisierung, die überhaupt eine schnelle Revascularisierung des Knochens ermöglicht und somit den besten Infektionsschutz darstellt.

Eine große Bedeutung kommt der Behandlung des Weichteilschadens zu. Steril angelegte Notverbände sollen erst unmittelbar vor der Operation entfernt werden. Bei Weichteildefekten soll der Wundverschluß keinesfalls erzwungen werden. Bei der Wahl der zur Verfügung stehenden Osteosynthesematerialien geht bei den zweit- und drittgradig offenen Frakturen die Tendenz eindeutig von der Plattenosteosynthese zum Fixateur-externe hin. Es wird eine Antibiotika-Prophylaxe empfohlen.

Diese Form der Osteosynthese hat den großen Vorteil, daß wenig Knochen vom Periost denudiert wird, es wird kein Osteosynthesematerial im unmittelbaren Frakturbereich eingebracht und die Fraktur ist ausreichend stabil fixiert, so daß eine schnelle Revascularisierung stattfinden kann. Mit dieser Behandlungsmethode nähert man sich aber wieder den Behandlungsvorschlägen von Blount (1), der bei drittgradig offenen Frakturen oder Frakturen mit Verlust von Knochensubstanz nach sorgfältiger Wundausschneidung unter Umständen mit Offenlassen der Wunden, eine Skelettextension mit Kirschner-Drähten, die eingegipst werden, empfahl. Auch dabei handelt es sich gewissermaßen um einen Fixateur-externe.

Literatur

1. BLOUNT, W.P. (1957): Knochenbrüche bei Kindern. Georg Thieme Verlag Stuttgart.
2. BÖHLER, J. (1976): Behandlung offener Frakturen im Kindesalter. Zbl. Chir. 101 (140–145).
3. BURRI, C., A. RÜTER (1976): Die offene Fraktur im Kindesalter. Langenbecks Arch. Chir. 342 (305–310).
4. ENGERT, J. (1982): Indikation und Anwendung des Fixateur externe im Kindesalter. Z. Kinderchir. 36 (133–137).
5. HIERHOLZER, G. (1976): Die infizierte kindliche Fraktur. Langenbecks Arch. Chir. 342 (311–314).
6. JANI, L. (1978): Indikation zur Osteosynthese der kindlichen Fraktur. Helv. chir. Acta 45 (623–625).
7. KLAPP, F. (1981): Diaphysäre und metaphysä-

re Verletzungen im Wachstumsalter. Hefte z. Unfallheilkunde Nr. 152, Springer Verlag, Berlin.
8. SAUER, H.D., M.DALLEK, U. MOMMSEN, K.H. JUNGBLUTH (1982): Therapie und Prognose schwerer Weichteilverletzungen im Kindesalter. Z. Kinderchir. 36 (131–132).
9. TSCHERNE, H. (1977): Offene kindliche Frakturen. Z. Kinderchir. 22 (61–68).
10. TSCHERNE, H., N.SÜDKAMP (1985): Offene Frakturen bei Kindern. Z. Orthop. 123 (490–497).
11. ULRICH, CHR., O. WÖRSDORFER, C. BURRI, R.ZEHNDER (1985): Offene Frakturen bei Kindern und Jugendlichen. Z. Orthop. 123 (497–501).
12. VINZ, H. (1972): Operative Behandlung von Knochenbrüchen bei Kindern. Zbl. Chir. 97 (1377–1384).
13. VINZ, H. (1980): Die Behandlung offener Frakturen bei Kindern. Zbl. Chir. 105 (1483–1493).
14. VINZ, H., W. KURZ (1980): Die offene diaphysäre Unterschenkelfraktur im Kindesalter. Zbl. Chir. 105 (32–38).
15. WEBER, B.G., CH.BRUNNER, F.FREULER (1978): Die Frakturbehandlung bei Kindern und Jugendlichen. Springer Verlag Berlin.
16. WEISE, K. (1985): Besondere Aspekte bei der Versorgung offener Frakturen im Kindesalter. Z. Orthop. 123 (505–509).

Anschrift des Verfassers
Privatdozent Dr. med. KLAUS KUNZE, Oberarzt der Klinik für Unfallchirurgie, der JUSTUS-LIEBIG-Universität Gießen, Klinikstr. 29, 63 Gießen.

Die Behandlung offener Frakturen bei Kindern

H. Vinz, Magdeburg

Häufigkeit offener Frakturen im Kindesalter

Zur Häufigkeit offener Frakturen bei Kindern gibt es in der Literatur nur spärliche Angaben. Schwarz (10) fand im Krankengut des Unfallkrankenhauses Lorenz Böhler, Wien, einen Anteil von 5,3%. Unter Abzug der offenen Finger- und Zehenfrakturen, die bei Kindern fast zwei Drittel aller offenen Frakturen ausmachen, verbleibt für die übrigen Frakturlokalisationen nur noch ein Anteil von etwa 2%. Unter den Frakturen der langen Röhrenknochen war der Anteil offener Frakturen am Oberarm 1,1%, am Unterarm 3,1%, am Oberschenkel 2,0% und am Unterschenkel 2,9% (10). In einer Sammelstudie der Arbeitsgemeinschaft für Traumatologie des Kindesalters der DDR, in der 677 kindliche Unterschenkelfrakturen ausgewertet wurden, betrug der Anteil offener Frakturen dagegen 6,9% (15).

Fraktur- und Wundheilung

Noch Blount (2) und Ehalt (4) forderten für die offene Fraktur beim Kind grundsätzlich die konservative Therapie: die offene Fraktur sei durch Wundversorgung in eine geschlossene Fraktur überzuführen und danach entsprechend den Richtlinien der konservativen Frakturbehandlung zu versorgen. Vor Metallimplantation warnt Blount (2) ausdrücklich. Diese extrem konservative Haltung kann heute in dieser Form nicht mehr akzeptiert werden. Der alte Grundsatz: «Wundheilung geht vor Frakturheilung» ist zumindest irreführend und sollte nicht mehr gelehrt werden. Wundheilung und Frakturheilung laufen zur gleichen Zeit am gleichen Ort, nur mit unterschiedlicher Geschwindigkeit ab. Beide Prozesse sind hochgradig voneinander abhängig. Eine nicht stabilisierte Fraktur erzeugt Unruhe in der Weichteilwunde mit Unterhaltung der Gewebsazidose und des Gewebsödems, Provokation von Nekrobiosen und Nekrosen, somit gestörte Wundheilung *und* gestörte Frakturheilung, Infektionsgefahr. Die stabilisierte Fraktur führt gleichzeitig zur Ruhigstellung der Weichteilwunde: schnelles Abklingen des Gewebsödems, schnelles Einsetzen der Reparationsvorgänge, keine Schmerzen, keine trophischen Sekundärstörungen, insgesamt also ideale Voraussetzungen für die Wund- und Frakturheilung (1, 3, 8, 11, 12, 17).

Der heutige Stand der operativen Unfallchirurgie bietet die Möglichkeit, auch bei schwersten Weichteilschäden im Zusammenhang mit Frakturen in vielen Fällen Heilung ohne Hinterlassung stark beeinträchtigender anatomischer oder funktioneller Defektsituationen zu erzielen. Dieser Aspekt ist für das Kind von ganz besonderer Bedeutung. Würde man der Heilung der Weichteilwunde das Primat in dem obengenannten Sinne geben, so würde dies oft die mögliche restitutio ad integrum in Frage stellen.

Die Beurteilung des Weichteilschadens

Die offenen Frakturen werden auch im Kindesalter je nach dem Verletzungsausmaß der Weichteile in drei Schweregrade eingeteilt (3): Grad 1 sind einfache Durchspießungsverletzungen durch das perforierende Fragment. Der Weichteilschaden ist hier nur gering. Diese Frakturen können nach der Wundversorgung wie geschlossene Frakturen weiterbehandelt werden. Es gelten hier die gleichen Indikationen für die Osteosynthese wie bei den entsprechenden geschlossenen Frakturen.

Allerdings besteht gerade im Kindesalter die Möglichkeit der Fehleinschätzung des Weichteilschadens. Infolge der größeren Elastizität der kindlichen Haut sind die eigentlichen Hautwunden oft verhältnismäßig klein, so daß zunächst der Eindruck einer erstgradigen Weichteilverletzung besteht. Erst bei der Wundversorgung stellt sich heraus, daß der subkutane Weichteilschaden erheblich größer ist (ausgedehntes Décollement, Muskelquetschungen, Muskelzerreißung). Diese verdeckten Weichteilverletzungen entstanden durch die erhebliche Fragmentverschiebung im Moment des Traumas. Die schwere Frakturdislokation ist auf den ersten Röntgenaufnahmen oft nicht mehr erkennbar und nur noch am vorgefundenen Weichteilschaden zu ermessen. Findet man derartig schwere verdeckte Weichteilschäden, so ist die Fraktur selbstverständlich dem Weichteilschaden entsprechend in eine zweitgradige oder drittgradige offene Fraktur einzustufen und zu behandeln.

Die offenen Frakturen 2. und 3. Grades entstehen durch äußere Gewalteinwirkung, im Vordergrund stehen die Verkehrsunfälle. Maßgebend für die Bestimmung des Schweregrades sind neben dem Ausmaß des Weichteilschadens auch die Form der Fraktur selbst, der Verschmutzungsgrad und die Beteiligung von großen Gefäßen und Nerven. Die offenen Frakturen 2. und 3. Grades stellen in aller Regel eine Indikation zur Osteosynthese dar entsprechend den im Abschnitt 2 genannten Grundsätzen (1, 3, 8, 12, 17).

Osteosyntheseverfahren bei offenen Frakturen

Im Gegensatz zum Erwachsenenalter ist bei offenen Frakturen im Kindesalter meistens nur ein geringer Materialaufwand für die Frakturstabilisierung erforderlich. Es genügt in der Regel, die Fraktur lagerungsstabil zu versorgen (3, 11, 13, 16): Wegen des Bewegungsdranges der Kinder ist man gewöhnlich gezwungen, die betroffene Extremität zusätzlich im Gipsverband ruhigzustellen. Auch hier besteht ein prinzipieller Unterschied zum Erwachsenenalter: die Frühmobilisierung der beteiligten Gelenke, eine für das Erwachsenenalter prinzipielle Forderung, kann beim Kind unterbleiben, da sich die Gelenkfunktion auch nach länger dauernder Ruhigstellung stets wieder normalisiert.

Für die offenen Gelenkfrakturen bzw. gelenknahen Frakturen ist die Stabilisierung mit einem oder mehreren Bohrdrähten ausreichend. Die Drähte sollten nach Frakturheilung umgehend wieder entfernt werden. Bei Schaftfrakturen der großen Röhrenknochen ist die Plattenosteosynthese angezeigt, bei langen Schrägbrüchen reicht auch die einfache Verschraubung aus. Auf die Schonung des vitalen Periostes ist zu achten. Bei intaktem Periost soll das Plattenlager nicht deperiostiert werden. Eine Druckplattenosteosynthese führen wir nur bei Kindern aus, deren Knochen bereits die Dimension des Erwachsenenalters erreicht haben. Für jüngere Kinder ist eine Druckosteosynthese für die Erzielung einer schnellen Frakturheilung nicht erforderlich.

Für Problemsituationen mit schwersten Knochen- und Weichteilschäden und insbesondere traumatischen Knochendefekten muß jedoch auch für Kinder das ganze Arsenal der modernen Osteosynthesetechnik zur Verfügung stehen einschließlich der Verwendung des Fixateur externe und der primären oder sekundären Spongiosatransplantation (9, 11).

Beispiel: 13jähriger Junge, Sturz als Soziusfahrer mit dem Motorrad. Drittgradig offene Oberschenkelschaftfraktur, geschlossene hohe Tibiaschaftfraktur am gleichen Bein. Simultane Versorgung der Oberschenkelschaftfraktur durch Fixateur externe und der Tibiafraktur durch Verplattung.

Die Nagelungen offener Schaftfrakturen ist aus grundsätzlichen Erwägungen heraus nicht empfehlenswert. Mit der Nagelung erfolgt eine zusätzliche verletzungsferne Wundsetzung, die insbesondere die gesamte Markhöhle mit einbezieht. Im Falle einer Infektion gefährdet die Nagelung den gesamten Knochen, während bei Verwendung einer Platte die Infektion wenigstens zunächst auf das primäre Verletzungsgebiet beschränkt bleibt. Von dieser Regel weichen wir allerdings im Falle zweitgradig offener Vorderarmschaftfrakturen gelegentlich ab, indem wir Radius und/oder Ulna mit dünnen Rush pins stabilisieren (12). Besonders am distalen Unterarm erzeugt eine Platte eine merkliche Deviation des Sehnenverlaufs. Hinzu kommt die geringere Belastungsstabilität und eine erhöhte Refrakturgefährdung infolge der unter der Platte einsetzenden Spongiosierung und Demineralisation.

Beispiel: ein 12jähriges Mädchen stürzte vom Pferd und erlitt beim Sturz zusätzlich einen Hufschlag an den linken Unterarm. Verletzung: zweitgradig offene Unterarmfraktur mit Stückfraktur des Radius, zusätzlich dorsale Ellenbogenluxation. Beide Unterarmknochen werden durch Rush pins stabilisiert, wobei das mittlere Radiusfragment «aufgefädelt» wird. Heilung mit völliger Wiederherstellung der Funktion.

Die intramedulläre Osteosynthese bei offenen Frakturen lassen wir ausdrücklich nur bei Unterarmschaftfrakturen bei Kindern gelten und auch hier nur als Alternative zur Plattenosteosynthese. Ist von vornherein eine schwere bakterielle Kontamination der Frakturregion zu erwarten, so ist die Markschienung natürlich nicht anwendbar.

Die Versorgung der Weichteilverletzung

Die gewissenhafte Versorgung der Weichteilverletzung ist die erste und entscheidende Voraussetzung für die komplikationslose Heilung von Fraktur und Weichteilwunde. In jedem Fall ist ein ausgiebiges Debridement auszuführen. Alles durchblutungsgestörte Gewebe muß entfernt werden, insbesondere Faszien- und Muskelfetzen, nicht mehr durchblutete Haut, isolierte Knochensplitter. Bei erdverschmutzten Wunden muß in aller Ruhe jedes Schmutzteilchen entfernt werden. Die Wunde soll ausgiebig gespült werden. Wir führen die Wundspülung erst nach der mechanischen Säuberung aus, da das vorzeitige Spülen zur Gewebsquellung führen kann mit Erschwerung der mechanischen Säuberung. Desinfizierende oder antibiotische Zusätze fügen wir der Spülflüssigkeit nicht bei. Je nach Form und Größe der tiefen Weichteilverletzung erfolgt die Anlegung von einfachen oder Saugdrainagen. Bei gleichzeitiger Verletzung von Gefäßen, Nerven oder Sehnen ist die Osteosynthese zeitlich der Rekonstruktion dieser Verletzungen voranzustellen, um die Gefäß-, Nerven- und Sehnennähte nicht zu gefährden (1, 3, 5, 8, 11, 12, 17). Für die Durchführung der Wundversorgung gelten insbesondere folgende Grundsätze (1, 3):

– Operieren mit scharfen Instrumenten, kein stumpfes «Präparieren».
– Darstellung der Fraktursituation ohne zusätzliche Schadsetzung, insbesondere keine weitere Deperiostierung oder Devaskularisierung der Fragmente.
– saugen, nicht tupfen
– möglichst schnelle provisorische Stabilisierung der Fraktur.
– möglichst wenig versenkte Nähte (keine Subkutannähte!).
– Wundverschluß mit Sicherheit spannungsfrei. Primäre völlige Deckung durch Hautnaht meistens nicht möglich, dann:
– Wundeinengung zur Deckung des Osteosynthesematerials durch Naht eines Wundrandes an Muskulatur, Faszie oder Subkutis
– ausgiebiger Gebrauch von Entlastungsschnitten.
– Deckung verbleibender Hautdefekte primär oder sekundär mit Spalthaut (keine riskanten «Verschiebelappen»!).

Antibiotika

Ob man bei offenen Frakturen grundsätzlich eine antibiotische Prophylaxe betreiben soll, ist zur Zeit sicher noch weitgehend eine Frage subjektiven Ermessens. Von manchen Autoren wird der primäre Einsatz von Antibiotika grundsätzlich gefordert (5, 7), andere halten dies nicht für erforderlich (1, 8, 12, 15). Wir führen grundsätzlich keine antibiotische Prophylaxe durch, sondern nur in Fällen mit besonders schweren Weichteilverletzungen, bei Mehrfachfrakturen oder beim Polytrauma. Die Indikation zur antibiotischen Therapie leiten wir nicht nur aus dem lokalen Befund ab, sondern auch aus der allgemeinen Situation, wie zum Beispiel schnell einsetzende Resistenzschwäche bei ausgedehnten Weichteilverletzungen durch starke und anhaltende Wundsekretion oder nach Splenektomie. Wird die Indikation zur Antibiotikaprophylaxe gestellt, so beginnen wir damit bereits präoperativ bzw. spätestens intraoperativ (5, 7).

GUSTILO (5) konnte in primären Wundabstrichen von 158 offenen Frakturen in 70 % Bakterien nachweisen: 86mal grampositiv, 57mal gramnegativ, 32mal Mischinfektion. Angesichts dieser Befunde ist für den ungezielten prophylaktischen Einsatz ein Antibiotikum mit breitem Wirkungsspektrum zu fordern. Derzeit wird man im allgemeinen wohl auf Cephalosporine zurückgreifen. Immer noch gilt folgender Grundsatz: das peinliche Wunddebridement hat Vorrang vor der antibiotischen Therapie.

Ostitis

Die offene Fraktur ist naturgemäß mit einer höheren Inzidenz von postoperativer Ostitis belastet als die geschlossene Fraktur. Unter 19 Fällen von Ostitis nach Osteosynthese bei Kindern fanden sich 10 nach primär offener Fraktur (14). Die allgemeine Regel, das Osteosynthesematerial zu belassen, sofern dieses die infizierte Fraktur stabilisiert, gilt auch für das Kindesalter (6, 8, 14). Frakturen im Spongiosabereich werden bei Kindern auch bei vorhandener Ostitis schnell überbrückt. Dadurch können die stabilisierenden Bohrdrähte oder Schrauben frühzeitig, etwa nach 4 bis 6 Wochen, wieder entfernt werden, so daß das Material seinerseits als entzündungsunterhaltende Noxe ausgeschaltet werden kann. Bei Schaftfrakturen der großen Röhrenknochen erfolgt der knöcherne Durchbau der Fraktur im Falle einer Ostitis, wenn überhaupt, dann in einem erheblich größeren Zeitraum. Das Material muß wesentlich länger belassen bleiben, meist unter Inkaufnahme der weiterschwellenden Entzündung. Bei Plattenosteosynthese ist von Fall zu Fall zu entscheiden, ob die Platte nicht gegen einen Fixateur externe ausgewechselt werden sollte. Bei Instabilität ergibt sich diese Maßnahme von selbst.

Zusammenfassung

1. Offene Frakturen bei Kindern mit zweit- und drittgradigem Weichteilschaden stellen in der Regel eine Indikation zur Osteosynthese dar. Die Osteosynthese geschieht zugunsten der ungestörten Heilung der Weichteilwunde, die ihrerseits wichtigste Voraussetzung für die Frakturheilung ist.
2. Die Osteosynthese bei offenen Frakturen soll grundsätzlich mit minimalem operationstechnischen und Materialaufwand ausgeführt werden. Überwiegend werden Bohrdrähte und kurze Platten verwendet. In entsprechend gelagerten Fällen sollte auch beim Kind der Fixateur externe in Anwendung kommen.
3. Die exakte Versorgung der Weichteilwunde ist die wichtigste Voraussetzung für den ungestörten Heilverlauf. Eine primäre, ungezielte Antibiotikaprophylaxe halten wir grundsätzlich nicht für erforderlich, sondern nur in Fällen mit besonders umfangreichen Weichteilverletzungen, vermutlicher primärer massiver bakterieller Kontamination der frischen Verletzung und bei zu erwartender frühzeitiger Verschlechterung der Immunitätslage.

Literatur

1. ALLGÖWER, M.: Weichteilprobleme und Infektionsrisiko der Osteosynthese. Langenbecks Arch. Chirurgie 329 (1971) 1128–1136.
2. BLOUNT, W.P.: Knochenbrüche bei Kindern. Thieme-Verlag Stuttgart 1957.
3. BÖHLER, J.: Behandlung offener Frakturen im Kindesalter. Zbl. Chirurgie 101 (1976) 140–145.
4. EHALT, W.: Verletzungen bei Kindern und Jugendlichen. Enke-Verlag Stuttgart 1961.
5. GUSTILO, R.B.: Use of antimicrobials in the management of open fractures. Arch. Surg. 114 (1979) 805–808.
6. HIERHOLZER, G.: Die infizierte kindliche Fraktur. Langenbecks Arch. Chirurgie 342 (1976) 311–314.

7. LINDSETH, R.E.: Fractures in children. General considerations and treatment of open fractures. Pediat. Clin. North Amer. *22* (1975) 465–476.
8. MÜLLER, H.A.: Möglichkeiten und Grenzen der Versorgung schwerster offener Frakturen III. Grades an der unteren Extremität. Chirurg. Praxis *26* (1979) 101–125.
9. MÜLLER, M.E., ALLGÖWER, M., SCHNEIDER, R. und WILLENEGGER, H.: Manual der Osteosynthese, 2. Aufl. Berlin-Heidelberg-New York: Springer-Verlag 1977.
10. SCHWARZ, N.: Die Häufigkeit offener Frakturen bei Kindern. Akt. Traumatol. *11* (1981) 133–135.
11. TSCHERNE, H. und SÜDKAMP, N.: Offene Frakturen bei Kindern. Z. Orthop. *123* (1985) 490–497.
12. VINZ, H.: Die Behandlung offener Frakturen bei Kindern. Zbl. Chirurgie 105 (1980) 1483–1493.
13. VINZ, H. und GROBLER, B.: Osteosynthese im Kindesalter – biomechanische Aspekte und altersphysiologische Osteosyntheseverfahren. Zbl. Chirurgie *100* (1975) 455–465.
14. VINZ, H., GROBLER, B. und WIEGAND, E.: Osteitis nach Osteosynthese im Kindesalter. Beitr. Ortop. u. Traumatol. *25* (1978) 349–361.
15. VINZ, H. und KURZ, W.: Die offene diaphysäre Unterschenkelfraktur im Kindesalter. Zbl. Chirurgie *105* (1980) 32–38.
16. WEBER, B.G., BRUNNER, CH. und FREULER, F.: Frakturenbehandlung bei Kindern und Jugendlichen. Berlin-Heidelberg-New York: Springer-Verlag 1978.
17. WILLENEGGER, H.: Versorgung offener Frakturen. Chirurg *38* (1967) 341–347.

Anschrift des Verfassers
Dr. med. habil. H. VINZ, Kreiskrankenhaus, Kinderchirurg. Abt., DDR-3270 Burg bei Magdeburg.

S. Hofmann-v. Kap-herr (Hrsg.), Operationsindikationen bei Frakturen. Gustav Fischer Verlag. Stuttgart · New York · 1987

Offene Frakturen bei Kindern und Jugendlichen – Vergleichende Studie zur Verfahrenswahl

Chr. Ulrich, C. Burri, O. Wörsdörfer, Ulm

Einleitung und Literaturübersicht

Die Häufigkeit offener Extremitätenfrakturen im Kindesalter wird zwischen 5 % (9) und parallel zum Altersanstieg bis zu 52 % (12) angegeben. Während geschlossene kindliche Frakturen eine Domäne der konservativen Behandlung sind (2, 3, 8), stellen zweit- und drittgradig (1) offene Frakturen dieser Altersgruppe für die damit befaßten Chirurgen zunehmend eine Indikation zur operativen Stabilisierung dar (3, 4, 5, 8).

Rückschlüsse über die Richtigkeit dieser Indikationsstellung und dadurch evtl. notwendige Korrekturen in der Wahl des Operationsverfahrens kann der Überblick über eine große Zahl von operierten offenen Frakturen bei Kindern mit nachfolgender Verlaufsdokumentation ermöglichen.

Wir hatten deshalb aus dem Krankengut der Arbeitsgemeinschaft für Osteosynthesefragen 637 Kinder und Jugendliche bis 16 Jahren mit 674 offenen Frakturen ermittelt und retrospektiv die dazugehörigen Umstände und Ergebnisse ausgewertet; das Krankengut umfaßte die Jahre 1973 bis 1983 (10). Im Rahmen dieser Untersuchung hatten wir die Ergebnisse mit operativ versorgten zweit- und drittgradig offenen kindlichen Frakturen unserer Klinik aus den Jahren 1980 bis 1983 ausgewertet. Da erstgradig offene Frakturen dieses Lebensalters nach lege artis-Wundversorgung konservativ behandelt werden, sind sie bei der Beschreibung unseres Krankengutes nicht berücksichtigt worden.

Im Folgenden erscheinen die Zahlen aus dem AO-Kollektiv in Klammern hinter den Zahlen, die wir anhand unseres Krankengutes ermittelt haben.

Krankengut

Erfaßt wurden 44 (637) mit 55 (674) zweit- und drittgradig offenen Frakturen bei einer Geschlechtsverteilung von 61 (75) (männ-

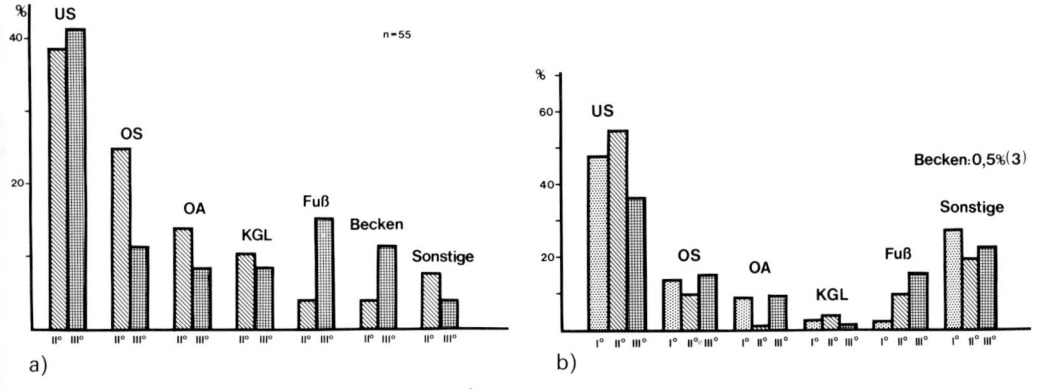

Abb. 1: Frakturlokalisation und Schweregrad
a: Unfallchirurgische Univeristätsklinik Ulm, b: AO-International.

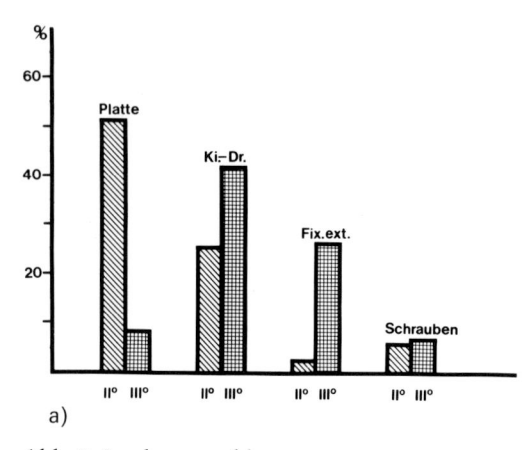

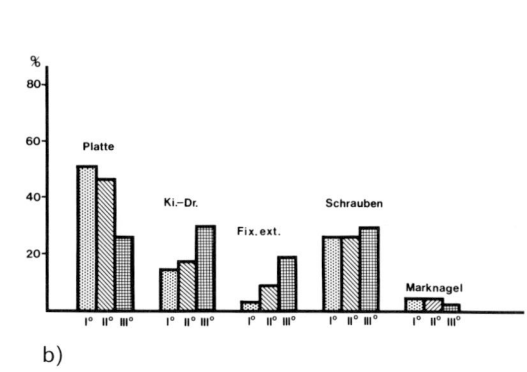

Abb. 2: Implantatwahl
a: Unfallchirurgische Universitätsklinik Ulm, b: AO-International.

lich) zu 39 (25) (weiblich). Das Durchschnittsalter der Kinder lag bei 11,6 (12,9) Jahren mit einem Altersgipfel von 15 (15) Jahren. Das Verhältnis von zweit- und drittgradig offenen Frakturen betrug 50:49 (35:23), wobei die Verteilung des Schweregrades der Verletzungen auf die Altersgruppen dadurch gekennzeichnet ist, daß die 11 bis 16-jährigen bezüglich der offenen Frakturen das Feld mit 59 (78) % anführen, während die 6 bis 10-jährigen zu 34 (17) % in diesem Krankengut vertreten sind. An der Spitze der Unfallursachen stehen Verkehrsunfälle mit 79 (67) %; davon ereigneten sich über 76 % mit dem Zweirad. Die Frakturlokalisation zeigt durch das häufige direkte Trauma einen Gipfelwert im Bereich der unteren Extremität und dort am Unterschenkel mit 40 (50) % (Abb. 1a + b).

Zur Osteosynthese war in 51 (46) % eine kurze Platte bei zweitgradig offenen Verletzungen und nur zu 8 (25) % bei drittgradig offenen Verletzungen gewählt worden, während Kirschnerdrähte zu 28 (17) % bei zweitgradig offen und zu 42 (27) % bei drittgradig offenen Frakturen zur Anwendung kamen. War abzusehem daß ein Implantat nicht ausreichend mit vitalen Weichteilen bedeckt werden konnte, wurde primär der Fixateur externe eingesetzt; bei zweitgradig offen Frakturen in 4 (7,1) % der Fälle und bei drittgradig offenen Frakturen in 27 (19) % der Fälle (Abb. 2a + b).

Zusätzliche Eingriffe in Form der Spongiosaplastik wurden bei zweitgradig offenen Frakturen in 3,5 (9) % und bei drittgradig offenen in 19 (9) % erforderlich; eine Weichteilmuskelplastik wurde bei zweitgradig offenen Frakturen in 3,5 (1,6) % der Fälle durchgeführt und bei drittgradig offenen in 23 (2,6) % (Abb. 3a + b).

Da der Wert einer Antibiotikaprophylaxe in der Behandlung offener Frakturen weitgehend anerkannt ist (7), applizieren wir seit

a)

	II° (n=29)	III° (n=26)
Spongiosaplastik	1 (3,5%)	5 (19,2%)
Haut-/Weichteilplastik	1 (3,5%)	6 (23,1%)
Arthrodese	0	1 (3,8%)
Offenlassen der Haut	0	4 (15,4%)
Amputation	0	4 (15,4%)

b)

	I° (n=302)	II° (n=224)	III° (n=148)
Spongiosaplastik	15 (5%)	20 (9%)	14 (9%)
Haut-/Weichteilplastik	0	4 (1,6%)	4 (2,6%)
Arthrodese	0	1	1
Offenlassen der Haut	23 (7,6%)	40 (17,9%)	38 (25,6%)

Abb. 3: Erforderliche Zusatzeingriffe
a: Unfallchirurgische Universitätsklinik Ulm, b: AO-International.

a)

	II° (n=29)		III° (n=26)	
	passager	persistieren	passager	persistieren
Osteitis	0	0	2 (7,7%)	0
Fehlstellung	4 (13,8%)	1 (3,4%)	4 (15,4%)	2 (7,7%)
Pseudarthr.	0	0	0	0

b)

	I° (n=302)		II° (n=224)		III° (n=148)	
	passager	persistieren	passager	persistieren	passager	persistieren
Osteitis	8 (2,6%)	2 (0,6%)	6 (2,7%)	1 (0,4%)	11 (7,4%)	8 (5,4%)
Fehlstellung	14 (4,6%)	5 (1,6%)	7 (3,1%)	10 (4,5%)	8 (5,4%)	14 (9,5%)
Pseudarthr.	5 (1,6%)	2 (0,6%)	7 (3,1%)	1 (0,4%)	3 (2,0%)	2 (1,3%)

Abb. 4: Komplikationen im Behandlungsverlauf und bei der Nachkontrolle
a: Unfallchirurgische Universitätsklinik Ulm, b: AO-International.

1982 für 48 Stunden ein Breitbandantibiotikum bei zweit- und drittgradig offenen Frakturen auch im Kindesalter.
An Komplikationen waren postoperativ in 7,7 (7,4) % passager lokale Infekte aufgetreten bei einer persistierenden posttraumatischen Osteitisquote von 5,4 % im AO-Kollektiv, während diese Infekte bei uns zum Untersuchungszeitpunkt blande waren.
Sowohl im Schweizer Kollektiv als auch bei uns waren die Infekte ausschließlich an der unteren Extremität mit Bevorzugung der Tibia nach Plattenosteosynthese bei drittgradig offenen Frakturen aufgetreten. Als bleibende Komplikation stand die mit dem Wachstum zunehmende Längendifferenz bzw. Varus- oder Valgusfehlstellung im Vordergrund – und zwar in deutlicher Korrelation zur Schwere des primären Weichteilschadens: Bei zweitgradig offen Frakturen waren 3,4 (4,5) % Fehlstellungen, bei drittgradig offenen 7,7 (9,5) % Fehlstellungen zu verzeichnen, die zum Teil mehrfach korrigiert werden mußten (Abb. 4a + b).

Diskussion und Schlußfolgerung

Ein direkter Vergleich mit den Daten, die von der AO-International über Behandlungsergebnisse bei offenen Frakturen von Kindern und Jugendlichen ermittelt wurden, ist wegen der Inhomogenität diese Krankengutes und der Uneinheitlichkeit der Behandlungspläne nur mit Zurückhaltung möglich, da in diese große Statistik die Ergebnisse vieler Kliniken eingehen. Trotzdem war zu konstatieren, daß die Ergebnisse insgesamt eine ähnliche Tendenz aufwiesen, wobei wir dazu neigen das Überwiegen der posttraumatischen persistierenden Osteitis im AO-Kollektiv der früher bevorzugten Anwendung von Platten am Unterschenkel bei drittgradig offenen Frakturen anzulasten.
Die zuletzt vorgestellten Zahlen über die mit dem Wachstum zunehmende Fehlstellung zeigen, daß es bei größeren Weichteilsubstanzdefekten durch die nachfolgende Perfusionsminderung auch ohne direkte Fugenverletzung zu wachsenden Fehlstellungen kommen kann (6). Dies unterstreicht u. E. die enorme Wichtigkeit einer primären Defektdeckung mit Weichteilen, die keinesfalls später zu Kontrakturen mit sich daraus ergebenden wachsenden Fehlstellungen neigen.

Mit gewissen Vorbehalten können aus den ermittelten Daten und Zahlen folgende Schlüsse gezogen werden:
1. Die Entscheidung zur operativen Stabilisierung einer kindlichen offenen Fraktur sollte bei zweit- und drittgradig offenen Frakturen in Abhängigkeit vom Weichteilschaden, respektive im Interesse der Weichteile, wie beim Erwachsenen gestellt werden.
2. Aufgrund der größeren Spongiosafestigkeit und der höheren regenerativen Potenz des kindlichen Gewebes reichen meist kleindimensionierte Implantate und in Gelenknähe Kirschnerdrähte und Kleinfragmentschrauben aus.
Implantat der Wahl am Unterschenkel ist bei entsprechendem Weichteilbefund der unilaterale Fixateur externe (4).

3. Die verletzungsspezifische Komplikation nach kindlichen offenen Frakturen ist in Abhängigkeit vom Lebensalter des Patienten zu einem höheren Prozentsatz die wachsende Fehlstellung und nicht wie beim Erwachsenen die posttraumatische Osteitis (11).
4. Neben der direkten traumatischen Fugenschädigung durch Deperiostierung und weichteilbedingte Perfusionsminderung zu rechnen, wobei in der Ausheilungsphase zusätzlich kontrakte Weichteile ein reguläres Wachstum verhindern können.

U. E. sollte deshalb primär zur Deckung von Weichteilsubstanzdefekten das gesamte Repertoire der plastischen Chirurgie zur Anwendung kommen. Nimmt man kontrakte Narben in Kauf, können bis zum Wachstumsende an der betroffenen Extremität Mehrfachkorrekturen notwendig werden.

Zusammenfassung

In einer retrospektiven Studie wurden die Behandlungsergebnisse operativ versorgter zweit- und drittgradig offener kindlicher Frakturen aus der Abteilung für Unfallchirurgie der Universitätsklinik Ulm und der Dokumentationszentrale der AO-International ausgewertet. Anhand der Analyse des Schweregrades der Verletzung, der Unfallursachen, Lokalisation, Weichteilschädigung, Zusatzverletzung und Stabilisierungsmethoden lassen sich bestimmte Rückschlüsse auf Indikation, Implantatwahl und zu erwartende Komplikationen ziehen. Demnach soll die Entscheidung zur operativen Stabilisierung zweit- und drittgradig offene Frakturen bei Kindern und Jugendlichen in Abhängikeit vom Weichteilschaden, respektive im Interesse der Weichteile wie beim Erwachsenen gestellt werden. Ebenso wie beim Erwachsenen stellt die völlige Wiederherstellung des Weichteilmantels die beste Voraussetzung für ein ungestörtes weiteres Wachstum des Knochens nach seiner Ausheilung dar. Aufgrund der höheren Spongiosafestigkeit des kindlichen Knochens reichen in Gelenknähe meist kleindimensionierte Implantate wie Kirschnerdrähte und Kleinfragmentschrauben aus; Implantat der Wahl am Unterschenkel ist bei entsprechendem Weichteilbefund der unilaterale Fixateur externe. Da sich unabhängig von einer allfälligen direkten traumatischen Fugenschädigung bei offenen Frakturen auch eine indirekte Fugenschädigung allein durch die Weichteilverletzung nachweisen läßt, erscheint die verletzungsspezifische Komplikation nach kindlichen offenen Frakturen zu einem höheren Prozentsatz die mit dem Wachstum zunehmende Fehlstellung und nicht wie beim Erwachsenen die Osteitis zu sein.

Literatur

1. ALLGÖWER, M. (1971): Weichteilprobleme und Infektrisiko der Osteosynthese. Langenbecks Arch. Chir. 329, 1127.
2. BÖHLER, J. (1976): Behandlung offener Frakturen im Kindesalter. Zbl. Chir. 101, 140.
3. BURRI, C., A. RÜTER (1976): Die offene Fraktur im Kindesalter. Langenbecks Arch. Chir. 342, 305.
4. ENGERT, J. (1982): Indikation und Anwendung des Fixateur externe im Kindesalter. Z. Kinderchir. 136, 133.
5. JANI, L. (1978): Indikation zur Osteosynthese der kindlichen Fraktur. Helv. Chir. Acta 45, 623.
6. LAER, L. v. (1984): Skelett-Traumata im Wachstumsalter. H. Unfallheilk. 166.
7. ROJCZYK, M. (1983): Behandlungsergebnisse bei offenen Frakturen, Aspekte der Antibiotikatherapie. In: H. Unfallheilk. 162, 33.
8. SAUER, H. D., M. DALEK, U. MOMMSEN, K. H. JUNGBLUTH (1982): Therapie und Prognose schwerer Weichteilverletzungen im Kindesalter. Z. Kinderchir. 36, 131.
9. SCHWARZ, N. (1981): Die Häufigkeit offener Frakturen bei Kindern. Akt. Traumatol. 11, 133.
10. ULRICH, C., O. WÖRSDÖRFER, C. BURRI, R. ZEHNDER (1985): Offene Frakturen bei Kindern und Jugendlichen. Z. Orthop. 123, 497.
11. VINZ, H., B. GROBLER, E. WIGAND (1978): Osteitis nach Osteosynthese im Kindesalter. Beitr. Orthop. u. Traumatol. 25, H.6, 349.
12. VINZ, H. (1980): Die Behandlung offener Frakturen bei Kindern. Zbl. Chir. 105, 1483.

Anschrift des Verfassers
Dr. CHR. ULRICH, Klinik für Unfallchirurgie, Steinhövelstr. 9, D-7900 Ulm.

Die offene kindliche Fraktur

R. Woischke, K. Walcher, Bayreuth

Einleitung

Durch die Arbeitsgemeinschaft für Osteosynthesefragen hat die Behandlung offener kindlicher Frakturen entscheidende Verbesserungen erfahren. Dadurch hat sich die Indikation zur Operation eines offenen kindlichen Bruches geändert. Welche Indikationsstellung und welches Vorgehen sind heute angezeigt und wie ist die Situation an einer kommunalen Routineklinik?

Literaturübersicht

Die Indikation zur Operation eines kindlichen offenen Bruches wurde zur Zeit von BLOUNT (1) und EHALT (4) sehr eng gestellt. Gemäß J. BÖHLER (2), KUNER (7, 8), MÜLLER und GANZ (10), RENNÉ und WELLER (11), TSCHERNE (14, 15) und WEBER et al. (16) neigt man heute eher zur operativen Stabilisierung abhängig von den im folgenden dargelegten Faktoren.

Eigenes Krankengut

An der eigenen Klinik wurden vom 1.1.1973 bis 5.5.1986 300 offene Frakturen behandelt, davon 34 kindliche. Erfaßt sind die Frakturen an den Extremitäten ohne Brüche des Hand- und Fußskelettes. Die Altersunterteilung wurde wesentlich durch die Zweiradunfälle bestimmt (Tabelle 1). Durchschnittlich vergingen zwischen Unfall und Operation 3 Std. 20. min. und zwischen Aufnahme und Operation 1 Std. 30 min. Die Zeit bis zur ärztlichen Erstbehandlung wurde seit 1978 durch den Notarztwagen und vor allem seit 1981 durch den Rettungshubschrauber kürzer. Der häufige Einsatz von Notärzten war dadurch bedingt, daß es sich in 6 Fällen um ein Polytrauma handelte und 9 Patienten mehrere Frakturen hatten.

Indikation zur Operation und operatives Vorgehen: In der Klinik für Unfall- und Wiederherstellungschirurgie der Städtischen Krankenanstalten Bayreuth, seit 1.6.1986 Klinikum Bayreuth, hängen die Indikation zur Operation und die Wahl des Stabilisierungsverfahrens bei offenen kindlichen Brüchen ab von

1. dem Typ und der Lokalisation der Fraktur,
2. dem Schweregrad und der Lokalisation der Weichteilläsion und
3. dem Alter.

Erstgradig offene Brüche werden behandelt wie geschlossene, d. h. einerseits operativ, wenn auch bei der geschlossenen Fraktur

Tabelle 1: Altersverteilung der offenen Frakturen an den Extremitäten ohne Brüche des Hand- und Fußskelettes (1.1.1973–5.5.1986).

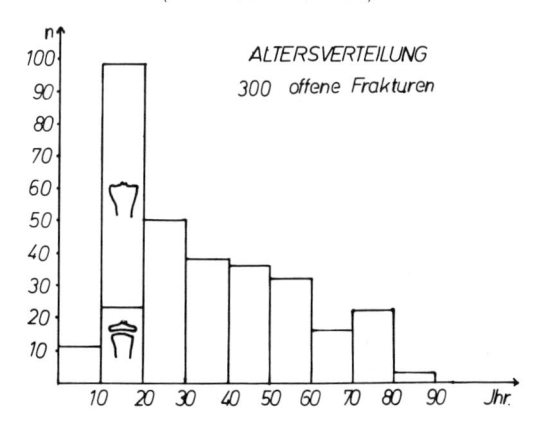

eine Osteosynthese angezeigt ist, z. B. bei der supracondylären Humerusextensionsfraktur mit Ruptur des dorsalen Periosts.

Ein zweitgradig offener kindlicher Bruch wird eher operativ versorgt, da Stabilität die beste Infektionsprophylaxe darstellt. Allenfalls bei jüngeren Kindern wird auf den Eingriff verzichtet, wenn verdreckte Taschen fehlen und sich die Haut nach Wundexcision spannungsfrei schließen läßt.

Die Indikation zur Osteosynthese einer drittgradig offenen Fraktur ist immer gegeben. Auch beim Kind wird zunehmend der äußere Spanner bevorzugt.

Der Wundverschluß wird nicht erzwungen, gelingt aber am Unterschenkel oft durch einen dorsalen Entlastungsschnitt. Temporäre Deckung mit Epigard und die endgültige mit Spalthaut sind gängige Verfahren. Primäre Hautplastiken oder Verschiebelappen werden nicht durchgeführt.

Die Lage des Osteosynthesematerials hängt ab von der Lokalisation des Weichteilschadens, wobei zwei Grundsätze beachtet werden:

1. Das Osteosynthesematerial muß unter vitalem Gewebe zu liegen kommen, z. B. lateral bei Verletzung der medialen Weichteile am Unterschenkel.

Tabelle 2a: Stabilisierungsverfahren der Altersgruppe 1 bei den verschiedenen Frakturlokalisationen (Mädchen bis 10, Knaben bis 12 Jahre).

	Bohrdraht	Extension	Platte
distaler Humerus	3	–	–
Femur	–	–	2
Unterschenkel	1	1	4 (1)
	4	1	6

( ) = atypische Plattenlage

Tabelle 2b: Stabilisierungsverfahren der Altersgruppe 1 bei den drei Schweregraden des Weichteilschadens.

	Bohrdraht	Extension	Platte
I°	3	1	1
II°	–	–	5
III°	1	–	–
	4	1	6

Tabelle 3a: Stabilisierungsverfahren der Altersgruppe 2 bei den verschiedenen Frakturlokalisationen (Mädchen über 10, Knaben über 12 Jahre).

	Extension	Schraube(n)	Platte	Fix. ext.
Humerus	–	–	1	–
Unterarm	–	–	3	–
Femur	–	–	5 (2)	–
Patella	–	1	–	–
Unterschenkel	2	–	5 (2)	3
Innenknöchel distale Fibula	–	2	–	–
	2	3	14	3

( ) = atypische Plattenlage

Tabelle 3b: Stabilisierungsverfahren der Altersgruppe 2 bei den drei Schweregraden des Weichteilschadens.

	Extension	Schraube(n)	Platte	Fix. ext.
I°	2	2	6	–
II°	–	1	6	1
III°	–	–	2	2
	2	3	14	3

2. Der Knochen darf nicht zu sehr denudiert werden, vor allem nicht circulär.

Zwei Altersgruppen werden unterschieden: Mädchen bis 10 Jahre und Knaben bis 12 Jahre, sowie ältere Kinder bis hin zum Fugenschluß. Für Altersgruppe 2 ergeben sich folgende Besonderheiten:

1. Achsenfehlstellungen dürfen nicht mehr toleriert werden.
2. Die Osteosynthesen sind aufwendiger.
3. Schließt sich altersbedingt die Wachstumsfuge zwischenzeitlich nach Osteosynthese, kann man das Implantat zur Verhinderung einer Refraktur (16) länger belassen oder im Falle einer verzögerten Frakturheilung, z. B. auf den Marknagel wechseln, ein Verfahren, das vor Fugenschluß nicht eingesetzt wird (14).

Die Stabilisierungsverfahren in den beiden Altersgruppen zeigen die Tabellen 2 und 3.

Ergebnisse: Die Nachkontrolle der 34 Patienten konnten bis auf ein Mädchen lückenlos durchgeführt werden; es verstarb an einem Schädel-Hirn-Trauma. Gefunden wurden 3

Tabelle 4: Infektrate der drei Schweregrade des Weichteilschadens.

	Altersgruppe 1		Gesamt	Weichteilinfekt	Osteitis
	1	2			
I°	5	10	15	1 = 6,7%	—
II°	6	8	14	1 = 7,1%	1 = 7,1%
III°	1	4	5	—	1 = 20,0%
	12	22	34	2 = 5,9%	2 = 5,9%

Bewegungseinschränkungen der angrenzenden Gelenke bis 10° und 9% Fehlstellungen bis 5°: Valgusstellungen des Unterschenkels wurden zweimal beobachtet sowie ein Cubitus varus.

Auffallend war eine Muskelminderung am Oberschenkel bis zu 2 cm oder am Unterschenkel bis zu 1 cm in 27% der Fälle. Die Verschmächtigung lag jedoch ausschließlich im Narbenbereich bei ansonsten gleichem Umfang. 4% Beinverkürzungen um 1 cm nach Fugenschluß wurden gemessen.

Vier Frühinfekte entwickelten sich, zweimal ein Weichteilinfekt, zweimal Osteitis (Tabelle 4).

Drei Infekte entstanden nach Unterschenkel-, einer nach Oberschenkelfraktur. Alle Infekte konnten beim ersten stationären Aufenthalt «ausgeheilt» werden. Seit 1982 wurden bei zweit- und drittgradig offenen Frakturen generell Antibiotika gegeben.

Eine Osteitis entstand bei einer drittgradig offenen Unterschenkelfraktur mit ausgedehntem Weichteilschaden unter besonderer Betonung der proximalen Fibula, dem Ausgangspunkt des Infektes. Nach Fibulateilresektion heilte der Infekt aus.

Diskussion

Aufgrund der Weichteilläsion sind unter Umständen atypische Plattenapplikationen erforderlich, damit das Implantat unter vitalem Gewebe zu liegen kommt (3, 12). TSCHERNE empfiehlt die laterale Plattenlage an der Tibia sogar als Standardlage bei offenen Frakturen (15). So wird im vorliegenden Krankengut bei drei von neun Kindern eine laterale Plattenlage an der Tibia vorgenommen. Betrifft aber ein ausgeprägter ventraler Weichteilschaden am Unterschenkel die mediale und die laterale Tibiafläche, wird durch den Fixateur externe die Denudierung des Knochens auch dorsal und damit die circuläre Denudierung vermieden (17, 18). Die biomechanisch ungünstige dorsale Plattenlage legen GOTZEN und HAAS (5) dar. Entsprechend wird eine Platte nur noch in dem seltenen Fall dorsal appliziert, wenn der mediodorsale Zugang an die Tibiarückseite durch den Weichteilschaden vorbesteht und das Gewebe vital ist.

Die Analyse aller offenen Frakturen im Krankengut ergibt 1981, daß mit Antibiotikagabe bei zweit- und drittgradig offenen Frakturen weniger Infekte auftreten als ohne, wie auch ROJCZYK (13) gezeigt hat. Die Statistik über alle 300 offenen Frakturen kann erst nach hinreichender Nachuntersuchungszeit ausgewertet werden. HIERHOLZER (6) warnt vor der generellen Verordnung eines Antibiotikums bei allen offenen Frakturen wegen der Isolierung resistenter Problemkeime.

BLOUNT (1) und EHALT (4) halten die Übungsbehandlung bei Kindern für kontraindiziert. Wie die Nachuntersuchung erwiesen hat, erlangen die Kinder spielend ihre Bewegungsfunktionen wieder. Auch in der derzeitigen Literatur werden die Aussagen von BLOUNT und EHALT bestätigt: Nach RENNÉ und WELLER (11) schaden beim Kind Massagen und passive Maßnahmen mehr als sie nützen. MÜLLER und GANZ (10) weisen auf die Gefahr der Myositis ossificans bei physiotherapeutischen Maßnahmen nach Verletzung im Ellenbogenbereich hin. Auch v. LAER hält in seinem eben erschienenen Buch physiotherapeutische Maßnahmen nicht für notwendig.

Zusammenfassung

Vierunddreißig offene kindliche Frakturen werden operativ stabilisiert. Dabei findet in den letzten Jahren auch bei Kindern der äußere Spanner zunehmend Verwendung. Die funktionellen Ergebnisse sind gerade bei Kindern überraschend gut. Es entwickeln sich 4 Frühinfekte, 2 Weichteilinfekte und zweimal eine Osteitis (je 5,9%). Seit 1982 werden bei zweit- und drittgradig offenen Frakturen generell Antibiotika gegeben.

Literatur

1. BLOUNT, W.: Knochenbrüche bei Kindern. Georg Thieme Verlag, Stuttgart 1957.
2. BÖHLER, J.: Behandlung der offenen Frakturen im Kindesalter. Zbl. Chir. 101 (1976), 140.
3. BURRI, C.: Posttraumatische Osteitis. Verlag Hans Huber, Bern 1979.
4. EHALT, W.: Verletzungen bei Kindern und Jugendlichen. Ferdinand Enke Verlag, Stuttgart 1961.
5. GOTZEN, L., N. HAAS: Operative Versorgung von Unterschenkelfrakturen mit Weichteilschaden. In: H. TSCHERNE u. L. GOTZEN (Hrsg.): Frakturen und Weichteilschaden. Springer-Verlag, Berlin 1983, S. 46.
6. HIERHOLZER, S.: Antibioticaprophylaxe in der Unfallchirurgie. Chirurg 55 (1984), 222.
7. KUNER, E.H.: Die Indikationen zur Osteosynthese beim kindlichen Knochenbruch. Chirurg 46 (1975), 164.
8. KUNER, E.H.: Wann muß man von der konservativen Behandlung bei Frakturen im Kindesalter abweichen? Langenbecks Arch. Chir. 361 (1983), 427.
9. LAER, L.R. v.: Frakturen und Luxationen im Wachstumsalter. Georg Thieme Verlag, Stuttgart 1986.
10. MÜLLER, M.E., R. GANZ: Luxationen und Frakturen: Untere Gliedmaßen und Becken. In: REHN (Hrsg.): Unfallverletzungen bei Kindern. Springer-Verlag, Berlin 1974, S. 241.
11. RENNÉ, J., S. WELLER: Verrenkungen und Frakturen der oberen Gliedmaßen. In: J. REHN (Hrsg.): Unfallverletzungen bei Kindern. Springer-Verlag, Berlin 1974, S. 275.
12. RITTMANN, W.-W., P. MATTER: Die offene Fraktur. Verlag Hans Huber, Bern 1977.
13. ROJCZYK, M.: Keimbesiedlung und Keimverhalten bei offenen Frakturen. Unfallheilkunde 84 (1981), 458.
14. TSCHERNE, H.: Offene kindliche Frakturen. Z. Kinderchir. 22 (1977), 61.
15. TSCHERNE, H.: Prinzipien der Primärversorgung von Frakturen mit Weichteilschaden. Orthopäde 12 (183), 9.
16. WEBER, B.G., CH. BRUNNER, F. FREULER: Die Frakturenbehandlung bei Kindern und Jugendlichen. Springer-Verlag, Berlin 1978.
17. WOISCHKE, R., K. WALCHER: Die offene kindliche Fraktur. Z. Orthop. 123 (1985), 510.
18. WOISCHKE, R., K. WALCHER: Indikation und Operation offener kindlicher Frakturen. Erfahrungsbericht über 10 Jahre. Unfallchirurg 89 (1986), 170.

Anschrift der Verfasser
Dr. R. WOISCHKE, Prof. Dr. K. WALCHER, Klinik für Unfall- und Wiederherstellungschirurgie, Universität Erlangen-Nürnberg, D-8580 Bayreuth.

Operationsindikationen zur Amputation und Replantation von Gliedmaßen

J. L. KOLTAI, J. RUDIGIER, Mainz

Einleitung

Die totale und partielle Absetzung von Gliedmaßen betrifft nach verschiedenen Sammelstatistiken etwa 5 bis 10% Kinder (1, 6). Grundsätzlich gilt für die Amputationen und Nachamputationen im Kindesalter, daß der Eingriff möglichst sparsam erfolgen sollte. Dabei ist die adäquate plastische Deckung einer Nachamputation vorzuziehen, um jeden zusätzlichen Längenverlust – beispielsweise am Daumen – zu vermeiden.

Eigenes Krankengut

Amputation ohne Trauma

Die Indikationen zur Amputation im Kindesalter unterscheiden sich von denen der Erwachsenen. Im Erwachsenenalter überwiegen die Gefäßverschlüsse aufgrund von Embolien, Thrombosen oder Angiopathien: Krankheiten, denen im Kindesalter kaum eine Bedeutung zukommt (Tab. 1). So waren wir in dem Zeitraum von 1979 und 1985 nur in je einem Fall wegen einer angiopathischen Nekrose bei Diabetes mellitus an den Fingern, sowie einer Thrombenarteriitis obliterans an den Zehen zur Amputation gezwungen. Zum Glück führt nur selten eine operative Gefäßverletzung – wie in einem einzigen, auswärtig operierten Fall die irreversible Zerstörung der A. femoralis – zu katastrophalen Folgen, wie den Extremitätenverlust, für die kleinen Patienten.

Interessant und erfreulich ist, daß im Gegensatz zu den früheren Jahrzehnten eine meist nur palliative Amputation wegen maligner Tumorerkrankungen nur noch selten durchgeführt werden muß. Diese Entwicklung ist offensichtlich der ausgezeichneten kombinierten Radio-Chemo-Therapie zuzuschreiben.

Die Abtrennung von überzähligen und häufig funktionslosen Fingern bei Poly(syn)dactylie wurde in unserem Krankengut in 32 Fällen durchgeführt.

Traumatische Amputationen

Im gleichen Zeitraum wurden in unserer Klinik 27 Kinder mit traumatischen Amputationsverletzungen versorgt. Dabei sind die Fingerkuppenverletzungen der Zone 1 aus dem Krankengut ausgeklammert. Jungen waren 3,5 mal häufiger betroffen als Mädchen. Im Gegensatz zu anderen Autoren (1) beobachteten wir eine Häufung der Unfälle im Alter von 4 bis 5 sowie 10 bis 11 Jahren.
Die Liste der Unfallmechanismen (Tab. 2) ist lang und beweist eindrucksvoll vor allem auch, daß Kinder den Gefahren der modernen Technik in hohem Maße ausgesetzt sind.

Tabelle 1: Indikationen zur Amputation im Kindesalter.

1. Gefäßverschlüsse
   - Angiopathien
   - Embolien
   - Sepsis
   - Allergische Reaktionen
   - Diagnostische Eingriffe
   - Op. Gefäßverletzungen
2. Traumatische Zerstörung
3. Tumoren
4. Fehlbildungen
5. Nicht-traumatische Infekte
6. Neurologische Krankheiten

Tabelle 2: Unfallmechanismen bei 27 Amputationsverletzungen in der Kinderchirurgischen Universitätsklinik, Mainz, 1979–1985.

Verkehrstrauma	5
Schiffschraube	1
Rolltreppe	1
Rasenmäher	3
Sägemaschine	2
Häckselmaschine	1
Brotschneidemaschine	1
Explosion	2
Beil	2
Hydraulikeinklemmung	2
Glastür	1
Klappbett, Tisch	3
Hasenbiß	1
Ausriß bei Sturz	1
«Unbekannt» bei Spiel	1

Dabei sind neben den sog. «herkömmlichen» und häufigsten Unfallmechanismen im Haushalt und in der Landwirtschaft immer wieder auch eigenartige Anamnesen zu vermerken. So wurden zwei Kindern beispielsweise die Finger durch die älteren Brüder beim Spielen mit dem Beil abgehackt. Sie sind höher gefährdet als Erwachsene, vorwiegend im motorisierten Verkehr, an einer Rolltreppe oder durch die Garagentür.
Von den 27 Fällen lag die Amputationsverletzung bei 23 Patienten (mit 35 verletzten Gliedern) an den oberen Extremitäten, bei 4

Tabelle 3: Amputationsniveau

Amputationsniveau (n = 27)		
Obere Extremität	n = 23	Amputate = 35
– Humerusschaft		1
– Handgelenk		2
– Grundglied		7
– Mittelgelenk		2
– Mittelglied		13
– Endgelenk		4
– Endglied*		6
(Mehretagenamputation		3)
Untere Extremität (n = 4)		
– prox. Unterschenkel		1
– Unterschenkelmitte		1
– Mittelfuß		1
– Vorfuß		1

* ohne Fingerkuppenverletzungen

Patienten an den unteren Extremitäten vor. Das Amputationsniveau (Tab. 3) an der Hand lag am häufigsten im Mittelgliedbereich. Dabei war die linke Hand 3,5 mal häufiger verletzt als die rechte. Die Zeige- und Mittelfinger waren doppelt so häufig betroffen wie die übrigen.
Schwere Mehrfachverletzungen lagen in 4 Fällen vor, hier wurde die operative Versorgung und somit auch die Prognose durch das Schädel-Hirn-Trauma bzw. Abdominalverletzungen wesentlich beeinflußt.
Bei der primären operativen Versorgung stellte sich immer wieder die Frage, ob die Verletzung eine mikrochirurgische Replantation zuläßt oder aber eher ein primär plastisches Verfahren zur Stumpfdeckung oder gar eine Nachamputation sinnvoller ist (Tab. 4). Selbstverständlich kann eine Replantation bei Fehlen oder vollkommener Zerstörung des Transplantates nicht erfolgen. Auch bei vitaler Funktionsstörungen anderer Ursache muß von einem Replantationsversuch Abstand genommen werden. Unsachgemäße Behandlung des Transplantates durch Tiefrieren oder durch Aufbewahrung in verschiedenen Lösungen, zum Beispiel in einem Fall in Formalin, können das Ergebnis einer mikrochirurgischen Replantation negativ beeinflussen, ja sogar unmöglich machen. Es gibt Gründe, bei denen eine mikrochirurgische Versorgung nicht in Frage kommt, wie beispielsweise Quetschung des Gliedes oder Thrombose. Hier kann jedoch durch konservativ chirurgische Maßnahmen die Erhaltung eines Gliedes versucht werden. Unter besonders unglücklichen Umständen wird

Tabelle 4: Operative Therapie der Amputationsverletzungen (n = 27).

1. Primäre Versorgung	
– mikrochirurgische Replantation	12
– primäre Nachamputation	8
– «konservativer Erhaltungsversuch»	7
2. Sekundäre Versorgung	
– Nachamputation	6
a. nach Replantation 2	
b. nach «Erhaltungsversuch» 4	
– Sehnenrekonstruktion	2
– Nerventransplantation	1
– Arthrodese	1

a) b) c)

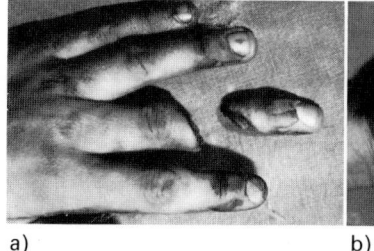

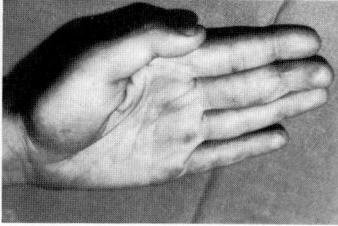

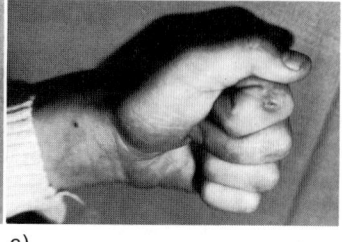

Abb. 1: Amputationsverletzung durch Beilhieb, W. S., 9 Jahre, m. Verlauf nach mikrochirurgischer Replantation. a) vor mikrochirurgischer Replantation, b) und c) 8 Monate nach Replantation, funktionelle Kontrolle.

eine Nachamputation erforderlich. Im vorliegenden Krankengut wurden 4 von 7 konservativen Erhaltensversuchen sekundär nachamputiert.

Beim Abtrennen des Daumens oder mehrerer Langfinger sowie Mittelhand oder gesamten Hand besteht eine absolute Indikation für eine Replantation.

Weniger eindeutig ist die Entscheidung bei zerstörten Grund- und Mittelgelenken der Langfinger oder bei Verlust einzelner Endglieder. Ausschlaggebend sollte hier das zu erwartende funktionelle Endergebnis bleiben. Das Erhalten eines in ungünstiger Stellung später versteiften Langfingers kann sich eher funktionell störend als vorteilhaft auswirken (4, 6).

Zwischen 1979 und 1985 wurden in der Kinder- und Unfallchirurgischen Klinik in Mainz 12 mikrochirurgische Replantationen bei Kindern vorgenommen (Tab. 5). In je 6 Fällen war eine Gefäßbahnrekonstruktion durch eine End-zu-End-Anastomose sowie durch Veneninterposition möglich. Zehnmal kam es zur vollkommenen Einheilung des Replantates, nur bei zwei Kindern mußte

Tabelle 5: Mikrochirurgische Replantationen im Kindesalter (n = 12).

	n	Ergebnis
Unterschenkel	1	gut
Handgelenk	1	gut
Daumen	3	3 × gut
Zeigefinger	3	2 × gut
		1 × nachamp.
Mittelfinger	2	1 × gut
		1 × nachamp.
Kleinfinger	2	2 × gut

Tabelle 6: Ergebnisse der mikrochirurgischen Replantation im Kindesalter (n = 12).

Gefäßbahnrekonstruktion	Ergebnis	
1. Veneninterposition (6)	gut	5
	nachamp.	1
2. End-zu-End-Anastomose (6)	gut	5
	nachamp.	1

eine sekundäre Nachamputation erfolgen. Das Endergebnis zeigte keine Abhängigkeit von der Art der Gefäßrekonstruktion (Tab. 6).

Wegen Spätkomplikationen, wie Sehnenverwachsung, fehlender Reinnervation und knöcherner Fehlstellung mußte in je einem Fall eine sekundäre Operation, wie Nerveninterposition und Tendolyse erfolgen (s. auch Tab. 4).

Das funktionelle Endergebnis bezüglich der Schutzsensibilität war immer gut, auch die 2-Punkte-Differenzierung konnte wiedererlangt werden. Die Beweglichkeit (Abb. 1) zeigte an den Langfingern eine Abhängigkeit vom Aputationsniveau, sie war dementsprechend am Grundglied oder proximal davor sehr gut, d. h. normal, im Mittelglied oder distal war sie schlechter, aber funktionell nicht störend. Insgesamt kann die Integration der replantierten Glieder – im Gegensatz zu den Erfahrungen bei Erwachsenen als gut bezeichnet werden.

Diskussion und Schlußfolgerungen

Die Replantation stellt die eleganteste Versorgung eines Amputationsstumpfes dar. Sie wurde durch die Einführung mikrochirurgischer Verfahren entscheidend verbessert (2, 4, 6).

Voraussetzung für eine erfolgreiche Replantation ist eine perfekte mikrochirurgische Technik und sachgerechter Umgang mit den abgetrennten Körperteilen beim Transport. Wegen der günstigen Prognose für Sensibilität und aktive Beweglichkeit (als wichtigste objektiv prüfbare Kriterien) muß bei traumatischen Amputationen im Kindesalter eine Replantation unbedigt angestrebt werden. Dabei spielen psychologische Überlegungen eine wesentliche Rolle (2, 4).

Besteht keine Möglichkeit zur Replantation (Tab. 7) bei fehlendem oder zerstörtem Amputat, bei fehlgeschlagenen oder intraoperativ aufgegebenen Replantationsversuchen, muß die Verletzung auf herkömmliche Weise behandelt werden. Hier dienen verschiedene lokale Lappenplastiken und Fernlappen zur Defektdeckung als Ersatz für eine Replantation (4, 6).

Tabelle 7: Indikation und Kontraindikation zur Replantation im Kindesalter.

Absolute Indikation:
- Amputation mehrerer Langfinger
- Amputation bei gleichzeitiger Verletzung mehrerer Langfinger
- Amputation des Daumens
- Amputation der Mittelhand
- Amputation der Hand o. Extremität

Relative Indikation:
- Amputation einzelner Langfinger mit zerstörten Grund- oder Mittelgelenken

Kontraindikation:
- zusätzliche Verletzungen von vitaler Bedeutung
- unsachgemäße Behandlung des Amputates (Tieffrieren, versch. Lösungen, usw.)
- ausgedehnte Zerstörung des Amputates
- Amputation jenseits der Nagelwurzel

Zusammenfassung

Anhand des Krankengutes der Kinder- und Unfallchirurgischen Universitätsklinik Mainz werden die Indikationen zur Amputation im Kindesalter dargestellt. Von 1979 bis 1985 wurden 27 traumatische Amputationsverletzungen versorgt. Unfallhergang, Amputationsniveau und operative Therapie werden beschrieben. Zwölfmal wurden abgetrennte Glieder replantiert, davon bei 10 Kindern mit zufriedenstellendem Erfolg. Nur in zwei Fällen mußte eine sekundäre Nachamputation erfolgen. Indikationen und Kontraindikationen zur mikrochirurgischen Replantation wurden diskutiert.

Literatur

1. BAUMGARTNER, R.: Amputation und Prothesenversorgung beim Kind. F. Enke, Stuttgart, 1977.
2. BIEMER, E., DUSPIVA, W.: Rekonstruktive Mikrogefäßchirurgie. Springer, Berlin 1980.
3. MANDEL, H., FREILINGER, G., HOLLE, J.: Mißerfolge und Komplikationen in der Mikrogefäßchirurgie. Handchirurgie 9, 1977, 63.
4. NIGST, H., BUCK-GRAMCKO, D., MILLESI, H.: Handchirurgie, II. Band. Thieme 1983.
5. RUDIGIER, J., WALDE, H.-J., GRÖNNIGER, J., WENDLING, P.: Beurteilung und Behandlung postoperativer Komplikationen nach mikrochirurgischen Replantationen. Chir. Praxis 27, 1980, 691.
6. RUDIGIER, J.: Kurzgefaßte Handchirurgie. Hippokrates, Stuttgart 1985.

Anschrift der Verfasser
Prof. Dr. J. L. KOLTAI, Prof. Dr. J. RUDIGIER, Kinder- und Unfallchirurgie der Universität, D-6500 Mainz.

Einfluß von Art und Zeit der Revaskularisation auf die knöcherne Heilung und Entwicklung bei Amputationsverletzungen

P. J. FLORY, M. WANNSKE, Hannover

Einleitung

Replantationen bei Kindern werfen besondere Probleme auf. Zum einen sind in jedem Fall Wertigkeit der Rekonstruktion und Belastung des Kindes durch den operativen Eingriff gegeneinander abzuwägen. Zum anderen ist insbesonders bei Mikroreplantationen ein integriertes Wachstum sowohl des Weichteilmantels als auch der knöchernen Strukturen den replantierten Teiles in den folgenden Jahren zu fordern (1, 2). Letzteres ist nur möglich bei Rekonstruktionen aller bedeutenden Strukturen.

Patientengut

In den Jahren 1982 bis 1985 wurden an unserer Klinik bei 20 Kindern (9,5 % des Patientenkollektivs) Replantationen im Bereich der oberen Extremität durchgeführt. In 3 Fällen handelte es sich um Abtrennungen im Oberarm- bzw. Unterarmbereich, bei den übrigen 17 um solche im Fingerbereich. Von insgesamt 18 Fingern wurde 3 total, 15 subtotal abgetrennt, wobei bei letzteren keine Anzeichen einer Restdurchblutung nachweisbar waren (3). 15 × waren die Langfinger, 3 × der Daumen betroffen. Das Alter der Kinder schwankte zwischen 2 und 14 Jahren (Abb. 1).

Die Nachuntersuchung von 17 erfolgreich replantierten Fingern zeigte in 15 Fällen ein gutes bis sehr gutes funktionelles Ergebnis (Tab. 1). Nur bei einem Kind war sekundär eine Tendolyse notwendig um ein befriedigendes Bewegungsausmaß zu erreichen (4).

Tabelle 1: Ergebnisse bei 17 Replantationen.

Funktionelles Resultat	sehr gut	10
	gut	5
	befriedigend	2
2 PD	> 3 mm	12
	> 6 mm	3
Gefäßanastomose	durchgängig	17
	Integration	15

Neurologisch lag bei 15 Kindern die 2-Punkte-Diskriminierung zwischen 3 und 6 mm, bei 2 Patienten bestand lediglich eine Schutzsensibilität über dem Versorgungsgebiet der genähten Nerven.

Dopplersonographische Untersuchungen zeigten die Durchgängigkeit aller rekonstruierten Gefäße, wobei bei Daumenamputationen nur die ulnare Arterie genäht wurde, während bei den Langfingern mit 2 Ausnahmen die Versorgung durch beide palmare Arterien wieder erreicht werden konnte.

Die Integration des replantierten Fingers im täglichen Leben wurde bei 15 Kindern erreicht.

Dem guten funktionellen Ergebnis entsprach der morphologische Befund bei einem Beobachtungszeitraum bis zu 4,3 Jahren. Bei 12 der 17 Kinder waren bei der Fingeramputation knöcherne Strukturen durchtrennt wor-

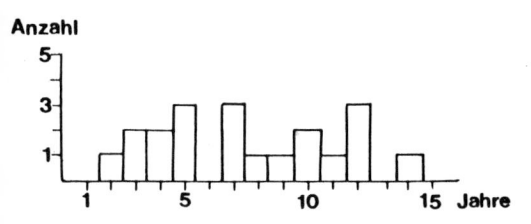

Abb. 1: Lebensalter der verletzten Kinder.

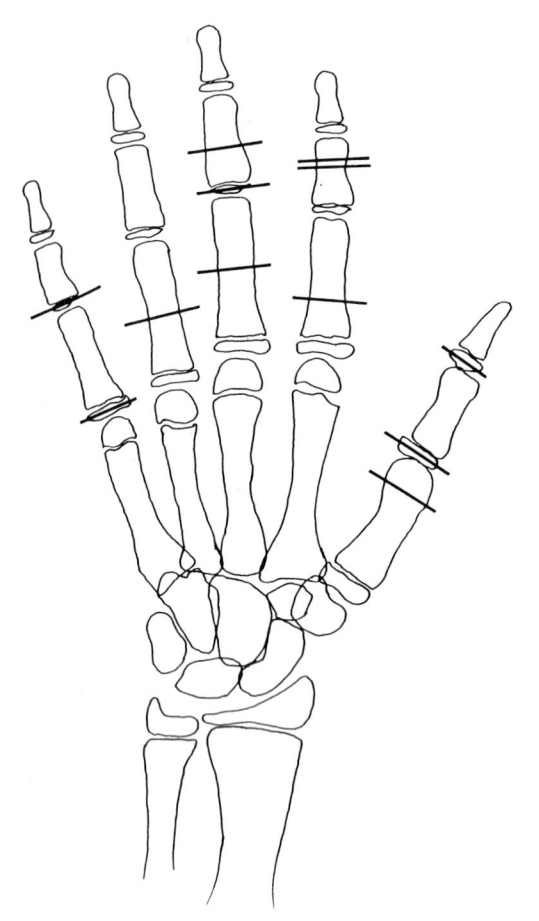

Abb. 2: Lokalisation der knöchernen Verletzungen (n = 12).

den (Abb. 2). Bei optimaler vaskulärer Restitution zeigten die knöchernen Verletzungen einen strukturell und zeitlich altersentsprechenden Heilungsverlauf. Kallusbildung, Rekonstruktion der trabekulären Struktur und Korrektur selbst von gelenknahen, dorsopalmaren Achsenfehlstellungen waren zeitlich und morphologisch regelrecht.
Bei guter Revaskularisation tolerierten die Epiphysenfugen die durchschnittlichen Ischämiezeiten von 5 Stunden ohne funktionell oder ästhetisch störendes Minderwachstum. Ein vorzeitiger Epiphysenschluß bei 3 von 4 Fingerverletzungen war Folge der direkten traumatischen Schädigung.
Bei 2 dieser Verletzungen ankylosierte das benachbarte Gelenk infolge zusätzlicher Destruktion der Gelenkflächen. Dies hat bisher nach 3 Jahren bei einem Daumen zu einem Längenverlust von 0,9 cm geführt, wobei keine trophischen Störungen vorhanden sind.
Bei 3 Kindern bildete sich eine Köpfchendeformität einer Phalanx aus, die aber nur eine geringe Funktionseinbuße beinhaltete. Während bei 2 Kindern die direkte traumatische Schädigung bzw. ein Bohrkanalinfekt als Ursache angesehen werden mußten, kann bei dem 3. Kind, das sich eine subtotale Zeigefingeramputation in der Mitte der Mittelphalanx zuzog, eine indirekte Schädigung durch Anoxämiezeit von über 10 Stunden nicht ausgeschlossen werden, zumal der Finger nach 2-jähriger Beobachtungszeit eine deutliche Minderung des Längenwachstums von 14 % aufweist.
Die Abhängigkeit der Heilung von der Anzahl der durchgeführten Anastomosen zeigten die Heilungsverläufe bei 2 Kindern. Während bei einem 8-jährigen Jungen mit Amputation des Zeigefingers im Grundglied die Fraktur 3 Monate nach Replantation und Anastomosierung von 2 Arterien völlig konsolidiert war, war sie bei einem 2-jährigen Mädchen 4 Monate nach Replantation und Anastomose von nur einer Arterie noch nicht völlig überbrückt.

Diskussion

Infolge der kurzen Beobachtungszeiten finden sich bei Replantationen im Kindesalter nur wenige Angaben über das spätere Wachstum (5). In unserem eigenen Krankengut zeigte sich bei erhaltenen Epiphysenfugen nur unbedeutende Längenminderungen bis zu 2 mm bei einer Beobachtungszeit von bis zu 4 Jahren. Ein kompensatorisches Mehrwachstum ließ sich auch bei optimalem vaskulären Wiederanschluß nicht beobachten, so daß kleine, bei der Replantation notwendige, Knochenkürzungen nicht ausgeglichen werden. Obwohl keine gesicherten Angaben über die Anoxämietoleranz von Epiphysen vorliegen, scheinen die Fugen bis zu 6 Stunden gut zu tolerieren. Auch eine permanente Reduktion der Zirkulation bei Anschluß nur einer Arterie führte bei unseren

Patienten zu keinem ästhetisch oder funktionell störendem Minderwachstum.
Die Qualität des vaskulären Anschlusses scheint aber einen Einfluß auf den zeitlichen Ablauf der Frakturheilung zu besitzen, wie wir bei einem 2-jährigen Mädchen beobachten konnten. Bei Anschluß beider Fingerarterien wies die knöcherne Heilung einen dem kindlicher Alter entsprechenden Verlauf auf. In Anbetracht der Ergebnisse ist der Versuch einer Replantation der Finger bei technischer Durchführbarkeit bei Kindern immer angezeigt.

Zusammenfassung

Im Rahmen unseres Replantationsdienstes wurden in den Jahren 1982–1985 bei 20 Kindern Replantationen an der oberen Extremität durchgeführt. In 3 Fällen handelte es sich um Abtrennungen im Oberarm- bzw. Unterarmbereich, bei den übrigen 17 um solche im Fingerbereich. Von insgesamt 18 Fingern waren 3 total und 15 subtotal abgetrennt. Die Nachuntersuchung von 17 erfolgreich replantierten Fingern zeigte ein gutes bis sehr gutes funktionelles Resultat. Die knöcherne Heilung wies bei optimaler Revascularisation einen zeitlich und morphologisch regelrechten Verlauf auf, bei Anschluß von nur 1 Arterie war die knöcherne Heilung bei 1 Patienten verzögert. Bei Ausschluß von direkten Epiphysenverletzungen war kein ästhetisch oder funktionell störendes Minderwachstum zu verzeichnen. Nach unseren Ergebnissen ist die Fingerreplantation bei Kindern bei technischer Durchführbarkeit immer angezeigt.

Literatur

1. VAN BEEK, A.L., P.W. WAVAK and E.G. ZOOK: Microvascular Surgery in Young Children. Plastic and Reconstructive Surgery 63, 457–462, 1979.
2. BERGER, A., G. MEISSL und L. WALZER: Techniques and Results in Replantation Surgery in Children. International Journal of Microsurgery, Vol. 3, No. 1, 9–12, 1981.
3. BIEMER, E.: Internationale Definitionen im Gebier der Replantationschirurgie und Möglichkeiten eines Bewertungsschemas der funktionellen Ergebnisse. Handchirurgie 14, 161–164, 1982.
4. BUCK-GRAMCKO, D., F.E. DIETRICH und S. GÖGGE: Bewertungskriterien bei Nachuntersuchungen von Beugesehnenwiederherstellungen. Handchirurgie 8, 65–69, 1976.
5. DONSKI, P.K., F. FISCHER und V.E. MEYER: Beitrag zur Häufigkeit und Bedeutung von Epiphysen- und epiphysennahen Verletzungen bei Replantationen im Bereiche der oberen Extremität bei Kindern. Handchirurgie 16, 196–200, 1984.

Anschrift der Verfasser
Dr. P.J. FLORY, M. WANNSKE, Klinik für Wiederherstellungschirurgie, Krankenhaus Oststadt, Medizinische Hochschule, D-3000 Hannover 51.

Indikationen für Knochen- und Spongiosatransplantationen – ist beta-Tricalciumphosphat eine echte Alternative?

J. P. POCHON, U. G. STAUFFER, Zürich

Einleitung

In einem gemischten kinderchirurgisch-traumatologischen Krankengut sind die Indikationen für Knochentransplantate (KT) gar nicht so häufig, wie vielleicht vermutet. In den Jahren 1981–1985 haben wir an der Kinderchirurgischen Universitätsklinik Zürich nur 39 Patienten mit juvenilen Knochencysten und nur 12 Patienten mit Pseudarthrosen behandelt, obwohl wir in diesem Zeitraum gegen 2000 akute Frakturen diagnostizierten.

Als Implantate stehen uns die klassischen drei Gruppen der auto-, homo- und heterologen Knochentransplantate zur Verfügung, die in neuerer Zeit durch eine vierte Gruppe ergänzt werden, diejenige der Synthetika und Knochenderivate.

Die **autologen KT** sind beim Kind – vor allem wenn reine Spongiosa entnommen werden soll – meist nicht in genügender Menge vorhanden. Die Entnahme bedeutet immer einen Paralleleingriff mit einer nicht unerheblichen Verlängerung der Operationszeit.

Für den Ersatz längerstreckiger Defekte gelangen vereinzelt mikrochirurgische Verfahren zum Einsatz wie osteocutane Lappen (13) oder Fibulatransplantate mit Mikroanastomosen (7). Die im Einzelfall erstaunlichen Resultate dürfen aber nicht generalisiert werden und zu falscher Euphorie führen.

Homologer Knochen – Bankknochen oder frische homologe Spongiosa von Totalprothesepatienten – scheint ohne schwerwiegende immunologische Probleme einzuheilen, selbst die Infektionsgefahr darf nicht überwertet werden (14). Homologer Knochen ist nicht für alle Zentren gleich gut erhältlich. Zudem sind die Kosten für Bankknochen nicht zu vernachlässigen.

Heterologer Knochen steht noch immer in Form des Kielerspanes als enteiweisster Rinderknochen zur Verfügung. Sein Einbau dauert unter Umständen sehr lange und die Verwendung ist auf ersatzstarke Lager beschränkt.

Ein neues Produkt ist hitzedenaturierter, gesinterter Rinderknochen (Pyrost, 8), der einen ähnlichen Effekt wie synthetisches Hydroxiapatit und Tricalciumphosphat hat: er wirkt osteo*konduktiv*, wenn er orthotop eingebracht wird. Er hat aber keinen osteoinduktiven Effekt, obwohl so im Packungsprospekt postuliert.

Synthetische Knochenersatzstoffe oder **Knochenderivate**, die nicht aus dem Bälkchengerüst bestehen wie Kielerspäne oder Pyrost, sind Versuche, die Knochentransplantation zu vereinfachen. Knochenderivate haben ihre Ursprünge bereits im Jahr 1880, als man auf der Suche nach einem biologischen Träger für Antiseptika in Osteomyelitishöhlen war. Die Verwendung von demineralisiertem Knochen zeigte ausgezeichnete klinische Erfolge, leider wurden daraus aber nicht die Schlüsse einer Knocheninduktion gezogen, was erst in den letzten 20 Jahren gelang. Die Untersuchung der Knocheninduktion durch demineralisierten Knochen führte schrittweise zur Entdeckung des Bone Morphogenetic Protein (15).

Klinisch sind die Erfahrungen mit demineralisierten Knochen wechselnd, obwohl Mulliken begeistert von den klinischen Erfolgen berichtet (10). Unsere experimentellen Forschungen an der Ratte zeigten nur inkonstante osteoinduktive Eigenschaften (11). Zudem stellten sich für den praktischen Einsatz

Fragen der Sterilisierung ohne negative Beeinflussung der Osteoinduktionspotenz.
Hydroxyapatit und Tricalciumphosphat sind natürliche Bestandteile des Knochens. Die Herstellung synthetischen Hydroxyapatits und Tricalciumphosphats (Ceros 80, 82) in Granulatform mit unterschiedlichem Porenvolumen ist technisch gelöst und die Osteokonduktiven Eigenschaften sind sehr gut (3, 6, 11, 12).
Ektop implantiert zeigt es keine Anhaltspunkte für eine Knochenneubildung.
Im Rahmen des übergeordneten Themas bilden die folgenden drei Gruppen *Indikationen* für KT im Kindesalter:
1. Primärversorgung von Frakturen
2. Pseudarthrosen
3. Pathologische Frakturen.

1. Frakturen

Wir richten uns in der Primärversorgung nach den Regeln der Arbeitsgemeinschaft für Osteosynthese (AO) und stellen an sich die Indikation für die operative Primärversorgung sehr streng. Absolute Indikationen sind Epiphysenfrakturen (Typ Salter III und IV) sowie die konservativ nicht ideal reponier- und fixierbaren Frakturen. Ebenfalls sind Oberschenkelfrakturen bei Kindern über 12 Jahren in der Regel operativ zu versorgen, wie auch Frakturen der Patella und des Olecranons. Über die weiteren Indikationen wurde in den vorhergehenden Kapiteln bereits berichtet.
Somit beschränken sich die Indikationen darauf, gelegentlich Spongiosa bei fehlender medialer Abstützung bei Plattenosteosynthesen anzulagern (9). Trümmerfrakturen spongiöser Knochen wie Calcaneus, Talus usw. stellen weitere Indikationen dar, wobei wir hier auf die Verwendung von beta-Tricalciumphosphat zurückgreifen.

2. Pseudarthrosen

Die operative Sanierung richtet sich nach Art der Pseudarthrose: infizierte Pseudarthrosen stellen in der Regel eine Operationsindikation dar. Neben der Therapie durch Antibiotika-Metylmetakrylatketten, die nun auch in Kindergrößen erhältlich sind, steht die Behandlung durch Fibrinkleber-Spongiosa-Antibiotikaplomben zur Diskussion, die in *einem* Eingriff eine sichere Sanierung zu bringen scheinen (1, 5). Im übrigen gelten auch hier die Regeln der AO (9), wobei nach unserer Erfahrung hypertrophe Pseudarthrosen durch Kompressen mit dem Fixateur externe zur Heilung gebracht werden können.

3. Pathologische Frakturen

Im Kindesalter werden wir am häufigsten mit Frakturen juveniler Knochencysten (JKZ) konfrontiert (4, 11). Ausgedehntere JKZ führen oft zur Grenze autologer Knochentransplantationen, so daß Kielerspan, Bankknochen oder frische homologe Spongiosa verwendet werden müssen. Resorption und Infektion werden als Komplikation beschrieben, konsequente Entfernung der auskleidenden Membran, Anbohren des Knochenmarkraumes und kompakte Füllung verhindern weitgehend Rezidive.
Die Spontanheilung von JKZ wird beschrieben, sie wurde in unserem Krankengut bisher nicht beobachtet. Ebenso haben wir die Corticoid-Injektionsbehandlung bisher nicht durchgeführt. Als Alternative für das biologische Knochentransplantat verwenden wir beta-Tricalciumphosphat-Granulat mit Erfolg. (11).

Krankengut

In den Jahren 1981–85 wurden 51 Patienten behandelt, deren Diagnose eine mögliche Indikation für Knochentransplantate darstellte. 31 Patienten litten an einer JKZ, die bei 23 (59%) frakturiert war. 12 Patienten wiesen eine Pseudarthrose auf (Tabelle 1).
28 der Patienten mit JKZ waren Knaben (71,8%), 11 waren Mädchen (28,2%). Bei den Pseudarthrose-Patienten war das Geschlechtsverhältnis 1 : 1.
Das Durchschnittsalter betrug bei den Patienten mit nicht frakturierter JKZ 11 $^{6}/_{12}$ Jahre, bei den frakturierten JKZ 10 $^{2}/_{12}$ Jahre und bei den Pseudarthrosen 10 $^{3}/_{12}$ Jahre.
Die Therapie der JKZ war bei 20 der 39 Patienten (51,3%) vorerst konservativ,

Tabelle 1: Patienten mit juvenilen Knochencysten und Pseudarthrosen (1981–1985).

Diagnose	Knaben	Mädchen	Total	Durchschnittl. Alter bei Diagnose
Juvenile Knochencysten ohne Fraktur	10	6	16	11 J.
	28	11	39	
Juvenile Knochencysten mit Fraktur	18	5	23	$10^{2}/_{12}$ J.
Pseudarthrosen	6	6	12	$10^{3}/_{12}$ J.
Total	34	17	51	

d. h. bei 8 (50%) der nicht frakturierten und bei 12 (52,2%) der frakturierten JKZ. 10 Patienten wurden mit beta-Tricalciumphosphat mit einer Korngröße von 1,4–2,8 mm und einem Porenvolumen von 60% behandelt. Es handelte sich um 9 Knaben und 1 Mädchen. Die Lokalisation war je 4mal der Femur und der Humerus, je einmal der Calcaneus und die Fibula. 9 (75%) der Pseudarthrosepatienten benötigten eine operative Therapie, 3 wurden konservativ behandelt. Nur ein Drittel (3 Patienten) der operativen Gruppe benötigten ein Knochentransplantat durch Spongiosa (Tab. 2).

Schlußfolgerung

Die Indikation zu KT sind nach unseren Erfahrungen relativ begrenzt, wenn wir nur die akuten traumatologischen Fälle, die Komplikationen der Frakturbehandlung und die Knochencysten als häufigste operationswürdige Knochentumoren betrachten. Auch schwere Trümmerfrakturen waren in den letzten 5 Jahren nicht Gegenstand einer Knochentransplantation geworden. Pseudarthrosen bilden mit weniger als 1% der Frakturen eine ebenfalls sehr seltene Komplikation.

Autologe Spongiosa ist sicher das Mittel der Wahl, die Nachteile der quantitativen Limitierung, der Paralleleingriffe und der Operationsverlängerung sind bekannt. Zudem sind die Narben in der postoperativen Phase häufig sehr schmerzhaft und kosmetisch störend. Frische homologe Spongiose und Bankknochen haben sicher ihre Berechtigung, sofern sie problemlos erhältlich sind (2, 11).

Mit Tricalciumphosphat-Granulat (Ceros 82) haben wir einen Knochentransplantat-Ersatz in der Hand, der für Knochenhöhlen (Beispiel juvenile Knochencysten) oder bei Defekten in spongiösen Knochen ein erprobtes Ersatzmittel mit osteokonduktiver Potenz darstellt. Nach Literaturangaben ist der Er-

Tabelle 2: Knochentransplantate 1981–1985.

Indikationen	n Pat.	Kons. Therapie	Op. ohne Knochentransplantat	Op. mit Knochentransplantat
Juvenile Knochencysten ohne Fraktur	16	8	–	8
	39			19*
Juvenile Knochencysten mit Fraktur	23	12	–	11
Pseudarthrosen	12	3	6	3

* davon 10 mit *beta-Tricalciumphosphat-Implantaten*

folg mit Pyrost sehr gut, wir selbst haben keine persönliche Erfahrung (8).

Zusammenfassung

Anhand von 51 Patienten in den Jahren 1981–85, die an der Kinderchirurgischen Universitätsklinik Zürich wegen juveniler Knochencysten und Pseudarthrosen behandelt wurden, werden die Indikationen für Knochentransplantate und mögliche Knochenersatzmaterialien dargestellt. Neben den biologischen Ersatzstoffen wird die Eignung von beta-Tricalciumphosphat anhand von 10 Patienten mit juvenilen Knochencysten beschrieben. Beta-Tricalciumphosphat (Ceros 82) eignet sich für den Knochenersatz in Knochenhöhlen oder im spongiösen Knochen.

Literatur

1. Bösch, P.: Die Fibrinspongiosaplastik. Wien. Klin. Wochenschr. (Suppl.) 93 (124): 1–26, 1981.
2. Brown, KLB, Cruess, RL: Bone and cartilage transplantation in orthopaedic surgery. J. Bone Joint Surg. 64-A: 270–279, 1982.
3. Eitenmüller, J.: Die Bedeutung der synthetischen Kalzium-Phosphatkeramiken als Knochenersatzmaterial. Orthopäde 15: 30–35, 1986.
4. Feller, AM, Thielemann, F., Flach, A.: Juvenile Knochencysten – Pathogenese und Therapie. Chirurg 53: 165–167, 1982.
5. Goudarzi, Y. M.: Klinische Erfahrungen mit einer Fibrin-Nebacetin-Spongiosaplombe zur Behandlung der chronischen Knocheninfektionen und als lokale Infektionsprophylaxe bei nicht infiziertem Knochenherd. Akt. Traumatol. 13: 205–209, 1983.
6. Metsger, D.S., Driskell, T.D., Paulsrud, J.R.: Tricalciumphosphate ceramic – A resorbable bone implant: Review and current status. J. Am. Dent. Assoc. 105: 1035–1038, 1982.
7. Meyer, V.E.: Freie Transplantation einer Fibula mit mikrovaskulären Anastomosen zur Überbrückung eines 9 cm langen Tibiadefekts (ein Fallbeispiel). Handchir. 15 (Suppl.): 64–68, 1983.
8. Mittelmeier, H., Katthagen, B.-D.: Neue Wege des Knochenersatzes. Orthop. Praxis 5/20: 389–398, 1984.
9. Müller, M.E., Allgöwer, M., Schneider, R., Willenegger, H.: Manual der Osteosynthese. Springer-Verlag Berlin-Heidelberg-New York, 2. Auflg., 1977.
10. Mulliken, J.B., Glowacki, J.: Induced osteogenesis for repair and construction in the craniofacial region. Plast. reconstr. Surg. 65/5: 553–559, 1980.
11. Pochon, J.P., Schwöbel, M., Illi, O., Weihe, W.H.: Knochenersatzplastiken mit Beta-Tricalciumphosphat – Resultate experimenteller Studien und erste klinische Fallbeispiele. Z. Kinderchir. (in press).
12. Roth, H., Müller, W., Spiessl, B.: Zur Behandlung grossvolumiger Knochendefekte im Kieferbereich mit Hydroxylapatit-Granulat. Schweiz. Mschr. Zahnmed. 94: 222–227, 1984.
13. Stock, W., Stock, M.: Der osteokutane Unterarmlappen. Handchir. 15 (Suppl.): 49–51, 1983.
14. Tomford, W.W., Starkweather, R.J., Goldman, M.H.: A study of the clinical incidence of infection in the use of banked allograft bone. J. Bone Joint Surg. 63-A: 244–248, 1981.
15. Urist, M.R., Sato, K., Brownwell, A.G., Malinin, T,I., Lietze, A., Huo, Y.K., Prolo, D.J., Oklund, S., Finerman, A.M., DeLange, R.J.: Human bone morphogenetic protein (HBMP). Proc. Soc. Exp. Biol. Med. 173: 194–199, 1983.

Anschrift der Verfasser
Dr. J.P. Pochon, Leitender Arzt Kinderchirurgische Universitätsklinik Zürich, CH-8032 Zürich.

Pathologische und Spontan-Frakturen

D. Berger, D. Vaucher, Lausanne

Eine pathologische oder spontane Fraktur wird durch das Einwirken eines inadäquaten, im allgemeinen schwachen, eventuell wiederholten Mechanismus auf einen sich im Wachstum befindenden Knochen hervorgerufen. Dabei kann der Knochen sowohl gesund, als auch primär oder sekundär pathologisch sein. Die Grenzen zwischen diesen beiden Gruppen sind häufig verschwommen. Das Ziel dieser Arbeit ist, an Hand unserer Fälle und der Literatur die Physiopathologie der spontanen und pathologischen Frakturen und die Stelle der chirurgischen Behandlung und deren Grenzen zu diskutieren.

Eigenes Krankengut

Zwischen Januar 1980 und Mai 1986 wurden in Lausanne 19 pathologische Frakturen beobachtet und behandelt. Es handelte sich um 4 Mädchen und 15 Jungen im Alter von 5 bis 19 Jahren (m = 12,8). Nur 4 wurden konservativ behandelt (1 Stressfraktur, eine solitäre subkapitale Humerusfraktur und 2 Frakturen nach Ewing Tumoren, wobei in einem Falle bei der Diagnosestellung bereits multiple Metastasen bestanden. 15 weitere Kinder wurden entweder primär oder sekundär chirurgisch behandelt (Tab. 1).

Tabelle 1: Falldarstellungen.

Nr.	NVN	Alter	Diagnose	Fraktur	Behandlung	Bemerkungen
1.	AG ml	14 J	Osgood-Schlatter	Ausrißfraktur der Tuberositas Tibiae und des vorderen Tibiaplateaus	Osteosynthese 2 Schrauben und 4 Drähte	Sprungunfall Kontrolle nach 4 M. befriedigend
2.	IV ml	14 J	Osgood-Schlatter	Abrißfraktur der Tuberositas Tibiae	Zuggurtungsosteosynthese	zu kurze Beobachtung
3.	SP ml	15 J	Osgood-Schlatter	Ausrißfraktur der Tuberiositas Tibiae mit Ausriß des vorderen Tibiaperiosts	Zuggurtungsosteosynthese und 1 Spongiosaschraube	Fahrradunfall Sklerosierung der Tuberositas
4.	HN wbl	12 J	Stressfraktur	Fraktur des 4. Metatarsale	Gips	Normalisierung nach 4 Monaten
5.	AF ml	9 J	schwere Demineralisierung nach elektrischer Verbrennung	Ulnaris + Radialis Fraktur	1. Plattenosteo- 2. Haut-, Gefäß-, Nerven-Transplantation	sekundäre Pseudoarthrose
6.	RP ml	16 J	Osteitis nach offener Fraktur	Refraktur und Arthrose der Tibia nach 1 Jahr	1. Spongiosaplastik Polytrauma 2. Plattenosteosynthesen 3. Oberschenkelgips	Rö. und klinische Kontrolle nach 1 Jahr o. B.
7.	CM ml	14 J	Ewingsarkom mit general. Metastasierung	L 1-Impressionsfraktur	1. Gipskorsett 2. Radiotherapie und Chemotherapie	Ewingsarkom des rechten Femurs, gestorben nach 4 Monaten

Tabelle 1: Fortsetzung.

Nr.	NVN	Alter	Diagnose	Fraktur	Behandlung	Bemerkungen
8.	CD ml	15 J	Ewingsarkom	Subtrochantere Femurfraktur	1. Ausräumung und autologe Spongiosaplastik 2. Plattenosteoosteosynthese	Diagnose wurde «‹‹sekundär» gestellt! Dann Radio- und Chemotherapie nach 9 J. gesund, 8 mm Beinlängendifferenz
9.	PS ml	19 J	Ewingsarkom	Distale Tibia-Fraktur r.	Ober-, dann Unterschenkelgips	Motorradunfall 4 J. nach Entdeckkung des Tumors (und nach Radio + Chemotherapie), Konsolidierung nach 20 M., Kontrolle nach 5 J. befriedigend
10.	SR ml	15 J	Osteogenesis Imperfecta	Tibia und Fibula Frakturen und Olecranonfrakturen	1. Oberschenkelgips 2. Olecranonosteosynthese	Skiunfall nach 2 Frakturen im Säuglingsalter
11.	KS ml	12 J	Osteogenesis Imperfecta	multiple Femurschaftfrakturen	1. Extension 2. sekundäre operative Korrektur	Unfall beim Laufen nach mehreren Spontanfrakturen
12.	IN wbl	5 J	Eosinophiles Granulom	Fissur des os pubis r.	1. Ausräumung (Biopsie) 2. keine Belastung 4 W.	sehr kurze Beobachtung
13.	BP ml	11 J	Eosinophiles Granulom	C-5 Wirbelkörperkompressionsfraktur mit Claude Bernard Horner 1 C5-C6 Wurzelsyndrom	1. Ausräumung (Biopsie) 2. Minerva-Gips	C4-C5 Fusion sonst o. B. nach 4 Jahren
14.	VS ml	11 J	Solitäre Knochencyste	Subtrochantäre Fraktur	1. Ausräumung 2. Homo- und autologe Verlängerungsspongiosaplastik 3. keine Belastung 3 M.	Skiunfall 1 C nach 6 Monaten
15.	PS ml	11 J	Solitäre Knochencyste	Subkapitale Humerusfraktur l.	1. Desault-Verband	Rö. und klinische Kontrollen nach 9 Monaten o. B.
16.	BZ ml	14 J	Multilokuläre Knochencyste	Distale metaphysäre Fraktur Tibia	1. Ausräumung 2. Autologe Spongiosaplastik 3. Plattenosteosynthese und 2 Schrauben 4. 2. Ausräumung bei Plattenentfernung	Fahrradunfall, 2. Ausräumung 9 M. nach Unfall Rö-Kontrolle, nach 3 M. befried.
17.	FY wbl	11 J	Metaphysäres Knochenfibrom	Tibiafraktur	1. Oberschenkelgips 2. Refraktur nach 1 J. Ausräumung und homologe Spongiosaplastik	Skiunfall Rö und klinische Kontrollen nach 4 J. ohne Befund
18.	VA ml	12 J	Metaphysäres Knochenfibrom	Distale Femurfraktur	1. Ausräumung und homologe Spongiosaplastik 2. Oberschenkelgips	Skate-board-Unfall
19.	RC wbl	14 J	Metaphysäres Knochenfibrom	Distale Tibiafraktur Sprunggelenksdistorsion	1. Ausräumung und homologe Spongiosaplastik 2. Oberschenkelgips	Rö. und klinische Kontrollen nach 2 J. ohne Befund

Die spontanen und pathologischen Frakturen kann man in 6 Gruppen einteilen: Die Stress- und Überlastungsfrakturen (overuse), Frakturen eines pathologischen Knochens oder pathologischer Weichteile, Frakturen bei einer Systemerkrankung, Frakturen bei neuromuskulären Erkrankungen, Frakturen bei Hämophilien und schließlich Frakturen nach malignen Tumoren.

Stress- und Überlastungsfrakturen

Sie können in zwei Gruppen unterteilt werden: Die Tendinoepiphysären Abrißfrakturen und die Stressfrakturen.
Unter den Überlastungsfrakturen ist eine der häufigsten die Osgood-Schlattersche Krankheit, die ebenso wie die Seversche Krankheit manchmal zu Unrecht zu den aseptischen Nekrosen gezählt wird. (6). Im ersten Stadium vor dem traumatischen Abriß ist das Krankheitsbild durch entzündliche Veränderungen des Knochens nach Überbelastung charakterisiert. Manchmal kommt es noch zu Bildung von heterotopen Knochen. In diesem Stadium besteht noch keine intraartikuläre Pathologie (Tab. 2).
Die Wiederholung der Traumata oder der excessiven Bewegungen kann dann die Frakturen herbeiführen, es handelt sich dabei um einen Abriß der tuberositas tibiae durch das Ligamentum patellae des kräftigen Quadriceps. Der Abriß kann die Tuberositas tibiae alleine betreffen oder mit einer proximalen tibialen Epiphysiolyse einhergehen, oder es kann schließlich ein Knochenstück vom Tibiaplateau abreißen und somit intraartikulär liegen.

Tabelle 2: Osgood-Schlattersche Krankheit.

- Knaben 10-15 J   Mädchen 8-13 J
- Ausrißfraktur der Tuberositas tibiae mit entzündlichen Veränderungen
- Knochenfragmente = heterotope Ossifikation (keine aseptische Nekrose)
- nie intraartikulär (keine Arthritis)
- heilt spontan aus
- **Behandlung:**
  - Gipsruhigstellung
  - keine Korticoidinjektion
  - Operation bei Desinsertion

Tabelle 3: Seversche Krankheit.

- traumatologisches Problem
- Überlastung der Calcaneus Apophyse
- wiederholte Traumen = Zerrüttung der Knochenstruktur
- keine Rö-Veränderungen – Cave: normale Verdichtungen des Calcaneus
- **Behandlungen:**
  - Verminderung der Belastungssituation 1–1,5 dicker Absatz (Equinismus)

Eine chirurgische Behandlung ist nur bei einem einfachen und komplizierten Abriß indiziert und besteht aus Draht-Zuggurtungsosteosynthese mit oder ohne Spongiosaschraube für 6 Wochen (Fälle 1, 2, 3; Tab. 1). Die Exzision einer vorstehenden Tuberositas Tibiae nach Heilung der Krankheit ohne Abriß ist keine gute Operationsindikation, da der nachher entstehende Callus häufig noch größer wird. In allen anderen Situationen sollte die Behandlung dieser Krankheit konservativ sein.
Sie Seversche Krankheit ähnelt in vielen Aspekten der oben beschriebenen. Der Calcaneus wird durch den Zug der Archillessehne überlastet. Jedoch kann die röntgenologische Interpretierung wegen der in der Wachstumsperiode natürlichen Verdichtung des Knochens erschwert sein. Diese Erkrankung ist selten, und nur ein Abriß, was noch seltener ist, erfordert einen chirurgischen Eingriff (Tab. 3).
Die Frakturen durch Apophysenabriß des Beckens sind eine Operationsindikation. Jedoch ist der postoperative Verlauf nicht immer einfach. Es kommt häufig zu Pseudarthrosen mit Schmerzen, weshalb eine sekundäre Knochenexcision nötig werden kann (5) (Tab. 4).

Tabelle 4: Beckenepiphysenabrissfrakturen.

A. Chronische Trauma des Tuber ossis ischii und der Iliaca-Apophyse (14–17 J)
B. Akutes Trauma der Ischii-Apophyse
Behandlung:
- Bettruhe
- Offene Fixation bei großer Dislokation: 60% Pseudoarthrose und 25% Spätschmerzen möglich

Die Streßfrakturen entstehen nach wiederholten Traumata. Sie sind bei Kindern seltener als bei Jugendlichen oder Erwachsenen. Ihre Differentialdiagnose ist nicht ganz einfach. Die Altersverteilung liegt zwischen 10 und 15 Jahren. Die beiden häufigsten Lokalisationen sind das obere Drittel der Tibia und die metatarsalen Knochen (Fall 4; Tab. 1). Die Symptomatologie ist wegen der Lokalisation und der Reaktion des Periostes uncharakteristisch. Im Röntgenbild muß man differentialdiagnostisch maligne Knochentumoren und die benigne corticale Hyperostose im Kindesalter in Betracht ziehen. Selbst die Biopsie (PE) ist manchmal schwierig zu beurteilen. Deshalb ist anfangs eine abwartende, beobachtende Haltung wichtig, damit nicht wegen einer falschen Diagnose einen irreparabler Eingriff gemacht wird. Mit Ausnahme der Biopsie ist aus diesem Grund auch eine chirurgische Behandlung nicht die Regel ((Tab. 5) 4, 6).

Tabelle 5: Stressfrakturen.

— wiederholt häufige Traumen
— seltener als bei Erwachsenen
— Altersgruppe 10–15 Lj.
  Oberes Tibiadrittel, dann Fibula, Humerus, Metatarsale, Rippen, Femur, Patella
— klinische Symptome: lokaler Schmerz und Periostreaktion
— Diff. Diag.: Osteoidosteom, Osteosarkom, Ewingsarkom, infantile kortikale Hyperostose (manchmal P.E. notwendig)
— Rö: keine kortikale Erosion
— Therapie: keine, evtl. Gips für 1 Wo.

Frakturen bei pathologischen Weichteilen und Knochen

Diese Gruppe umschließt die Frakturen nach akuter oder chronischer Osteomyelitis oder Osteitis, nach benignen Tumoren (Fälle 12, 13) und Knochencysten und nach primären oder sekundären Osteoporosen.
Bei Kindern sind die Frakturen nach Osteomyelitis selten, unter 2 % (8). Es handelt sich hauptsächlich um Frakturen nach Sequestrierungen. Sie treten meist am stark belasteten Femur und am Humerus auf.

Wegen der primär infektiösen Erkrankung ist die chirurgische Behandlung, wenn man von den Fixateures externes absieht, nicht indiziert. BLECK beschreibt jedoch eine Spongiosaplastik an einer Tibia nach normalisierter BSG (6), (Fälle 5 und 6; Tab. 1).
Die juvenilen solitären Knochencysten sind wahrscheinlich eine der häufigsten Gründe für pathologische Frakturen. Die Cysten sind epiphysenfugennahe. Der Wachstumsknorpel und die Epiphyse sind nicht betroffen. Die Cysten sind, so lange sie die Wachstumszone berühren, aktiv. Eine latente Cyste liegt in einem gewissen Abstand zur Wachstumszone (6, 18, 23). 75 % der Cysten werden bei einer pathologischen Fraktur entdeckt und nur ein kleiner Prozentsatz heilt nach der Fraktur aus (ungefähr 10 % nach Baker) (3). Die nicht dislozierten Frakturen der oberen Gliedmaßen werden konservativ behandelt. Die stark dislozierten oder diejenigen mit Weichteilinterposition bedürfen einer Ausräumung und Spongiosaplastik. Bei Brüchen der unteren Gliedmaßen muß unabhängig vom Dislokationsgrad eine Ausräumung und Spongiosaplastik erfolgen. Die Kriterien für die Stabilisierung sind unterschiedlich je nach Alter und Lokalisation (Gips oder Plattenosteosynthese) (19) (Fälle 14, 15, 16; Tab. 1).
Die von SCAGLIETTI (22) vorgeschlagene Prednisoloninjektion kann bei nicht dislozierten Brüchen der oberen Gliedmaßen in Betracht gezogen werden. Sie kommt bei den

Tabelle 6: Solitäre Knochenzyste.

— Zyste in Metaphyse mit seröser Flüssigkeit und dünner Membran
— Hauptlokalisation: proximaler Humerus und Femur
— Wachstumszone nicht betroffen
— Zysten «aktiv», wenn nahe der Wachstumszone
— **Behandlung:**
  • solitäre Knochenzyste = konservative Behandlung aber Beschränkung der Aktivität (Operation?)
  • Operation bei Refraktur
  • Femur und Tibia = Operation
  • Operation:
    1. Ausräumung
    2. Spongiosaplastik
  • bei Fraktur der unteren Extremität ist die Prednisolon Injektionstherapie zu «passiv»

Tabelle 7: Diagnosen bei Osteoporosen.

1. Osteogenesis imperfecta
2. Idiopathische jevenile Osteoporese
3. Gallengangsatresie
4. Cyanotische Herzfehlbildungen
5. Stoffwechselkrankheiten
6. Immobilisation
7. Neoplasien
8. Post-Strahlentherapie-Osteoporese

Tabelle 8: Osteoporose nach Radiotherapie.

— Osteoporese
  • Lokalisation
  • Alter
  • Dosis
— Erste Veränderung des Knochens mit 2000 Rad.
— Wachstums-Störungen ab 2500 Rad.
— Zwei gefährliche Perioden:
  • unter 6 J.
  • während der Pubertät
— Fraktur 2–3 J. nach der Radiotherapie
  • mit Hautläsionen
  • mit Weichteilläsionen
— Heilung zu einem großen Prozentsatz bei adäquater Behandlung, wenn die Fraktur durch Osteoporese bedingt ist (nicht durch Metastasen)
— Erste Behandlung = Immobilisation
— Gehgips
— Fixateur externe?
— Ausräumung + Spongiosaplastik + Plattenosteosynthese (Haut und Weichteile)?
— Amputation?

Frakturen der unteren Gliedmaßen, die eine Operationsindikation darstellen, nicht in Betracht (20). Die Resektionsbehandlung zur Sicherung der Rezidivfreiheit scheint für uns, ebenso wie für von Laer (18), ein disproportionierter Eingriff für benigne Tumoren (Tab. 6).

Die aneurysmatischen Cysten sind selten verantwortlich für pathologische Frakturen. Die Behandlungskriterien der solitären Knochencysten können hier angewandt werden. Das metaphysäre Knochenfibrom (Kortikalisdefekt) kann die Ursache pathologischer Frakturen im Alter von 8 bis 20 Jahren sein. Es handelt sich immer um exzentrische Veränderungen mit einem sklerotischen Randsaumen, was zu einer endochondralen Ossifikationsstörung führt (10). Die Erkrankung hat eine Tendenz zur spontanen Rückbildung und die Frakturen heilen gut. Die Operationsindikation besteht nur bei Frakturen der unteren Gliedmaßen oder bei ausgedehnten Veränderungen in den oberen Gliedmaßen. Die Operation besteht in der Tumorausräumung und Spongiosaplastik, eventuell mit Osteosynthese nach den klassischen Kriterien (Fälle 17, 18, 19; Tab. 1).

Frakturen bei Osteoporose sind ein differentialdiagnostisches Problem (Tab. 7). Das therapeutische Vorgehen hängt dann in der Regel von der Grunderkrankung ab. (6, 9). Pathologische Frakturen bei Osteoporose nach Radiotherapie sind selten (21), sind aber immer therapeutisch sehr problematisch. Die Osteoporose ist abhängig von der verabreichten Dosis, von Alter und Lokalisation (15). Das Alter vor dem 6. Lebensjahr und die Pubertätszeit ist besonders gefährdet. Am häufigsten treten die Frakturen zwischen dem zweiten und dritten Jahr nach Bestrahlungsbehandlungen auf. Gleichzeitig bestehende Strahlenschäden der Haut und der Weichteile beeinflussen meistens die Wahl der Therapie.

Sehr häufig kompliziert ein Rezidiv oder eine lokale Metastase die Entscheidung (Fälle 7, 8; Tab. 1). Die Behandlung muß vorsichtig sein. Bei Hautläsionen ist man oft zur konservativer Haltung gezwungen. Einer unserer jungen Patienten hatte eine Tibiafraktur nach einem Ewing Tumor des Peroneums. Unter konservativer Therapie kam es erst nach 20 Monaten zur Konsolidierung (Fall 9; Tab. 1). Im allgemeinen ist eine verlängerte Entlastung erforderlich. Dies wiederum fördert die Osteoporose. Nur in ausgewählten Fällen muß die Operationsindikation zur Ausräumung, Spongiosaplastik und Osteosynthese mit viel Vorsicht gestellt werden (Tab. 8).

Pathologische Frakturen bei Systemerkrankungen

Wegen ihrer relativen Häufigkeit soll besonders auf die Frakturen bei Osteodystrophia fibrosa und renale Osteodystrophie eingegangen werden (Tab. 9)(Fälle 10, 11; Tab. 1). Die Osteodystrophia fibrosa oder Osteofi-

Tabelle 9: Systemerkrankungen.

- Fibröse Dysplasie
- Osteopetrosis
- Ehlers-Danlos Syndrom
- Metabolische Knochenerkrankungen
  - Rachitis und renale Osteodystrophien
  - Hyperparathyroidismus
  - Skorbut
  - Nebennierenerkrankungen
- Osteogenesis imperfecta

Tabelle 10: Osteodystrophia Fibrosa – Osteofibrose.

- Fibröses Gewebe im Knochenmarkskanal
- Isolierte Lokalisation
  - prox. Femur
  - Tibia, Rippen, Knaben = Mädchen 10–20 J.
  - Schmerzen mit path. Fraktur, Deformierung
  - Stabilisierung nach Pubertät
- Multiple Lokalisation (manchmal nur monomelisch)
  - Entdeckung vor 10. Jahr
  - 85% path. Frakturen
  - 75% drei oder mehr Frakturen
  - Albright Syndrom = extraossäre Veränderung mit fibröser Dysplasie
- Behandlung:
  - konservativ
  - schmerzhafte Läsionen: Ausräumung + Spongiosaplastik
  - chirurgische Behandlung bei Deformitäten, ausgewählten Frakturen und sekundären Tumoren

Tabelle 11: Rachitis und renale Isteodystrophie.

1. Rachitis (renale Osteodystrophie bei Nierenversagen)
   - Rachitis
   - sekundärer Hyperparathyroidismus
   - Osteoporese
   - Osteosclerose
   - Losser Lines = Streß Frakturen
   - Brown Tumor
   - Frakturen
     - prox. und dist. Femur
     - prox. Tibia
     - Radius – Ulna
2. Behandlung:
   - Vitamin D
   - mit Zyste: konservativ
     - dann Ausräumung mit Spongiosaplastik
     - Osteosynthese
3. Nierenversagen

brose ist eine Fibrosierung des Knochenmarkkanals. Dieser Befund kann sowohl isoliert, als auch multipel auftreten. In 85 % der Fälle kommen sogar multiple Frakturen vor (14). Die Therapie ist besonders an den oberen Gliedmaßen konservativ. Als Operationsindikation gelten schmerzhafte Deformierung, Frakturen der unteren Gliedmassen und maligne Entartung (weniger 1 %) (Tab. 10).

Die pathologischen Frakturen nach renaler Osteodystrophie sind in Zunahme begriffen, wegen der ständig wachsenden Zahl behandelter renaler Insuffizienzen. Sie treten am häufigsten am distalen und proximalen Femur auf und an der proximalen Tibia. Das Ziel der Behandlung sollte eine möglichst rasche Wiederbelastbarkeit sein, wobei jedoch die Parat-Thyroidea- und Niereninsuffizienz im Auge behalten werden muß. Ist eine Osteosynthese indiziert, so muß gleichzeitig eine Ausräumung und eine Spongiosaplastik vorgenommen werden (17) (Tab. 11).

Frakturen bei neuromuskulären Erkrankungen

Diese Gruppe betrifft die pathologischen Frakturen bei muskulärer Dystrophie, cerebralen Paralysen, Myelodysplasien, Arthrogryposis congenita, Poliomyelitis und Paraplhlegia.

Je nach Untersuchungen treten bei Myelodysplasien 10–30% pathologische Frakturen auf (12, 13, 16). Sie sind oft eine Folge der Schwere und Ausdehnung der Paralyse, die mit Muskelatrophie und Osteoporose einhergeht und durch den Sensibilitätsausfall kompliziert ist. Die Behandlung der Frakturen darf die anderen orthopädischen Probleme dieser Kinder nicht außer acht lassen. Deshalb sollte möglichst keine Immobilisation erfolgen.

Pathologische Frakturen nach Hämopathie

Hier handelt es sich hauptsächlich um Kinder mit Hämophilie. Die Fraktur selber ist oft «normal». Die Knochenheilung macht keine

Tabelle 12: Frakturen in Haemophilie.

- normale Frakturheilung mit normalem Callus
- 30–40% höhere Gabe an Gerinnungsfaktoren (Faktor VIII + IX) für 2–4 Tage nach Unfall bei stabilen Frakturen, für 1 Woche bei instabilen Frakturen, nach anderen Autoren 40% für 2–3 Wochen
- nach guter Hämostase klassische Behandlung, aber Drahtextension sollte vermieden werden

weiteren Probleme (1, 7). Das Hauptproblem ist die Hämostase während der ersten Wochen der Behandlung. Mit einer entsprechenden hämatologischen Therapie sind die Operationsindikationen nicht anders als in den klassischen Situationen (Tab. 12).

Viele weitere Typen von pathologischen Frakturen könnten noch besprochen werden, darunter diejenigen nach malignen Tumoren, Stoffwechselerkrankungen (Nebennierenerkrankungen und Hyperparathyroidismus, etc.), Osteogenesis imperfecta, Osteopsathyrosis, etc. (6, 18, 23).

Schlußfolgernd sei gesagt, daß die Indikation zur chirurgischen Behandlung der spontanen und pathologischen Frakturen bei Kindern abhängig ist vom Alter und Wachstum des Patienten, von der Grunderkrankung, der Lokalisierung des Bruches und der Umgebung des Kindes. Es bedarf großer Vorsicht bei der Beurteilung und eine peinlich genaue Operationstechnik, falls die Indikation zur Operation gegeben ist.

Zusammenfassung

Die Analyse der Fraktur und der in 5 Jahren in der Kinderchirurgie der Universitätsklinik Lausanne behandelten 19 spontanen und pathologischen Frakturen lassen 6 Gruppen erkennen: Stress- und Überbelastungsfrakturen, Frakturen pathologischer Knochen und Weichteile, Frakturen bei Systemerkrankungen, bei neuromuskulären Erkrankungen, bei Hämopathien und Frakturen nach oder bei malignen Tumoren. Die klinischen sowie pathophysiologischen Charakteristika werden für jede Gruppe anhand der Beobachtungen, der Operationsindikationen, ihrer Schwierigkeiten und ihren Prognosen diskutiert.

Die spontanen und pathologischen Frakturen im Kindesalter sind eines der schwierigsten Kapitel der Kindertraumatologie. Außer soliden therapeutischen werden vom behandelnden Arzt metabolische, genetische, onkologische und evolutive Kenntnisse verlangt, die bei jedem Kind je nach Alter, psychologischer, intellektueller Entwicklung und Umgebung nuanciert werden müssen.

Literatur

1. AHLBERG, A., and NILSSON, I. M.: Fractures in Haemophiliacs with Special Reference to complications and Treatment. Acta Chir. Scand., 133: 293–302, 1967.
2. ANSCHUETZ, R. H.; FREEHAFER, A. A.; SHAFFER, J. W.; and DIXON, M. S. JR SEVERE: Fracture Complications in Myelodysplasia. J. Pediatr. Orthop. 4: 22–24, 1984.
3. BAKER, D. M.: Benign Unicameral Bone Cyst: A Study of Forty-five Cases with Long-term Followup. Clin. Orthop., 71: 140–151, 1970.
4. BAKER, J.; FRANKEL, V. H.; and BURSTEIN, A.: Fatigue Fractures: Biomechanical Considertions. J. Bone Joint Surg. 54 A: 1345–1346, 1972.
5. BARNES, S. T.; and HINDS, R. B.: Pseudotumor of the Ischium: A Late Manifestation of Avulsion of the Ischial Epiphysis. J. Bomne Joint Surg., 54 A: 645–647, 1972.
6. BLECK, E. E.; and KLEINMAN, R. G.: Special Injuries of the Musculoskeletal Systems, in: Fractures in Children, Eds: Rockwood, Ch. A. Jr.; Wilkins, K. E.; and King, R. E, J. B. Lippincott Company Philadelphia, 1984, Chap. 3, 173–227.
7. BOARDMAN, K. P.; and ENGLISH, P.: Fractures and Dislocations in Hemophilia. Clin. Orthop., 148: 221–232, 1980.
8. CAPENER, N.; and PIERCE, K. C.: Pathological Fractures in Osteomyelitis. J. Bone Joint Surg., 14: 501–510, 1932.
9. DENT, C. E.: Osteoporosis in Childhood. Postgrad. Med. J. 53: 450–456, 1977.
10. DRENNAN, D. B.; MAYLAHN, D. J.; and FAHEY, J. J.: Fractures Through Large Non-Ossifying Fibromas. Clin. Orthop., 103: 82–88, 1974.
11. HAND, W. L.; HAND, C. R.; and DUNN, A. W.: Avulsion fracture of tibia tubercule. J. Bone Joint Surg. 53: 4, 1550–1554, 1971.
12. HANDELSMAN, J. E.: Spontaneous Fractures in Spina Bifida. J. Bone Joint Surg., 54 B: 381–386, 1972.

13. HARDELINAN: Spontaneous Fractures in Spina Bifida. J. Bone Joint. Surg. 54 B: 381, 1972.
14. HARRIS, W.H.; DUDLEY, H.R.; and BARRY, R.J.: The Natural History of Fibrous Dysplasia: An Orthopaedic, Pathological, and Roentgenographic Study. J. Bone Joint Surg., 44 A: 207–233, 1962.
15. HOWLAND, W.J.; LEOFFLER, R.K.; STARCHMAN, D.E.; and JOHNSON, R.G.: Postirradiation Atrophic Changes of Bone and Related Complications. Radiology, 117: 677–685, 1975.
16. JAMES, C.C.M.: Fractures of the Lower Limbs in Spina Bifida Cystica: A Survey of 44 Fractures in 122 Children., Develop. Med. Child. Neurol., 12 (suppl.) 22: 88–93, 1970.
17. KIRKWOOD, J.R.; OZONOFF, M.B.; and STEINBACH, H.L.: Epiphyseal Displacement After Metaphyseal Fracture in Renal Osteodystrophy. Am. J. Roentgenol. 115: 547–554, 1972.
18. VON LAER, L.: Pathologische Frakturen. In: Frakturen und Luxation im Wachstumsalter. Springer Verlag Stuttgart, New-York pp. 271–276, 1986.
19. NEER, C.S.; FRANCIS, K.C.; JOHNSTON, A.D.; and KIERMAN, H.A., JR.: Current Concepts on the Treatment of Solitary Unicameral Bone Cyst. Clin. Orthop., 97: 40–51, 1973.
20. OPPENHEIM, W.L.; and GALLENO, H.: Operative Treatment Versus Steroid Injection in the Management of Unicameral Bone Cysts. J. Pediatr. Orthop. 4: 1–7, 1984.
21. REGNIER, R.: Fractures pathologiques et radiotherapie. Acta Orthopaedica Belgica. 44/3: 455–458, 1978.
22. SCALETTI, O.: The effect of methylprednisolone acetate in the treatment of bone cysts. J. Bone Joint Surg., 61 B: 200–204, 1979.
23. SCHÄRLI, A.; und RUMLOVA, E.: Pathologische Frakturen in: Kinderchirurgie, Hers.: BETTEX, M.; GENTON, N.; und STOCKMANN, M.: Thieme-Verlag Stuttgart-New York, 1982, II: 105–112.

Anschrift der Verfasser
Dr. med. D. BERGER LD und agrégé, Kinderchirurgische Abteilung des Centre Universitaire Hospitalier Vaudois (CHUV), CH 1011 Lausanne, Schweiz.

S. Hofmann-v. Kap-herr (Hrsg.), Operationsindikationen bei Frakturen. Gustav Fischer Verlag. Stuttgart · New York · 1987

Rezidivierende juvenile Knochenzyste: en-bloc-Resektion oder Steroidinjektion?

H. ZENKER, L. LÖFFLER, H. STÜRZ, München und Hannover

Einleitung

Die juvenile Knochenzyste (jK) ist eine expansiv wachsende, zystische Knochenaffektion. Beforzugt finden sie sich bei männlichen Personen des 1. und 2. Lebensjahrzehnts, und zwar in den Metaphysen von Humerus (38–54%), Femur (35%) und Tibia (13%). Zysten mit unmittelbarem Epiphysenkontakt, die allerdings nicht überschritten wird, nennt man aktive Zysten; sie sind im 1. Lebensjahrzehnt häufiger zu finden als in den späteren Jahren. Hierbei überwiegen die latenten Zysten, die am Übergang vom metaphysären zum diaphysären Bereich liegen.
Zur Diagnostik: Die jK sind oft symptomlos. Häufig wird bei Bagatelltraumen mit Fraktur die Zufallsdiagnose gestellt. Röntgenologisch findet sich oft ein typischer Befund: Nämlich glatte Begrenzung, selten gekammert, die Corticalis ist immer intakt und zeigt eine homogene Zeichnung.
Eine geringe Mehrspeicherung findet sich im quantitativen Szintigramm (Faktor 1,2).
Die Angiographie ist immer unauffällig.
Im CT zeigen sich immer glatte Zystenwände.
Zusammengefaßt kann gesagt werden, daß die Diagnose meist ohne Probeexcision sicher zu stellen ist.

Eigenes Krankengut – en bloc Resektion

Bisher war unsere Behandlung wie folgt:
Abb. 1: Kleine jK werden exkochleiert und mit autoplastischer Spongiosa und Span austapeziert. Diese Behandlungsform ist jedoch in der Literatur mit einer Rezidivhäufigkeit

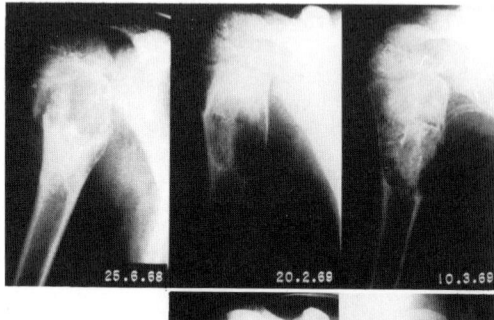

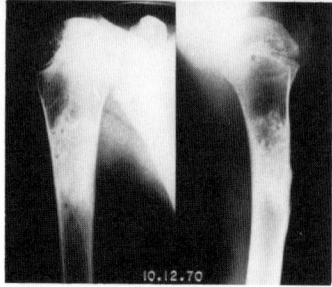

Abb. 1: Bei kleinen jK erfolgt die Exkochleation mit anschließender autoplastischer Spongiosaauffüllung. Zusätzlich kann auch ein corticospongiöser Span eingefügt werden.

bis zu 54% (im Mittel von 34%) belastet. Bei ausgedehnter Zystenbildung beim Rezidiv nach vorangegangener Exkochleation führten wir die Resektionsbehandlung aus. Diese ist sowohl als subtotale Resektion durchführbar mit Entfernung von ca. $^2/_3$ der Zystenwand oder als Totalresektion der Zyste. Hier beträgt die Rezidivquote im Mittel nur 6% (Abb. 2). Unser operatives Vorgehen zeigen wir am Beispiel des Oberarmes: Abb. 3: en-bloc-Resektion des Tumors, Schaffen einer Nute im Humeruskopfanteil und Einbolzen eines autologen Tibiaspanes. Andere Autoren verwenden auch die Fibula, aber

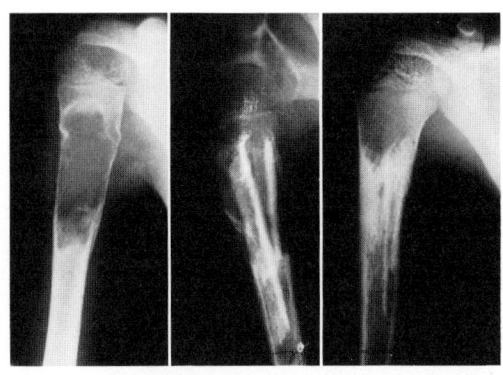

Abb. 2: Bei ausgedehnter Zystenbildung (links) und beim Rezidiv nach vorangegangener Exkochleation kann man die subtotale Resektion durchführen mit Entfernung von ca. $^2/_3$ der Zystenwand oder als totale Kontinuitätsresektion des zystentragenden Knochenabschnittes. (Bildmitte); Querleibung rechts.

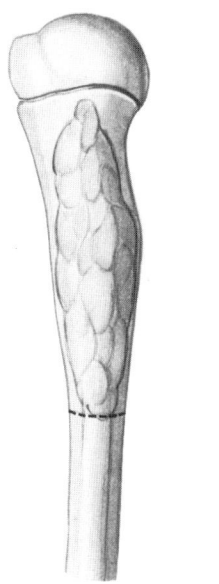

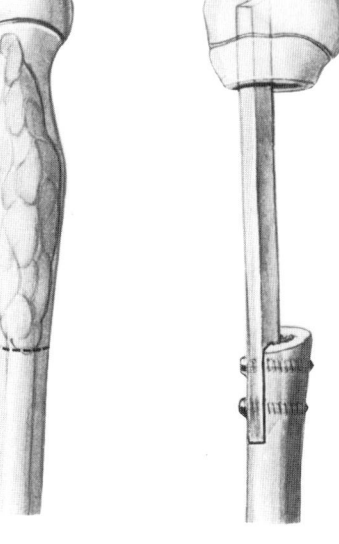

Abb. 3

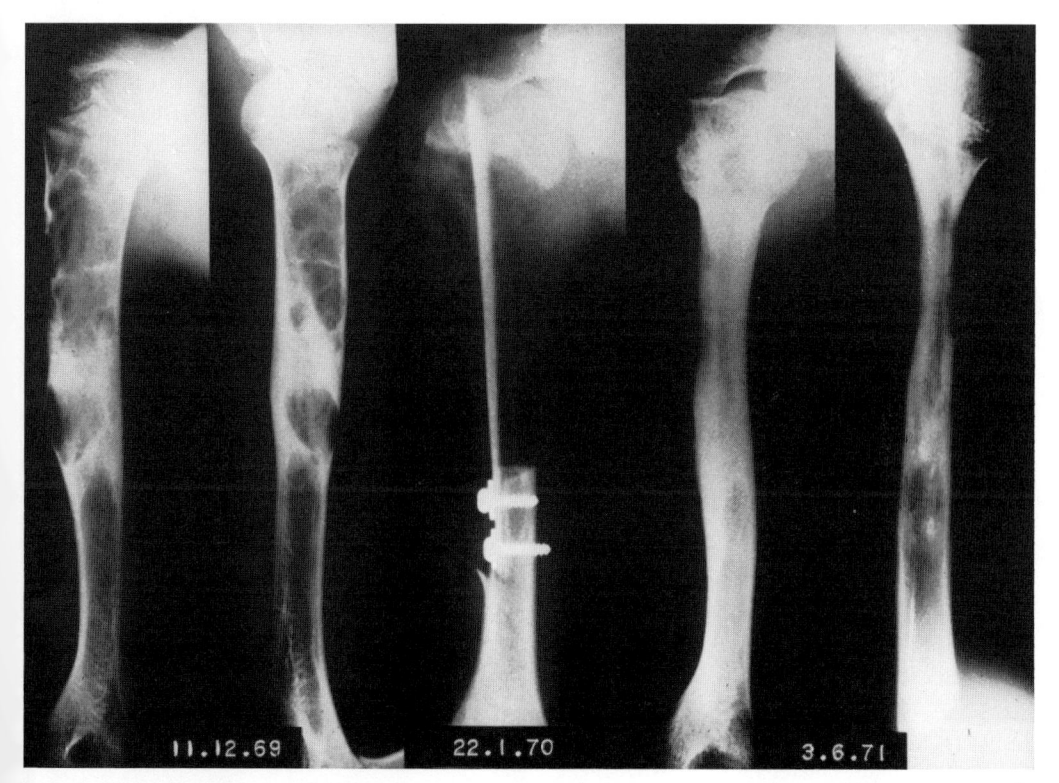

Abb. 3 und 4: En-bloc-Resektion des Tumors, Einbolzen eines autologen Tibiaspanes in den Humeruskopfanteil; im distalen Humerusanteil wird ein Lexer'sches Spanlager geschaffen und zusätzliche Fixation des Spanes mit 2 Schrauben. (12/69: praeop.; 1/70: intraop.; 6/71: Ausheilung.)

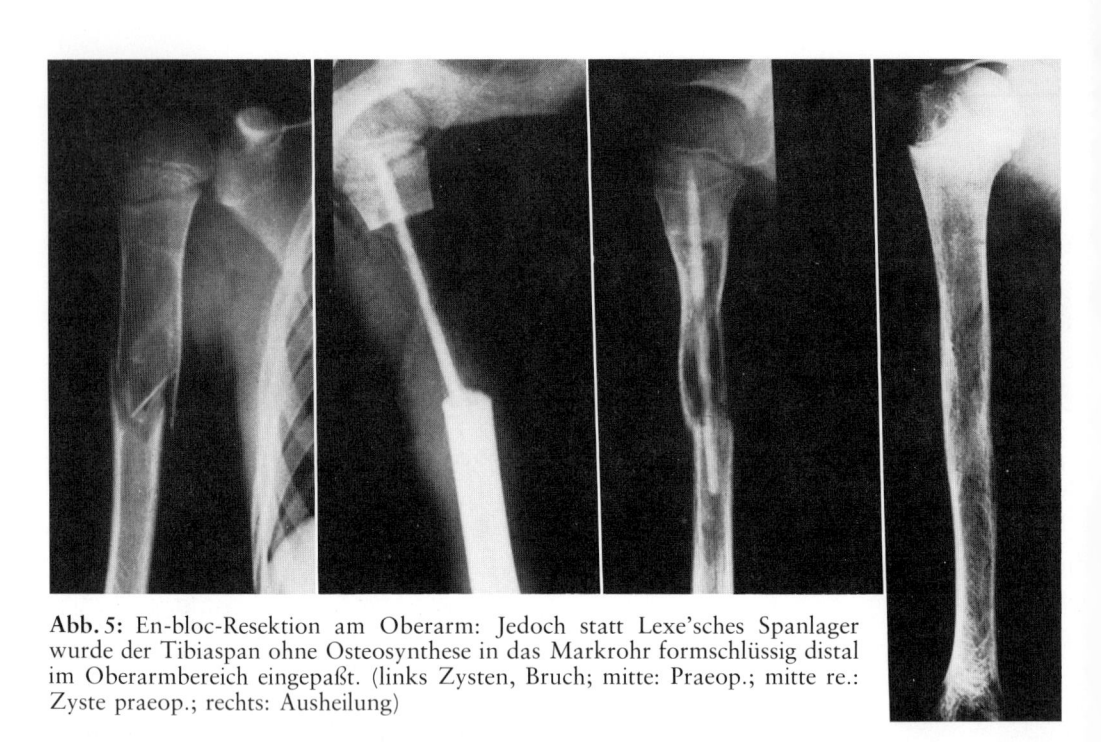

Abb. 5: En-bloc-Resektion am Oberarm: Jedoch statt Lexe'sches Spanlager wurde der Tibiaspan ohne Osteosynthese in das Markrohr formschlüssig distal im Oberarmbereich eingepaßt. (links Zysten, Bruch; mitte: Praeop.; mitte re.: Zyste praeop.; rechts: Ausheilung)

auch gelegentlich erhebliche, nicht notwendige Osteosynthesematerialien. Am distalen Humerusanteil wird ein Lexer'sches Spanlager geschaffen und der Span dort mit 2 Schrauben fixiert. Das Röntgenbild zeigt das Ausheilungsergebnis (Abb. 4).

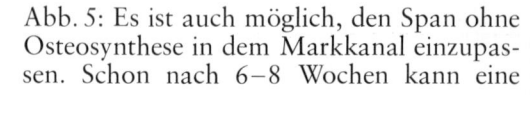

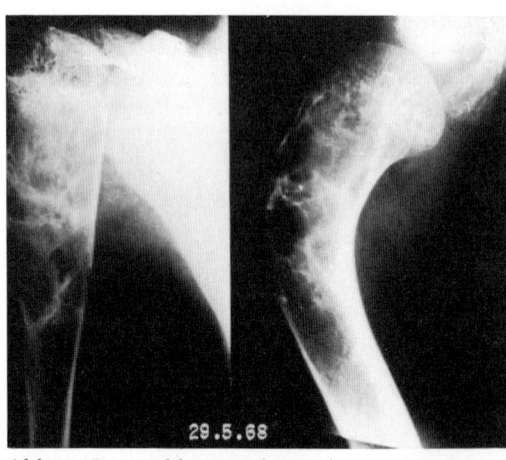

Abb. 5: Es ist auch möglich, den Span ohne Osteosynthese in dem Markkanal einzupassen. Schon nach 6–8 Wochen kann eine

Abb. 6: Die en-bloc-Resektion des tumortragenden Schaftabschnittes bietet auch die Möglichkeit zur Korrektur eines bereits eingetretenen Fehlwachstums. (5/68: preop.; 9/70 postop..; 4/71: Ausheilung.)

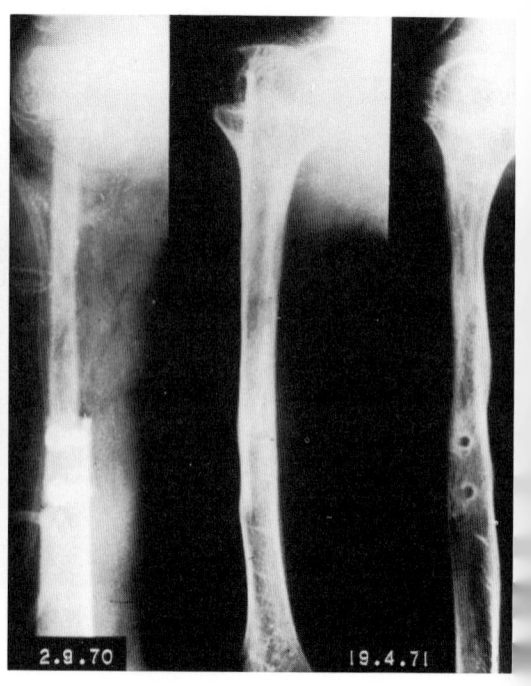

teilweise Rekanalisation der Markhöhle festgestellt werden.
Abb. 6: Durch großzügige Resektion des tumortragenden Schaftabschnittes kann ein Fehlwachstum auch korrigiert werden. Postoperativ legen wir einen Thoraxabduktionsgips im Durchschnitt für 13 Wochen an. *Armverkürzungen* werden vorwiegend bei aktiven jK beobachtet, ganz gleich, ob keine Behandlung stattfand, oder ob eine Operation durchgeführt wurde. Eine signifikante Beeinträchtigung des Längenwachstums durch das Einbolzen des Spanes über die Wachstumsfuge sahen wir nicht.
Tab. 1: Wir hatten bei 22 Exkochleationen am Oberarm 12 Rezidive und bei 15 en-bloc-Resektionen 1 Rezidiv.

Tabelle 1: Juvenile Knochenzysten am Oberarm.

Exkochleation	n = 22	Recidive:	n = 12
En-bloc-Resektion	n = 15	Recidive:	n = 1

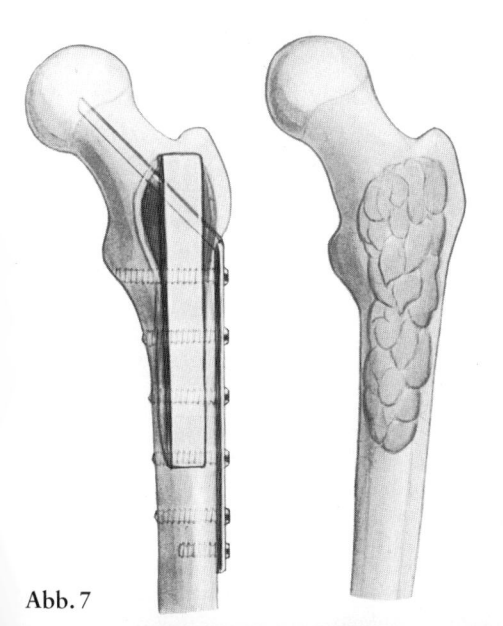

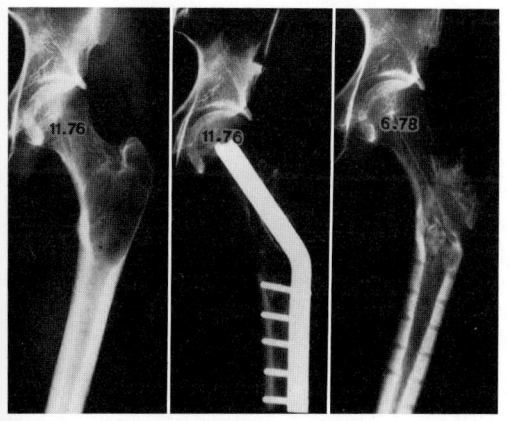

Abb. 7

Abb. 7. u. 8: Am proximalen Femur wird nach subtotaler Resektion des inter- und subtrochantären Bereiches zur Stabilität eine Plattenosteosynthese verwendet und die Höhe mit autoplastischem Knochenmaterial ausgefüllt.

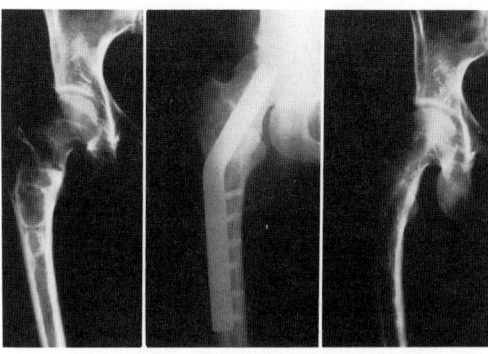

Abb. 9: Infraktion der Zyste oberhalb des Trochanter minor: Typisches Vorgehen und Ausheilung in gleicher Weise.

Am proximalen Femur ist eine Totalresektion aus anatomischen und statischen Gründen meist nicht möglich. Bei großen Defekten wird (Abb. 7) nach subtotaler Resektion des inter- und subtrochanteren Bereiches zur Erhaltung der Stabilität eine Plattenosteosynthese verwendet und die Höhle mit autoplastischem Material ausgefüllt.
Abb. 8: Das klinische Vorgehen ist in diesem Röntgenbild sichtbar: Zystenausräumung, Winkelplattenstabilisierung und Spongiosaauffüllung.
Abb. 9: In diesem Fall kam es zu einer Infraktion oberhalb des Trochanter minor. Die Ausheilung erfolgte in gleicher Weise.
Tab. 2: Bei 24 Patienten gingen wir 15 mal mit Exkochleation ohne Osteosynthese vor;

Tabelle 2: Juvenile Knochenzysten am proximalen Femur.

Exkochleationen:	15	Recidive:	3
Subtotale Resektionen:	9	Recidive:	1

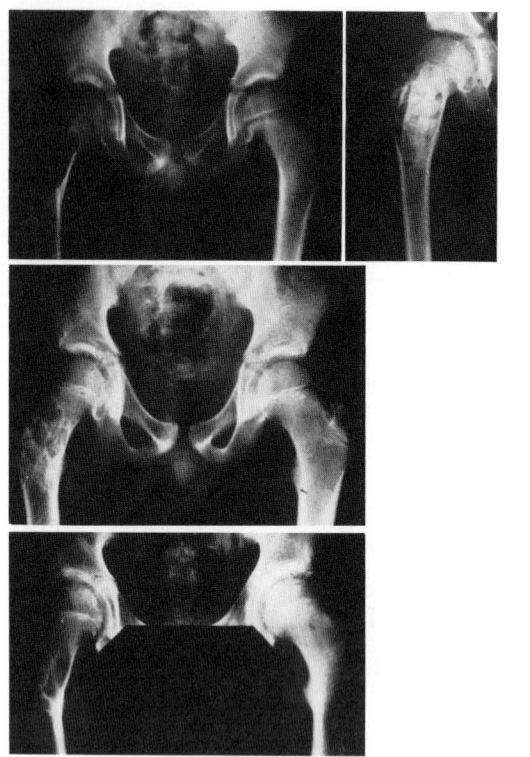

Abb. 10: 9-jähriger Knabe: links: Zyste links-rechts oben: jK exkochleiert und Auffüllung mit Beckenkammspongiosa. Mitte: 1 Jahr später. Unten: 7 Jahre später: Verlängerung des Beines um 1,5 cm durch Aufrichtung und Verlängerung des Schenkelhalses bei verbliebener Restzyste.

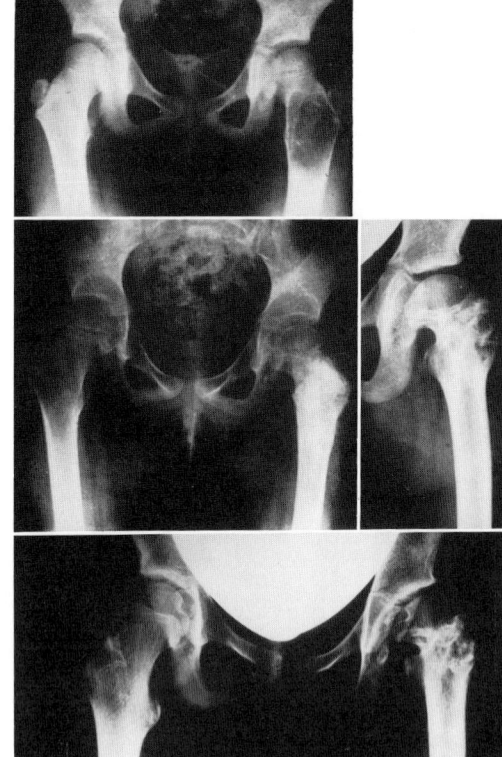

Abb. 11: 4-jähriges Mädchen: oben: Subtotale Resektion und autologe Spongiosatransplantation: Mitte: 2 Jahre postop., dann Verlauf über 10 Jahre, mit Entwicklung einer schweren Hüftdysplasie bei vorher seitengleicher anatomischer Hüftgelenksanlage.

dabei sahen wir 3 Rezidive; 9 mal führten wir die subtotale Resektion mit Plattenfixation durch und sahen 1 Rezidiv. Beinverkürzungen lagen 4 mal in einem Ausmaß von 1 bis 3,5 cm vor, 2 mal sahen wir auch Verlängerungen von 1 cm aufgrund einer Aufrichtung und Verlängerung des Schenkelhalses im Sinne einer Coxa valga (Abb. 10).

Abb. 11: Bei diesem 4-jährigen Mädchen wurde die subtotale Resektion und autologe Spongiosatransplantation durchgeführt. Der Verlauf über 10 Jahre zeigt die Entwicklung einer schweren Hüftdysplasie bei vorher seitengleicher anatomischer Hüftgelenksanlage. Es gibt noch seltenere Lokalisationen. Hier wird sich die Therapie nach besonderen Gegebenheiten des Einzelfalles richten.

Diskussion und Schlußfolgerung

Zusammenfassend haben unsere bisherigen Erfahrungen gezeigt, daß die en-bloc-Resektion mit der niedrigsten Operations-Rezidivrate belastet ist. Bei dem geschilderten Verfahren wollten wir dokumentieren, wie im weiteren Verlauf nach Um- und Einbau des autoplastischen Materials, besonders am Oberarm, die Morphologie des ursprünglichen Knochens nach kürzester Zeit nachgebildet wird. Diesen operativen Behandlungsergebnissen konnten wir mit konservativen Methoden bisher keine vergleichbaren Behandlungsresultate gegenüberstellen.

Literaturübersicht – Steroidinjektionen

SCAGLIETTI hat schon 1974 und in weiteren Arbeiten mitgeteilt, daß er jK verschiedener Lokalisationen mit lokaler Methyl-Prednisoloninjektionen in die Zyste behandelt hat und in 90% aller Fälle auch Ausheilung erzielte.

Eigenes Krankengut

Abb. 12: Hier ist ein solcher Verlauf dargestellt: Links im Bild ist die jK am proximalen Oberarm zu erkennen; dann wurde Methylprednisolon installiert, und zwar in diesem Fall 3 Instillationen innerhalb von 3 Monaten; rechts der Zustand 5 Monate später.
Abb. 13: Weitere 3 Monate später ist die Ausheilung dokumentiert.

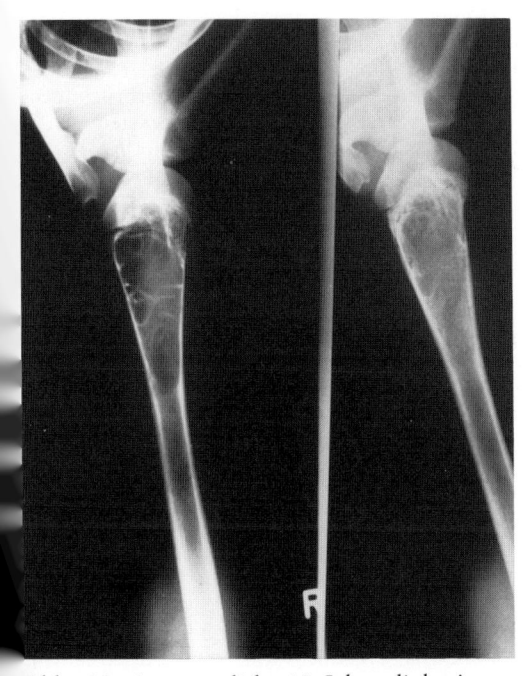

Abb. 12: A., männlich, 15 Jahre, links juven. Knochenzyste re. Oberarm, vor 1. Injektion 9.12. 1983 (200 mg Urbason Kristallsuspension, rechts vor 2. Injektion 28.2.1984 (200 mg Urbason Kristallsuspension, Röntgenbild re. Oberarm jeweils vor der Injektion). Vor der 2. Injektion ist bereits eine Verkleinerung der Zyste zu sehen. Klinisch völlig unauffällig, keine Funktionseinschränkung, keine Verkürzung, keine Muskelatrophie.

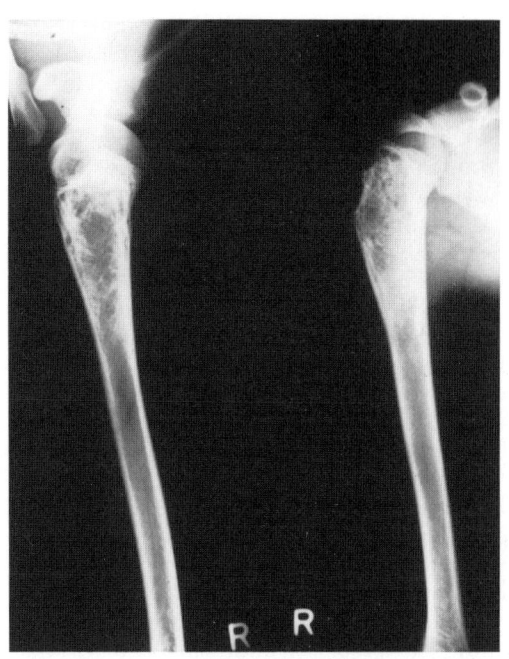

Abb. 13: A. W. Re. Oberarm in 2 Ebenen: 8/84 (6 Monate nach der 2. Injektion) Patient ist 16 Jahre. Zyste vollkommen ausgeheilt.

Diskussion

Wir haben dieses Verfahren übernommen: Tab. 3: Unsere Ergebnisse zeigen: von 1983 bis 1985 wurden 10 Fälle behandelt. Das

Tabelle 3: Cortisoninstillation bei juveniler Knochenzyste.

Zahl der Patienten:
n = 10 männlich Alter: 8–16 Jahre

Lokalisation:
 Oberarm: n = 9
 Femur distal: n = 1

Zahl der Injektionen: 2 (1–3),
 ca. 150–200 mg Methylprednisolon-Kristallsuspension

Zahl der Ausheilungen: n = 7 (70%)
 innerhalb 6–9 Monaten

Fehlschläge: n = 3 (30%)
 Gründe:
 1 Fehldiagnose
 1 Rezidiv nach 2 OP.
 1 mehrfach gekammerte Cyste

Alter war zwischen 8 und 16 Jahren. Sie waren alle männlich. Die durchschnittliche Zahl der Injektionen betrug 2. In 9 Fällen war der Oberarm befallen, in einem anderen Fall der distale Femur. In 7 Fällen (70%) konnte nach 6–9 Monaten eine vollständige Ausheilung der Zyste erzielt weden. In 3 Fällen kam es zu keiner Heilung.

Die Analyse der Fehlschläge: Erstens fanden wir eine Fehldiagnose: Es handelte sich hierbei um eine aneurysmatische Knochenzyste (Faktor im Szintigram über 3). Ein weiterer Fehlschlag war ein Rezidiv nach erfolgloser operativer Vorbehandlung: Die Zysten waren stark sklerosiert und gekammert, das Wachstum fast abgeschlossen, so daß hier eine Wirkung nicht erzielt werden konnte.

Ein weiterer Fehlschlag war eine mehrfach gekammerte Zyste, die zunächst gut ansprach und auch eine Ausheilung zeigte, bis auf eine kleinfingerendgliedgroße Restzyste, von der es innerhalb eines Jahres zu einem Rezidiv kam. Aus diesem Grunde schließen wir, daß es wichtig ist, alle Kammern zu injizieren.

Schlußfolgerung

Aus unseren Fehlschlägen ziehen wir die Schlußfolgerung, daß es wichtig ist, die exakte Diagnose zu sichern. Die Rezidive sollten weiterhin operativ mit einer en-bloc-Resektion behandelt werden. Weiterhin sind gekammerte Zysten ganz sicherlich problematisch für die Steroid-Behandlung.

Zusammenfassung

An Hand des eigenen Krankengutes und auf Grund eigener Therapieerfahrungen bei 47 Patienten werden therapeutische Richtlinien zur differenzierten Therapie der juvenilen Knochenzyste erarbeitet. Nach Sicherung der Diagnose (meist genügt ein konventionelles Röntgenbild) werden ein- bis zweifach gekammerte Zysten mit 80–200 mg Methylprednisolon Kristallsuspensionen injiziert. Röntgenkontrollen in 3-monatigen Abständen und je nach Befund Wiederholung der Injektion 1–2 mal. Bei Rezidivzysten und bei mehrkammerigen Zysten wird in bewährter Weise die en-bloc-Resektion mit Spaninterposition ohne Osteosynthese durchgeführt. Hierbei kommt es in 8–12 Wochen zur stabilen Ausheilung. Die Excochleation wird wegen der hohen Rezidivrate (über 50%) nur noch selten durchgeführt.

Literatur

ANGERHOLM, J.C., GOODELLOW, J.W.: Simple cysts of the humerus treated by radical excision. J. Bone Jt. Surg. 47B: 714 (1965).

BOSEKER, E.H., BICKEL, W.A., DAHLIN, D.C.: A clinicopathologic study of simple unicameral bone cysts. Surg. Gynec. Obstet. 127: 550 (1968).

DAUM, R.H., BURG, H., PFLUGFELDER: Chirurgische Therapie und Ergebnisse von juvenilen Knochenzysten. Klin. Pädiat. 187: 518 (1975).

GARCEAU, G.J., GREGORY, F.: Solitary bone cyst. J. Bone Jt. Surg. 36A: 267 (1954).

HARMS, J., GROH, P.: Ergebnisse der Resektion, autologen Spanplastik und Überbrückungsosteosynthese juveniler Knochenzysten. Arch. Orthop. Traumat. Surg. 92: 285 (1978).

McKEY, D.W., NASON, S.S.: Treatment of unicameral bone cysts by subtotal resection without grafts. J. Bone Jt. Surg. 59A: 515 (1977).

MITTELMEIER, H.: Resektion und freie Spanplastik zur Behandlung rezidivierender Knochenzysten des Humerus. Langenbecks Arch. klin. Chir. 30 : 122 (1956).

NEER, C.S., FRANCIS, K.C., MARCOVE, R.C., TERZ, J., CARBONARA, P.N.: Treatment of unicameral bone cyst. J. Bone Jt. Surg. 48A: 731 (1966).

SCAGLIETTI, O.: L'azione osteogenetica dell'acetato di metil prednisolone. Bull. Scien. Med. Bologna 146: 159 (1974).

SCAGLIETTI, O., MARCHETTI, P.G., BARTOLOZZI, P.: The effects of Methylprednisolone-acetate in the treatment of bone cysts. J. Bone Jt. Surg. 61-B: 200 (1979).

SPENCE, K.F., SELL, K.W., BROWN, R.H.: Solitary bone cyst. Treatment with freezed-dried cancellous bone allografts. J. Bone Jt. Surg. 51-A: 87 (1969).

STÜRZ, H., WITT, A.N.: Juvenile Knochenzyste der Ulna. Arch. Orthop. Traumat. Surg. 94: 105 (1979).

STÜRZ, H., ZENKER, H., BUCKL, H.: Total subperiostal resection treatment of solitary bone cyszs of the humerus. Arch. Orthop. Traumat. Surg. 93: 231 (1979).

Stürz, H., Zenker, H.: Ergebnisse der Resektionsbehandlung juveniler Knochenzysten am Oberarm. Orthop. Praxis 9: 722 (1979).

Witt, A. N., Walcher, K., Zenker, H.: Die Resektionsbehandlung rezidivierender juveniler Knochenzysten. Arch. Orthop. Unfall-Chir. 74: 105 (1972).

Zenker, H., Stürz, H.: Die juvenile Knochenzyste – Behandlungsvorschläge und neue Ergebnisse. Z. Kinderchir. 38: 48–56 (1983).

Zenker, H., Stürz, H.: Simple Bone Cysts-Therapy and Results current Concepts of Diagnosis an Treatment of Bone and Soft Tissue Tumors 308: 320 (1984), Springer-Verlag, Berlin-Heidelberg.

Anschrift der Verfasser

Prof. Dr. med. Herbert Zenker, Orthopädische Klinik a.d. LMU, Harlachinger Straße 51, D-8000 München 90.

Dr. med. Ludwig Löffler, Oberarzt a. d. Orthopädischen Abteilung im Städt. Krankenhaus München-Bogenhausen, Engelschalkinger Straße 77, D-800 München 81.

Prof. Dr. med. Henning Stürz, Orthopädische Klinik MHH, Annastift, Heimchenstraße 1–7, D-3000 Hannover 51.

Die Verwendung cortico-spongiöser Späne bei Defekten am kindlichen Skelett

U. HOFMANN, ST. DINKELACKER, W. MÜLLER-SCHAUENBERG, Tübingen

Einleitung und Literaturüberblick

Bei Defekten am kindlichen Skelett, insbesondere am Röhrenknochensystem ist es erforderlich, Knochentransplantationen vorzunehmen. Dieses ist vorwiegend bei Defektpseudarthrosen und bei Knochentumor ähnlichen Läsionen (Definition der WHO: Tumour like lesions) notwendig.

Schon zu Beginn dieses Jahrhunderts hatte LEXER die Verpflanzung von Corticalisspänen empfohlen, die homolog von der Tibia oder Fibula entnommen wurden. Vorteile waren die Gewinnung einer recht stabilen Defektüberbrückung, andererseits zeigte sich bald, daß die rasche und unkomplizierte Einheilung der Späne nicht gewährleistet war und die zunächst gewonnene Stabilität einer erhöhten Frakturgefährdung wich. Demgegenüber verfügt autologer Spongiosaknochen über ein sehr gutes Einheilungsvermögen mit einer ausgeprägten osteoinduktiven Wirkung auf das Transplantatlager (HENDRICH, KUHNER). So lag es nahe, die Vorteile beider Knochenarten durch die Verwendung cortico-spongiöser Späne zu verbinden.

Das postoperative Schicksal des Spanes läßt sich einerseits im Röntgenbild verfolgen, andererseits durch nuklearmedizinische Methoden wie die Tracer-Microspheres-Szintigraphie, die von RUDOLPH und HEYMANN 1967 in einer tierexperimentellen Arbeit dargestellt wurde. Diese Methode ist jedoch für die klinische Verlaufskontrolle nicht anwendbar.

Eigenes Krankengut

Seit 1960 versorgten wir insgesamt 12 Kinder mit cortico-spongiösen Spänen.
(Tab. 1)
7-mal verwendeten wir cortico-spongiöse Späne bei rezidivierenden juvenilen Knochenzysten im Rahmen einer en-bloc-Resektion (die en-bloc-Resektion wurde *nie* als Primäreingriff durchgeführt), 1-mal bei einer juvenilen Knochenzyste in der distalen Tibia nach Kürettage, 1-mal bei einem Osteoblastom, 1-mal bei einem nicht ossifizierenden Fibrom und 2-mal bei Defektpseudarthrosen nach sekundärer Ostitis. Die Defektlokalisationen befanden sich 5-mal im Bereich des Humerus, 1-mal im Radius, 1-mal in der Ulna, 3-mal im Femur, 1-mal in der Tibia und 1-mal in der Fibula. 6-mal verwendeten wir cortico-spongiöse Späne aus der Rippe, 5-mal aus dem Beckenkamm und 1-mal aus der Fibula (siehe unten).
Betroffen waren jeweils 6 Mädchen und 6 Knaben zwischen 8 und 15 Jahren.

Tabelle 1: Eigenes Krankengut 1980–1986.

Grunderkrankung:		Art des Spanes:	
Juvenile Knochenzyste	8	Rippe	6
Osteoblastom	1	Beckenkamm	5
Nichtossifizierendes Fibrom	1	Fibula	1
Defektpseudarthrose	2		
Defektlokalisation		**Osteosyntheseverfahren:**	
Humerus	5	Platte	6
Radius	1	Schraube	1
Ulna	1	Fixateur externe	4
Femur	3	Äußere Fixierung	1
Tibia	1		
Fibula	1		

Als Osteosyntheseverfahren kam 6-mal die Plattenosteosynthese, 4-mal der Fixateur externe, 1-mal eine äußere Fixierung und 1-mal die Versorgung mit Schrauben zur Anwendung.

Infektionen traten nach diesen operativen Eingriffen nicht auf.

Für kleinere Defekte stand in klassischer Weise der cortico-spongiöse Span aus dem Beckenraum zur Verfügung. Für größere Defekte mußte auf die Rippe ausgewichen werden. In Frage kamen die Rippen 5 bis 9, wobei einmal zwei, allerdings nicht benachbarte Rippen, von einer Seite gleichzeitig verwendet wurden. Die Rippen entnahmen wir subperiostal und teilten sie zur Freilegung des spongiösen Knochens längs. Der Periostschlauch wurde wieder verschlossen, um so die Regeneration einer neuen Rippe von dort aus zu ermöglichen. Die cortico-spongiösen Späne wurden so in den Knochendefekt eingebracht, daß die kompakten Anteile im Bereich der größten Belastung zu liegen kamen. Bestehende Restdefekte füllten wir mit autologer Spongiosa, bei den juvenilen Knochenzysten 4-mal auch mit homologer Spongiosa.

Die autologe Spongiosa fügten wir locker und defektfüllend, die homologe Spongiosa komprimiert in den Defekt ein.

Die Eingriffe sollen mit einer Ruhigstellung abgeschlossen werden, wobei im Kindesalter alle Formen der konservativen und operativen Ruhigstellung in ein individuelles Konzept einbezogen werden müssen, d. h. sowohl die inneren und äußeren Fixationen gehören in das Operationskonzept hinein. Die Plattenosteosynthese im Bereich des Oberarmes führen wir jetzt nicht mehr durch. Sie wird durch den Fixateur externe ersetzt.

In wieweit die Montage eines längeren geraden cortico-spongiösen Spanes aus $^2/_3$ resezierter Fibula und mit Fibrin eingelegter Spongiosa (Abb. 1) ein gutes funktionelles Ergebnis zeigen wird, muß der Verlauf dieser komplett resezierten Ulna zeigen. Hier wurde wegen eines Osteoblastoms und rezidivierender Schmerzen nach 5-jähriger Beobachtungszeit eine komplette Ulnaresektion unter Mitnahme des Periostschlauches durchgeführt. Die autologe Spongiosa wurde mit Fibrinkleber in die muldenförmige Öffnung der $^2/_3$ resezierten Fibula eingebracht und wie sie im Röntgenbild und der Nuklearmedizinischen Untersuchung jeweils 6 Wochen nach Operation sehen, ist die Spongiosa vom Muskelmantel her vasculär versorgt worden.

In der typischen 3-Phasenknochenszintigraphie (Abb. 2) ist bereits am 10. postoperativen Tag eine Durchblutung vom Periost herkommend zu beobachten. Nach 6 Wochen sind die eingelegten cortico-spongiösen Späne teildurchblutet und nach 4 Monaten ist das gesamte Transplantat mit Aktivität belegt, wie es hier in diesem Fall demonstriert wird. Wir wissen um die gute Einheilungstendenz eines cortico-spongiösen Spanes insbesondere in Verbindung mit autologer Spongiosa, so daß wir in Zukunft sicherlich nur in ausgewählten Fällen von dieser 3-Phasenszintigraphie in der dargestellten Sequenz Gebrauch machen werden. Denn die radioaktive Belastung ist – bei einem 15 kg schweren Kind ungefähr 210 mrad mit 40 % Gonadenbelastung – sicherlich routinemäßig dem Kind heute nicht mehr zumutbar.

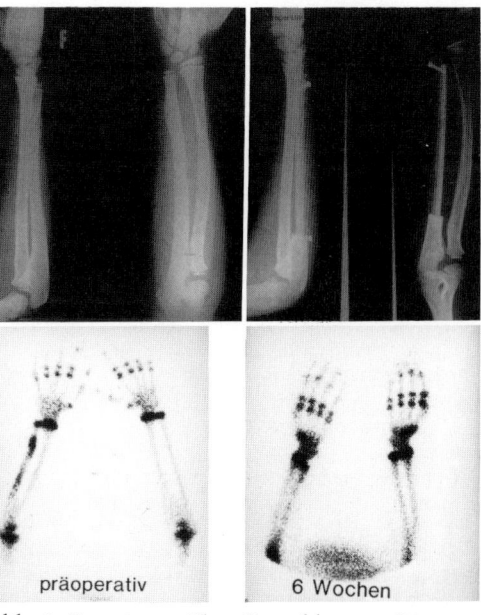

Abb. 1: Rezesiertes Ulna-Osteoblastom; Röntgen u. Knochenszintigramm; prae- und 6 Wochen postoperativ.

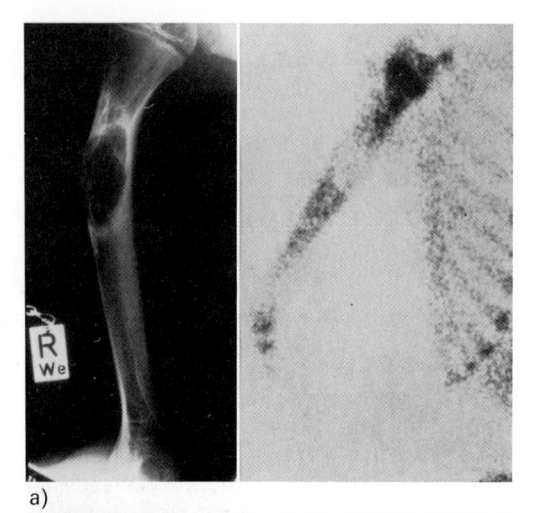

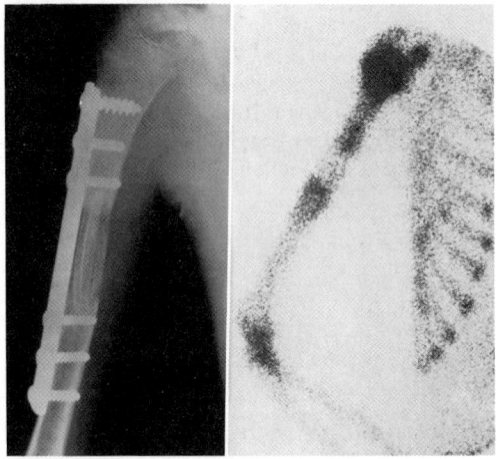

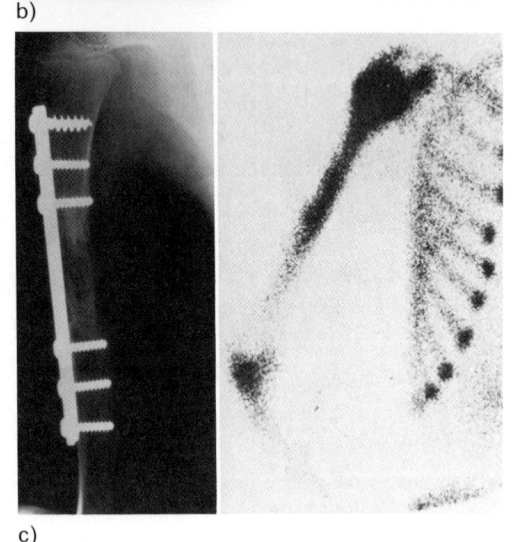

Diskussion

1980 entschieden wir uns für die Anwendung des cortico-spongiösen Spans bei der Überbrückung von Defekten am kindlichen Skelett. Die klinischen Ergebnisse SCHMELZEISENS und BADO aus der Erwachsenen Traumatologie regten uns dazu an. Wir gaben der Verwendung autologer Spongiosa den Vorzug, da sich der Einbau von Fremdspongiosa im Vergleich zur autologen um Wochen verzögert und sich Resorptionszysten, die nicht mit Rezidiven verwechselt werden dürfen, bilden können.

Die Komprimierung der autologen Spongiosa bedeutet einen Qualitätsverlust durch Unterdrückung der Osteogenese der Transplantate, während bei der allogenen Spongiosa eine höhere Verdichtung anzustreben ist, da auf das Überleben der Transplantatzellen keine Rücksicht genommen werden muß (BOERNER).

Als Alternative zur Rippe steht ein cortico-spongiöser Tibiaspan zur Verfügung, der jedoch nur sehr geringe Spongiosaanteile enthält.

Zusammenfassung

Bei 12 operierten Kindern seit 1980 wurde bei Defekten im Skelettsystem cortico-spongiöse Späne (Beckenkamm bzw. geteilte Rippe) verpflanzt und der Restdefekt mit autologer bzw. homologer Spongiosa aufgefüllt. Die Verwendung homologer Spongiosa verzögert den Einheilungsprozeß und kann zur Ausbildung von Resorptionszysten führen, die nicht mit Rezidiven zu verwechseln sind. Die Möglichkeit eines modifizierten cortico-spongiösen Spanes aus $^2/_3$ Fibula mit Fibrin eingeklebter Spongiosa wird erwähnt (Abb. 3).

Erfahrungen mit der osteoinduktiven Therapie mit Betatrikalziumphosphat liegen in unserer Klinik nicht vor.

Abb. 2: En-bloc-Resektion einer juvenilen Knochencyste, 8-jähriger Knabe, 2. Rezidiv nach Kurettage, 3 × Fraktur. Röntgenologischer und szintigraphischer Verlauf, 1. Rö-Bild a) praeoperativ, die übrigen Röntgenbilder wurden jeweils am Szintigraphietermin angefertigt. b) 6 Wochen postoperativ, c) 4 Monate postoperativ.

a) b) c)

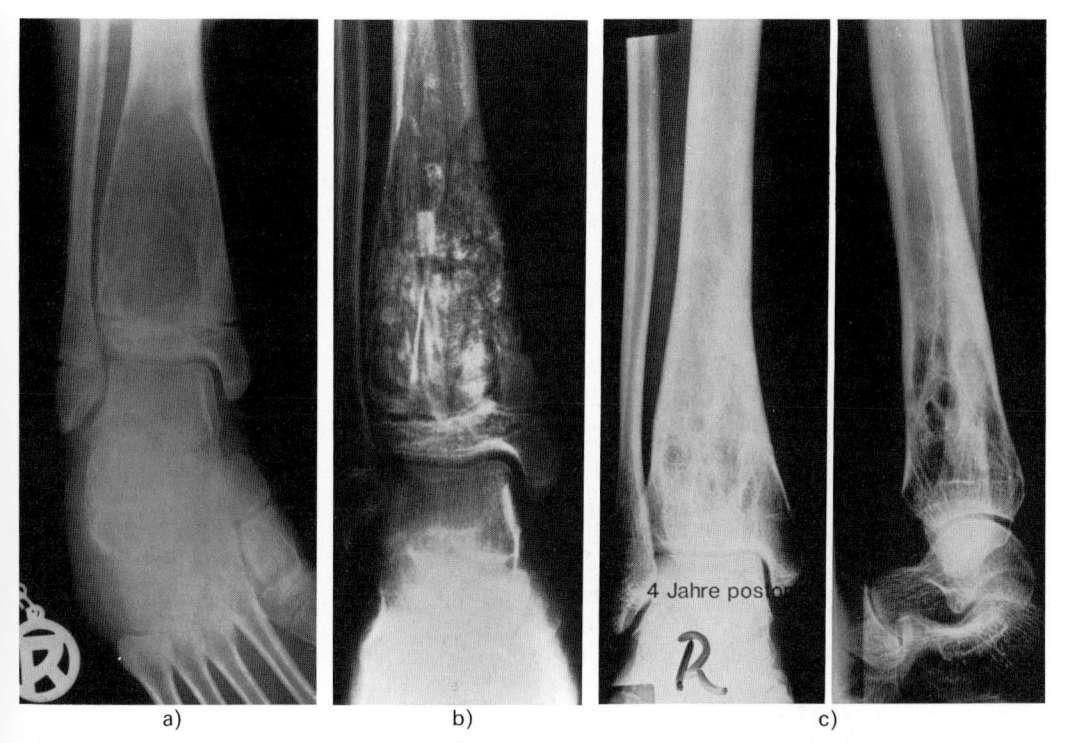

Abb. 3: Kurettage einer juvenilen Knochencyste, 12-jähriges Mädchen, Einlage cortico-spongiöser Rippenspäne und Auffüllung des Defektes mit homologer Spongiosa, Ausbildung von Resorptionscysten, kein vorzeitiger Epiphysenschluß. Dieses Mädchen war postoperativ für ein halbes Jahr mit einem Gehapparat versorgt. a) präoperativ, b) 2 Monate postoperativ, c) 4 Jahre postoperativ.

Literatur

1. BOERNER, M.: Experimentelle Grundlagen und klinische Erfahrungen bei der Verwendung allogener Spongiosa. Akt. Traumatol. 6 (1985), 210–280.
2. HENDRICH, V., E.H. KUNER: Was leistet die homologe Spongiosa bei der en-bloc-Resektion juveniler Knochenzysten am Oberarm? Akt. Traumatol. 14 (1984), 74–78.
3. HIPPELI, R., U. HOFMANN: Knochentransplantationen. Arbeitsdiagnostische Aussagen der Knochenszintigraphie, Tübingen, Januar 1981, Gesellschaft für Nuklearmedizin, Europa, Herausgeber: U. FEINE et al.
4. KUNZE, K.G., L. FAUPEL: Erfahrungen und Ergebnisse der Tracer-Microsphere-Methode zur Bestimmung der Knochendurchblutung. H. Unfallheilk. 165 (1983), 57–59.
5. LEXER, E.: Die Verwendung der freien Knochenplastik nebst Versuchen über Gelenkversteifung und Gelenktransplantation. Verh. Dtsch. Ges. Chir. II. 188 (1908).
6. LISBONA, R., W.R. RENNIE, R.K. DANIEL: Radionucleide evaluation of free vascularized bone graft vitabilita. Amer. J. Radiol. 134, 387 (1980).
7. SCHMELZEISEN, H., Z. BADO: Das autologe Rippenresektat zur Behandlung größerer Knochenzysten. Chir. Praxis. 26, 653–661 (1979/80).

Anschrift der Verfasser
Dr. U. HOFMANN, Dr. ST. DINCKELACKER, Dr. W. MÜLLER-SCHAUENBURG*, Kinderchirurg. Abt. der Chirurg. Univ.-Klinik und Nuklearmedizinischem Institut des Mediz. Strahleninstitutes* Tübingen.

Behandlungsprinzipien pathologischer Frakturen bei juvenilen Knochenzysten

H. Schickedanz, Chr. Schleicher, S. Giggel, Jena

Einleitung und Literaturübersicht

Unter den Knochenerkrankungen, die zu pathologischen Frakturen führen, müssen auch die *juvenilen Knochenzysten* genannt werden. In der Klassifikation der Knochengeschwülste (1972) ordnet die WHO sie den «Tumor like lesions» zu. Die exakt klinische, röntgenologische und histologische Abgrenzung von lokalisierten fibrozystischen Knochenerkrankungen geht auf die Arbeiten Jaffé's und Lichtenstein's (1942) zurück. Die Literatur ist dennoch bis zur Gegenwart zu keiner durchgehend einheitlichen Nomenklatur gekommen (1, 4, 6, 7, 12, 13, 15). Die häufig sehr großen, gutartigen osteolytischen Prozesse, ein- und mehrkammrig, sind flüssigkeitsgefüllt, enthalten gelegentlich schlaffes Granulationsgewebe und werden von einer schwammig-bindegewebigen Wand umgeben (2, 4, 5, 11, 14). Die Ätiologie ist

Tabelle 1: Solitäre Skelett-Aufhellungen bei Kindern und Erwachsenen (nach H. J. Griffith, 1983).

Knochenzyste
Nicht ossifizierendes Fibrom
Enchondrom
Gicht
Degenerative Arthritis
Fibröse Dysplasie
«Brauner Tumor» (Hyperparathyreoidismus)
Histiozytosis X
Risenzelltumor
Aneurysmatische Knochenzyste
Solitäres Myelom
Metastasen eines Karzinoms
Osteomyelitis
Sarkome

Tabelle 2: Juvenile Knochenzysten. Röntgenologische Kriterien (in Anlehnung an J. Uhrig, 1985).

Aktive Form	Latente Form
Wachstum	Rückbildungstendenz
Epiphysennähe	Diaphysäre Lokalisation
Kortikalisresorption	Kortikalisverdickung
Frakturen	Spontanheilung
Kallusresorption	Keine Frakturen
Rezidivierung	
Refrakturen	

unbekannt. Seit Virchow (1876) und v. Mikulicz (1904) sind zahlreiche Erklärungsversuche unternommen worden (2, 4, 16). Sie sind hypothetisch geblieben.
Die *differentialdiagnostische Palette* ist groß (Tabelle 1). Auf die histologische Sicherung sollte daher nicht verzichtet werden (2, 4, 7, 11, 14, 17). Auch ohne die Komplikation einer Fraktur bildet der umschriebene Schmerz zumeist das einzige klinische Symptom (3, 6, 11, 12, 14). Röntgenologisch, klinisch und prognostisch sind aktive und latente (inaktive) Formen voneinander abgrenzbar (2, 3, 6, 14, 16). Die Kriterien zeigt die Tabelle 2. Frakturen im Zystenbereich kommen, vergleichbare Traumatisierungen vorausgesetzt, naturgemäß häufiger bei den aktiven Verlaufsformen vor. Für die inaktiven Formen gilt unter anderem die diaphysäre Lokalisation als charakteristisch (1, 5, 10, 14, 16). Jungen erkranken doppelt so oft an juvenilen Knochenzysten wie Mädchen.
Die *Frakturenhäufigkeit* kann 95% erreichen. Da heißt, die Mehrzahl der Erkrankungen wird erst mit der *pathologischen Fraktur* offensichtlich (3, 6, 13, 16, 17). Insofern sind

Angaben zur Morbidität der juvenilen Knochenzysten nur annähernd möglich. Unter jährlich insgesamt 1600 stationär zu behandelnden Patienten der eigenen Einrichtung (1–14 Jahre) befinden sich im Mittel weniger als 3 Kinder mit einer juvenilen Knochenzyste. Die Morbidität ist also gering.

Unter den *Behandlungsprinzipien* wird der aktiven operativen Therapie, unabhängig davon, ob es zu einer Fraktur gekommen ist, der Vorzug gegeben (Tabelle 3). Die Mehrzahl der bekannt gewordenen Verfahren variiert nur im Detail (2, 3, 5, 6, 12, 14, 16). Gemeinsames Prinzip: Eliminierung des Zystenmaterials, Auffüllung oder Überbrückung des Defektes, gegebenenfalls alloplastisch (Osteosynthese). F. König (1928) hielt die ausschließliche Exkochleation der Zyste im Frakturbereich für ausreichend. E. Lexer empfahl bereits 1906, hergeleitet von seinen Erfahrungen bei Schußbruchdefekten der langen Röhrenknochen, die Spanplastik. Die sogenannte Matti-Plastik (H. Matti, 1932) dürfte bis heute zu den am häufigsten eingesetzten Verfahren zählen. Pathophysiologisch wird der Druckentlastung des Zystenraumes bereits therapeutische Wirkung zugesprochen (2, 6, 8, 9, 16). Die Fraktur der Zystenwand entspricht theoretisch und morphologisch dieser Überlegung. Insofern hat die *ausschließliche Immobilisation* (Böhler 1950, Vitalli 1961) ebenso ihre Berechtigung wie die partielle Resektion (Fahey, 1962) oder die Verschiebeosteomie (9). Die radikale en bloc-Resektion (2, 3) dürfte dem *Rezidiv* am sichersten vorbeugen. Jedoch auch die weniger eingreifenden Verfahren (2, 6, 8, 9) oder gar die ausschließliche Immobilisation der Zystenfraktur können zu Ergebnissen ohne Rezidive führen. Ansonsten werden Rezidivquoten zwischen 10 % und 40 % angegeben. Nur wenige Autoren nehmen die intramedulläre Fixation (Marknagelung) in das Therapierepertoire auf (W. Krause, 1967). Dabei stehen statische Überlegungen und Fragen der Stabilität im Vordergrund (Schenkelhalsfraktur, Femurschaftfraktur). Andererseits können Marknagelungen *Zystenentstehungen* geradezu *induzieren* (10).

Eigenes Krankengut

Die Untersuchung basiert auf einem Krankengut von 45 *Patienten der Jenaer Klinik* (Zeitraum 1968 bis 1985). Bei 28 der 45 Erkrankten (62 %) kamen *pathologische Frakturen* vor. Sie verlaufen initial weniger schmerzhaft als Frakturen an gesunden Röhrenknochen.

Das *Prädilektionsalter* (10 bis 12 Jahre) entsprach der statistischen Altersprävalenz bei Zystenerkrankungen. 18 der 28 Patienten mit Frakturen im Zystenbereich waren Jungen. *Frakturenlokalisation:* Proximale Humerusmetaphyse 21 mal, proximaler Femur 6 mal, distale Tibia 1 mal. Ausnahmslos hatte ein inadäquates Trauma zur Fraktur des zystentragenden Schaftknochens geführt. Nur bei 2 Kindern (8 und 10 Jahre) war die Fraktur des Humerus im Bereich einer inaktiv verlaufenen Zystenerkrankung erfolgt (Kortikalis eher verdickt, Zystenwand kalkdichter, diaphysäre Lokalisation).

Eigenes Behandlungsschema: Im Gegensatz zur diagnostizierten Zystenerkrankung ohne Fraktur wird die *frakturierte Extremität* zunächst nach den Prinzipien der konservativen Frakturenbehandlung versorgt (Reposition, Immobilisation). Dauer der Ruhigstellung: 5 bis 6 Wochen. Die sich danach anschließende operative Therapie umfaßt die *Osteotomie* und *Kürettage*, die *Spongiosaplastik* und die *Immobilisation*. Die Dauer der Retention hängt von der vorgefundenen Stabilität des

Tabelle 3: Juvenile Knochenzysten. Verfahren der Frakturen-Behandlung (Literaturauszug).

Methode	Autoren	Jahr
Immobilisation	L. Böhler*	1950
	H. Vittali	1961
Exkochleation	F. König*	1898
	E. Gottschalk	1965
Kürettage/	H. Matti*	1932
Spongiosaplastik	R. Daum*	1974
Spanplastik	E. Lexer*	1906
Kieler Span	R. Maatz*	1951
Resektion		
(partiell)	J. Fahey*	1962
(en bloc)	G. Dominok	1971
Verschiebeosteotomie	G. Imhäuser	1967
Osteosynthese	W. Krause*	1967

* nicht im Literaturverzeichnis

Tabelle 4: Juvenile Knochenzysten. Frakturen-Behandlung n = 28 (Jenaer Klinik 1968–1985).

Lokali-sation	Methode	a	b
Humerus	Spongiosa autolog	2	1
Humerus	Spongiosa homolog	17	6
Humerus	Spongiosa + Osteosynthese	2	–
Femur	Spongiosa homolog	4	2
Femur	Spongiosa + Osteosynthese	2	1
Tibia	Spongiosa homolog	1	–

a = Anzahl
b = Rezidiv

Knochens im Operationsgebiet und von der Lokalisation ab. Sie liegt somit zwischen 2 und 10 Wochen. Seit 1970 findet an der Jenaer Klinik ausschließlich die *homologe Spongiosa* (sogenannte Bankspongiosa) Verwendung (Tabelle 4). Bei 4 Kindern jenseits des 12. Lebensjahres (1 mal Schenkelhalsfraktur, 3 mal Schaftfrakturen an Femur und Humerus) wurden *Spongiosaplastik und Osteosynthese kombiniert* (Spongiosaschrauben, Neutralisationsplatte, Marknagel).

Unter insgesamt 10 Zystenrezidiven (4 Zweitrezidive) ist ein 14jähriges Mädchen im Bereich seiner Schenkelhalsfraktur auch mittels Zugschraubenosteosynthese versorgt worden. Ihm ist sowohl das *Zweitrezidiv* wie auch eine erhebliche *Defektheilung* (Beinverkürzung um 3–4 cm mit «Aufbrauchung» des Schenkelhalses) nicht erspart geblieben. Bei keinem der 28 operativ versorgten Patienten sind Infektionen oder Refrakturen vorgekommen.

Diskussion

Schlußfolgernd bleibt festzustellen, daß ein standardisiertes Verfahren zur chirurgischen Versorgung von Kindern mit Frakturen bei juvenilen Knochenzysten bisher nicht angegeben werden kann. Die Therapiepalette ist vielfältig. Sie reicht von der Immobilisation im Gipsverband bis zur Resektion des zystentragenden Knochenabschnittes. Die therapeutische Zielstellung der knöchernen Durchbauung ohne Rezidiv und der Wiederherstellung der vollen Funktion wird in unterschiedlicher Frequenz erreicht. Ausschließlich einer Methode kann also der Vorzug nicht gegeben werden. Die *Spongiosaplastik*, zunehmend mittels homologer Bankspongiosa, kommt bis heute *am häufigsten* zur Anwendung. Gelegentlich ist es notwendig, sie mit einer Osteosynthesevariante zu kombinieren. Diskrepant angegebene *Rezidivquoten zwischen 1 % und 40 %* weisen wohl auch auf im Detail unterschiedlich gehandhabte Operationstechniken hin.

Zusammenfassung

Die Morbidität von juvenilen Knochenzysten ist nicht genau bestimmbar. Hingegen sind Klinik und Pathologie seit JAFFÉ und LICHTENSTEIN exakt definiert. Die Häufigkeit pathologischer Frakturen kann mehr als 90 % betragen. Unter den Operationsverfahren kommt die Spongiosaplastik (homologe Bankspongiosa) am verbreitetsten zum Einsatz. Refrakturen treten fast nie auf, wohl aber Zystenrezidive in unterschiedlicher Frequenz. Darstellung des eigenen Krankengutes: 45 Kinder mit juvenilen Knochenzysten, darunter 28 pathologische Frakturen, 10 Zystenrezidive, 4 Zweitrezidive. Mitteilung der an der Jenaer Klinik eingesetzten chirurgischen Therapie und deren Ergebnisse.

Literatur

1. BAUDISCH, E., BECKER, TH.: Klinische Röntgendiagnostik, Vol. 2: Bewegungsapparat. Joh. Ambr. Barth, Leipzig 1981.
2. DOMINOK, G. W., KNOCH, H. G.: Knochengeschwülste und geschwulstähnliche Knochenerkrankungen. VEB Gustav-Fischer-Verlag, Jena 1982.
3. FELLNER, A.-M., THIELEMANN, F., FLACH, A.: Langzeitergebnisse der Behandlung juveniler Knochenzysten. Z. Kinderchir. 36: 138–142 (1982).
4. GLÄSER, A. (Hrsg.): Mesenchymale Weichteilgeschwülste. Geschwülste des peripheren und autonomen Nervensystems. Geschwülste des Skeletts. In: GLÄSER, A.: Klinische Pathologie der Geschwülste (Lieferung 1). VEB Georg-Thieme-Verlag, Leipzig 1974.

5. GLÄSER, A., WENGER, G.: Die jugendlichen Knochenzysten und Riesenzellfibrome des Knochens. Brun's Beitr. klin. Chir. 207: 151–163 (1963).
6. GOTTSCHALK, E.: Klinische Beobachtungen bei Knochenzysten. Zentralbl. Chir. 90: 994–1002 (1963).
7. GRIFFITH, H. J.: Röntgendiagnostik des Skeletts (übersetzt von E. M. WALTHERS). VEB Verlag Volk und Gesundheit, Berlin 1983.
8. HELLNER, H., POPPE, H.: Röntgenologische Differentialdiagnose der Knochenerkrankungen. Georg-Thieme-Verlag, Stuttgart 1956.
9. IMHÄUSER, G.: Heilung großer jugendlicher Knochenzysten durch Verschiebeosteotomie. Zschr. Orthop. 103: 88–91 (1967).
10. IMHÄUSER, G.: Behandlung juveniler Knochenzysten durch Marknagelung? Zschr. Orthop. 105: 110–111 (1968).
11. JAFFÉ, H. L., LICHTENSTEIN, L.: Solitary unicameral bone cyst with emphasis on the röntgen picture, the pathologic appearance and the pathogenesis. Arch. Surg. 44: 1004–1025 (1942).
12. MORGER, R., GYSLER, R.: Knochenzysten und Knochentumoren. In: BETTEX, M., GENTON, N., STOCKMANN, M. (Hrsg.): Kinderchirurgie. Georg-Thieme-Verlag, Stuttgart-New York 1982.
13. SCHINZ, H.R., BAENSCH, W.E., FROMMHOLD, W., GLAUNER, R., UEHLINGER, E., WELLAUER, J.: Lehrbuch der Röntgendiagnostik, 6. Auflage. Vol. II/Teil 2: Skelett, Weichteile und Gefäße. Georg-Thieme Verlag, Stuttgart–New York 1981.
14. SCHLEICHER, CHR., KLINKE, CHR., BAUDISCH, E., SCHICKEDANZ, H.: Klinisch-röntgenologische Untersuchungsergebnisse juveniler Knochenzysten unter besonderer Berücksichtigung von Langzeitbefunden. Radiol. diagn. 26: 775–786 (1985).
15. SCHWEISGUTH, O.: Solide Tumoren im Kindesalter (übersetzt von WEISS, B.). Ferdinand Enke Verlag, Stuttgart 1984.
16. UHRIG, J.: Ätiologie, Diagnostik und Therapie der juvenilen und aneurysmatischen Knochenzyste. Med. Diss., Tübingen 1985.
17. VITALLI, H.P.: Die jugendlichen Knochenzysten. Arch. orthop. Unfall-Chir. 52: 671–689 (1961).
18. VITALLI, H.P.: Zur Diagnose der gutartigen «zystischen» Knochentumoren. Münch. med. Wschr. 105: 514–523 (1963).

Anschrift der Verfasser
MR Prof. Dr. sc. med. H. SCHICKEDANZ, Doz. Dr. sc. med. CHR. SCHLEICHER, Dr. med. S. GIGGEL, Bereich Medizin der Friedrich-Schiller-Universität Jena, DDR-6900 Jena.

Operative Behandlung pathologischer Frakturen und Resektionsdefekte

B.-D. KATTHAGEN, E. SCHMITT, H. MITTELMEIER, Homburg/Saar

Dieser Beitrag beschränkt sich auf pathologische Frakturen und Resektionsdefekte bei Knochentumoren und Knochencysten und klammert die zahlreichen Möglichkeiten pathologischer Frakturen anderer Ursache (wie z. B. Osteogenesis imperfecta, neurogene Bewegungsstörungen, Osteomyelitis etc.) wegen der gänzlich unterschiedlichen Problematik bewußt aus.

Die Indikation zur Operation stellt sich für uns bei Malignitätsverdacht, Stabilitätsgefährdung mit Sportunfähigkeit, Größenwachstum und Rezidivcysten. Bei malignen Tumoren hat die Radikalität der Tumorenentfernung absolute Priorität. Insbesondere wegen der bevorzugten Gelenknähe läßt sich hier oft eine Gelenkresektion mit Implantation einer Tumorprothese nicht vermeiden, in manchen Fällen ist auch heute noch die Gliedmaßenamputation erforderlich.

Zahlenmäßig stehen allerdings die gutartigen Knochentumoren und juvenilen Knochencysten im Vordergrund.

In den 20 Jahren von 1966 bis 1985 wurden bei 29 Kindern Kontinuitätsresektionen wegen Knochencysten oder Knochentumoren durchgeführt (Tab. 1). Dabei standen die Knochencysten mit 23 Fällen (davon eine aneurysmatische) im Vordergrund, bei den übrigen Fällen handelte es sich um 2 nicht ossifizierende Fibrome, ein osteogenes Sarkom, ein Chondroblastom, ein Chondrom und einen Riesenzelltumor.

Tabelle 1: Lokalisation und Artdiagnosen der Cysten- und Knochentumoren bei 29 kindlichen Kontinuitätsresektionen.

Kontinuitätsresektion	29	Lokalisation	29
Knochenzysten	23	Humerus	16
Fibrom	2	Femur	7
Chondroblastom	1	Tibia	3
Chondrom	1	Fibula	3
Riesenzelltumor	1		
Osteogenes Sarkom	1		

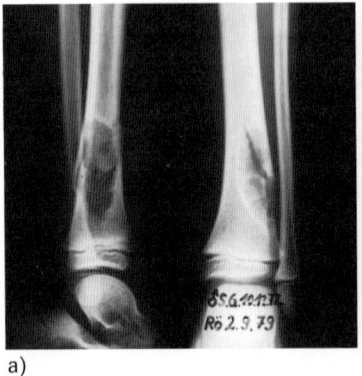

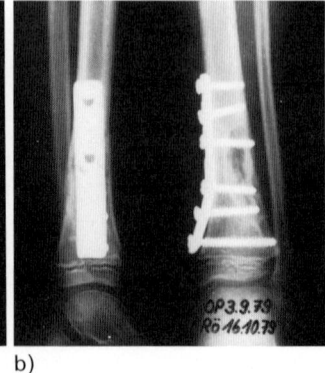

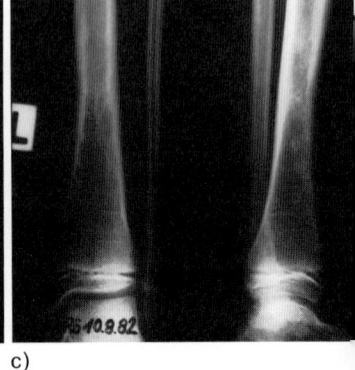

Abb. 1: S. G., 7³/₄ Jahre: a) Riesenzelltumor der distalen Tibia mit Spontanfraktur; b) 6 Wochen nach Tumorresektion, Spananlagerung und Plattenosteosynthese schon weitgehender Wiederaufbau des Knochendefektes; c) Nach Plattenentfernung normale Knochenstrukturen, rezidivfrei.

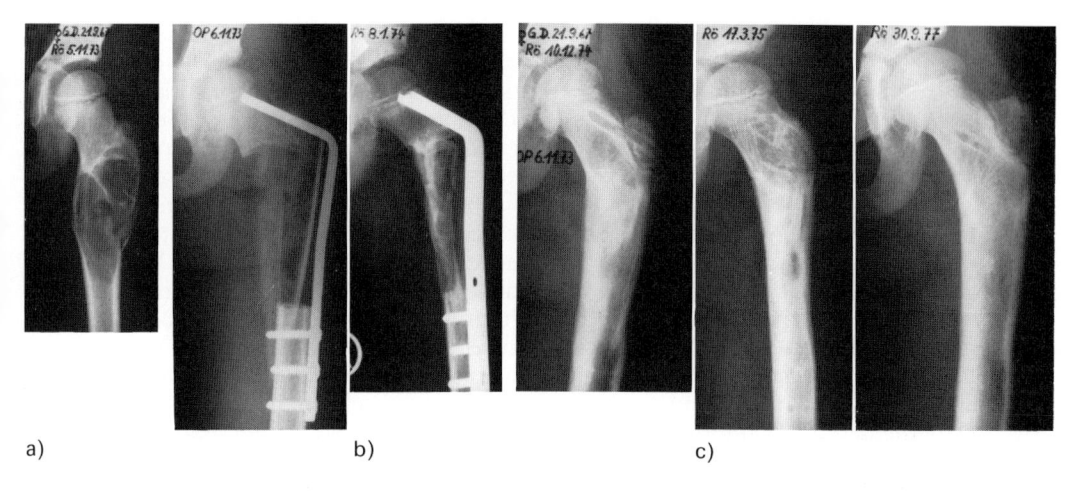

Abb. 2: G. D., 6 Jahre: **a)** Große juvenile Knochencyste des linken proximalen Femur; **b)** Kontinuitätsresektion, Einfalzung zweier großer cortico-spongiöser Tibiaspäne und Winkelplattenosteosynthese; **c)** Rezidivfreier Verlauf, vollständige Wiederherstellung der Knochenstrukturen, keine Wachstumsstörung der Trochanterapophyse.

Osteosyntheseverfahren

Lediglich in den 60er Jahren wurden bei 5 Patienten zur Stabilisierung des Knochendefektes Nägel bzw. Drähte und Cerclagen verwandt. Obwohl alle 5 dieser Patienten in kurzer Zeit zu einem guten Behandlungsergebnis führten, haben wir später von diesem Osteosynthesematerial Abstand genommen wegen der doch oft auftretenden Komplikationen (Nagelwanderung, Weichteilreizung, Metallbrüche).

Bei 4 Kleinkindern war es bei erhaltenem Periost ausreichend, einen bzw. mehrere kleine cortico-spongiöse Späne in den Knochendefekt einzuklemmen und postoperativ mit einem entsprechenden Gipsverband ruhigzustellen.

Bei 20 Patienten führten wir die Osteosynthese mit einer geraden bzw. in Gelenknähe *Winkelautokompressionsplatte* durch (Abb. 1 u. 2). *Operationstechnisch* wird dabei folgendermaßen vorgegangen: Freilegen des zu resezierenden Knochenabschnittes und Markieren der vorgesehenen Resektion. Diesseits und jenseits wird eine Rotationsmarkierung angebracht und die Länge des entstehenden Knochendefektes gemessen. Die Vollständigkeit der Resektion kann dann meist makroskopisch beurteilt werden. Nach Möglichkeit sollten beidseits des Defektes 3 Schrauben eingebracht werden können. Wegen der häufigen Lokalisation des Cystengewebes in Gelenknähe ist manchmal eine Winkelplatte erforderlich, wobei sich die temporäre, möglichst kurzfristige Überbrückung der Epiphysenfuge manchmal nicht vermeiden läßt. Die Osteosyntheseplatte wird epiperiostal angebracht, bei Knochencysten auch im Resektionsbereich der Periostschlauch erhalten. Zur Vermeidung von Knochenbrücken im Bereich der Epiphysenfugen darf die Epiphysenfuge selbst nicht verletzt werden und das Periost über der Epiphysenfuge allenfalls mit einem kleinen Längsschlitz zur Fugendarstellung indiziert werden. Bei der Verwendung eines cortico-spongiösen Knochenspans wird dieser etwas größer als der Defekt gewählt, in den Defekt eingefalzt, die Platte fixiert und mit den Spannlöchern der Autokompressionsplatte gegen die Resektionsenden unter Kompression gesetzt.

Die abschließende Röntgenkontrolle überprüft Korrektheit der Resektion und Osteosynthese. In der Regel legen wir postoperativ bis zur Wundheilung vorübergehend eine Schiene und bei Oberarmeingriffen einen Desault-Verband an. Bei kleineren und unvernünftigeren Kindern läßt sich oft auch eine längere äußere Ruhigstellung nicht vermeiden.

Auffüllung des Knochendefektes

Ohne Frage kommen dem autogenen Knochen die besten osteogenen Eigenschaften zu. Mit Ausnahme von 2 Fällen, auf die ich später noch zu sprechen komme, wurde bei unseren Kontinuitätsresektionen die Defektauffüllung mit autologen cortico-spongiösen Knochenspänen vorgenommen. Dabei war bei 4 Patienten die Entnahme von Knochenspänen beider Tibiae erforderlich.

In 2 Fällen kam es zu einer temporären vollständig rückläufigen Radialisparese nach Kontinuitätsresektion am Oberarm. Weitere Komplikationen sind nicht aufgetreten. Sämtliche Knochenspäne sind schnell und komplikationslos mit weitgehender vollständiger Auffüllung des Knochendefektes eingeheilt. Auf der anderen Seite sind die Spanentnahmen gerade im Kindesalter mit manchen Nachteilen und Risiken behaftet (zusätzliche Operation, ungewisse Entlastung, Beeinflussung der Wachstumsfugen, hier verbleibende neue Knochendefekte, beschränktes Knochenreservoir, zusätzliche Schmerzen etc.). Es stellt sich auch die Frage, ob bei dem potenten ersatzstarken Lager des kindlichen Knochens, vor allem wenn der Periostschlauch erhalten werden kann, eine autologe Spanverpflanzung erforderlich ist. Kleinere Knochendefekte unter Erhaltung der Kontinuität sowie Spanentnahmestellen füllen wir schon seit Jahren mit den Knochenersatzmaterialien COLLAPAT® und PYROST® erfolgreich auf. Bei ersterem handelt es sich um in Collagenvlies feindispers verteilte Hydroxylapatitkeramikpartikel, bei letzterem um einen großporigen spongiösen vollständig enteiweißten Mineralknochen natürlicher Herkunft, die beide im ersatzstarken Lager im Tierexperiment eine histomorphometrisch einwandfrei belegbare signifikante Stimulierung der Knochenregeneration bewirken. Während das COLLAPAT flexibel, kompressibel und anmodellierbar ist bei gleichzeitiger haemostyptischer Wirkung und sich daher bevorzugt für die Anlagerung in Knochenhöhlen und an Knochenoberflächen eignet, ist das PYROST formstabil und kann daher besser auch bei Knochenresektionsdefekten Verwendung finden.

Die Entwicklung dieser Knochenersatzmaterialien läuft nach Idee von Prof. MITTELMEIER seit 1977 an unserer Klinik und kann nach umfangreichen tierexperimentellen und klinischen Untersuchungen heute als weitgehend abgeschlossen gelten. Die Wirksamkeit dieser Knochenersatzmaterialien kann durch Imprägnation mit autogenen Knochenmarkzellen, die im Unterschied zur Knochenverpflanzung keiner Operation sondern lediglich einer Knochenmarkspunktion bedürfen, weiter gesteigert werden und so auch im ersatzschwachen Lager zur Knochenneubildung führen, wie in der Inauguraldissertation von Wolfram MITTELMEIER nachgewiesen werden konnte. Nachdem sich diese Knochenersatzmaterialien bei kleineren Knochendefekten nach Entnahme gutartiger Knochentumoren, bei Osteosynthesen und Knochenspanentnahmen sowie als Beigabe nicht ausreichender autologer Spantransplantate bewährt haben (COLLAPAT wird seit 1979, PYROST seit 1983 klinisch geprüft), haben wir jetzt auch begonnen, größere Resektionsdefekte von Knochentumoren allein mit dem Knochenersatzmaterial PYROST, welches zur zusätzlichen Stimulierung mit autologen Knochenmarkzellen behandelt wurde, aufzufüllen (Abb. 3 und 4).

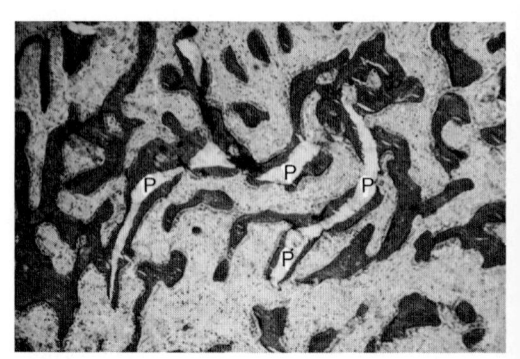

Abb. 3: Lebhafte Knochenneubildung an der Oberfläche des PYROST-Implantates (P), welches teilweise durch den Schneideprozeß herausgelöst wurde. Keine trennende Bindegewebsschicht zwischen Implantat und Knochen. Tierversuch Kaninchen distaler Bohrdefekt der Femurcondyle, 2 Wochen, × 40, MASSON-goldner.

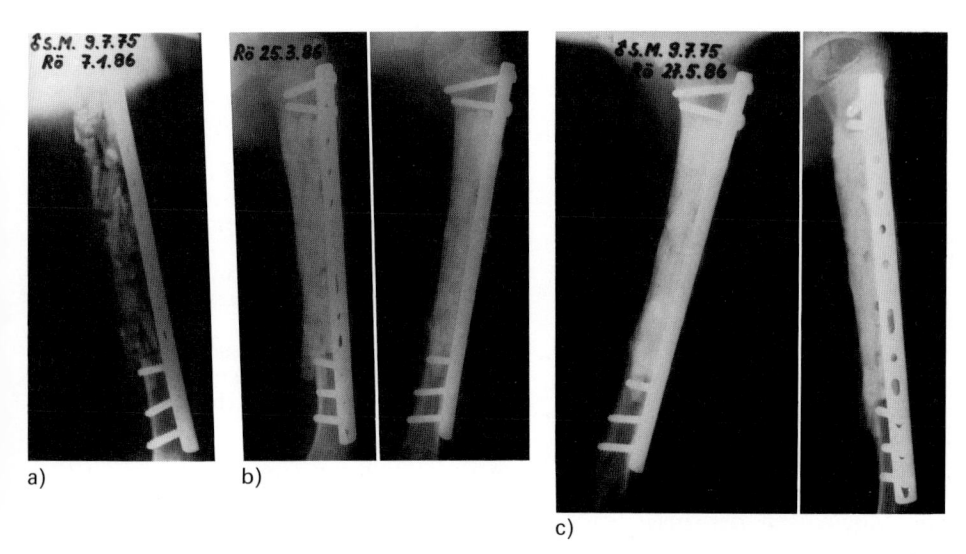

Abb. 4: a) S. M., wegen einer riesigen, den halben Humeruns einnehmenden Knochencyste mit Spontanfraktur Kontinuitätsresektion und Plattenosteosynthese. Der Knochendefekt wurde vollständig mit dem Knochenersatzmaterial PYROST aufgefüllt, welches zur zusätzlichen Aktivierung mit autologen Knochenmarkzellen beimpft wurde. b) Bereits 7 Wochen nach der Operation ist der Knochendefekt nicht mehr zu erkennen, das PYROST-Material vollständig von neugebildetem Knochen eingescheidet, das Implantationsmaterial ist aber noch erkennbar. c) 4,5 Monate nach der Operation feste knöcherne Durchstrukturierung des neugebildeten Knochens mit wiederhergestellten stabilen Knochenverhältnissen. Das Implantationsmaterial ist überall von neu gebildetem Knochen umgeben und kaum noch zu erkennen.

Hierbei ist es in kürzester Zeit nicht nur zu einer vollständigen Integration des Knochenersatzmaterials in neugebildeten Knochen gekommen, sondern zu einem vollständigen Wiederaufbau des Knochendefektes, deren Geschwindigkeit und Vollständigkeit uns selbst positiv überrascht.

Diskussion

Die alleinige Curettage und Knochenspaneinfalzung bei Knochencysten ist mit einer hohen Rezidivrate belastet (MITTELMEIER, 1965). Möglicherweise wird hier in der Zukunft durch zusätzliche Kälte- oder Hitzeanwendung die Zerstörung ggfs. verbleibender pathologischer Knochenzellen weiterführen. Die Resektion eines Tumors im Gesunden, bei malignen und semimalignen Tumoren absolute Notwendigkeit, führt auch bei benignen Knochentumoren sowie Knochencysten am zuverlässigsten zur rezidivfreien Heilung. Deswegen führen wir auch bei Knochencysten, spätestens beim Rezidiv die Kontinuitätsresektion mit Autokompressions-Plattenosteosynthese und autologer corticospongiöser Spaneinlagerung durch. Alle die oben beschriebenen Kontinuitätsresektionen haben mit Ausnahme eines Chondroblastoms des distalen Femur zur rezidivfreien Heilung geführt. Bei manchen Autoren wird als Alternative zum autologen Knochenspan die homologe Knochentransplantation empfohlen. Die homologe Knochentransplantation ist allerdings mit immunologischen Abwehrreaktionen verbunden und die Knochenneubildung ist immer nur über den Umbau der osteoklastären Induktion möglich; außerdem besteht die Gefahr der Übertragung von Infekten (bakteriell und viral) sowie anderer Erkrankungen. Mit den beschriebenen Knochenersatzmaterialien ist aber nach unseren tierexperimentellen und klinischen Untersuchungen auch für großstreckige Knochendefekte eine echte Alternative zu den üblichen Knochentransplantaten gegeben.

Zusammenfassung

Anhand von 29 Fällen wird über die operative Technik der Kontinuitätsresektion bei Knochencysten und Knochentumoren im Kindesalter berichtet. Mit 23 Fällen standen die Knochencysten, meist ein Rezidiv, im Vordergrund. Die Stabilisierung führen wir mit Autokompressionsplatten durch, bei den oft metaphysären Lokalisationen ist mitunter eine Winkelplatte erforderlich.

In den meisten Fällen haben wir den Knochendefekt mit cortio-spongiösen autologen Knochenspänen aufgefüllt. Die neuerdings bestehenden Möglichkeiten zum Knochendefektaufbau mit Knochenersatzmaterialien (COLLAPAT® und PYROST®) werden geschildert, die Möglichkeit der zusätzlichen Stimulierung mit autologen Knochenmarkzellen dargestellt.

Literatur

KATTHAGEN, B.-D.: Knochenreaktion mit Knochenersatzmaterialien. Hefte Unfallheilkunde 178 (1986), 1–168.

MITTELMEIER, H.: Resektion und freie Spanplastik zur Behandlung rezidivierender Knochencysten am Humerus. Langenbecks Arch. klin. Chir. 309 (1965), 122–125.

MITTELMEIER, H., KATTHAGEN, B.-D.: Neue Wege des Knochenersatzes. Orthop. Praxis 20 (1984), 389.

MITTELMEIER, W.: Knochenneubildung mit und ohne autologe Markinokulation im ersatzschwachen Lager. Inauguraldissertation Homburg, in Vorbereitung.

WITT, A.N., WALCHER, K., ZENKER, H.: Die Resektionsbehandlung rezidivierender juveniler Knochenzysten. Arch. orthop. Unfall. Chir. 74 (1972), 105–115.

Anschrift der Verfasser
Dr. B.D. KATTHAGEN, E. SCHMITT, Prof. Dr. H. MITTELMEIER, Orthopädische Universitätsklinik und Poliklinik, D-6650 Homburg/Saar.

Frakturen bei benignen Knochencysten

M. Buch, H. Halsband, Lübeck

Einleitung

Die juvenile und die aneurysmatische Knochencyste sind die häufigsten benignen Knochencysten und zugleich die häufigsten Ursachen pathologischer Frakturen im Kindesalter (8). Bei diesen Knochencysten handelt es sich um gutartige, osteolytische Knochenaffektionen, die meistens in der proximalen Humerus – oder Femurmetaphyse lokalisiert sind (3, 8).
Die Abgrenzung ist problematisch, die Äthiologie letztlich ungeklärt (1, 2, 4).

Eigenes Krankengut und Diskussion

In den Jahren 1975 bis 1985 wurden in der Kinderchirurgischen Klinik der Medizinischen Universität zu Lübeck 22 Kinder mit Knochencysten behandelt. Betroffen waren 16 Jungen und 6 Mädchen im Alter von $5^1/_2$ – 15 Jahren. 9mal wurde die Diagnose einer juvenilen, 4mal die einer aneurysnatischen Knochencyste gestellt, 4mal fand sich ein Fibrom, 3mal konnte die histologische Diagnose einer Knochencyste nicht näher spezifiziert werden. 2 Kinder wurden nicht operiert. Als häufigste Lokalisation fanden sich die Knochencysten an den unteren Extremitäten mit 7 Cysten in der Tibia, 6 Cysten im Femurbereich und 2 Cysten in der Fibula. 4mal fand sich eine Cyste im Humerus und 3mal in einer Rippe.
Die Diagnose einer Knochencyste wurde in 8 Fällen (36%) anläßlich einer pathologischen Fraktur gestellt; in 6 Fällen führten Schmerzen zur Röntgenuntersuchung und zur Diagnose. In den übrigen 8 Fällen fielen die Knochencysten zufällig bei Röntgenuntersuchungen aus anderen Anlässen auf.

Die Indikation zur *operativen Therapie* bei einer Knochencyste im Kindesalter ergibt sich (7)
– bei einer Spontanfraktur,
– bei einer Frakturgefährdung,
– bei großer Cyste,
– bei deutlicher Wachstumstendenz,
– bei einem Rezidiv und
– bei Beschwerden des Patienten.
Das jeweils *anzuwendende Operationsverfahren* (Tabelle 1) hängt von der Lokalisation und der Größe der Cyste ab: an Körperstellen, die für die Stabilität unerheblich sind, wie bei Knochencysten in Rippen oder Fibula, ist eine alleinige Resektion des betroffenen Abschnittes empfehlenswert.
Bei Cysten in Humerus, Tibia oder Femur ist das Operationsziel, die Stabilität des betroffenen Knochens zu erhalten bzw. wieder herzustellen: ist die Cyste nicht größer als $1/_4$ des Knochendurchmessers, so genügt es u. E. eine sorgfältige Kürretage durchzuführen

Tabelle 1: Therapiekonzept operationsbedürftiger Knochen-Cysten.

Lokalisation		Operations-verfahren
Rippe Fibula	größen-unabhängig	Resektion des betroffenen Abschnittes
Humerus Femur Tibia	Cyste < $1/_2$ des Knochendurch-messers	Kürettage/ Exochleation der Cyste + Spongiosaplastik
Humerus Femur Tibia	Cyste > $1/_2$ des Knochendurch-messers oder Rezidiv-Cyste	Excochleation oder Segmentresektion + Knochenspan-Interposition + Spongiosaplastik + inn. oder äuß. Stabilisierung (evtl.)

oder die Cystenwand im Sinne einer Excochleation völlig abzutragen.
Erreicht die Cystenausdehnung die Hälfte des Knochendurchmessers, wird nach der Excochleation eine auto- oder homologe Spongiosaplastik durchgeführt (5, 10). Dabei ist auf eine vollständige Ausfüllung des Cystenhohlraumes mit Spongiosa zu achten. Bei unseren Patienten war es bis auf 1 Kind möglich, jeweils eine ausreichende Menge autologer Spongiosa aus dem Becken zu gewinnen.
Hat die Knochencyste in ihrem Ausmaß die Hälfte des Knochendurchmessers überschritten oder handelt es sich um ein Rezidiv, ist die Segment- oder en-bloc-Resektion die Methode der Wahl; unter Erhalt des Periostschlauches wird dabei der cystentragende Knochenabschnitt total entfernt, ein Fibula-, Tibia- oder Rippenspan interponiert und eine auto- oder homologe Spongiosaplastik durchgeführt. Die Spongiosa findet im gut vascularisierten Periostschlauch ein besseres Transplantatbett als in einer schlecht vascularisierten Cystenwand nach alleiniger Excochleation. Zusätzlich sollte aber zur Stabilisierung eine innere oder äußere Osteosynthese durchgeführt werden.
Ausnahmen von diesem Vorgehen bilden fugennahe, große Cysten. Findet sich beispielsweise eine große Knochencyste im proximalen Femurhals, sehen wir eine Segmentresektion wegen der Gefahr einer Epiphysenläsion oder Hüftkopfnekrose primär nicht indiziert. Hier halten wir die Inkaufnahme eines eventuellen Rezidivs – nach Excochleation und Spongiosaplastik – für das geringere Übel.

Kasuistik: Als Beispiel der Fall eines 12-jährigen Jungen mit einer großen, frakturgefährdeten juvenilen Knochencyste im proximalen Femur links (Abb. 1), die zufällig nach einem Beckentrauma entdeckt wurde. Operative Behandlung durch Excochleation, Spongiosaplastik und Sicherung des Femur mit Hilfe einer T-Platte nach AO. Gute Ausheilung und knöcherne Konsolidierung des Cystenraumes; 2 Jahre postoperativ keinerlei Beschwerden, kein Rezidiv, volle körperliche und sportliche Leistungsfähigkeit.

Schlußfolgerung

Therapeutisches Ziel bei der Behandlung von Knochencysten im Kindesalter ist es,
– eine vollständige knöcherne Durchbauung zu erreichen,
– ein Rezidiv zu verhindern und
– eine ungestörte Funktion der Extremitäten sicher zu stellen.

Je radikaler und kompromißloser das Operationsverfahren (6, 11), desto seltener treten Rezidive auf. Halbjährliche, später jährliche Röntgenkontrollen sollten 6–8 Jahre postoperativ durchgeführt werden.
Im eigenen Krankengut wurden 2 Rezidive (= 9%) beobachtet.

Zusammenfassung

Bei benignen Knochencysten ergibt sich die Operations-Indikation aus der Größe der Cyste, ihrer Wachstumstendenz und einer eventuell schon eingetretenen Spontanfraktur. Bei kleineren Cysten ohne Wachstumstendenz sollte abgewartet werden.
Die Wahl des Operationsverfahrens hängt von der Lokalisation der Knochencyste ab. Je radikaler die Operation, desto seltener treten Rezidive auf. Kontrolluntersuchungen postoperativ sind für die ersten Jahre in halbjährlichen Abständen, später in jährlichen Abständen über weitere etwa 6 Jahre durchzuführen. Das eigene Krankengut beinhaltet 22 Kinder mit Knochencysten; die Rezidivrate betrug 9%.

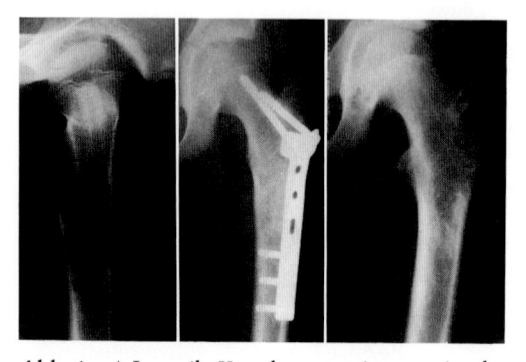

Abb. 1: a) Juvenile Knochencyste im proximalen Femur links. b) Zustand nach Excochleation, Spongiosaplastik und T-Plattenanlage. c) 2 Jahre postoperativ knöcherne Konsolidierung.

Literatur

1. BOSEKER, E. H., BICKEL, W.: A Clinicopathologic Study of Simple Unicameral Bone Cysts. Surg. Gynec. and Obstet. 127 (1968), 550–560.
2. BRODER, H. M.: Possible Precursor of Unicameral Bone Cysts. J. Bone Jt. Surg. 50 – A (1968), 503–507.
3. COHEN, J., BOSTON, M. D.: Simple Bone Cysts, Studies of Cysts Fluid in Six Cases with a Theory of Pathogenesis. J. Bone Jt. Surg. 42 A (1969), 609–616.
4. COHEN, J.: Etiology of Simple Bone Cysts. J. Bone Jt. Surg. 52 A (1970), 1493–1497.
5. DAMBE, T., SAUR, K., EITEL, F., SCHWEIBERER, L.: Morphologie der Einheilung von frischen autologen und homologen Spongiosatransplantaten in Diaphysendefekte. Unfallheilk. 84 (1981), 115–120.
6. FAHEY, J. J., O'BRIEN, E. T.: Subtotal Resection and Grafting in Selected Vases of Solitary Unicameral Bone Cysts. J. Bone Jt. Surg. 55 A (1973), 59–68.
7. HENDRICH, V., KUNER, E. H.: Was leistet die homologe Spongiosa bei der en-bloc-Resektion juveniler Knochencysten am Oberarm? Akt. Traumatol. 14 (1984), 74–78.
8. MORGER, R., GYSLER, R.: Knochencysten und Knochentumoren, in: Kinderchirurgie, hrgs. v. BETTEX, M., GENTON, N., STOCKMANN, M. Thieme Verlag Stuttgart, New York, 1982.
9. RÖHNER, H., PFISTER, U., MEEDER, P. J., WELLER, S., UHRIG, J.: Frakturen bei benignen Knochencysten. Akt. Traumatol. 14 (1984), 66–73.
10. SCHMELZEISEN, H., BADO, Z.: Das autologe Rippenresektat zur Behandlung größerer Knochencysten. Chirg. Praxis 26 (1979/1980), 653–661.
11. STÜRZ, H., ZENKER, H., BUCKL, H.: Total Subperiostal Resection Treatment of Solitary Bone Cysts of the Humerus. Arch. Orthop. Traumat. Surg. 93 (1979), 231–239.

Anschrift der Verfasser
Dr. med. M. BUCH, Prof. Dr. med. H. HALSBAND, Klinik für Kinderchirurgie der Medizinischen Universität zu Lübeck, Kahlhorststr. 31–35, D-2400 Lübeck 1.

Indikation zur operativen Therapie der pathologischen Frakturen

Y. Moazami-Goudarzi, Berlin

Einleitung

Das Ziel der chirurgischen Behandlung der pathologischen Frakturen bei den jungen Patienten besteht neben der vollständigen Sanierung der knöchernen Läsionen darin, die Entstehung von Rezidiven zu verhindern, die Kinder so bald wie möglich zu mobilisieren und die volle Funktion wiederherzustellen. Die Verfeinerung der Operationstechniken mit Verbesserung der Implantate in biomechanischer Hinsicht und vor allem die neuen Erkenntnisse über pathophysiologische Vorgänge des kranken und heilenden Knochens haben bei der Behandlung der pathologischen Frakturen zunehmend zu chirurgischem Vorgehen geführt. Hierdurch wird die Heilungsrate verbessert, die Rezidivquote gesenkt, die frühe Belastbarkeit und schnelle Mobilisation gefördert, sowie eine Verminderung der physisch und psychischen Belastung der Kinder erreicht.

Eigenes Patientengut

Seit 1972 wurden an der Kinderchirurgischen Abteilung des Rudolf-Virchow-Krankenhaus Berlin 47 Kinder mit pathologischen Frakturen behandelt. Geschlechtsverteilung, Durchschnittsalter, Diagnose und Lokalisation der pathologischen Frakturen sind in Tab. 1, 2 und 3 zusammengestellt. Es handelte sich bei allen Kindern primär um benigne Knochentumoren oder tumorähnli-

Tabelle 1: Pathologische Frakturen im Kindesalter bei benignen, semimalignen Knochentumoren und tumorähnlichen sowie entzündlichen Knochenveränderungen an der Kinderchirurgischen Abteilung des Rudolf-Virchow-Krankenhauses Berlin von 1972–1986 (n = 47).

davon Jungen	29
davon Mädchen	18
Altersverteilung	$2^{1}/_{12}$–$14^{7}/_{12}$
Durchschnittsalter	$8^{7}/_{12}$

Tabelle 2: Lokalisation der pathologischen Frakturen bei den behandelten Kindern.

Proximaler Femur	11
Schenkelhals	5
Distale Tibia	5
Proximaler Humerus	5
Femurschaft	4
Distaler Femur	4
Humerusschaft	3
Metacarpale	3
Distaler Unterarm	2
Clavicula	2
Metatarsale	2
Proximale Fibula	1
	47

Tabelle 3: Pathologische Frakturen im Kindesalter an der Kinderchirurgischen Abteilung des Rudolf-Virchow-Krankenhauses Berlin.

Diagnosen:	
Juvenile Knochenzyste	21
nicht ossifiz. Fibrom	7
Chondrom	5
Osteogenesis imperfecta	5
patholog. Frakturen bei neurogenen Bewegungsstörungen	3
Osteomyelitis	3
cartilaginäre Exostosen	2
fibröse Dysplasie	1
	47

che sowie entzündliche Knochenveränderungen, die zur Entstehung der pathologischen Frakturen geführt haben. Bei allen Patienten wurde die Diagnose röntgenologisch gestellt und histologisch untermauert. 38 Kinder wurden operativ behandelt (Tab. 4).

Tabelle 4: Anzahl und Art der durchgeführten Therapie bei pathologischen Frakturen.

Konservativ, durch Gips-Desaultverband und Schienenlagerung	9
Tumorausräumung, autol. Spongiosa	
– Gipsverband	6
– und Minimalosteosynthese	11
Tumorexcision bzw. Segmentresektion, autol. Spongiosa, Corticalisspan und stabile Osteosynthese	21
	47

Operatives Vorgehen

Therapeutisch wurde in Anlehnung an die einschlägige Literatur der autologen Spongiosaplastik und der Spanverpflanzung als einer Methode mit besten Ergebnissen den Vorrang gegeben (2, 3, 4, 5). Nach umfassender subperiostaler Tumorausräumung erfolgt die Eröffnung des gesunden Markraumes und nachfolgende Auffüllung des Hohlraumes mit autologer Spongiosa und Fibrinkleber. Bei tumorähnlichen und semimalignen Knochenveränderungen stand wegen der gehäuften Rezidivquote (1) die Segmentresektion bzw. Tumorexcision zur Wahl. Der Defekt wurde dann durch autologe Knochenspäne und Spongiosa überbrückt. Die Fixation der instabilen Fraktur erfolgte durch Osteosynthese. Zur Illustration dienen die Abb. 1–3.

Ergebnisse

Die Ergebnisse der durchgeführten Behandlung wurden klinisch und röntgenologisch nachuntersucht. Nach der Primäroperation kam es zu keiner Infektion. 3 Zystenrezidive traten auf, wovon eines zu einer Refraktur führte (Tab. 5). Bei rezidivfreien Kindern

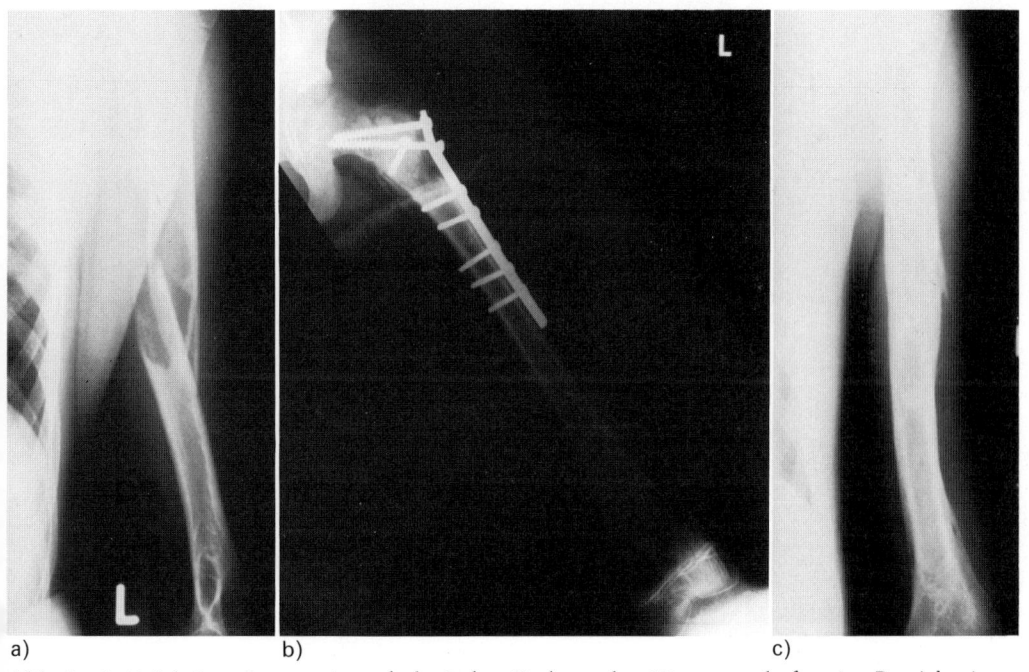

a)   b)   c)

Abb. 1: a) 10-jähriger Junge mit pathologischer Fraktur des Humerusschaftes im Bereich einer juvenilen Knochenzyste. b) Zystenausräumung, autologe Spongiosaplastik und Osteosynthese. c) Zustand nach Ausheilung.

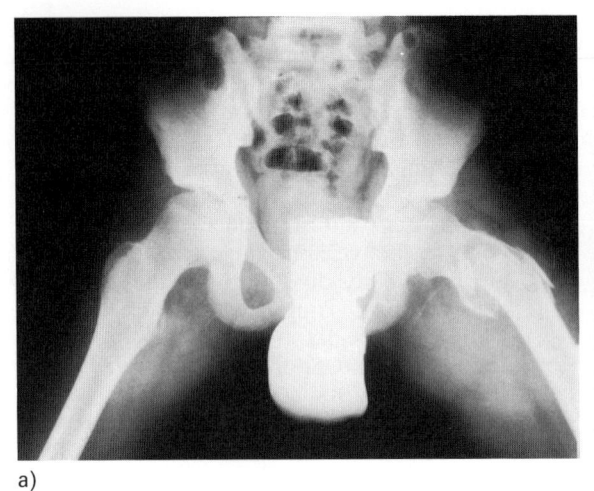

Abb. 2: a) 9-jähriger Junge mit pathologischer Fraktur einer juvenilen Knochenzyste im Schenkelhals- und subtrochantären Bereich des linken Femurs. **b)** Zustand nach Zystenausräumung, autologer Spongiosa- und Spanverpflanzung mit Osteosynthese. **c)** Spätergebnis.

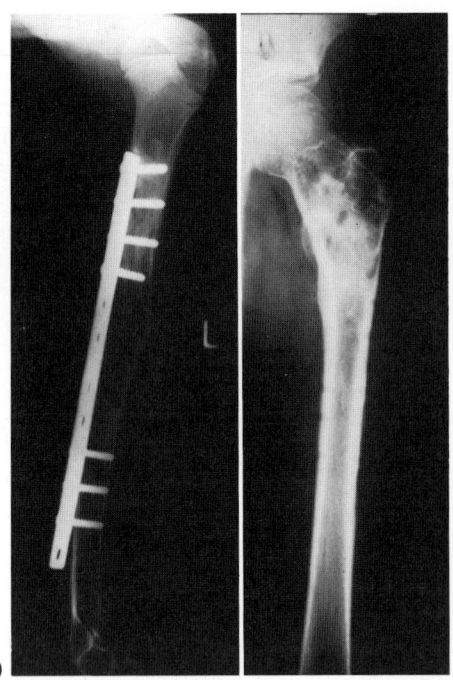

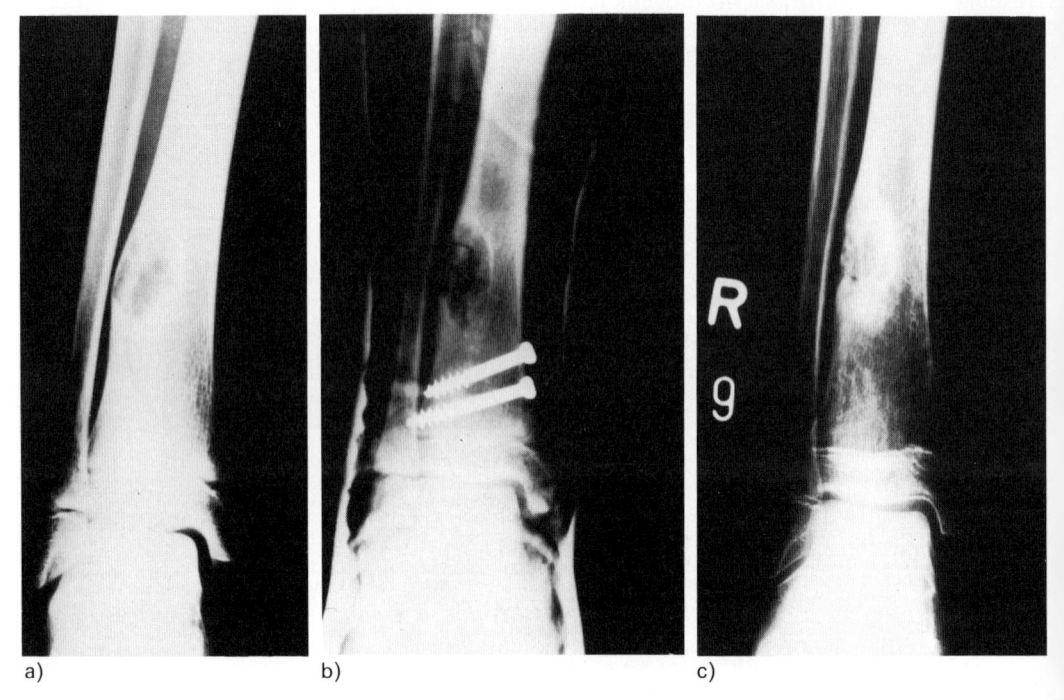

Abb. 3: a) 11-jähriger Junge mit pathologischer Fraktur eines nicht ossifizierenden Fibroms an der distalen Tibia. **b)** Zustand nach Ausräumung und autologer Spongiosaplastik. **c)** Spätergebnis mit Ausheilung.

Tabelle 5: Ergebnisse der Behandlung von pathologischen Frakturen.

Konservativ behandelt	9
davon Rezidivzysten	0
operativ behandelt	38
davon Rezidivzysten	2
Rezidivzyste mit Refraktur	1
	47

kam es zur einwandfreien Heilung der Fraktur mit Einheilung und Transformation der implantierten autologen Spongiosa und Knochenspäne. Verkürzung, Achsenfehler, bleibende Bewegungseinschränkung sowie röntgenologisch nachweisbare Schäden der Epiphysen wurden nicht beobachtet.

Diskussion

Aufgrund des vorgelegten Materials und der daraus gewonnenen Erfahrungen stellt die Tumorexcision und autologe Spongiosaplastik eine zuverlässige Methode zur Behandlung der pathologischen Frakturen dar. Die Segmentresektion mit Wiederherstellung der Kontinuität des Knochens durch osteoplastische Verfahren mit autologer Spongiosa und Spanverpflanzung und anschließender Osteosynthese sollen den semimalignen Tumoren, tumorähnlichen Knochenveränderungen und Rezidiven vorbehalten bleiben (6). Eine konservative Frakturbehandlung kommt nur bei kleinen Prozessen und Defektbildungen in Betracht.

Zusammenfassung

Es wird über Ätiologie, Klinik und Therapie der pathologischen Frakturen durch benigne, semimaligne Knochentumoren sowie tumorähnliche und entzündliche Knochenveränderungen im Kindesalter berichtet. Das eigene Krankengut von 1972 bis 1986 wurde nachuntersucht und die Ergebnisse kritisch überprüft. Von 47 Kindern mit pathologischen Frakturen wurden 38 operativ behandelt, die Behandlung bestand aus Tumorexcision bzw. Segmentresektion und Auffüllung des Defektes mit autologer Spongiosa und Knochenspan unter zusätzlicher Stabilisierung durch Osteosynthese. Bei der operativen Therapie traten 3 Zystenrezidive auf, wovon eine zu einer Refraktur führte. Bei der Mehrzahl der Kinder wurde der Tumor aufgrund einer pathologischen Fraktur entdeckt.

Literatur

1. DAHIN, D.C.: Bone tumors, Springfield, Ill.: Thomas (1973).
2. DAUM, R., BUHR, H., PFLUGFELDER, H.: Chirurgische Therapie und Ergebnisse von juvenilen Knochenzysten. Klinische Pädiatr. 187 (1975) 518.
3. FELLER, A.M., THIELEMANN, F., FLACH, A.: Juvenile Knochenzysten. Pathogenese und Therapie. Chirurg 53 (1982) 165.
4. HARMS, J. und GROH, P.: Ergebnisse der Resektion, autologen Spanplastik und Überbrückungsosteosynthese juveniler Knochenzysten. Arch. orthop. traumat. Surg. 92 (1978) 285–290.
5. JASCHKE, W. und Hopf, G.: Therapeutisches Vorgehen bei Frakturen im Bereich juveniler Knochenzysten. Unfallheilkunde 86 (1983) 309–314.
6. HENDRICH, V., KUNER, E.H.: Was leistet die homologe Spongiosa bei der en-bloc-Resektion juveniler Knochenzysten am Oberarm. Akt. Traumatol. 14 (1984) 74–78.

Anschrift des Verfassers
Priv.-Doz. Dr. med. Y. MOAZAMI-GOUDARZI, Oberarzt der Kinderchirurgischen Abt. der Kinderklinik des Rudolf-Virchow-Krankenhauses Berlin, D-1000 Berlin 65.

Der Oberschenkelmarknagel – eine seltene Indikation bei pathologischen Frakturen

H.G. Dietz, München

In der operativen Versorgung von Oberschenkelfrakturen wenden wir an der Kinderchirurgischen Klinik an der Universität München seit nahezu 10 Jahren die Platten- und Schraubenosteosynthese wie auch bei spezieller Indikation der Fixateur externe an. Die guten Ergebnisse mit diesen Operationstechniken werden auch von anderen Autoren bestätigt (HOFFMANN 1981, SCHWARZ 1983). Dennoch wird weiterhin mit der intramedulären Schienung gearbeitet. Neben dem Rush-pin werden auch Küntschernagel und Tibia-AO-Nagel verwendet (ZIFF 1984, KNITTEL 1984, HEISEL 1963, WEBER 1978, SCHONK 1978). Die Hauptargumente gegen die intramedulläre Osteosynthese sind die Gefahren von Durchblutungsstörungen am Femurkopf sowie die Entstehung einer Coxa valga (MÜLLER 1981). Unzureichende Rotationsstabilität (MISCHKOWSKY 1981) sowie die bisweilen notwendige zusätzliche Ruhigstellung der Patienten im Beckengips sind weitere Argumente gegen die Markraumschienung.

Kasuistik

Ein 14 Jahre altes Mädchen kam im Januar 1985 mit einer pathologischen Oberschenkelfraktur links zur Aufnahme. Bei dieser Patientin war im Alter von 7 Jahren klinisch und radiologisch in einer auswärtigen Klinik die Diagnose Osteomyelitis im Bereich des linken Oberschenkels gestellt worden. Es wurde eine antibiotische Behandlung sowie die Ruhigstellung im Beckengips begonnen. Ein Kontrollröntgenbild 4 Wochen nach Diagnosestellung zeigte lytische Herde und periostale Auflagerungen, die die Diagnose Osteomyelitis in Frage stellten. Die daraufhin durchgeführte Probeexzision ergab die histologische Diagnose Ewing-Sarkom. Leider war es zu diesem Zeitpunkt bereits zum ZNS-Befall gekommen. Nach Bestrahlung und zytostatischer Therapie konnte klinisch wie auch liquorzytologisch volle Remission erzielt werden. Regelmäßige Kontrolluntersuchungen in der onkologischen Abteilung der pädiatrischen Klinik im Dr. von Hauner'schen Kinderspital ergaben keinen Verdacht auf Tumorrezidiv und Metastasierung. Bei einem Sturz im Januar 85 zog sich das Mädchen dann die Oberschenkelfraktur links zu (Abb. 1a). Die primäre Versorgung erfolgte mittels Plattenosteosynthese. Die histologische Untersuchung von Material aus

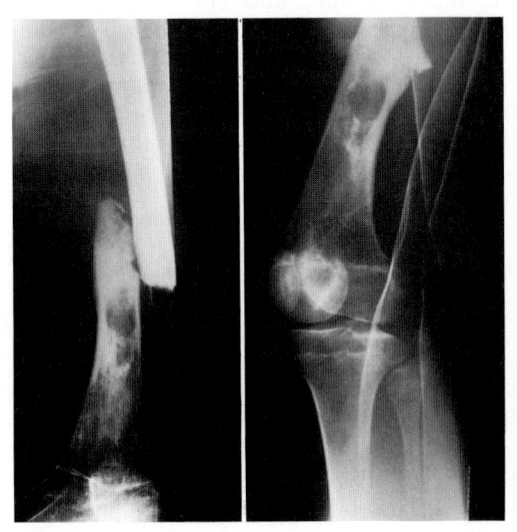

Abb. 1a: Pathologische Oberschenkelfraktur, 7 Jahre nach bestrahltem Ewing-Sarkom.

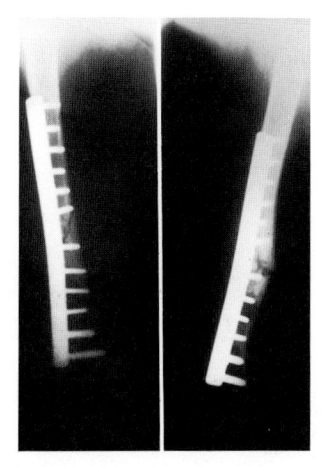

Abb. 1b: Zustand 4 Wochen nach Plattenosteosynthese der pathologischen Oberschenkelfraktur.

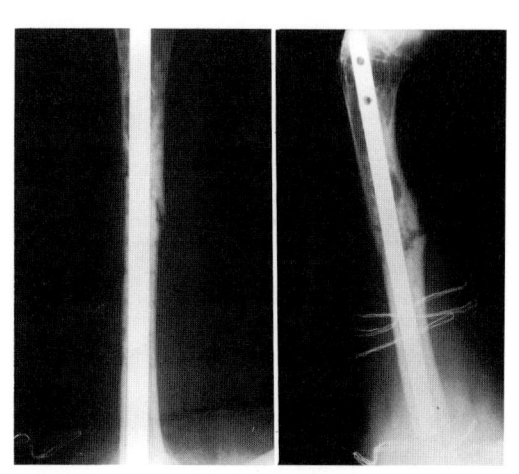

Abb. 1c: Zustand nach Marknagelung der pathologischen Oberschenkelfraktur.

der Frakturregion zeigte keinen Anhalt für Tumorrezidiv. Die Röntgenkontrolle 4 Wochen nach Osteosynthese zeigte Osteolysen im Bereich der Frakturregion (Abb. 1b). Wir waren daraufhin der Überzeugung, daß mittels dieses Osteosyntheseverfahrens keine Belastungsstabilität erreicht werden konnte. Wir entschlossen uns daraufhin zur Marknagelung. Die Planung, den statischen Verriegelungsnagel zu implantieren, konnte aufgrund des stabilen Sitzes des Implantates aufgegeben werden (Abb. 1c). Nach abgeschlossener Wundheilung konnte das Mädchen sofort voll belasten und nach Hause entlassen werden.

In der Regel lehnen wir die primär belastungsstabile intramedulläre Schienung einer Oberschenkelfraktur mit dem Verriegelungsnagel im Kindesalter ab. Die guten Ergebnisse der Stabilisierung pathologischer Frakturen im Femurschaftbereich mit dem Verriegelungsnagel (LANGENDORFF 1980) geben uns in seltenen Fällen und spezieller Indikation insbesondere kurz vor Wachstumsabschluß eine gute Alternative im operativen Behandlungskonzept.

Zusammenfassung

Bei einem Mädchen mit Ewing-Sarkom am Oberschenkel kam es nach Bestrahlung des Tumors nach 7 Jahren zur pathologischen Fraktur. Die sekundäre Versorgung mit dem Marknagel ergab die belastungsstabile Situation, die mittels Plattenosteosynthese primär nicht erreicht werden konnte.

Literatur

HEISEL, J., KOPP, K.: Spätergebnisse nach Küntscher-Matknagelung von Unter- und Oberschenkelbrüchen bei noch wachsendem Knochenskelett. Akt. Traumatol. 13, 5, 1983.

HOFMANN V. KAP-HERR, S.: Fractures of the femur in children. In: CHAPCHAL, G., ed.: fractures in children, Thieme Verlag, Stuttgart-New York, 1981.

KNITTEL, G., RÖMER, K. H.: Erfahrungen mit der intramedulären offenen Rushpin-Schienung kindlicher Femurschaftfrakturen. Z. Kinderchir. 39, 59, 1984.

LANGENDORFF, H. U., KNOPP, B.: Ergebnisse der Stabilisierung pathologischer Frakturen im Femurschaftbereich mit dem Verriegelungsnagel. Akt. Traumatol. 10, 287, 1980.

MISCHKOWSKY, T., ARNOLD, D., DAUM, R.: Ergebnisse der operativen Oberschenkelfrakturenbehandlung bei mehrfach verletzten Kindern. Langenbecks Arch. Chir. 354, 195, 1981.

MÜLLER, K.: Valgus deformity of the femural neck, a late Consequenz of Küntscher nailing femural shaft fractures in: CHAPCHAL, G., ed: Fractures in children, Thieme-Verlag, Stuttgart-New York, 1981.

SCHONK, J. W. M.: Comparative follow up stidie of conservative and surgical treatment of femural shaft fractures in children. Chirurgicum Nederlandicum 30, 4, 1978.

SCHWARZ, N.: Der Fixateur externe als Behandlungsmethode beim Oberschenkelbruch des Kindes. Unfallheilkunde 86, 359, 1983.

SAXER, U.: Femurschaftfrakturen in: Die Frakturbehandlung bei Kindern und Jugendlichen. WEBER, B.G., BRUNNER, CH., FREULER, F., Springer Verlag, Berlin-Heidelberg-New York, 1978.

Ziv. I., BLACKBURN, N.: Femural intramedulary nailing in the growing child. J. of Trauma 24, 5, 1984.

Anschrift des Verfassers
Dr. H.G. DIETZ, Kinderchirurgische Klinik der Universität München, Lindwurmstraße 4, D-8000 München 2.

Frakturen bei Osteogenesis imperfecta und Morbus Recklinghausen

U. Maas, H. Halsband, Lübeck

Osteogenesis imperfecta

Einleitung und Literaturübersicht

Frakturen bei Osteogenesis imperfecta heilen in der Regel schnell und mit guter Callusbildung; gehäuftes Auftreten von Frakturen, insbesondere von Mikrofrakturen führt jedoch zu progressiven Skelettdeformierungen. Meistens ist eine konservative Frakturbehandlung möglich (3); sie sollte funktionell erfolgen, um das Ausmaß der Inaktivitäts-Osteoporose möglichst gering zu halten.
Wenn verkrümmte Extremitätenknochen frakturieren, kann konservativ eine Stellungskorrektur angestrebt werden. Da die Brüchigkeit der Knochen bis zum Wachstumsabschluß kontinuierlich abnimmt, sollten Umstellungsosteotomien in der Regel hinausgeschoben werden.

Operative Maßnahmen sind indiziert
- bei zunehmender Extremitäten-Deformierung mit Verschlechterung der Aussichten einer späteren Begradigung (7),
- bei drohendem Verlust einer erreichten Funktionsfähigkeit – auch schon im frühen Kindesalter –, sofern die altersentsprechenden Möglichkeiten orthopädischer Hilfsmittel ausgeschöpft sind,
- bei Frakturen an belasteten Extremitäten mit starker Dislokation der Fragmente oder Achsenfehlstellungen (5),
- weiterhin bei einigen Sonderfällen (z. B. Schenkelhalsfraktur, subtrochantere Pseudarthrose) (7).

Eine relative Operationsindikation besteht bei Kindern mit Frakturen bei mangelnder Belastungsstabilität des Beinskeletts; hier kann durch intramedulläre Schienung unter Umständen ein Gehenlernen ermöglicht werden (7, 8, 9).
Bei nach Wachstumsabschluß bestehenden Deformitäten und Frakturen lassen sich durch Umstellungsosteotomien funktionelle Verbesserungen erzielen.
Für die unter diesen Indikationen vorzunehmenden Eingriffe sind die verschiedenen *Stabilisierungsmaßnahmen* in unterschiedlicher Weise geeignet:
- Die Plattenosteosynthese wird heute allgemein abgelehnt, da es unter der Platte zu Spongiosierung der Corticalis und am Plattenende gehäuft zu Frakturen kommt (7).
- Der Markraumnagel kommt wegen der beim Aufbohren und Einschlagen drohenden Corticalisschädigung nur in Ausnahmefällen in Frage (5).
- Die intramedulläre Schienung mittels eines Rush- oder Steinmann-Nagels sollte immer *beide* Epiphysen miterfassen; sie ist aber in der Regel erst nach Wachstumsabschluß indiziert, da über dem nach metaphysenwärts auswandernden Nagelende gehäuft Frakturen auftreten können (7, 9).
- Von Bailey wurde ein «mitwachsender» Teleskopnagel entwickelt, mit dem sich die Zahl der Frakturen und Reoperationen deutlich vermindern ließ (2, 9); ein Wachstumsrückstand infolge des Durchbohrens der Epiphysenfuge wurde nicht beobachtet, auch keine wesentliche Behinderung in den angrenzenden Gelenken (8). Vereinzelt kam es statt eines Auseinandergleitens des Nagels zu einem Einwandern der Grundplatte in die Epiphyse. Der Einsatz des Teleskopnagels findet zunehmende Verbreitung – auch als Frakturprophylaxe.

Eigenes Krankengut und Diskussion

In der Klinik für Kinderchirurgie der Medizinischen Universität zu Lübeck wurden in den vergangenen 5 Jahren bei 4 Patienten mit Osteogenesis imperfecta tarda 3 dislozierte bzw. abrutschgefährdete Tibiafrakturen mittels Rush-Nagelung, 2 Olecranonfrakturen und 1 Ausriß der Tuberositas tibiae mittels Zuggurtungsosteosynthese versorgt sowie 1 Umstellungsosteotomie bei ausgeprägtem Genu valgum recurvatum mittels Fixateur externe durchgeführt.

2 Rezidive nach Metallentfernung weisen auf die Gefahr hin, die mit einer zu frühen Entfernung des Osteosynthesematerials verbunden ist.

Die Spätergebnisse waren in allen Fällen zufriedenstellend. Konservativ wurden im selben Zeitraum 11 Frakturen der oberen und 12 Frakturen der unteren Extremitäten bei 1 Patienten mit Congenita – Form und 1 Fraktur bei einem Patienten mit Tarda-Form behandelt.

Kasuistik: Bei einem 15-jährigen Patienten, der wegen eines extremen Crus valgum recurvatum infolge multipler linksseitiger Unterschenkelfrakturen über mehrere Jahre gehunfähig war, wurde zur Umstellungsosteotomie ein Fixateur externe angewandt. Den Verlauf zeigt die Abb. 1.

Während wir bei Patienten mit Kongenita-Form stets konservativ behandelt haben, entschlossen wir uns bei der Tarda-Form im Falle dislokationsgefährdeter Frakturen von belasteten Extremitäten zur Operation. Für eine medikamentös-systemische Therapie der Osteogenesis imperfecta liegt noch kein anerkannt wirksames Mittel vor (1); im eigenen Fall eines Kindes nahm unter Calcitonin-Therapie die Frakturhäufigkeit nicht ab; eine diesbezügliche Studie mehrerer Kliniken un-

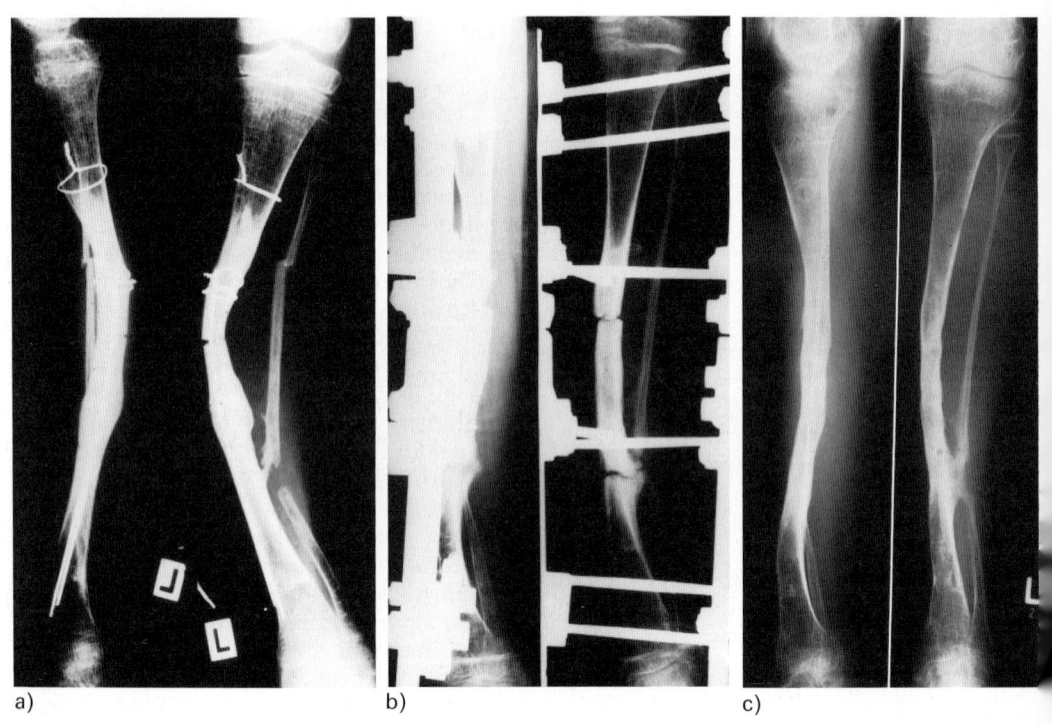

a)   b)   c)

Abb. 1: 15-jähriger Junge mit Osteogenesis imperfecta; Zustand nach multiplen Unterschenkelfrakturen und mißlungenen auswärtigen Osteosynthese-Versuchen.
a) Nicht belastungsstabiles Genu valgum recurvatum mit Fraktur.
b) Nach Osteotomien und Ausrichtung im Fixateur externe.
c) Teilbelastungsstabilität 1 Jahr postop.

ter Federführung von ZIEGLER unnd Mitarbeitern (Heidelberg) (14) befindet sich vor dem Abschluß.

Morbus Recklinghausen

Einleitung und Literaturübersicht

Der Morbus RECKLINGHAUSEN geht in etwa 40 % der Fälle mit Skelettveränderungen einher, für die meist eine mesodermale Dysplasie, seltener die direkte Einwirkung von neurofibromatösem Gewebe auf den Knochen verantwortlich ist (12).
Am häufigsten ist die Wirbelsäule, am zweithäufigsten sind die langen Röhrenknochen in Form von kongenitalen Verbiegungen und Pseudarthrosen betroffen.
Die *kongenitale Unterschenkelverbiegung*, als deren Ursache noch eine Reihe anderer seltener Faktoren in Betracht kommt, tritt als Crus varum mit Antekurvation, seltener als Crus valgum mit Rekurvation in Erscheinung; vor allem bei der ersten Form nimmt nach dem 1. Lebensjahr die Verbiegung häufig zu und geht in eine Pseudarthrose über. Für die meistens langwierige Behandlung bieten sich verschiedene Möglichkeiten;

– die Plattenosteosynthese hat sich in Form einer AO-Halbrohr-Platte mit kontralateralem Knochenspan als Gegenlager teilweise bewährt (13); distal der Platte traten jedoch gelegentlich weitere Pseudarthrosen auf (11).
– Zur Marknagelung eignet sich wegen der Enge des Markraumes am ehesten ein Rush-Pin oder Steinmann-Nagel, wobei beide Tibiaepiphysen sowie Talus und Calcaneus in die Fixierung einbezogen werden sollten (6).
– Nach Excision der Pseudarthrose und Interposition autologer Fibula- bzw. Rippensegmente kommt es nicht selten zu einer Resorption des Interponates; dies läßt sich mit einer vascularisierten Transplantation vermeiden (4, 10). Die mitgeteilten Erfahrungen hiermit sind jedoch bisher gering.

Von ZIPPEL und GUMMEL (15) wurde über 3 Fälle mit guten Op.-Ergebnissen berichtet, bei denen die angefrischten Enden der Pseudarthrose in ein rohrförmig zugerichtetes homologes Tiefgefrier-Knochentransplantat eingebolzt worden waren.

Eigene Kasuistik: Bei einem 9 Monate alten Jungen (Abb. 2) mit M. RECKLINGHAUSEN

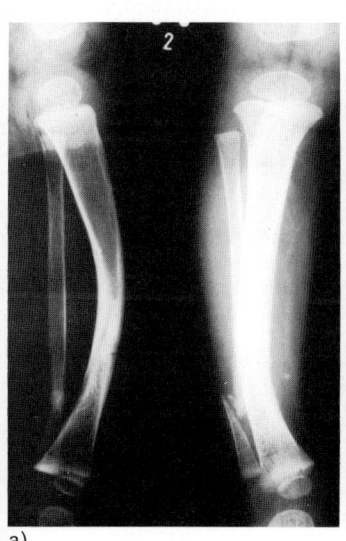

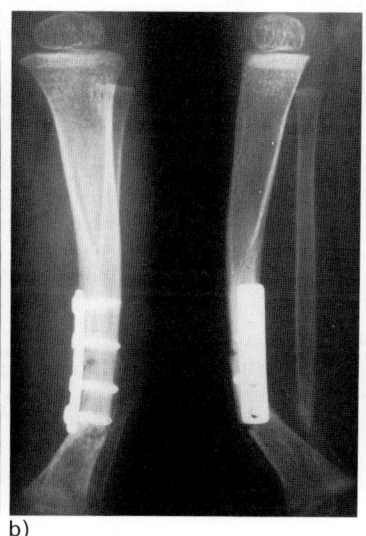

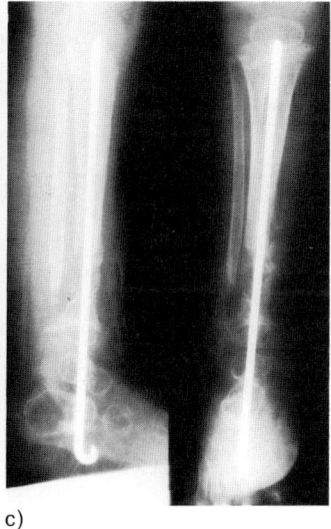

Abb. 2: 9 Monate alter Säugling mit M. RECKLINGHAUSEN.
a) Kongenitale Unterschenkelverbiegung und Tibiafraktur.
b) 3 Monate nach Verplattung: distale Plattenrandfraktur, Primärfraktur auch noch nicht konsolidiert.
c) Zustand nach Nagelosteosynthese vom Calcaneus bis zur proximalen Tibiaepiphyse.

und Tibiafraktur bei ausgeprägtem Crus varum antecurvatum bildete sich unter konservativer Behandlung eine Pseudarthrose aus. Diese wurden reseziert und eine Plattenosteosynthese durchgeführt; 3 Monate später kam es zur Fraktur distal der Platte; nachdem ein von der proximalen Tibia eingebrachter Rush-Nagel aus dem distalen Fragment wieder herausgebrochen war, wurde – analog dem Vorschlag von JANI (6) – ein Rush-Nagel vom Calcaneus bis in die proximale Tibiaepiphyse vorgetrieben.

Diskussion: Der Verlauf des eigenen Falles bestätigt die Erfahrung, daß mit konservativen Maßnahmen und kurzstreckigen Osteosynthesen meistens keine ausreichende Stabilität bei der kongenitalen Unterschenkelverbiegung zu erreichen ist (6, 11, 13).

Schlußfolgerungen

Frakturen bei Osteogenesis imperfecta und beim Morbus RECKLINGHAUSEN erfordern insbesondere an den belasteten unteren Extremitäten häufig individuelle und aufwendige Osteosynthese-Verfahren, damit die Gehfähigkeit erreicht bzw. wieder hergestellt werden kann; entgegen früherer Lehrmeinung sollten diese Operationen bereits im frühesten Kindesalter durchgeführt werden. Bei der Notwendigkeit einer langfristigen Stabilisierung dürfte heute die Implantation eines Teleskop-Nagels die Methode der Wahl darstellen.

Zusammenfassung

Bei Osteogenesis imperfecta und Morbus RECKLINGHAUSEN sind insbesondere zur Erreichung der Gehfähigkeit häufig individuelle und aufwendige Osteosynthesen erforderlich, die entgegen früherer Lehrmeinung schon im frühesten Kindesalter durchgeführt werden sollten; zur langfristigen Stabilisierung stellt der Teleskopnagel heute die Methode der Wahl dar.

Literatur

1. ALBRIGHT, J.A.: Systemic treatment of Osteogenesis Imperfecta. Clin. Orthop. 159 (1981), 88–96.
2. BAILEY, R.W.: Further clinical experience with the extensible nail. Clin. Orthop. 159 (1981), 171–6.
3. BLECK, E.E.: Nonoperative treatment of Osteogenesis Imperfecta: Orthotic and mobility management. Clin. Orthop. 159 (1981), 111–22.
4. BUNCKE, H.J., FURNAS, D.W., GORDON, L., ACHAUER, B.M.: Free osteocutaneous flap from a rib to the tibia. Plast. Reconstr. Surg. 59 (1977), 799–805.
5. HABEKOST, H.J., ZICHNER, L.: Erfahrungen mit der operativen Therapie der Osteogenesis Imperfecta. Z. Orthop. 120 (1982), 673–6.
6. JANI, L.: Unterschenkelverkrümmung, In: BETTEX, M., GENTON, N., STOCKMANN, M. (Hrsg.), Kinderchirurgie. Thieme Verlag Stuttgart, 1982, 11.40–11.43.
7. MAU, H.: Bei der Osteogenesis Imperfecta keine Marknagelungen und insbesondere keine Verplattungen im Kindesalter! Z. Orthop. 120 (1982), 297–308.
8. MILLAR, E.A.: Observation on the surgical management of Osteogenesis Imperfecta. Clin. Orthop. 159 (1981), 154–6.
9. RODRIGUEZ, R.P., BAILEY, R.W.: Internal fixation on the femur in patients with Osteogenesis Imperfecta. Clin. Orthop. 159 (1981), 126–33.
10. TAYLOR, G.I., BUNCKE, H.J., WATSON, N., MURRAY, W.: Vascularized osseous transplantation for reconstruction of the tibia, In: SERAFIN, D., BUNCKE, H.J. (Eds.): Microsurgical composite tissue transplantation. St. Louis (Mossby) 1979, 713–42.
11. VAN NES, C.P.: Congenital pseudarthrosis of the leg. J. Bone Jt. Surg. 48 A (1966), 1467–71.
12. VON PLANTA, M., ENDERLIN, N.: Neurofibromatosis von Recklinghausen und Skelettveränderungen. Schweiz. Med. Wochenschr. 109 (1979), 1757–61.
13. WITT, A.N., REFIOR, H.J.: Weitere Erfahrungen in der Behandlung des Crus varum congenitum und der kongenitalen Unterschenkelpseudarthrose unter Verwendung des AO-Instrumentariums. Arch. Orthop. Unfallchir. 68 (1970), 230–42.
14. ZIEGLER und Mitarbeiter: Osteogenesis Imperfecta und juvenile Osteoporose: Behandlungsversuche mit Calcitonin. In Vorbereitung.
15. ZIPPEL, H., GUMMEL, J.: Zur operativen Behandlung des Crus varum congenitum und der kongenitalen Unterschenkelpseudarthrose. Beitr. Orthop. 20 (1973), 193–205.

Anschrift der Verfasser
U. MAAS, Prof. Dr. med. H. HALSBAND, Klinik für Kinderchirurgie der Medizinischen Universität zu Lübeck, Kahlhorststr. 31–35, D-2400 Lübeck 1.

Zur operativen Behandlung kindlicher Pseudarthrosen

V. HOFMANN, H. J. BEYER, G. BRAUER, Halle/Saale

Berichte über das Auftreten und die Therapie von Pseudarthrosen im Kindesalter sind sehr selten und werden meist nur am Rande behandelt. Während STREICHER z. B. unter über 1500 kindlichen Frakturen keine einzige Pseudarthrose beobachtet hat, berichtete BRUNS bei einer Zusammenstellung von über 2000 Pseudarthrosen aller Altersgruppen über 74 Kinder. REHN in Bochum hatte in 5 Jahren immerhin 31 kindliche Pseudarthrosen zu behandeln, SEILER und SCHWEIBERER im gleichen Zeitraum 24 Fälle von kindlichen Pseudarthrosen und posttraumatischer Osteitis, in absteigender Häufigkeit waren Tibiaschaft, Oberschenkelschaft, Schenkelhals und Radiusköpfchen betroffen. Folgen wir der Feststellung von WITT, dann dürfte bei sachgemäßer Behandlung im Kindesalter eine Pseudarthrose praktisch nicht auftreten.

Definition und Ursachen

Im Gegensatz zum Erwachsenenalter kann man bei Kindern bereits dann von einer Pseudarthrose sprechen, wenn nach einer Behandlungszeit von 3 bis 4 Monaten keine belastungsfähige Frakturheilung zustande gekommen ist (SEILER und SCHWEIBERER). Neben der Nekrosepseudarthrose – die Knochenvitalität ist meist als Folge einer Osteosynthese gestört – werden außerdem die Defektpseudarthrose und als komplizierteste Form die infizierte Pseudarthrose unterschieden. Die wichtigsten Ursachen sind:
1. Unzureichende Ruhigstellung, was Art und Dauer betrifft, einschließlich instabiler Osteosynthesen durch Drahtschlingen, Platten ohne Druck etc.
2. Infizierte offene Frakturen oder infizierte Osteosynthesen.
3. Generalisierte Knochenveränderungen im Rahmen von Stoffwechselkrankheiten.
4. Die sogenannte kongenitale Pseudarthrose, wobei allerdings z. B. bei Clavicula und Tibia sich später nicht mehr sicher feststellen läßt, ob es sich nicht doch um eine geburtstraumatische Fraktur gehandelt hat.

Eigenes Krankengut

Von 1977 bis 1985 haben wir insgesamt 6 kindliche Pseudarthrosen behandelt. Dabei handelte es sich in 2 Fällen um sogenannte kongenitale Pseudarthrosen an Tibia und Clavicula (Fall 1 und 3), in 3 Fällen um posttraumatische Pseudarthrosen an Unterarm, Clavicula und Oberschenkel (Fall 2, 5 und 6) und 1mal um eine Unterarmpseudarthrose im Rahmen einer schweren renal bedingten Osteopathie (Fall 4).

Fall 1:
2 Jahre altes Mädchen, seit Geburt bestehende Clavikulapseudarthrose rechts mit sichtbarer Deformierung, aber ohne funktionelle Behinderung. Intraoperativ Anfrischung der Clavikulaenden und Anlegen einer 5-Loch-Drittelrohrplatte, anschließend Desaultverband. Nach 5 Monaten Plattenentfernung, die Pseudarthrose erscheint durchgebaut, die Clavikula ist fest. Die Röntgenkontrolle 2 Jahre später ergibt eine straffe Pseudarthrose, die Clavikula ist palpatorisch fest, es bestehen keine Bewegungseinschränkungen. Es soll keine weitere Therapie erfolgen.

Fall 2:
2½ Jahre alter Junge, der sich nach Sturz vor 6 Monaten eine Clavikulafraktur rechts zugezogen hatte, die außerhalb mit Rucksackverband behandelt worden war. Keine knö-

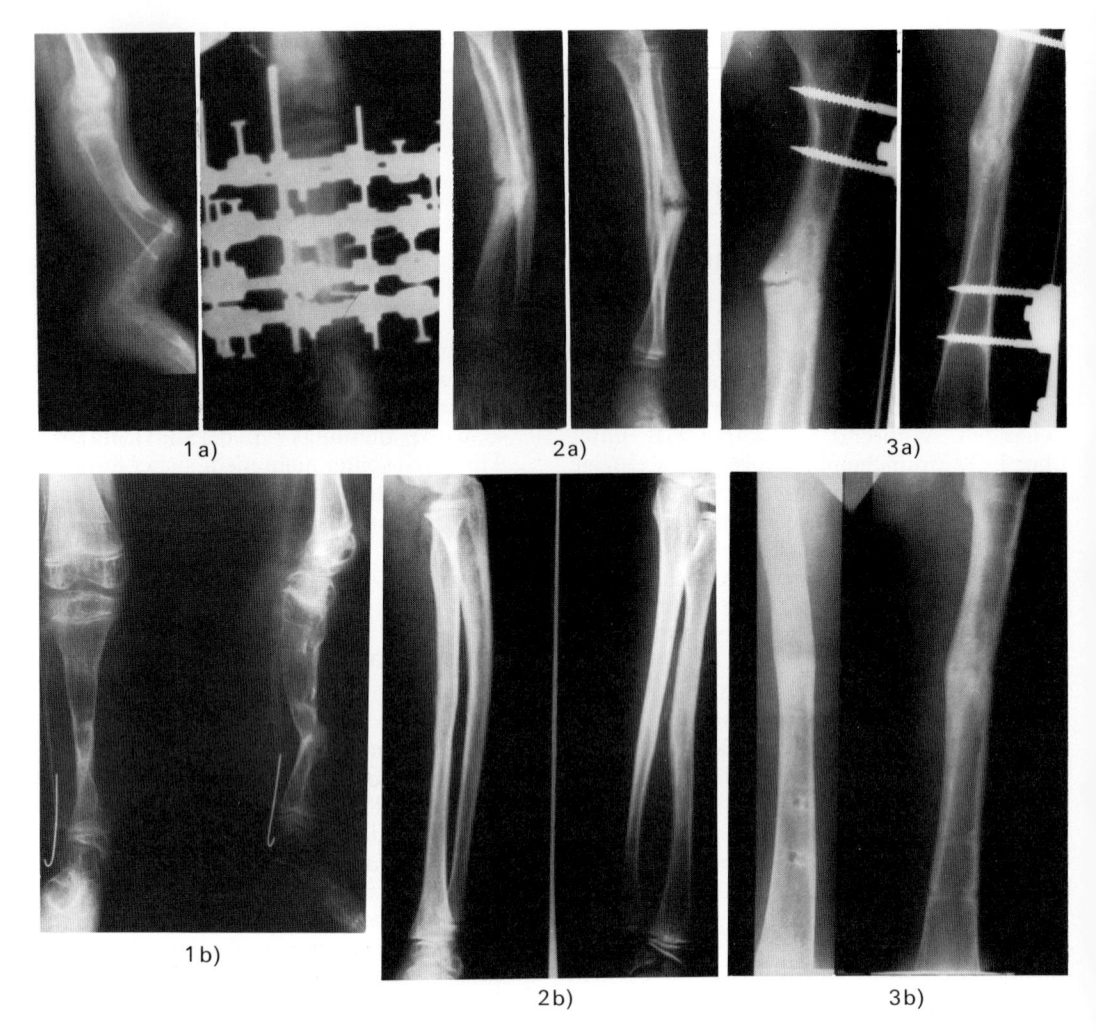

Abb. 1: Kongenitale Unterschenkelpseudarthrose (Fall 3)
a) Links: Ausgangsbefund im Alter von 8 Jahren, rechts: Fixateur externe nach ILISAROW
b) Ergebnis 14 Monate später.

Abb. 2: Posttraumatische Radiuspseudarthrose (Fall 5)
a) Ausgangsbefund
b) ein Jahr postoperativ.

Abb. 3: Posttraumatische Oberschenkelpseudarthrose (Fall 6)
a) Zustand 1½ Jahre nach Osteomyelitis, Anlage des Fixateur externe nach WAGNER (s. Text)
b) ein Jahr später

cherne Überbrückung, die Clavikula ist palpatorisch beweglich, die rechte Schulter hängt. Röntgenologisch findet sich eine Clavikulapseudarthrose. Die operative Versorgung erfolgt mittels 5-Loch-Viertelrohrplatte, die mittels Corticalisschrauben fixiert wird, postoperativ Desaultverband. Ungenügende ambulante Betreuung bedingt durch die häuslichen Verhältnisse. Nach 3 Wochen kommt es zur Lockerung der Schrauben, nach 6 Wochen muß die Platte entfernt werden, da sie keinen Halt mehr findet.

Fall 3:
8 Jahre altes Mädchen mit erheblicher Beinverkürzung links durch kongenitale Unterschenkelpseudarthrose, bislang keine operative Therapie, lediglich Schienenhülsenapparate (Abb. 1a). Anlage eines Fixateur externe nach ILISAROW mit gekreuzten und gegenseitig verspannten Kirschnerdrähten (Abb. 1a), der nach 8 Monaten entfernt werden kann. Oberschenkelgips für weitere 5 Monate, dann Modellage eines Unterschenkelapparates aus Gießharz mit Verkürzungsausgleich, damit ist eine gute Gehfähigkeit erreicht (Abb. 1b).

Fall 4:
8 Jahre alter Junge der seit seinem 4. Lebensmonat wegen Hydronephrosen beidseits, Megazystis-Megaureter-Syndrom, subvesikaler Obstruktion und mehrfachen präurämischen Zuständen in laufender Behandlung ist. Im Rahmen der renal bedingten Osteopathie kommt es nach Sturz zu einer kompletten Unterarmfraktur rechts und Oberschenkelfraktur rechts. Nach zunächst erfolgter knöcherner Ausheilung Refraktur am Unterarm nach erneutem Sturz und Ausbildung einer Pseudarthrose, die operativ nach Resektion des knorpeligen Kallus durch einen Kirschnerdraht versorgt werden muß, da das Anlegen einer Platte nicht möglich war. Der Kirschnerdraht wird nach 8 Wochen entfernt, danach Ruhigstellung im Gips und knöcherne Überbrückung der ehemaligen Pseudarthrose.

Fall 5:
7-jähriger Junge, traumatisch bedingte Radiusfraktur vor 1 Jahr, die außerhalb zunächst durch mehrfache Reposition, anschließend Kirschnerdrahtfixation behandelt wird. Es kommt nicht zur Frakturheilung sondern zur Ausbildung einer Pseudarthrose am Radius mit zunehmender äußerlich sichtbarer Verbiegung des Unterarms (Abb. 2a). Operative Versorgung mit Resektion des knorpelartigen Kallus, Anlegen einer Drittel-Rohrplatte und Spongiosa aus dem Beckenkamm. Nach knöcherner Überbrückung Materialentfernung 4 Monate später und vollständige Ausheilung (Abb. 2b).

Fall 6:
9-jähriger Junge, Oberschenkelquerfraktur mit erheblicher Dislokation, außerhalb mehrfache Repositionsmanöver. Stationäre Übernahme wegen fortbestehender Dislokation. 3 Wochen nach Plattenosteosynthese Zeichen der postoperativen Osteitis, die mit Spüldrainage und unter Belassung der Platte behandelt wurde. Nach 4 Monaten mußte dann doch die Plattenentfernung erfolgen, es wurde eine Gentamycinkette eingelegt, die 3 Monate später nach Ausheilung der Osteomyelitis wieder entfernt werden kann. Dabei kam es zum Abriß der letzten Kugel. $1\frac{1}{2}$ Jahre später (!) war – sicher bedingt durch die verbliebene Kugel – eine straffe Pseudarthrose entstanden. Die operative Therapie mit Spongioplastik und Fixateur externe nach WAGNER (Abb. 3a u. b) über 5 Monate führte dann endlich zur völligen Ausheilung.

Diskussion

Bei allen hier vorgestellten Fällen sprachen die Klinik, das Röntgenbild und die histologischen Befunde für eine Pseudarthrose. Wir können auf Grund der geringen Fallzahl nicht von eigenen Erfahrungen sprechen, es soll aber auf einige wichtige Aspekte hingewiesen werden.

Die Ansichten über die Pseudarthrose der Clavikula und ihre Bedeutung für das Kind sind kontrovers. WALL (1970) stellte 5 eigene Fälle vor, alle waren beschwerdefrei, er lehnt die operative Therapie ab. Dagegen betonen SEILER und SCHWEIBERER (1984), daß beim Kind immer eine Sanierung des Clavikulafalschgelenkes erfolgen sollte. Bei beiden von uns operierten Kindern kam es zu einem unbefriedigenden Ergebnis. Man sollte eine zu frühe operative Korrektur vermeiden und bis zum Zeitpunkt vor der Einschulung warten. Dann ist auch die Anlegung einer Druckplatte möglich. Außerdem ist die optimale Retention postoperativ sicher nicht durch den Desaultverband gegeben, besser wäre wahrscheinlich ein Thoraxgipsverband.

Sehr problematisch ist die Therapie der kongenitalen Tibiapseudarthrose. Selbst wenn es gelingt, eine ausreichende Stabilisierung zu erreichen, bleibt die Beinverkürzung zunächst bestehen und das weitere Wachstum des betroffenen Unterschenkels ist sicher gestört. Die Spätergebnisse sind meistens doch schlechter als zu erwarten war.

Einen günstigeren Verlauf zeigten die posttraumatischen Pseudarthrosen am Unterarm und Oberschenkel, selbst wenn (wie in Fall 4) eine schwere Stoffwechselstörung mit renal bedingter Osteopathie vorliegt. Wichtig für uns war die Erfahrung, daß bei der Entfernung einer Gentamycinkette nach Osteomyelitisbehandlung unbedingt auf die Vollzähligkeit der Kugeln geachtet werden muß. Eine zurückgebliebene Kugel wirkt wie ein Fremdkörper und kann Ausgangspunkt für eine gestörte Knochenheilung und für eine straffe Pseudarthrose werden (Fall 6).

Schlußfolgerungen

1. Pseudarthrosen sind im Kindesalter selten, aber möglich.
2. Abgesehen von den kongenitalen Formen und der Pseudarthrose im Rahmen von Stoffwechselerkrankungen sind alle übrigen durch Fehlbildungen entstanden.
3. die Therapie der Pseudarthrose ist ausschließlich operativ, am besten bewährt hat sich die stabile Plattenosteosynthese kombiniert mit Spongiosaplastik, in be-

Zusammenfassung

An Hand von 6 kindlichen Pseudarthrosen in einem 8-Jahreszeitraum werden die Probleme, die sich im Einzelfall ergeben haben, diskutiert. Die Therapie der kindlichen Pseudarthrose ist ausnahmslos operativ (stabile Plattenosteosynthese, Spongiosaplastik, eventuell Fixateur externe). Die Prognose der posttraumatischen Pseudarthrose ist günstiger als die der angeborenen Pseudarthrose. Sie ist im Kindesalter auch günstiger als bei Erwachsenen.

Literatur

BRUNS, H.: zit. nach REHN, J.
REHN, J.: Pseudarthrosen. Unfallverletzungen bei Kindern. Springer-Verlag Berlin–Heidelberg–New York 1974. S. 310–320.
SEILER, H., und H.L. SCHWEIBERER: Pseudarthrosen und posttraumatische Osteitis. Das verletzte Kind (Hgb. H. SAUER) Georg-Thieme-Verlag Stuttgart 1984. S. 647–675.
STREICHER, J.: Bericht über 1500 kindliche jugendliche Frakturen. Hefte Unfallchirurgie 35 (1953), 129.
WALL, J.J.: Congenital pseudarthrosis of the clavicula. J. Bone Jt. Surg. 52 A (1970), 1003–1009.
WITT, A.N., K. WALCHER, K.P. SCHULTZ: Pseudarthrosenbehandlung bei Kindern und Jugendlichen. Arch. orth. Unfallchir. 63 (1968), 308.

Anschrift der Verfasser
Dr. sc. med. V. HOFMANN, St. Barbara-Krankenhaus Halle/S., Kinderchirurgische Abteilung, Barbarastr. 3/5, DDR-Halle/Saale.

Register

Acetabulumfraktur 124, 133
Aitken, Einteilung 255
Alveolarfortsatzfrakturen 20
Amputation 327, 331
Apophysen Abrißfrakturen (Becken) 129, 138
Apophysenlösungen 56

Bandverletzungen 237, 252, 268
Baumann, Einteilung 39, 46, 54
Beckenfrakturen 119, 120f., 126, 131, 133
Beckenrandfrakturen 122, 133
Beckenringfrakturen 121, 123, 131, 133
Beckenschafelfrakturen 121, 122
Beta-Tricalciumphosphat 334
Brustwirbelsäulenverletzung 142
Bündelnagelung 281

Capitulum radii, Frakturen 79
Condylus radialis humeri Frakturen 27, 64
Condylus ulnaris humeri Frakturen 27, 56
Crista iliaca, Abrißfraktur 122
Crista iliaca Frakturen 121, 122

Defektverletzung, Gesicht 17
Diaphysen-Epiphysenwinkel 50
Dysplasien, fibröse 358

Ellbogengelenkfrakturen 64
Ellbogengelenkluxationen 61
Eminentia intercondylica 211, 224
Epicondylus radialis Frakturen 27
Epicondylus ulnaris Frakturen 27, 56, 61
Epiphysenverletzungen s. spez. Lokalisationen
Erstversorgung s. spez. Lokalisationen
Erstversorgung offene Frakturen 309
Ewing Sarkom 339
Extremitätenverletzungen s. spez. Lokalisationen

Fehlstellungen s. spez. Lokalisationen
Femurfraktur, distaler Epiphysenbereich 199
Femurfraktur
– beidseitige 192
– pertrochantäre 157
– subtrochantäre 157, 285
– supracondyläre 199
Femurschaftfrakturen 172, 179, 181, 185, 189, 195, 281
Fingerfrakturen 114
Fingerverletzungen 327, 331
Fixateur externe 131, 136, 284, 288, 310
Flake fracture 214, 268
Fraktur, s. spez. Lokalisation
Fußfraktur 238, 271
Fußfraktur – offene 308, 314, 319, 323
Fußwurzelfraktur 273

Galeazzi Fraktur 106
Gelenkverletzungen s. spez. Lokalisation
Gesichtsschädelfrakturen 17, 19, 23
Grünholzfraktur 90
(s. spez. Lokalisation)

Halswirbelsäulenverletzungen 141
Handknochenfrakturen 109
Handwurzelfraktur 111
Hüftgelenk, Luxationsfraktur 134
Hüftkopfnekrose
s. spez. Frakturen

Iliosacralfugenlösung 134
intramedulläre Schienung, elastische 276

Jochbeinfraktur 18

Kalkaneusfraktur 271
Kieferfraktur 18
Kniegelenk, Frakturen 211
Knochentumoren
– benigne 367
– maligne 338, 339
Knochenzysten
– juvenile 294, 335, 346, 358, 362
– aneurysmatische 367
Korrekturoperationen s. spez. Lokalisation
Küntscher-Nagelung 181

Ligamentum fibulocalcaneare 268
Ligamentum fibulotalare 268
Liquorfistel 14

Malgaigne'sche Fraktur 128, 133
Marknagelung 374
Mehrfachamputationen 328
Mehrfachverletzung s. Polytrauma
Metacarpalfraktur 111
Metallbruch s. spez. Frakturlokalisation
Metatarsalfraktur 273
Mittelgesichtsfraktur 19
Monteggia Fraktur 73, 82, 85
Morger'sche Schema 38

Nasenbeinfraktur 18
Neurofibromatose 379
(Morbus v. Recklinghausen)

Oberarmfraktur
– percondylär 49f., 51
– proximal 29, 30, 32
– supracondylär 37, 46f., 49f., 50, 54
Oberschenkelfraktur s. Femurfraktur

Olecranonfraktur 28, 71
Osteogenesis imperfecta 377
Osteomyelitisgefahr s. spez. Lokalisation
Osteosynthese s. spez. Lokalisation
Osteotomie s. spez. Lokalisation

Patellafraktur 211, 213
Pathologische Fraktur 338, 341, 362, 371, 374
PMMA-Gentamycin-Kugeln 99, 265
Polytrauma mit Frakturen 133, 293, 296, 302
Polytrauma, Operationstechnik 293, 296
Pseudarthrose 381

Querschnittslähmung 143

Radiusfraktur 69, 75, 79
Radiushalsfraktur 79
Radiusköpfchenfraktur 27, 69, 79
Radiusschaftfraktur 75, 79
Replantation (amputierter Teile) 327, 332
Rotationsfehler-quotient 41

Salter-Harris-Einteilung 233, 255
Schädelbasisfraktur
– frontobasal 13, 14
– laterobasal 14
Schädelfraktur, geschlossene 6
Schädelfraktur, wachsende 7
Schädel-Hirn-trauma 6, 195, 302
Schädelimpressionsfraktur 8, 11
– offene 9
Schenkelhalsfraktur 147, 148, 157, 159, 162, 165

Spongiosaplastik 294, 334, 354, 364, 368, 371
Sprunggelenksverletzung 237, 238, 252
Sprunggelenksfraktur 250, 260, 264
Stauchungsfraktur s. spez. Lokalisation
Stirnimpressionsfraktur 18
Symphysensprengung 123, 133

Talusfraktur 271
Tibiafraktur 237, 245
– distal epiphysäre 255, 264
– metaphysäre Stauchungs- und Biegungsfrakturen 218
– proximal metaphysär 239
Tibiaepiphysenfraktur proximal 211, 232
Tibiakopffraktur 211, 213
Tuberositas tibiae Fraktur 211, 216, 227, 229

Übergangsfraktur 265
Überlastungsfraktur 340
Ulnafraktur 71
Unterarmfraktur 19, 28, 89, 93, 96, 99
Unterschenkelfraktur 211, 285

Verlängerungsfehlstellung s. spez. Frakturen
Vorderarmfraktur (s. Unterarmfraktur)

Wachstumsstörungen (s. spez. Lokalisation)
Watson-Jones-Schema 228, 229
Wirbelfrakturen 140
Wirbelsäulenverletzungen 140, 141

Zahnluxationen 20
Zehenfrakturen 273

Zusammensetzung: Claforan 0,5 enthält 524 mg Cefotaxim-Natrium, entsprechend 500 mg Cefotaxim; Claforan 1,0 enthält 1,048 g Cefotaxim-Natrium, entsprechend 1,0 g Cefotaxim; Claforan 2,0 enthält 2,096 g Cefotaxim-Natrium, entsprechend 2,0 g Cefotaxim. ***Indikationen:*** Schwere Infektionen, wenn diese durch Cefotaxim-empfindliche Erreger verursacht sind: Infektionen – der Atemwege, einschl. Hals und Nase – der Ohren – der Nieren und ableitenden Harnwege – der Haut und des Weichteilgewebes – der Knochen und Gelenke – der Geschlechtsorgane, einschl. Gonorrhö – des Bauchraumes. Sepsis, Endokarditis, Meningitis, zur perioperativen Prophylaxe bei erhöhter Gefährdung des Patienten durch Infektionen sowie zur Infektionsprophylaxe bei Patienten mit geschwächter Abwehrlage. ***Kontraindikationen:*** Überempfindlichkeit gegen Cephalosporine. Bei Penicillinüberempfindlichkeit ist eine Kreuzallergie möglich. Anwendung in der Schwangerschaft: Bei tierexperimentellen Untersuchungen ergaben sich keine Hinweise auf Mißbildungen oder eine fruchtschädigende Wirkung. Dennoch sollte Claforan während der Schwangerschaft, insbesondere in den ersten drei Monaten, nur unter strengster Indikationsstellung angewendet werden. ***Nebenwirkungen:*** Veränderungen der Blutbestandteile: Thrombozytopenie, Leukopenie und Eosinophilie. Überempfindlichkeitsreaktionen: Allergische Hautreaktionen mit urtikariellen Exanthemen (Nesselfieber), Arzneimittelfieber, schwere akute Überempfindlichkeitsreaktionen (Anaphylaxie) sind möglich und erfordern u.U. entsprechende Notfallmaßnahmen. Beeinflussung der Leberfunktion: Erhöhung von Leberenzymen im Serum (SGOT, SGPT, alkalische Phosphatase). Beeinflussung des Magen-Darmtraktes: Übelkeit und Erbrechen, Durchfälle. Pseudomembranöse Colitis. Lokale Reaktionen: Entzündliche Reizungen der Venenwand und Schmerzen an der Injektionsstelle. ***Wirkungsweise:*** Claforan (Cefotaxim) ist ein halbsynthetisches Cephalosporinpräparat mit bakterizider Wirkung. ***Darreichungsformen und Packungsgrößen:*** Claforan 0,5; Claforan 1,0; Claforan 2,0: jeweils Krankenhauspackungen zu 5, 25, 50, 100, 250, 500, 1000 Flaschen. Weitere Informationen auf Anfrage erhältlich. Hoechst | Glaxo

Claforan: das Antibiotikum von Hoechst für die Soforttherapie
Bei lebensbedrohlichen Infektionen auch in Kombination mit anderen Antibiotika

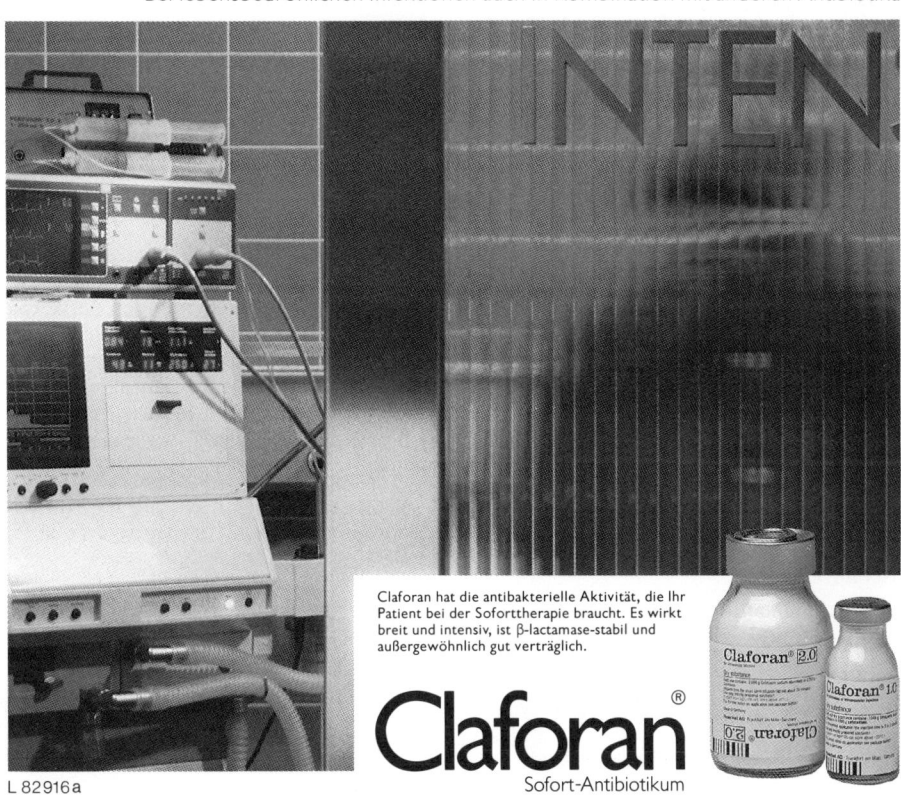

Claforan hat die antibakterielle Aktivität, die Ihr Patient bei der Soforttherapie braucht. Es wirkt breit und intensiv, ist β-lactamase-stabil und außergewöhnlich gut verträglich.

Claforan®
Sofort-Antibiotikum

L 82916a

Anorektale Fehlbildungen

Herausgegeben von Prof. Dr. S. Hofmann-v. Kap-herr, Mainz

Unter Mitarbeit von A. Schärli
sowie in Verbindung mit H. Sauer, Graz und E. Enger, Göteborg

Mit Beiträgen zahlreicher Fachleute aus dem In- und Ausland

1984. 251 S., 89 Abb., 108 Tab., DM 78,–

Aus dem Inhalt:
- Analatresie: ein medizin-historischer Überblick
- Ätiologie und Pathogenese anorektaler Fehlbildungen
- Häufigkeit anorektaler Fehlbildungen
- Chirurgische Anatomie des Beckenbodens
- Zur Pathogenese anorektaler Anomalien und Dysganglionosen
- Ganglienzellverteilung im Rektumsblindsack bei Ferkeln mit anorektalen Mißbildungen
- Die Klassifikation anorektaler Anomalien
- The Clinical Diagnosis of Ano-Rectal Malformations
- Röntgenologische Abklärung anorektaler Fehlbildungen
- Die pränatale Ultraschalldiagnose der angeborenen anorektalen Fehlbildungen
- Die Ultraschalldiagnostik der anorektalen Fehlbildungen
- Determinierung der Atresiehöhe durch Ultraschall
- Die Ultraschalldiagnostik der anorektalen Fehlbildungen und ihrer Begleitanomalien
- Begleitmißbildungen bei anorektalen Anomalien
- Anorektale Fehlbildungssyndrome mit okulärer Beteiligung
- Begleitfehlbildungen bei anorektalen Fehlbildungen im eigenen Krankengut
- Letalität durch Begleitfehlbildungen
- Die operative Taktik bei urogenitalen Fehlbildungen mit anorektalen Mißbildungen
- Operationstaktik der nicht klassifizierten Sonderformen
- Zum Problem der kloaken Fehlbildungen
- Rektumagenesie bei vesiko-intestinaler Fissur
- Indikation zur Colostomie
- Die Colostomie bei anorektalen Anomalien
- Die perineale Proctoplastik in Fällen von Analatresie mit rektovulvärer oder tiefer rektovaginalen Fistel etc.

Auf dem Gebiet der anorektalen Fehlbildungen hat es in den letzten Jahren eine Vielzahl neuer Überlegungen gegeben, die in diesem Band von internationalen Fachspezialisten dargestellt und kritisch gewürdigt werden.

Die bewußt knapp gehaltene Darstellung bietet einen guten Überblick über den derzeitigen wissenschaftlichen Stand dieses Gebietes und zugleich persönliche Erfahrungen und neue Ideen zu diesem Anomalienkomplex. Besonderer Wert wurde auf gute und instruktive Abbildungen gelegt.

Der Band ist eine wichtige aktuelle Informationsquelle nicht nur speziell für Kinderchirurgen, sondern ebenso für Chirurgen und Pädiater.

Preisänderungen vorbehalten

GUSTAV FISCHER
STUTTGART   NEW YORK

Wie eine „zweite Haut"

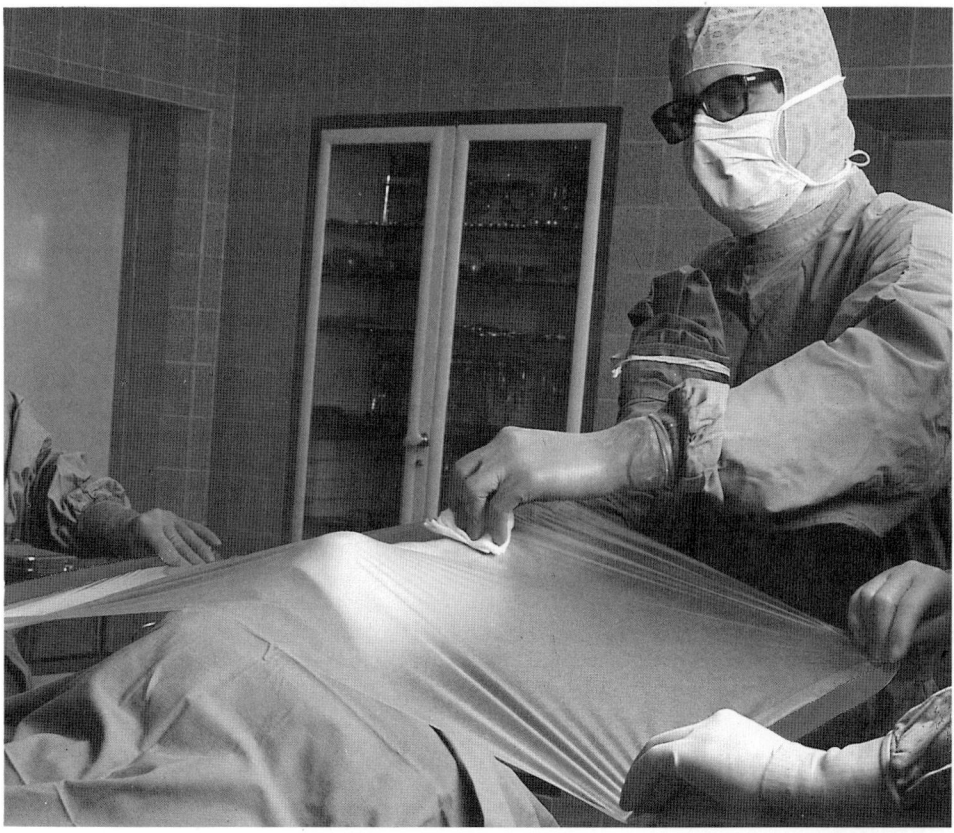

Opraflex ist eine hauchdünne, äußerst strapazierbare Inzisionsfolie, die auch an Schnitträndern und bei starker Dehnung sicher haftet. Die Folie ist wasserdampf- durchlässig, verhindert aber das Eindringen von Keimen. Opraflex-Inzisionsfolien sind blendfrei, antistatisch ausgerüstet und strahlensterilisiert.

Lohmann Opraflex® Inzisionsfolie

LOHHMANN GmbH & Co. KG
Postfach 12 01 10
D-5450 Neuwied 12

Aktuelles zur Pädiatrie

Sauer/Ritter
Osteomyelitis und Osteitis im Kindesalter
1986. 216 S., 76 Abb., 47 Tab., DM 89,-

Katz/Siffert
Hüfterkrankungen des Kindes
1987. Etwa 300 S., zahlr. Abb., etwa DM 78,-

Prokop
Kinder-Sportmedizin
Physiologische und pathologische Aspekte des Kinder- und Jugendsports. Ein Leitfaden für Ärzte, Lehrer, Trainer und Eltern
1986. 338 S., 82 Abb., 48 Tab., DM 68,-

Jacobsen/Kalbe
Hilfsmittel für behinderte Kinder
Ein Ratgeber für Ärzte und Therapeuten
1984. 129 S., 122 Abb., DM 44,-

Manzke
Entwicklungsprognose von Kindern mit perinatalen Risikofaktoren
Ergebnisse aus der prospektiven Untersuchungsstudie »Schwangerschaftsverlauf und Kindesentwicklung«
1984. 265 S., 10 Abb., 183 Tab., DM 98,-

Flehmig/Stern
Kindesentwicklung und Lernverhalten – Child Development and Learning Behaviour
1986. 435 S., 84 Abb., 77 Tab., DM 98,-

Schirm/Sadowsky/Faus-Keßler
Münchener Pädiatrische Längsschnittstudie
Früherkennung neuromotorischer Entwicklungsstörungen im Vorschulalter
1986. 311 S., 27 Abb., 107 Tab., DM 69,-

Schmitt/Solbach/Eichenwald
Infektionen in der Pädiatrie
Taschenbuch der Therapie und Prophylaxe
1987. Etwa 180 S., etwa DM 19,80

Wahn/Seger/Wahn
Pädiatrische Allergologie und Immunologie
in Klinik und Praxis
1987. Etwa 400 S., etwa 50 Abb., etwa DM 68,-

Harper
Pädiatrische Dermatologie
Ein Buch für die Praxis
1987. Etwa 200 S., etwa 150 Abb., zahlr. Tab., etwa DM 78,-

Schulte/Spranger/Feer
Lehrbuch der Kinderheilkunde
Erkrankungen im Kindes- und Jugendalter
25. Aufl. 1985. 979 S., 470 Abb., 229 Tab. DM 112,-

Berner Datenbuch der Pädiatrie
2. Aufl. 1985. 772 S., 60 Abb., zahlr. Tab., DM 38,-

Preisänderungen vorbehalten.

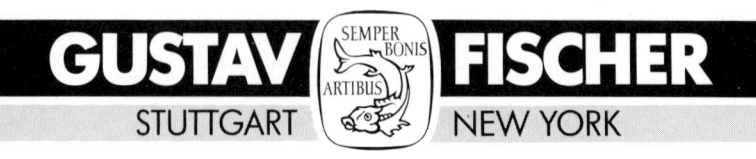

GUSTAV FISCHER
STUTTGART   NEW YORK